薩克勒家族系譜

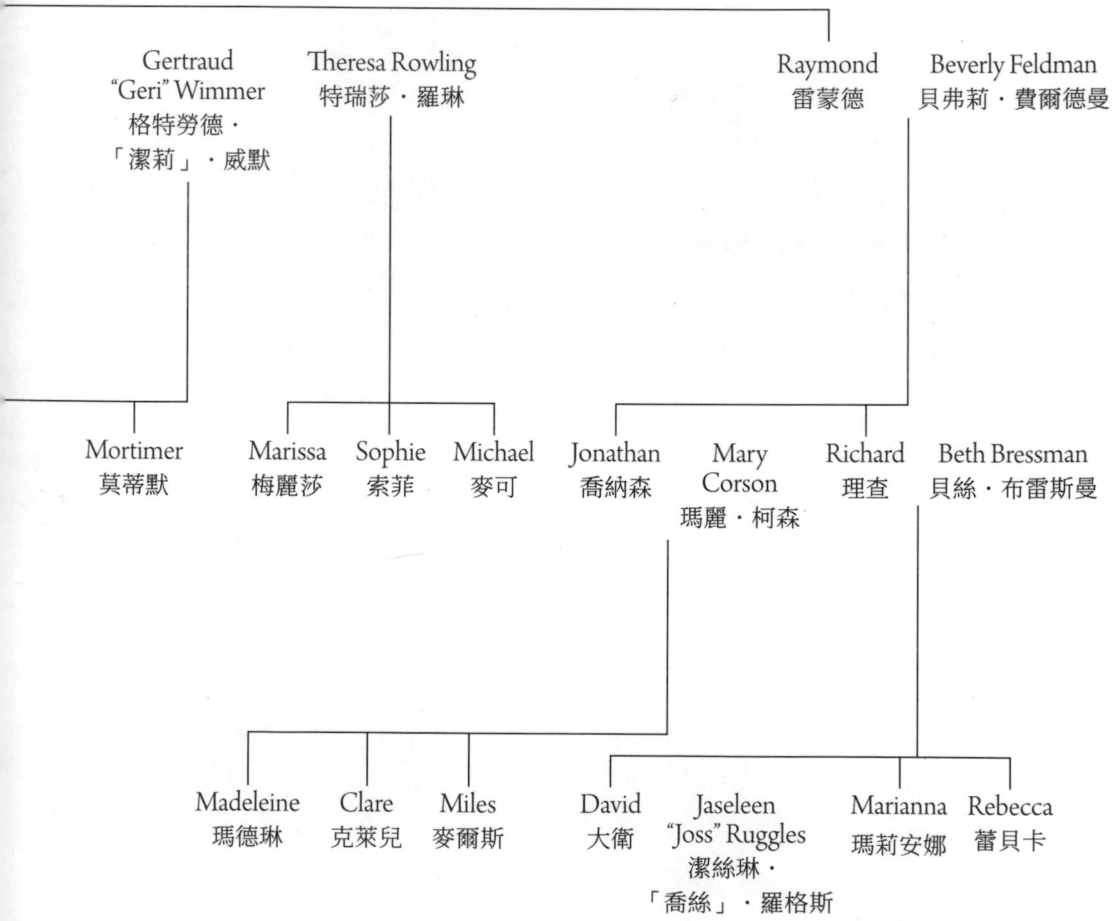
Gertraud “Geri” Wimmer
格特勞德・「潔莉」・威默
Theresa Rowling
特瑞莎・羅琳
Raymond
雷蒙德
Beverly Feldman
貝弗莉・費爾德曼
Mortimer
莫蒂默
Marissa
梅麗莎
Sophie
索菲
Michael
麥可
Jonathan
喬納森
Mary Corson
瑪麗・柯森
Richard
理查
Beth Bressman
貝絲・布雷斯曼
Madeleine
瑪德琳
Clare
克萊兒
Miles
麥爾斯
David
大衛
Jaseleen “Joss” Ruggles
潔絲琳・「喬絲」・羅格斯
Marianna
瑪莉安娜
Rebecca
蕾貝卡

Isaac Sackler & Sophie Greenberg
艾薩克・薩克勒 索菲・格林伯格

- Arthur 亞瑟
  - Else Jorgensen 艾爾絲・約根森
    - Carol 卡蘿
    - Elizabeth 伊莉莎白
  - Marietta Lutze 瑪麗葉塔・盧茨
    - Denise 丹妮絲
    - Arthur 亞瑟
  - Jillian Tully 吉莉安・塔利
- Mortimer 莫蒂默
  - Muriel Lazarus 繆瑞兒・拉撒路
    - Ilene 艾琳
    - Kathe 凱西
    - Robert 羅伯特（鮑比）
  - Samantha 莎曼珊

註：此處並非完整家族系譜，其中省略特定配偶和年輕一代家族成員。此處唯獨列出在書中扮演重要角色的家族成員。

薩克勒家族製藥王朝秘史

疼痛帝國

作者——派崔克・拉登・基夫　　譯者—李佳純、薄文承、劉北辰

EMPIRE OF PAIN

THE SECRET HISTORY OF THE SACKLER DYNASTY

Patrick Radden Keefe

獻給碧翠絲（Beatrice）與崔斯坦（Tristram）
以及所有在鴉片類藥物危機中痛失親友的人

「我們經常嘲笑中世紀貴族的迷信和怯懦，他們認為若將土地獻給教會，大家就不會記得他們掠奪或搶劫的過去，而現代資本家似乎有著一模一樣的想法。還有一點也值得一提，在資本家的例子，大家真的忘了他們搶劫的事蹟了。」

——柴斯特頓（G.K. Chesterton, 1909）[i]

「醫生，拜託，再多開給我那種藥。」

——滾石合唱團（Rolling Stones, 1966）

i・譯註：柴斯特頓（G.K. Chesterton, 1874-1936），英國作家、文學評論家、神學家。

各界推薦

「疼痛（pain）字根源於拉丁文Poena，又可再推溯自希臘語poiné，意為罰金、懲罰、付出的代價。疼痛因此不是一種中性的狀態，而是一種道德上必須忍耐的考驗，直到人類有能力成批製造出止痛藥。《疼痛帝國》描述了止痛藥誘使成千上萬美國人淪為藥癮奴隸的始末，普度藥廠的疼始康定被描述為『安全無副作用』，卻造成了嚴重的成癮，無法取得更多疼始康定的上癮患者轉而尋求街頭劣質海洛因並斷送生命。這一切絕非一間藥廠之禍，而是整個社會數十年來對醫療、藥物跟疼痛的看法交織起來導致。

『任何意義上的疼痛都需要立刻被遏止』，而我們看見了代價。」

——蕭育和（國科會人文社會科學研究中心博士級研究員）

「本書透過一個投資製藥的鉅富家族的故事，闡述當代醫藥工業如何走向資本化並且可能走向制度法規難以制衡的負面效果。這當然並非只是一個家族的故事；醫藥文化乃是民眾的處境與藥物工業發展相互依存而形塑而來，本書提供了一個雖然極端但也可能亦被合理化地存乎於當代社會的案例。」

——吳易澄（新竹馬偕紀念醫院精神科主任）

「一個引人入勝且不斷引起憤慨的故事，描述了奮鬥史、秘辛和自我欺騙……基夫以靈活的寫作手法，帶領讀者穿越家族多重勾心鬥角和背叛……就連在詳述最齷齪的情節時，依然以平緩而令人欽佩的克制語氣娓娓道來，由驚人的報導內容來陳述就分量十足。他對該家族的描繪如此鮮明，罪證更是不言自明。」

——珍妮佛．薩萊（Jennifer Szalai），《紐約時報》（*The New York Times*）

「他寫什麼我就讀什麼，他寫的每一本書我都讀，他寫的每一篇文章我也讀……他是國寶。」

——瑞秋．梅道（Rachel Maddow），MSNBC 頻道《瑞秋梅道秀》（The Rachel Maddow Show）主持人，
《紐約時報》暢銷書 *Blowout* 作者

「一齣包含多幕的真實悲劇，一個失去了道德準則的家族……《疼痛帝國》以小說的手法描述一個家族王朝的家族關係，有如藥物界的福爾賽世家（*Forsyte Saga*）。這是一本令人上癮，翻開就停不下來的精彩好書。」

——大衛．史里曼（David M. Shribman），《波士頓環球報》（*Boston Globe*）

「在過去二十年裡，鴉片類藥物大流行導致近五十萬美國人喪生。許多痛失親人的人、公衛倡導者和專家皆認為，某個富可敵國、聲名顯赫的家族從未全然面對自己在這些死亡事件所扮演的角色，並承擔後果。記者派崔克．拉登．基夫石破天驚的新書《疼痛帝國》試圖改變這種狀況，採取沒有人嘗試過的方式向這個家族究責，並以傳奇故事的手法描述這個家族王朝傲慢、貪婪且冷漠面對大眾的苦難……基夫整理了大量證據，並以訴狀般的精確度來部署。基夫是別具天賦的說書人，善於刻劃角色。」

——喬納森．科恩（Jonathan Cohn），《華盛頓郵報》（Washington Post）

「本書毫不留情地陳述橫跨多個世代的薩克勒家族……以家族創始人亞瑟・薩克勒為起點，深刻描述家族的野心和冷酷無情的行徑……或許亞瑟的一生是美國夢的典範，但可說是為仍在上演中的全國性悲劇埋下基礎。」

——布萊恩・曼（Brian Mann），美國公共廣播電台（NPR）

「基夫有能力讓不易理解的內容變得容易入口，可以將複雜的故事變成一翻開就停不下來的驚悚小說，他在《疼痛帝國》再次做到這一點……藉由縝密的報導嚴詞抨擊疼始康定背後的大家族，許多人認為他們就是造成美國鴉片類藥物危機的根本原因。本書包含篇幅相當的上流社會秘辛和歷史紀錄，描述該家族如何建立王朝，最終將疼始康定推向市場。」

——塞雅・藍欽（Seija Rankin），《娛樂週刊》（*Entertainment Weekly*）

「針對鴉片類藥物危機背後的家族提出無懈可擊的譴責……令人眼睛為之一亮的曝光內幕大作。」

——哈里特・萊恩（Harriet Ryan），《洛杉磯時報》（*Los Angeles Times*）

「本書描繪薩克勒家族，也就是疼始康定氾濫背後的億萬富豪家族，可謂罪證確鑿。如果你像他們一樣有什麼見不得人的作為，那就絕對不會想由基夫來報導你的事情……薩克勒家族偏愛晦澀難解的商業手法，但是基夫就是善於以清晰易讀的方式加以描述，而且從不輕言放棄……《疼痛帝國》描述薩克勒家族的內部暗鬥，猶如被搬到現實上演的 HBO 影集《繼承之戰》（*Succession*），尾巴還有一根致命的毒刺……一部報導文學的傑作，二〇二一年十大好書之一。」

——勞拉・米勒（Laura Miller），《石板》（*Slate*）雜誌

「簡而言之，本書會讓你熱血沸騰……書中震撼地描述一個家族利慾薰心，不願承擔任何責任或對於自身鑄下的事態表達一絲同情……極為易讀但引發不安的敘事大作。」

——約翰．凱瑞魯（John Carreyrou），《紐約時報書評》（*The New York Times Book Review*）

「駭人聽聞的家族紀事大作……精彩至極的描述手法……〔基夫〕生動刻劃一些家族成員偏執的人格及不擇手段……《疼痛帝國》使得薩克勒家族不知廉恥為人知曉，同時針對美國的健康照護體制提出引起擔憂的疑問，薩克勒家族就是在這樣的體制之下成長茁壯。」——約翰．加佩爾（John Gapper），《金融時報》（*Financial Times*）

「《疼痛帝國》以縝密的報導過程和出色的寫作手法瞄準薩克勒家族，他們的公司開發、釋出及強加自家藥品於美國人身上，並在過程中賺進幾十億美元……本書非同小可、不可或缺。」

——希拉蕊．凱利（Hillary Kelly），《紐約》（*New York*）雜誌

「基夫這位不屈不撓的調查記者，打造引人入勝的企業興衰史，薩克勒家族只在乎權勢、特權和影響力，其他的一切不分是非一概不認，本書對此提出令人瞠目結舌的譴責。基夫以精湛手法打造這一部薩克勒家族紀事大作，本書曝光的內容引發眾怒，顯示一心一意積攢財富，卻肆無忌憚無視他人健康，究竟會發生什麼事情。」

——卡蘿．哈格斯（Carol Haggas），《書單》（*Booklist*）

「本書讀起來像是一部真人版驚悚片，一翻開就停不下來，其深刻剖析了貪婪和算計過的冷酷……如此精彩而無畏的調查性寫作，能在法律不及之處達成懲誡……詳盡的調查內容，優雅而穩重的寫作手法，《疼痛帝國》

揭露一個最駭人的美國醜聞，幾乎令人因為讀得太過癮而感到內疚。」——《泰晤士報》（*The Times London*）

「本書以引人入勝和深度報導的方式講述薩克勒家族的方方面面，也就是普度製藥的所有者。他們的公司打造疼始康定，此一鴉片類藥物在一九九〇年代中期推出，之後在美國全境掀起一波上癮和死亡浪潮。先前許多著作都以此次藥物氾濫為題，但《疼痛帝國》不一樣，本書聚焦描述富可敵國、野心勃勃又不擇手段的家族，他們一開始以醫學廣告建立自己的帝國，後來則以止痛藥延續國祚。基夫的文筆讓本書成為美國的重大道德啟示，講述毫不遮掩的貪婪之心如何偽裝成浮誇鋪張的慈善作為。」

——《時代》（*Time*）雜誌

「完整可信、足以定罪、亟需被知曉的故事……精彩萬分。」

——《柯克斯書評》（*Kirkus*）星級評論

「細節豐富，寫作手法生動，讓讀者既憤慨又入迷。」

——《出版者週刊》（*Publisher's Weekly*）星級評論

「上上之作。」

——《經濟學人》（*The Economist*）

「薩克勒家族似乎有充分的理由盡可能阻止本書出版……書中列舉了他們諸多令人瞠目結舌的作為。」

——《星期日泰晤士報》（*The Sunday Times*）

「精彩絕倫……充滿細節。」

——《衛報》（*The Guardian*）

「比小說更離奇的故事。基夫深入調查美國危機背後的神秘家庭，讓原本已十分驚人的故事更加震撼。」

——《新聞週刊》（*Newsweek*）

「新聞寫作中的傑作，不僅止於一部邪惡企業的傳記。」

——《澳洲人報》（*The Australian*）

「對鴉片類藥物氾濫的深切分析……〔基夫〕剖析了慢性疼痛的現象如何被一家製藥公司當作武器……最終帶來毀滅性的結果。」

——《刺胳針》（*The Lancet*）

「嚴謹地報導和絕妙地執行……一本重要且必要的書。」

——《禿鷹》（*Vulture*）雜誌

「這不是一本知識密度高的醫學巨著，而是一本引人入勝的書，書中邪惡的家族可與《繼承之戰》中的洛伊家族相提並論，每個章節都有著完美的爆炸性結尾。」

——《君子》（*Esquire*）雜誌年度選書

「要企及以《什麼都別說》一書的成就是件難事，但他做到了。《疼痛帝國》是橫跨薩克勒家族各世代的史詩故事，講述他們如何坐擁一間公司，並創造出在許多面向上助長鴉片類藥物危機的產品。將無數法律資料、檔案文件和訪談紀錄彙整在一起，並創造出一部讀起來像是恐怖小說的紀實作品，基夫是少數有此能耐的作家。」

——《大西洋》（*The Atlantic*）

「《疼痛帝國》是調查報導的里程碑作品，內容講述一個大家族的貪婪和顯赫家世，精彩程度堪比左拉（Zola）和巴爾札克（Balzac）的作品，稱得上是敘事傑作。」

——克雷格・布朗（Craig Brown），《週日郵報》（*The Mail on Sunday*）

「故事的精彩程度可媲美莎士比亞的劇作……薩克勒家族亟欲保持隱密，但這部報導作品使得他們即使砸大錢，卻依然得接受大眾的檢視。」

——《航空郵報》（*Air Mail*）

「這部非虛構類大作具有維多利亞時期小說的戲劇張力和道德影響力，薩克勒家族的貪腐行為過於有利可圖，使得他們不願意面對真相，他們的否認心態根深柢固，簡直就是代代相傳。」——《觀察家報》（*The Observer*）

「令人瞠目結舌之作。」

——《愛爾蘭時報》（*The Irish Times*）

「在基夫的敘事中，薩克勒家族的成員一一重新進入大眾視野，家世背景、行事動機和愛恨情仇可說面面俱到。過去數十年，薩克勒家族以慈善作為讓自身和公益畫上等號，本書將使他們前功盡棄……基夫逼得薩克勒家族無所遁形。」

——《紐約》（*New York*）

「清晰易懂、毫不留情……作者完成了一項艱鉅的任務。」

——《新共和》（*The New Republic*）

「深度的報導。」

——《猶太內幕》（*Jewish Insider*）

目次

前言　主因

德普國際律師事務所（Debevoise & Plimpton）的紐約總部，占據了摩天大樓林立的曼哈頓中城一棟豪華黑色辦公大樓的十個樓層。德普是在一九三一年由兩位從華爾街知名律師事務所出走的頂尖律師創立，現已成為全球巨頭，在過去幾十年裡不斷拓展業務，目前擁有八百名律師和眾多績優股客戶，年收將近十億美元。[1]它的中城辦公室完全看不出原本這是家典雅老派的律師事務所，其平庸的裝潢風格就像任何現代企業，走廊鋪著地毯，會議室採用玻璃隔間，員工使用站立式辦公桌。在二十世紀，權力以大剌剌的方式展現。在二十一世紀，愈低調就愈能看見真正的權力。

二〇一九年春天，一個晴朗寒冷的早晨，雲朵的倒影從黑色玻璃帷幕牆上飄過，瑪麗・喬・懷特（Mary Jo White）走進大樓，[2]搭電梯前往德普辦公室，在暗潮洶湧的會議室中就座。七十一歲的懷特本人就是「權力等於低調」的寫照：她的個子很小，身高只有五英尺，棕色頭髮剪得很短，眼周乾癟，說起話來直來直往毫不矯飾。然而，她是個令人畏懼的訴訟律師。懷特有時開玩笑說她的專長是「大麻煩」業務：[3]她的收費不便宜，但如果你發現自己碰上很大的麻煩，而且碰巧你有很多錢，那麼她就是你打電話聘用的律師。

在懷特的職業生涯前期，她曾擔任紐約南區檢察署聯邦檢察官近十年，當時她起訴了一九九三年世貿中心爆炸案的凶嫌。歐巴馬曾任命她為證券交易委員會（Securities and Exchange Commission）主席。但在政府任職期間之外，她總會回到德普。她年輕時就以受雇律師的身分加入德普，後來成為該事務所有史以來第二位成為合夥人的女性。

她代表的都是重要客戶：[4]威訊通訊（Verizon）、摩根大通（JP Morgan）、奇異（General Electric）、國家美式足球聯盟（NFL）。

會議室塞滿了二十多名律師，他們不僅來自德普，還包括其他事務所，大家都帶著筆記本、筆電以及竄出許多便利貼的三環活頁夾巨冊，桌上放著一具免持聽筒電話，二十名來自全國各地的律師也在線上與會。之所以這麼多律師齊聚一堂，是因為一位深居簡出的億萬富翁要來錄口供證詞。她是瑪麗．喬．懷特的長期客戶，目前正面臨排山倒海的訴訟，指控她累積數十億美元財產的方式導致了數十萬人死亡。

懷特曾說，她擔任檢察官時的工作很簡單，「做正確的事。[5]你是在抓壞人，每天都對社會有所貢獻。」物換星移，現在她的情況比較複雜。像懷特這種高階企業律師都是高技能專業人士，享有一定的社會地位，但歸根結底，這是個以客戶為導向的業務。對於許多需要考慮貸款和子女教育費的檢察官來說，這是一個熟悉的職涯發展：在職業生涯的前半段追捕壞人，後半段則代表他們出庭。

那天早上負責發問的律師是一個快七十歲的男人，名叫保羅．漢利（Paul Hanly）。他看起來不像在場其他律師。漢利是集體訴訟的原告律師。他偏好色彩鮮豔的訂製西裝，以及硬挺異色領的訂製襯衫。一頭鐵灰色頭髮塗了髮油往後梳，角質框眼鏡讓他銳利的眼神更突出。如果懷特擅長的是低調權力，漢利則相反：他看起來像狄克．崔西（Dick Tracy）[i]漫畫裡的律師。但他的能力與懷特不相上下，而且他認為懷特這種律師，為訴訟帶來虛有其表的正當性，他發自內心地蔑視。別自欺欺人了，漢利心想。在他看來，懷特的客戶就是「傲慢的混蛋」。[6]

那天早上參與庭外採證的億萬富翁是一位七十歲出頭的女性，她是醫生，但從未執業。她有一頭金髮，一張寬臉龐，額頭頗高，兩眼離得很寬。她的態度很不友善。她的律師努力阻止這次口供證詞而未果，她並不想出席。從她稀鬆平常的不耐煩態度來看，在場的一位律師認為，她大概登機從來不必排隊。

「妳是凱西．薩克勒？」漢利問。

「我是。」她回答。

凱西（Kathe Sackler）是薩克勒家族的成員，薩克勒家族是紐約著名的慈善王朝。幾年前，《富比世》（*Forbes*）雜誌將薩克勒家族列入美國最富有的前二十大家族，[7]估計財富約為一百四十億美元，「超過了布希（Busches）、梅隆（Mellons）和洛克菲勒（Rockefellers）等傳奇家族。」薩克勒的名字妝點著世界各地的美術館、大學和醫療設施。若凱西從會議室出發，往下城步行二十個街區，可以到達紐約大學醫學院薩克勒生醫科學研究所（Sackler Institute of Graduate Biomedical Sciences），或者往上城步行十個街區，到達洛克菲勒大學（Rockefeller University）薩克勒生醫和營養研究中心（Sackler Center for Biomedicine and Nutrition Research）。她再往上城繼續走到古根漢博物館（Guggenheim Museum），有薩克勒藝術教育中心（Sackler Center for Arts Education），沿著第五大道，可以到大都會藝術博物館（The Metropolitan Museum of Art）薩克勒側廳。

過去六十年裡，凱西．薩克勒的家族在紐約市留下了自己的印記，如同范德比爾特家族（Vanderbilts）或卡內基家族（Carnegies）一樣。但現在薩克勒家族的財富，超過了那些在鍍金時代（Gilded Age）[ii]致富的任何一個家族。薩克勒的贈予遠遠超出了紐約的範圍，還包括哈佛薩克勒博物館、塔夫茲大學（Tufts University）薩克勒生醫科學研究學院（Sackler School of Graduate Biomedical Sciences）、牛津薩克勒圖書館、羅浮宮薩克勒側廳、特拉維夫薩克勒醫學院（Sackler School of Medicine）和北京賽克勒藝術與考古博物館[iii]。「從我小時候起，」凱西告訴漢利，「我的父母就設立基金會。」他們為「社會事業」做出了貢獻，她說。

薩克勒家族捐出了數億美元。幾十年來，薩克勒的名字在公眾心目中一直與慈善事業連在一起。一位博物館館長把他們比作梅迪奇家族（Medicis）——十五世紀佛羅倫斯的貴族家族，[8]文藝復興運動就是因為該家族的贊助才興起。梅迪奇家族經營銀行業致富，而薩克勒家族財富的確切來源有很長時間一直是個謎。薩克勒家庭成員近乎狂熱般地，將家族名稱授予藝術和教育機構，它被蝕刻在大理石上、印製在黃銅牌匾上，甚至用彩色玻璃拼寫出來。有薩克勒教授職位和薩克勒獎學金，薩克勒系列講座和薩克勒獎。然而，若是沒有刻意去研究，要把該姓氏與任何可能產生這麼多財富的事業連起來，並不是容易的事。[9]當熟人看到該家族成員出席晚宴和漢普頓（Hamptons）募款會、在加勒比地區搭乘遊艇，或在瑞士阿爾卑斯山滑雪時，或許會竊竊私語，好奇他們的財富是從哪裡來的。最奇怪的是，薩克勒家族的大部分財富並非來自強盜貴族時代[iv]，而是在近幾十年累積的。

「一九八〇年妳從紐約大學的大學部畢業，」漢利說，「是嗎？」

「正確。」凱西．薩克勒回答。

「一九八四年從紐約大學醫學院畢業？」

「是的。」

經過兩年外科住院醫師的培訓後，漢利問她去普度佛雷德里克公司（Purdue Frederick Company）工作正確嗎？

普度佛雷德里克是一家藥品製造商，後來被稱為普度製藥（Purdue Pharma），總部設在康乃狄克州，薩克勒家族大部分財富就從這家公司而來。儘管薩克勒家族常以精心設計的「命名權」合約，堅持任何接受捐助的畫廊或研究中心都必須突顯其姓氏，但家族企業卻不是以薩克勒家族的名字來命名。事實上，當你搜索普度製藥的網站，完全不會找到任何關於薩克勒的內容。但普度是一家私人控股公司，完全由凱西．薩克勒和她的家庭成員所持有。一九九六年，普度推出了一種創新的藥物，名為疼始康定（OxyContin）的強效鴉片類止痛藥，被譽為治療慢性疼痛的革命性藥方。該藥物成為製藥史上極為暢銷的藥物之一，[10]創造了約三百五十億美元的收益。

但它也導致了許多成癮和濫用的案例。凱西．薩克勒坐下來錄口供證詞之時，美國正陷入了鴉片類藥物氾濫，全國各地都有人發現自己對這些強效藥物上癮。許多一開始濫用疼始康定的人，最終轉而使用街頭毒品，如海洛因或吩坦尼（fentanyl），人數多到驚人。[11]根據美國疾病管制與預防中心（Centers for Disease Control）的數據，在疼始康定上市後的二十五年裡，約有四十五萬名美國人因為服用鴉片類相關藥物過量而死亡。現在服用這種藥物過量致死已是美國意外死亡的主因，造成的死亡人數比車禍還多，甚至比最典型的美國指標——槍傷死亡人數還要多。事實上，死於鴉片類藥物過量的美國人，比二戰以來在戰爭中喪生的人數總和還要多。

有時瑪麗・喬・懷特會說，[12]她之所以喜歡法律，是它迫使你「看見事物的本質」。鴉片類藥物氾濫是一場極其複雜的公共衛生危機。不過，保羅・漢利在詢問凱西・薩克勒時，他試著在這場巨大的人間浩劫找出源頭。疼始康定上市之前，美國沒有鴉片類藥物危機，疼始康定上市之後，危機才開始發生。現在薩克勒家族和他們的公司是兩千五百多起訴訟的被告，這些訴訟由各市、州、郡、美國原住民部落、醫院、學區和許多訴訟當事人提起。薩克勒家族也捲入了一場大規模的民事訴訟，公共和民間律師正試著追究製藥公司在行銷這些強效藥物的作為，有關藥物的成癮性，這些製藥公司誤導了公眾。類似的事情發生過一次。當年菸草公司決定刻意淡化香菸的健康風險，後來不得不為這個決定負責。菸草公司的高階主管赴國會作證，[13]菸草業最終同意在一九九八年簽下一項具有里程碑意義的和解協議，和解金額為兩千零六十億美元。

懷特的工作是防止這種清算發生在薩克勒家族和普度製藥。紐約州總檢察長正在起訴普度，已將凱西和薩克勒家族的其他七名成員列為被告。他在一份法律訴狀中稱疼始康定是「鴉片類藥物氾濫的主因」。[14]這種止痛藥出現之後，改變了美國醫生開止痛藥的方式，帶來了毀滅性的後果。麻薩諸塞州總檢察長也在起訴薩克勒家族，堅稱「一個家庭做出的選擇，[15]構成了鴉片類藥物氾濫的主要原因」。

懷特抱持不同的想法。[16]她辯稱，那些對薩克勒家族提起訴訟的人扭曲事實，是為了把她的客戶當作替死鬼。他們犯了什麼罪嗎？他們不過是銷售一種完全合法的藥物，而且是已獲得美國食品藥物管理局核准的產品。懷特認為，這整場戲是「用訴訟來推卸責任」，並堅稱鴉片類藥物氾濫「不是我的客戶或普度製藥造成的危機」。

但那天錄口供證詞時，她什麼也沒說。她在自我介紹之後（「我是瑪麗・喬・懷特，德普事務所律師，代表薩克勒醫生」），只是坐著聽，讓其他同事用「反對！」來打斷漢利。她的功能不是製造噪音，而更像是一把放在皮套裡的槍，不出聲音但清楚可見，待在凱西的身邊。懷特和團隊把客戶指導得很好。懷特說法律觸及事物的「本質」，但如果你的委託人是要錄口供證詞的那個人，關鍵就是要避開本質。

「薩克勒醫生，普度對鴉片類藥物危機是否有任何責任？」漢利問道。

「反對！」其中一位律師打斷他。「反對！」另一位附和。

「我不認為普度有法律責任。」凱西回答。

我問的不是這個，漢利指出。我想知道的是，「普度的行為是否造成鴉片類藥物氾濫。」

「反對！」

「我認為其中有著非常複雜的因素，匯合了不同情況、社會議題和問題、醫療議題和全國各州的監管落差，」她回答，「我的意思是，這個問題非常、非常的複雜。」

但凱西．薩克勒之後的舉動相當出人意表。疼始康定如此惡名在外，讓人以為她會與這種藥物劃清界線。然而，在漢利詢問她時，她不肯接受他問題的前提。她堅持認為，薩克勒家族沒有什麼好羞恥或道歉的，因為疼始康定一點問題也沒有。「這是一種非常好的藥，而且是非常有效和安全的藥物。」她說。一個面對數十億美元訴訟的企業主，照理說會有一些防禦反應，但眼前卻不是那麼回事。她展現出來的是自豪。她還說，其實光是她「想出」要製造疼始康定，這點就值得讚許。控告她的人指疼始康定是近代史上極為致命公衛危機之一的主因，而凱西．薩克勒自豪地把自己視為疼始康定的主因。

「你知道數十萬美國人對疼始康定上癮嗎？」漢利問道。

「反對！」兩名律師脫口而出。凱西遲疑了一下。

「只是個簡單的問題，」漢利說，「知道還是不知道。」

「我不知道這個問題的答案。」她說。

詢問過程中，漢利問到東六十二街的某棟建築物，距離他們所在的會議室只有幾個街區。實際上，那是兩棟建築物，凱西糾正他。從外面看起來像兩個獨立的門牌地址，但在內部「它們是相連的」，她解釋道。「它們是一體的。」「它們」指的是一棟漂亮的石灰石聯排別墅，位於中央公園旁一個昂貴地段，那種經典的紐約建築，引起人們的羨慕和對早期時代的遐想。「那個辦公室是——」她糾正自己「以前原本是——我父親和我叔叔、伯伯的辦公室。」

最初有三個薩克勒兄弟，她解釋。亞瑟（Arthur）、莫蒂默（Mortimer）和雷蒙德（Raymond），莫蒂默是凱西的父親。他們三個都是醫生，但薩克勒兄弟「非常有創業精神」，她接著說。他們的人生傳奇和後來他們建立的王朝，也是美國資本主義一整個世紀的故事。三兄弟早在一九五〇年代就購買了普度佛雷德里克公司。「最初它是一家規模小得多的公司，」凱西說，「是一間小型家族企業。」

i・譯註：以崔西警探為主角的連環漫畫，一九三一年首次出刊。

ii・譯註：美國南北戰爭和進步時代之間，大約從一八七〇年代到一九〇〇年，名稱來自馬克·吐溫（Mark Twain）第一部長篇小說，「鍍金時代」是美國的財富突飛猛進的時期。

iii・譯註：Sackler在中國的譯名為「賽克勒」。

iv・譯註：利用政府的影響力以非法或不道德的手段來開發天然資源，並以低工資來剝削勞工而賺進大筆財富的商人。

EMPIRE OF PAIN

第一部

族長

第一章 一個高尚的姓氏

亞瑟·薩克勒在一九一三年夏天[1]出生於布魯克林，當時布魯克林正蓬勃發展，來自舊世界的移民一波又一波抵達，每天都有新面孔。街角傳來陌生音樂和新的語言，新的建築四處林立，提供住所和工作機會給初來乍到的人，到處都感受得到一種雀躍的希望感。身為移民家庭的長子，亞瑟也感受上一代新美國人的夢想和抱負，了解他們的精力和渴求。可以說，他還在搖籃裡就感同身受。他出生時被命名為亞伯拉罕，但日後他拋棄這個舊世界的名字，轉而使用一聽就是美國化的「亞瑟」。[2]當他還是個蹣跚學步的幼兒，有一張攝於一九一五年或一九一六年的照片，[3]照片裡的他挺直坐在一塊草地上，母親索菲則像母獅一樣斜倚在他身後。索菲一頭黑髮，黑眼睛，令人敬畏。亞瑟直直地盯著鏡頭，這個穿著短褲的小天使，有著一對招風耳，眼神鎮定而異常嚴肅，彷彿他對於一切已經心裡有數。

幾年前索菲·格林伯格（Sophie Greenberg）才從波蘭移民到美國。[4]一九〇六年她抵達布魯克林時，還是個青少女的她，遇到了一個斯文的男人，名叫艾薩克·薩克勒（Isaac Sackler），他比她年長近二十歲。艾薩克也是移民，[5]來自加利西亞（Galicia），在當時屬於奧地利帝國。他與父母及兄弟姐妹於一九〇四年乘船來到紐約。艾薩克是個自豪的人，[6]他的祖先都是拉比，[7]在宗教裁判所期間逃離西班牙前往中歐。現在，他和他的年輕新娘將在紐約建立一個新的灘頭堡。艾薩克和他的弟弟一起做生意，在威廉斯堡的蒙特羅斯大道（Montrose Avenue）八十三號經營一家小雜貨店，命名為「薩克勒兄弟」，[8]一家人就住在同大樓的一間公寓。亞瑟出生三年之後，艾薩克和索菲的二子莫蒂默出生，四年後又生了三子雷蒙德。亞瑟對弟弟們非常照顧，並且非常保護他們。在他們還小的時候，有段時間三兄弟還同床共眠。[9]

艾薩克的雜貨店生意不錯，[10]一家人不久就搬去福來布許（Flatbush）。福來布許是個繁華街區，感覺像是布魯克林的中心，與布朗斯維爾（Brownsville）和卡納西（Canarsie）等偏遠的布魯克林移民地區相比，被認為是中產階級[11]甚至是上中產階級地區。即使在當時，房地產也是紐約的重要指標，新家意味著艾薩克・薩克勒在新世界取得一席之地，實現了一定程度的穩定。福來布許就像是發達之後搬去的地方，有綠樹成蔭的街道和堅固、寬敞的公寓。某個與亞瑟同時代的人甚至評論，對於那個年代的布魯克林猶太人而言，生活在福來布許的猶太人「根本就不算猶太人」。[12]艾薩克運用雜貨店生意的收入來投資房地產，[13]購買公寓大樓並出租公寓。但艾薩克和索菲對於亞瑟和他的弟弟們懷抱著夢想，這些夢想不只超越了福來布許，甚至超越了布魯克林，他們覺得冥冥中有天意，薩克勒兄弟會在世界上留下自己的印記。

如果說後來亞瑟給人一種感覺，就是他一輩子做的事彷彿其他人要好幾輩子才能完成，那麼，起步得早可說對他幫助不小。還是個孩子時，他就在雜貨店工作幫忙父親。[14]從很小的時候起，他就展現了超凡的活力、靈敏的智力和源源不斷的企圖心，這些特質將推動和塑造他的生活。索菲很聰明，但沒有受過教育。十七歲時，她去了一家製衣廠工作，她一直沒有徹底學好書面英語。[15]艾薩克和索菲在家裡說意第緒語，[16]但他們鼓勵兒子融入美國社會。他們遵守猶太飲食戒律，[17]但很少上猶太教堂。索菲的父母與他們同住，[18]老一輩人積累的所有希望和抱負，都投射到這些在美國出生的孩子身上，這種感覺在任何移民聚集地都很常見。亞瑟肩上的期望特別沉重：他是開拓者、在美國出生的長子，所有人都把夢想寄託在他身上。[19]

實現這些夢想的工具就是教育。一九二五年的一個秋日，亞提・薩克勒（他自稱亞提）[i]來到福來布許大道上的伊拉斯謨殿堂高中（Erasmus Hall High School）。[20]他剛滿十二歲，比同班同學年紀小，因為他考上了提供給資優生的跳級計畫。[21]亞提不是一個容易受驚嚇的人，但伊拉斯謨殿堂高中是一個令人肅然起敬的機構。[22]學校由荷蘭人於十八世紀建造，最初的建物是一棟兩層樓的木製校舍。在二十世紀的頭幾年，古老校舍的周圍逐漸擴建，包括一座牛津大學風格的四方院，四周是城堡式的新哥德式建築，外牆覆蓋著常春藤，裝飾著石像鬼。這次擴建是為了容納布魯克林的大量移民兒童。伊拉斯謨殿堂高中的教職員和學生自視為美國實驗的先鋒，認真看待社會的向上流動和同化，提供一流的公共教育。學校有科學實驗室，[23]也教授拉丁語和希臘語，部分教師擁有博士學位。[24]

伊拉斯謨也是規模龐大。它有大約八千名學生，[25]是全國最大的數間高中之一，大多數學生都像亞瑟．薩克勒一樣，是積極向上的新移民後代，他們是咆哮二十年代（Roaring Twenties）的孩子，眼睛雪亮，上了油的頭髮散發光澤。他們湧入走廊，男孩們穿著西裝打著紅色領帶，[26]女孩們穿著洋裝，頭髮上繫著紅絲帶。當他們在午餐時間在巨大的穹形入口拱門下相遇時，套一句亞瑟一位同學的話來說，看起來就像一場「好萊塢雞尾酒會」。[27]

亞瑟愛這所學校。[28]他上歷史課時，發現自己欽佩且認同開國元老，尤其是湯瑪斯．傑佛遜（Thomas Jefferson）。亞提和傑佛遜一樣興趣廣泛，無論藝術、科學、文學、歷史、體育、商業，他什麼都想參與，伊拉斯謨也非常重視課外活動。校內肯定有一百個社團，幾乎任何活動都找得到社團。在冬天傍晚，當天的課都結束了，天也已經黑了，整所學校依舊燈火通明，四方院周圍的窗戶都亮著燈，當你走在走廊上，會聽到這個或那個社團裡傳來開會的聲音：[29]「主席先生！秩序問題！[ii]」

晚年的亞瑟談到在伊拉斯謨的早年生活，總會提到「遠大的夢想」。[30]伊拉斯謨是奠基美國菁英統治的一座偉大石殿，感覺起來，只要亞瑟能付出多少努力，似乎就能有多少成就。索菲為激勵他在學校好好表現，會問他：[31]「今天你有沒有問厲害的問題？」長大之後的亞瑟瘦長、闊肩、方臉，金髮碧眼，有近視。他有著無比的精力，這正是他所需要的。除了課業之外，他還加入了學生報擔任編輯，並在學校的出版處找到了職缺，為學校出版物銷售廣告。[32]亞瑟沒有接受標準的薪資安排，而是提議從他銷售的廣告收取一小筆佣金，行政單位同意。很快地，亞瑟就開始賺錢。

這是他很早就學到的一課，對他往後的生活有重要意義：亞瑟・薩克勒喜歡在自己身上下賭注，[33]他會不遺餘力地設想一個計劃，讓他無比的精力得到回報。他也不滿足於只做一份工作。他設立了一門生意，來處理學校畢業紀念冊的攝影。他把廣告版面賣給專門從事高等文職教育的連鎖教育機構德雷克商學院（Drake Business Schools），再向該公司提議讓還是高中生的他擔任廣告經理，[34]他們也同意了。

無窮無盡的精力再加上源源不絕的創意，他總是不斷提出創新的想法。伊拉斯謨發給八千名學生「課程卡」[35]等平凡無奇的課程文件。何不在書頁背面當作廣告版面賣出去呢？如果找德雷克商學院製作印有公司名稱的尺，[36]並免費發給伊拉斯謨的學生呢？亞瑟十五歲時，他已經從各種外務賺到了足夠的錢來幫助家計。[37]他積累新工作的速度快到自己來不及做，因此開始將其中一些交給他的弟弟莫蒂。[38]起初，亞瑟覺得雷是家裡最小的孩子，不應該工作。「小孩子玩耍就好了。」[39]他都這麼說。但最終，雷也接了工作。亞瑟安排他的弟弟們為伊拉斯謨的學生雜誌《荷蘭人》（*The Dutchman*）賣廣告版面。他們說服騎仕德（Chesterfield）香菸針對同學們下廣告，收到了不錯的佣金。[40]

儘管伊拉斯謨面向未來，它與過去也有著強烈的連結。亞提・薩克勒非常敬重的幾位開國元老，都是現在他就讀的學校的贊助人：亞歷山大・漢彌爾頓（Alexander Hamilton）、亞倫・伯爾（Aaron Burr）和約翰・傑（John Jay）都曾捐款給伊拉斯謨。[41]這所學校以十五世紀荷蘭學者德西德里烏斯・伊拉斯謨（Desiderius Erasmus）命名，圖書館的一扇彩色玻璃窗展示了他的生平事蹟。[42]這扇窗在亞瑟入學前幾年才完工，獻給「一位偉人，我們以他的名字建校已一百二十四年」。亞瑟和同學們每天都被灌輸一個想法，亦即他們最終也會躋身眾多偉大的美國人之列，這個不間斷的隊伍可以追溯到美國建國之初。就算他們住在狹窄的住所，每天穿著同一套破舊的西裝，他們的父母說著不同的語言，也沒關係。這個國家提供無限機會，只需要一輩子，就能完成偉大的事蹟。他們待在伊拉斯謨的日子裡，周圍環繞著曾經在此就讀的偉人的蹤跡、身影和姓名，他們遺留下來的功績都刻在石頭上。

在四方院的中心，搖搖欲墜的荷蘭老校舍仍在，提醒人們布魯克林這片地區在當年都還是農田。冬風一吹，老樓的木梁就會嘎吱作響，亞瑟的同學們開玩笑說，那是維吉爾（Virgil）的鬼魂不忍卒聽他寫的優美拉丁詩句被人以布魯克林口音朗誦。[43]

亞瑟這個時期過盛的生產力可能部分源於焦慮：他在伊拉斯謨就讀時，他父親的財富開始縮水。[44]有些房地產投資失敗了，薩克勒一家被迫搬到比較便宜的住處。艾薩克在格蘭街（Grand Street）買下一家鞋店，但生意失敗，最後關門大吉。艾薩克早已賣掉雜貨店來資助他的房地產投資，為了生活，現在他不得不去別人的雜貨店站櫃，賺取低薪。

後來亞瑟回憶，在這些年裡，他經常挨凍，但從不曾餓肚子。伊拉斯謨有一個職業介紹所，幫助學生在校外找工作，亞瑟開始從事額外的工作來幫助家計。他送報，也送花。[45]他沒有時間約會、參加夏令營或參加派對，一切都在工作中度過。他一直到二十五歲才休假，[46]這點日後他一直引以為傲。

即使如此，在努力工作之餘，亞瑟瞥見了另一個世界，那是超出布魯克林的一種不同的生活，彷彿並非遙不可及。他不時從繁忙的行程偷個空，快步走上布魯克林博物館（Brooklyn Museum）的石階，穿過成群的愛奧尼柱，進入寬闊的展廳，看著展出的藝術品而讚歎不已。[47]有時他也得送貨至曼哈頓，一路到公園大道（Park Avenue）住宅區的豪宅。聖誕節時，他會送大束大束的鮮花來，他一邊沿著寬闊的大道走，一邊透過燈火通明的窗戶窺視公寓，[48]看到裡面閃爍的聖誕燈。當他懷裡抱著鮮花，從冰凍的人行道走進有門房的大樓，剎那被大廳裡絲絨般的溫暖所包圍，他喜歡那種感覺。[49]

一九二九年，經濟大蕭條襲來，艾薩克．薩克勒的不幸愈演愈烈。[50]他所有的錢都被套牢在他的公寓大樓物業，現在它們一文不值：他失去了最後僅剩的一切。福來布許的街道上，絕望的男男女女排隊領救濟糧食。伊拉斯謨的職業介紹所不僅接受學生的申請，還開始接受家長的申請。[51]有一天，艾薩克把他的三個兒子叫到跟前。他帶著不屈的精神，以一股古老家族的自豪，告訴兒子們他不會破產。他盡力調度了名下微薄的資產，至少能夠負擔家庭支出。但除此之外，他什麼都沒有了。艾薩克和索菲迫切希望兒子們繼續受教育，讀大學，繼續往上爬，有抱負的美國青年該做什麼，他們就做什麼。但艾薩克沒有錢能付學費。如果薩克勒兄弟要接受教育，他們就必須靠自己。

艾薩克說這話時一定很痛苦。但他堅稱他並非沒有留東西給他的孩子們。相反地，他給了他們比金錢更有價值的東西。「我給你們的，是一個父親能給的最重要的東西。」艾薩克告訴亞瑟、莫蒂默和雷蒙德。他說，他留給他們的是「一個高尚的姓氏」。[52]

亞瑟和弟弟們還小的時候，索菲．薩克勒會親吻他們的額頭來測量他們的體溫，[53]檢查他們是否生病。索菲的性格比她的丈夫更積極果斷，從孩子們還小的時候起，她就非常清楚她希望他們未來做什麼：當醫生。[54]

「我四歲時就知道我以後要當醫生，」亞瑟後來說，「我的父母對我洗腦，要我成為醫生。」[55]索菲和艾薩克都把醫學視為崇高的職業。[56]十九世紀時，醫生大多被視為騙子推銷員或冒牌貨，但亞瑟和弟弟們出生的二十世紀初被描述為美國醫學的黃金時代，當時藥物的功效以及醫學界的可信度，都因為科學新發現而找出各種疾病的病因以及治療疾病的最佳方法，[57]而有了巨大突破。因此，猶太移民家庭渴望家裡的孩子踏入醫界並不罕見。他們覺得醫生的道德高尚，這是一種服務公益並能帶來聲望和財務穩定的職業。

股市崩盤的那一年，亞瑟從伊拉斯謨殿堂高中畢業，進入紐約大學當醫學預科生。[58]他熱愛大學。他沒有錢，他的課本都是二手或借來的，書頁往往脫落，[59]但他用橡皮筋把書頁捆在一起，努力苦讀，[60]仔細研究古代醫學思想家的生平，如將大腦認定為思想器官的克羅頓的阿爾克邁翁（Alcmaeon of Croton），以及所謂的醫學之父希波克拉底（Hippocrates），他的訓誡「首先，不造成傷害」（First, do no harm），被奉為醫生的行醫第一原則。

儘管課程負擔很重，亞瑟還是維持了參與課外活動的興趣，在大學報紙、幽默雜誌還有畢業紀念冊部門工作。他在夜間抽空去柯柏聯盟學院（Cooper Union）上美術課，[61]嘗試人體素描和雕塑。大約在這個時候，亞瑟在一篇社論中寫道，多方面參與課外活動「讓學生對生活及人生的難題培養出自己的觀點，[62]可加倍提升正規課程習得的技術和事實的有效性和實用性」。午餐時間，他在校園的學生咖啡廳當服務生。課餘時間，他在糖果店當冷飲櫃檯銷售員。[63]

亞瑟把錢寄回布魯克林給索菲和艾薩克，並指導他的弟弟們繼續做好他傳給他們的工作。[64]對亞瑟來說，莫蒂和雷永遠是他的「小弟」。[65]或許只是因為經濟大蕭條造成亞瑟不得不奉養父母，或是他身為長子有種責任感，抑或是他天生就有霸氣性格，總之在某種意義上，他不像莫蒂默和雷蒙德的大哥，而更像是家長。

在當年，紐約大學的校園遠在上城的布朗克斯。但亞瑟懷著激動的心情，走入了這座了不起的大都會。他參觀博物館，他的腳步聲在以偉大工業家命名的大理石展間中迴盪。他帶約會對象上劇院，但他只買得起站票，所以他們站著看整場演出。但他最喜歡的省錢出遊，是帶約會對象搭乘史丹頓島渡輪（Staten Island Ferry，譯註：往返曼哈頓南端及史丹頓島的渡輪，收費與地鐵差不多，由紐約市交通局營運。一九九七年起停止收費，搭乘渡輪可一覽曼哈頓南端摩天大樓及鄰近自由女神像的美景），遊覽曼哈頓下城。[66]

一九三三年亞瑟從大學畢業時，他已經賺到足夠的錢（而且是在失業率破紀錄高的年代），為他的父母再買下一間商店，[67]店鋪後面還附居住空間。他錄取紐約大學醫學院並立即辦理入學，[68]修習全部的必修課程，同時編輯學生雜誌。有一張亞瑟這個時期的照片，照片裡他穿著一套時髦西裝，鎮定自若，手裡拿著一支筆，他看起來好像思考到一半被打斷，但這當然是為了拍照而擺的姿勢。[69]他熱愛醫學，熱愛它蘊含的謎題和可能性，也熱愛它會「披露其秘密」給願意勤奮研究的人。[70]「醫生無所不能，」[71]他觀察到，醫學是「科技與人類經驗的融合」。

然而，他也意識到醫學是一項重責大任，從事這個職業，做出好的決定和壞的決定之間的區別可能攸關生死。亞瑟就讀外科四年級時，系主任是一位受人尊敬的老外科醫生，他衰老得很快，在亞瑟看來，他似乎有失智症的跡象。這個人沒有做到標準的衛生規定，為手術洗完手之後，還彎腰繫鞋帶。更令人擔心的是，他操作手術刀的技能，已經退化到造成他的患者死亡。這種情況發生的頻率之高，以至於一些醫護人員慣於在背後稱這位外科醫師為「死亡天使」。

某個星期二，亞瑟陪同這位外科醫生巡房，他們來到一位患有穿孔性消化性潰瘍的三十多歲年輕女性病床前。她的潰瘍被膿腫堵住了，亞瑟檢查病人時，認為她沒有立即的危險。但外科主任宣布，「我星期四來開刀。」亞瑟擔心這名女子可能冒生命危險進行不必要的手術，親自給她建議，告知她沒事，應該辦理出院。他告訴她，她的孩子需要她，她的丈夫也需要她，但亞瑟覺得他不能向她透露究竟他為何擔心，因為若他這樣做，就是嚴重違反規定。這名女子不願出院，於是亞瑟求助於她的丈夫，但仍無法說服他帶她出院。許多未接受醫學教育的人，都執意相信醫生具備專業知識和良好的判斷力，放心將自己和親人的生命交到醫生手中。「教授會動手術。」她的丈夫告訴亞瑟。

到了排定手術的那天，死亡天使為女子動了手術。他劃破堵住潰瘍的膿腫，她死了。亞瑟是否為了自己的事業企圖心，而對眼前的風險視而不見？如果他直接越級質疑死亡天使，說不定能救活這名女子。他終生後悔讓這手術進行下去。然而，正如後來他所說的，「醫學是一種階級制度，[72]也許必然如此。」

除了與醫學事業相關的重大責任外，亞瑟還有其他揮之不去的擔憂。單單當一個執業醫生，就可滿足他嗎？

當醫生似乎必然意味著財務穩定，但在大蕭條時期，布魯克林也有些醫生被迫在街上賣蘋果。[73]撇開物質財富不談，還有精神和智識啟發的問題。並不是說亞瑟想過當藝術家，那太不切實際了。但他一向具有創業的敏銳度，對商業有著濃厚的興趣，無論他對醫學做出任何誓言，都無法改變這一點。此外，他在醫學院期間找到一份有趣的兼差工作（又多了一份兼職），這次是為一家名為先靈（Schering）的德國藥廠擔任文案。亞瑟發現在他的許多才能之中，他特別擅長向人們推銷東西。

i・譯註：亞提（Artie）是亞瑟的小名。

ii・譯註：秩序問題（point of order）是一項議事程序，旨在確保議事程序受到監督，在程序錯誤時，提供與會者向主席糾正錯誤的機會。

第二章　精神病院

一九四五年當瑪麗葉塔・盧茨（Marietta Lutze）從德國抵達紐約時，她覺得自己沒有出人頭地的機會。委婉地說，當時美國並不歡迎德國公民。幾個月前，俄羅斯軍隊大舉進入柏林，希特勒在地堡裡開槍自殺。瑪麗葉塔抵達美國時二十六歲，[1]身材高挑苗條，有貴族氣息，一頭捲曲的金髮，一雙明亮會笑的眼睛。戰爭期間她在德國獲得學位，已經是一名醫生，但她抵達後發現，她需要再做兩輪實習才能參加紐約州醫療委員會行醫的執照考試，[2]於是她在皇后區遠洛克威（Far Rockaway）一家醫院找到工作。這個轉變並不容易，人們往往對這位帶厚重德國口音、初來乍到之人抱著懷疑態度，而且還是個女醫生更加不信任。當瑪麗葉塔開始在遠洛克威實習，無論是她的病人、運送病人至醫院的急救人員、乃至她的同事，都沒有人把她當回事。反倒是只要她在醫院查房，背後一直傳來口哨聲。[3]

然而，她非常努力。她覺得工作雖然很累，但很有啟發性。她也設法交了兩個朋友，他們是來自布魯克林的兩個年輕實習醫生，[4]恰好是對兄弟，名叫雷蒙德和莫蒂默・薩克勒。莫蒂默是哥哥，話多、個性活潑，笑起來像是有什麼鬼點子、帶著詭秘的微笑，有一頭捲髮和銳利的深色眼睛。弟弟雷蒙德的髮色較淺，[5]頭頂有些稀疏，綠眼睛、五官柔和，舉止較溫文爾雅。

兄弟倆和瑪麗葉塔一樣，也是在美國以外的地方開始醫學培訓。莫蒂默和雷蒙德在紐約大學取得大學學位後，都申請了醫學院，但在一九三〇年代，許多美國醫學課程為猶太學生註冊人數設下配額。一九三〇年代中期，申請美國醫學院的人有百分之六十以上是猶太人，乍看之下的不平衡導致了嚴格的限制。[6]在某些學校，例如耶魯，申請的學生若為猶太人，申請函上面會標註「H」，代表「希伯來」（Hebrew）。[7]先申請醫學院的莫蒂默發現，他的族裔背景其實已讓他被列入黑名單，他在美國找不到任何願意收他的醫學院。於是他在一九三七年登上一艘船，[8]搭統艙到蘇格蘭，在格拉斯哥的安德森醫學院（Anderson College of Medicine）[i]習醫。一年後，雷蒙德追隨他的腳步。

許多被美國大學拒於門外的猶太人都在國外接受醫學教育。這種現象非常諷刺，才不過幾十年前，薩克勒家族為了尋找機會離開歐洲來到美國，卻在一個世代之內被迫回到歐洲，尋求公平接受教育的機會。後來瑪麗葉塔知道，雷蒙德和莫蒂默在蘇格蘭旅居的花費是由他們的哥哥資助的。因為煤炭短缺，他們住的地方很冷，三餐都靠焗豆維生，但兄弟倆都愛上蘇格蘭人民的熱情和智慧。[9]總之他們沒有停留太久：一九三九年德國入侵波蘭後，兄弟倆被迫中止在蘇格蘭的學業，最後在麻薩諸塞州沃爾珊（Waltham）密德薩斯大學（Middlesex University）取得學籍。[10]這是一所拒絕設立猶太人配額、未經公認的醫學院，後來併入布蘭戴斯大學（Brandeis University）。

因此，戰後莫蒂和雷才會一起在遠洛克威的醫院實習。兄弟倆聰明伶俐，野心十足，瑪麗葉塔喜歡他們。或許實習忙碌不堪，但薩克勒兄弟總能從生活中找到樂趣，令她十分欣賞。他們的性情大不相同：莫蒂情感強烈、脾氣暴躁、說話機智尖刻，雷則比較冷靜和理智。「雷蒙德是個和事佬，」[11]一個認識他們兩人的人回憶道，「莫蒂默專門投擲手榴彈。」兄弟倆髮色不同，但長得很像，因此偶爾會在醫院互換職務，[12]其中一個假扮另一個幫忙代班。

某天晚上，經歷了特別辛苦的訓練之後，實習醫生們決定在醫院的一個空房間裡舉辦小型聚會。[13]大家帶了酒，脫下白袍，盛裝出席這個場合。瑪麗葉塔穿了一件黑色針織洋裝，隱約露出她白皙的皮膚。住院醫師都在喝酒聊天，當晚某個時間，人們開始唱歌。平時瑪麗葉塔很害羞，但她喜歡唱歌，於是她站到派對人群面前，鼓起勇氣，開始唱一首她從前在柏林會唱的歌，那是一首法國歌曲，叫〈對我說愛〉（Parlez-moi d'amour）。在她意識到之前，瑪麗葉塔發現自己認真投入表演，以深沉、性感、夜總會歌舞表演式的歌聲低吟。[14]

她一邊唱，一邊注意到人群中有個陌生的男人，一動也不動地坐著，目不轉睛看著她。他有一頭灰金色的頭髮，戴著一副無框眼鏡，給人一種專業的感覺。他直勾勾地盯著她。瑪麗葉塔一唱完，那男人就走到她身邊，說他有多麼喜歡她的歌聲。男人有著一雙清澈的藍眼睛，聲音柔和，非常有自信。他說他也是醫生，名叫亞瑟．薩克勒，[15]是莫蒂和雷的哥哥。他們三個都是醫生。亞瑟喜歡開玩笑說，[16]他們的爸媽「投三中三」。

第二天，亞瑟打電話約麗葉塔出去，[17]但她拒絕了。[18]她的實習工作非常忙碌，她沒時間約會。

瑪麗葉塔有一年的時間沒有再見到亞瑟．薩克勒或聽到他的消息。她專注於工作。隨著第一次實習即將結束，她開始尋找第二個實習。她對皇后區的一家州立精神病院克里德莫醫院（Creedmoor Hospital）很感興趣，當她問雷蒙德．薩克勒在那裡是否有認識的人，他說有：她在派對上見過他的哥哥亞瑟，他就在克里德莫工作。於是瑪麗葉塔打電話給亞瑟，約好時間去找他。[19]

克里德莫精神病學中心成立於一九一二年，原本是布魯克林州立醫院的農場聚落院區，到一九四〇年代已發展成為一個龐大的精神病院，由七十棟建築組成，占地三百英畝。[20]縱觀歷史，人類社會一直無法有效處理精神病患者的問題。在某些文化中，這些人被驅逐，或被當成女巫燒死。有些文化則向那些有心理病痛的人尋求啟示，以為他們擁有特殊的智慧。但在美國，早在十九世紀，醫療機構就傾向將這些人關在不斷擴大的精神病院網路。到了二十世紀中葉，約有五十萬美國人被關在這類設施，而且都不是暫時住院治療：住進克里德莫這種地方的人通常不會離開。他們一住就是幾十年，在禁閉中度過餘生。結果克里德莫異常擁擠：這家執照可容納四千多一點病人數的醫院，現在卻容納了六千人。[21]這是一個蕭索而嚇人的醫療機構，有些病人根本是處於昏迷狀態：他們無法說話，大小便失禁，無法溝通，其他人則有急性瘋狂發作的傾向。[22]探病的人會看到病人在院區漫遊，穿著白色拘束衣，就像哥雅（Goya）蝕刻畫中的景象。[23]

亞瑟・薩克勒於一九四四年初抵克里德莫，[24]先前他在紐約大學完成醫學學位，並在布朗克斯的一家醫院實習了幾年。在那裡實習時，他輪值三十六個小時，[25]接生嬰兒，搭救護車四處奔波，不斷學習，也不斷接受刺激，享受不斷接觸新疾病和療法的樂趣。一路走來，亞瑟對精神病學產生了一種特殊的迷戀。他師從約翰・范・奧夫海森（Johan van Ophuijsen），一位滿頭銀髮的荷蘭精神分析師，[26]亞瑟喜歡吹噓說他是「佛洛伊德的得意門生」。[27]亞瑟叫他「范奧」，[28]亞瑟就欣賞他這樣的人：他也是個博學多才的人，他看病、做研究、寫論文、會說多種語言，閒暇時間打拳擊和彈奏管風琴。亞瑟尊崇范奧，稱這位長輩為他的「導師、朋友和父親」。[29]

在當年，精神病學未被視為醫學的首要領域。相反的，套一句和亞瑟同時代的人的話，這是個「相當荒廢的職業」。[30]精神科醫生掙的錢比外科醫生和普通科醫生少，[31]享有的社會和科學聲望也較低。亞瑟完成住院醫師訓練後，想繼續做精神病學研究，但不想開診所看病，卻仍覺得必須賺錢養家餬口，畢竟他還要支付弟弟的醫學院學費。於是他到製藥業求職，[32]在先靈藥廠找到工作，學生時代的他曾在該藥廠擔任廣告文案自由寫手。他的年薪八千美元，[33]擔任先靈的醫學研究人員，並在公司廣告部門工作。美國參戰後，亞瑟因視力不佳不必上戰場，沒有服兵役的他在克里德莫開始了新的住院醫師的工作。[34]

幾千年來，醫生一直試圖了解精神疾病的奧秘。他們思考過許多理論，其中大多粗糙又怪誕：在古代，許多人認為精神錯亂是「體液」如黑膽汁失衡的結果。在中世紀，醫生認為某些形式的精神疾病是因為惡魔附身。儘管其他醫學領域在二十世紀上半葉有極大的進展，當亞瑟來到克里德莫時，美國的醫生仍對人類心智的功能和障礙感到非常困惑。他們可以識別如思覺失調症[ii]這類疾病，但只能猜測可能導致它的原因，對治療更是束手無策。正如小說家維吉尼亞・吳爾芙（Virginia Woolf，她本身也患有精神疾病）所觀察到的，[35]談到某些疾病時，會有「詞窮」

的情況。「即使只是個女學生，當她墜入愛河，她有莎士比亞、多恩（Donne）、濟慈為她傾訴心聲。但是請一個病人試著向醫生描述自己的頭痛，就馬上詞窮。」

當亞瑟正式成為醫生之時，關於精神疾病的起因，總的來說有兩種相反的理論。許多醫生認為思覺失調症及其他疾病如癲癇、智能障礙是遺傳性的，病患生來就有這些疾病，因此這些都是與生俱來、不可改變也無法治癒。醫學界能做的，最多只是將這些令人遺憾的病例與社會上其他人隔離開來，[36]而且通常會對這些病患進行絕育，以防他們將痛苦傳遞下去。

光譜的另一端是佛洛伊德主義者，他們認為精神狀況並非先天性，也不是出生時就存在，而是源於病患的早期生活經歷。像范奧這樣的佛洛伊德主義者認為，許多疾病可以透過心理治療和分析來醫治。但談話療法是昂貴的量身定做解決方案，[37]對於克里德莫種超大型設施來說並不實用。

從歷史上來看，精神疾病的診斷常暴露出明顯的性別失衡：在克里德莫，女性病患與男性病患的比例將近二比一。[38]亞瑟抵達醫院時被分配到R棟，[39]這是專門為「暴力女性」設立的病房。可說是一個可怕的地方。有時亞瑟得擒抱病人以制止她們。在其他情況下，她們會攻擊他，一名女子就把金屬湯匙磨成匕首拿來襲擊他。[40]即使如此，亞瑟仍懷抱極大的同情心看待他的病患。他想知道把這些敏感、受苦的人隔離在有圍牆的社群，宛如他認為的「活死人的監獄」，[41]這樣的美國社會到底是怎樣的社會？認為將這些人關起來就足夠了，或認為將這些病患收容在機構，就能解除社會（尤其是醫生）減輕病患痛苦的義務，這無疑是愚蠢的想法。當時亞瑟思考，「這個社會彷彿自我麻痺或自欺欺人，把強烈的個人痛苦、如此大舉對人才和能力的破壞當作不存在，因為這些人被擱在醫院的圍牆後面。」[42]范奧和亞瑟一樣厭惡公共精神病院。范奧認為，美國正受精神疾病大流行之苦。[43]以監禁病人來解決這個問題，把他們「埋進」精神病院裡，就是把他們送進某種墳墓。[44]

亞瑟的腦袋總是在分析事理，他評估這個困境，得出一個結論。實際問題是精神障礙病患增加的速度，快到當局來不及蓋精神病院，在克里德莫擁擠的病房走一圈便可知道。[45]亞瑟做的是想出一個解決方案，而且是有效的方案。精神疾病的挑戰在於療效。在病人身上動手術，通常很快就能判斷手術是否成功，但要衡量對大腦的修補效果，就難得多了，因為很難評估結果，以致有人做了一些真的是稀奇古怪的實驗。才不到幾十年前，紐澤西州一家州立醫院的院長堅信，治療精神錯亂的方法是拔掉病人的牙齒。[46]當他的一些病人在療程之後似乎沒有起色，院長就繼續進行實驗，切除扁桃體、結腸、膽囊、闌尾、輸卵管、子宮、卵巢、子宮頸。最終，他的實驗沒有治癒任何人，但他卻殺死了一百多名病患。[47]

在這段期間，克里德莫最受歡迎的治療方法是一種侵入性不高、但亞瑟依然不屑一顧的醫療程序：電擊療法。一位義大利精神病學家在幾年前發明這種治療方法，這是他在參觀屠宰場後所得到的靈感。[48]他觀察豬隻在被屠宰前先經過電擊昏迷，然後設計了一道醫療程序，將電極放置在人類病患的太陽穴上，以便將電流輸送到顳葉和大腦處理記憶的其他區域。電擊使病患抽搐，然後陷入昏迷。當病患醒來時，往往喪失定向感並覺得噁心。有些病患出現記憶力減退，其他人在醫療程序後受到極大驚嚇，不知道自己是誰。[49]然而，儘管電擊療法很粗暴，似乎確實為許多患者提供了緩解。[50]它好像能緩解嚴重的抑鬱症，安撫正在經歷精神病發作的人。電擊療法或許無法治癒思覺失調症，但通常可以減輕症狀。[51]

沒有人明白為何這種治療方法可能奏效，只知道確實如此。在像克里德莫這樣的地方，有這點就足夠了。該療法最早於一九四二年在院內使用，最終用於數千名病患。[52]可以肯定的是，電擊還是有副作用。當電荷通過頭部，病患所經歷的抽搐既疼痛又非常嚇人。詩人希薇亞・普拉斯（Sylvia Plath）在這段期間於麻薩諸塞州一家醫院接受過電擊治療，她描述那個感覺就像「一個巨大的震動擊打著我，直到我覺得我的骨頭快斷了，我像一株分裂的植物一樣汁液四散飛出。」[53]歌手路・瑞德（Lou Reed）於一九五九年在克里德莫接受電擊治療，他因這場磨難而暫時虛弱無力，他的妹妹說，這讓他「神智茫然」，無法行走。[54]

電擊有其捍衛者，即使在今天，這仍然是一種廣泛使用於治療重度抑鬱症的方法。[55]但亞瑟．薩克勒討厭它。沒多久，克里德莫的每棟病房大樓都配備了電擊機。[56]亞瑟被迫一次又一次地執行這個醫療程序。有時病人會好轉，有時不會。這種治療看起來如此殘酷，病人被五花大綁，以免他們在亂踢亂動時傷害任何人，醫生像好萊塢電影中的瘋狂科學家一樣調整電流。病患卻往往留下深深的創傷。

亞瑟一直敦促他的弟弟們追隨他的腳步，在伊拉斯謨從事他為他們爭取到的各種兼職工作，最終進入醫學領域。現在，他找了莫蒂默和雷蒙德到克里德莫加入他的行列。不久，他們也開始進行電擊治療。三兄弟加起來共進行了數千次這種醫療程序，這個經歷讓他們深感沮喪。他們為自己醫學知識的局限非常反感，居然找不到更人道的療法。[57]

電擊療法彷彿還不夠糟糕似的，一種更嚴峻的技術也開始流行：腦葉切除術。這個手術需要切斷病患大腦裡的神經，看似能緩解心理騷亂，但它之所以能做到這點，是因為關閉了大腦中的一盞燈。在像克里德莫如此人滿為患的州立醫院裡，這是一個很有吸引力的手術，因為它既快速又有效。「很簡單的，」一位醫生解釋，他在一九五二年示範這個醫療程序如何執行，[58]「拿個醫用冰錐，像這樣握住它，將它穿過眼球上方的骨頭，推入大腦，扭動幾下，像這樣切斷腦神經纖維，就這樣。病人一點感覺都沒有。」這個過程真的就是這麼快，病患通常在幾個小時後就在回家的路上。你可以看到他們離開醫院，因為他們眼周瘀青。[59]有些病患，其中許多是女性，她們不是因為思覺失調症或精神病而被切除腦葉，而是因為抑鬱症。[60]這個過程不可逆，手術過後病患變溫和了，卻如同行屍走肉一般。

面對這麼多駭人聽聞的手法，亞瑟．薩克勒和弟弟們深信，一定有更好的解決精神疾病的方法。亞瑟不相信優生學家所說的「精神錯亂不可改變也無法治療」，但即使接受過佛洛伊德學派的訓練，他也覺得一個人的生活經歷並不能完全解釋精神疾病，其中還有生化的成分，一定還有比佛洛伊德精神分析更有效果的療程。[61]亞瑟著手尋找答案，他想找到能解開精神疾病之謎的鑰匙，讓這些人自由。[62]

克里德莫的負責人是一位名叫哈利．拉伯特（Harry LaBurt）的醫生，你不會說他是個樂於接受新想法的人。[63]拉伯特很享受身為精神病院負責人所擁有的權力。他住在院區的一座豪宅，大家稱為院長的別墅。他在行政大樓的辦公室總是鎖著的：若要見他，必須有人替你按開門鈴。[64]有時拉伯特看起來與其說是一名醫生，不如說是一名典獄長。有位與亞瑟同時在克里德莫工作的人，把這個地方描述為「有六千張床的監獄」。[65]拉伯特對現狀滿意，似乎並不打算想出嶄新和創意的解決方案，將這些人從他所掌管的圍牆王國釋放出去。「董事會非常滿意地觀察到電視對患者的有益影響。」克里德莫的一份年度報告宣稱。[66]對於像亞瑟．薩克勒這樣求新求變、活力充沛又野心勃勃的人來說，這樣的自滿只令他耿耿於懷，他和拉伯特的關係並不好。[67]

亞瑟與弟弟們談話時，開始徹底思考精神疾病的問題。如果優生學家和佛洛伊德學派都錯了呢？如果答案不在於患者的基因或生活經歷，而在於大腦化學的紊亂呢？[68]

後來瑪麗葉塔．盧茨不需要到克里德莫找工作：她在皇后區另一家醫院找到了實習機會。但當她去找亞瑟．薩克勒詢問克里德莫的事情時，亞瑟利用這個機會再次約她出去。這一次，瑪麗葉塔同意了。亞瑟碰巧要到芝加哥參加一個醫學會議，他問她是否願意陪同。瑪麗葉塔自從到紐約後，一直專注於工作，從未在美國別的地方旅行過，於是她同意了。這天她穿上一套黑色套裝，戴了一頂寬邊帽，前往曼哈頓中城。他們約好在中央車站（Grand Central Terminal）會面，但結果沒坐火車。瑪麗葉塔發現亞瑟在車站外的街道，站在一輛又大又漂亮的藍黑色別克路霸（Buick Roadmaster）敞篷車旁等她。[69]

在去芝加哥的長途車程中，瑪麗葉塔告訴亞瑟自己的背景。她在一個小康家庭中長大，家族擁有一家著名的德國藥廠，名為卡德博士（Dr. Kade）。瑪麗葉塔講起了她在戰爭期間的經歷。[70]儘管她在柏林讀醫科，但她堅稱她對周圍發生的恐怖事件一無所知。[71]許多美國人在得知她剛從德國移民過來之後，都變得充滿敵意，質疑她的個人經歷，[72]但亞瑟沒有。即使他懷疑她對戰爭的描述，但他沒有表達出來，他只是專心聽著。

瑪麗葉塔並非與戰爭完全沒有關聯，其實她結過婚，丈夫是一名德國海軍軍官，名叫寇特（Kurt）。他是外科醫師，比她年長許多。他們在戰爭期間相遇並結婚，但只同居了一個月，寇特就被派上戰場。他在布勒斯特（Brest）被美軍俘虜，送往戰俘營。有一段時間，寇特寫信給她，他拿捲菸紙潦草地寫下幾句話，設法夾帶出監獄。但他被囚禁了很長一段時間，最終婚姻還是結束了。[73]

對亞瑟來說，聽瑪麗葉塔的故事肯定是很奇怪的感覺。身為美國猶太人，他親身經歷過反猶太主義；還在學時，他曾抗議希特勒的崛起；他的家人憎恨德國人的程度，可能比其他美國人更甚。但直到最近，亞瑟本人還在一家德資公司先靈藥廠工作。[74]或許也是因為瑪麗葉塔帶有一些異國風情。這位日耳曼性感美女看起來像《北非諜影》（*Casablanca*）裡的英格麗．褒曼（Ingrid Bergman），而且是一名醫生。仇外心理在戰後美國呈現上升的趨勢，但亞瑟．薩克勒有個不變的特質，就是對與自己截然不同的人與文化有著強烈的好奇心。瑪麗葉塔注意到在去芝加哥的路上，亞瑟未多談自己的事，大多是用他舒緩的嗓音提問，這與她以前和美國男人打交道的經歷形成鮮明對比。他們似乎很少有人認真把她當作成年人看待，更不用說視她為醫生了。但亞瑟只認真聽她的故事。當時，瑪麗葉塔認為這種不平衡只是出於真心的好奇，直到後來她才意識到，亞瑟沉默寡言是因為他喜歡保有秘密。[75]

從芝加哥回來之後，瑪麗葉塔回到皇后區綜合醫院（Queens General Hospital），開始有大量鮮花送到她工作的病房。鮮花多得不得了，多到令人尷尬，每天都有新的花束出現。曾經當過送花男孩的亞瑟送她精緻的胸花，但瑪麗葉塔不可能在查房時戴這種東西。他開始打電話到醫院給她表達狂熱的愛慕之意，不時打斷她的工作。[76]

「我必須見你，就是現在。」他會在半夜說。

「我不行，」瑪麗葉塔拒絕，「我累死了。」

「我必須見你，」他堅持說，「什麼時候可以？」

他的全面關注讓她不知所措。[77]然而，亞瑟．薩克勒有一些說不上來的特質吸引著她，他的生命力、他的不死心，還有他的遠見。瑪麗葉塔和亞瑟在一起時，開始覺得彷彿世界上沒有不可能的事，沒有不可逾越的障礙。事實上，當瑪麗葉塔得知和她約會的男人亞瑟．薩克勒有妻子和兩個孩子，亞瑟只把這當作一件瑣碎小事，不過是個微小的技術問題，他倆沒必要為此而放慢腳步。

在克里德莫的某天，薩克勒兄弟各湊了幾美元合買一隻兔子。如果在某些時候電擊治療有效，那麼三兄弟想知道，為什麼電擊患者的大腦能帶來一定程度的緩解？他們將兔子連接到克里德莫的電擊機，將電極連接到牠的一隻鬆軟的耳朵，然後進行電擊。三兄弟觀察兔子，發現耳朵裡的血管頓時漲滿了血。幾秒鐘後，他們注意到兔子另一隻耳朵（沒有受到電擊的那隻耳朵）的血管也在腫脹。電流似乎釋放了一些化學物質，當這些化學物質在血液中循環到另一隻耳朵，血管就會擴張。此時，三兄弟想到一種叫做組織胺的身體激素，他們知道這種化學物質會在組織受傷時釋放出來，導致血管擴張。電擊治療起作用的原因，會不會是它將組織胺釋放到血液裡，導致血管擴張，並為大腦帶來更多的氧氣？[78]如果是這樣的話，難道不能直接給予組織胺就好，電擊根本就不要用了？

薩克勒兄弟開始在克里德莫對病患進行實驗。[79]從臨床上來看，克里德莫的龐大規模一直是個劣勢；病人太多，工作人員太少，而且總是有一些緊急情況得處理。但是，如果你不只是治療精神疾病，而是研究精神疾病，那麼這裡的病患規模就會成為一個優勢，這是一個數據集。亞瑟對這項研究的前景感到非常興奮，甚至找了他舊日的導師范奧到克里德莫加入他們三兄弟。

他們為四十名被診斷為思覺失調症的病患注射組織胺，其中近三分之一的患者病情好轉到可以返家。[80]一些對任何其他療程沒有反應的病患，也確實對組織胺有反應。[81]基於這項研究，薩克勒兄弟繼續發表了一百多篇醫學論文。正如他們所說的，他們的目標是追查「精神錯亂的化學成因」。[82]亞瑟以他身為編輯、行銷總監和廣告從業人員不尋常的經歷，他知道如何吸引鋪天蓋地的新聞報導。《費城問詢報》（*The Philadelphia Inquirer*）報導，「這幾位醫生認為他們找到了一種無需住院就能治療精神疾病的方法。」[83]三兄弟預測，他們的發現能夠讓出院的病患人數增加一倍。[84]《美好生活家園》（*Better Homes and Gardens*）雜誌的一篇文章誇張地表示，「薩克勒兄弟所提出的化學活性理論與愛因斯坦的相對論同樣具有革命性，而且幾乎一樣複雜。」[85]

這些新聞剪報給人一個感覺，就是在皇后區精神病院工作的三兄弟可能偶然發現了一個解方，能解決數千年來困擾社會的醫學謎題。如果精神疾病的問題源自腦化學，那麼化學也許可以提供解決方案。如果未來治療精神錯亂只要吃藥就好呢？《布魯克林鷹報》（*The Brooklyn Eagle*）讚揚薩克勒兄弟是成功的在地子弟。[86]該報稱「伊拉斯謨殿堂高中的三名學生（三兄弟）跟隨前人的榜樣，」並補充說，「現在他們都在曼哈頓設有辦公室。」

這些新聞報導很少區分誰是哥哥、誰是弟弟，只稱他們為「薩克勒兄弟」，但亞瑟仍然是領導者，這個權威地位在艾薩克．薩克勒去世後更為顯著。[87]艾薩克心臟病發作時，三兄弟在克里德莫，他們一得到消息就趕到他的床邊。[88]艾薩克過世前幾個小時，他的頭腦仍然清晰，他向親愛的家人告別。他告訴索菲，他還記得初次相遇時她穿的那件藍色洋裝。他告訴兒子們，除了高尚的姓氏之外，他很遺憾未能留給他們任何遺產。這已成為艾薩克的口頭禪。他告訴他們，即使失去財富，總是能再賺回來。但如果這個姓氏失去了好名聲，就再也找不回來了。

父親去世後，亞瑟開始用自己的錢資助他與雷蒙德和莫蒂默的研究，在他們發表的論文裡，有許多篇論文會有一行謝辭提到，研究是由「艾薩克．薩克勒紀念研究補助金」[89]贊助完成。亞瑟通常是第一作者，也是研究的原動力。《紐約先驅論壇報》（*New York Herald Tribune*）上的一張照片拍到領獎的三兄弟：[90]略帶傻氣笑容、皮膚柔嫩的是小弟雷蒙德；戴著厚重黑框眼鏡，一頭黑髮向後梳、抿著厚唇、指間夾著一根香菸的是莫蒂默；側身站著，穿著尖翻領西裝，慈愛地注視弟弟們的是亞瑟。薩克勒兄弟看起來彷彿正站在浪頭上。他們告訴大家，他們的研究最終可能「防止精神錯亂」。[91]

亞瑟從一九三四年起就已婚，當時他還是醫學院學生。[92]他的妻子艾爾絲・約根森（Else Jorgensen）是移民，父親是一位丹麥船長。[93]他們是由亞瑟的一位大學朋友介紹認識的。[94]醫學院的學則規定不能結婚，因此亞瑟一開始未讓任何人知道。[95]艾爾絲在紐約大學讀過兩年，但因為需要賺錢而輟學。他們搬進布朗克斯區林肯醫院（Lincoln Hospital）附近的聖瑪麗街（St. Mary's Place）一間附家具的公寓，後來又搬到曼哈頓西二十五街的一間公寓。[96]一九四一年，他們的長女卡蘿（Carol）出生，次女伊莉莎白（Elizabeth）在一九四三年出生。

儘管瑪麗葉塔得知亞瑟已有家庭和另一段人生，但她還是感覺他仍然堅定不移地專注於自己身上。從芝加哥回來不久後的一天晚上，他帶她去小義大利區茂比利街（Mulberry Street）一家名叫藍洞（Grotta Azzurra）的義大利餐廳。[97]那是個浪漫的地方，亞瑟告訴瑪麗葉塔，他想和她多見面。

「我太累了，」她拒絕，「醫院耗去我所有的精力。」

亞瑟聽不進去。畢竟他一樣努力工作（是好幾份工作），他還有個家庭，但他依然設法為瑪麗葉塔騰出時間，甚至想抽出更多時間和她相處。

「我想和你在一起，二十四小時在一起。」他告訴她。

「你知道，亞瑟，我願意嫁給像你這樣的男人，」瑪麗葉塔說，「但我不想破壞你的婚姻。」

亞瑟不為所動。在一九四九年夏天寫的一封情書裡，他提議兩人「展開新生活」，一段「充滿希望、歡樂和熱情」的生活。[98]亞瑟向瑪麗葉塔提議的是一種夥伴關係，並且具有明顯的公益精神。「我們將合作共同努力，幫助人們，開拓新領域，為人類做出我們的貢獻。」最後，他在信裡愈發堅持。「沒有你，生活真的過不下去，」

他寫道，「我只愛你一個人……我只屬於你。」

儘管如此，他倆都感到有些猶豫。瑪麗葉塔專注於她的醫學事業，也有在德國的家人要考慮。最近她的祖母去世，瑪麗葉塔繼承了家族藥廠。[99]她也開始意識到亞瑟非常優柔寡斷，而且傾向於讓事情自由發展。他總是每件事都要做，每堂課都要上，每份工作都不放手。面對魚與熊掌的選擇，他傾向於兩個都要，他不是一個能輕易接受限制的人。亞瑟有妻有女，還有多個剛起步的事業。合理推測，如果生活中多加一個瑪麗葉塔，他可能還是一樣輕鬆自在。「他總是很難做出明確的抉擇，」許久之後，瑪麗葉塔想了想並補充說，「是我懷孕這件事才迫使他做出了決定。」[100]

i．譯註：原為安德森學院（Anderson College）醫學院，1887年獨立成為安德森醫學院，1947年併入格拉斯哥大學。

ii．譯註：舊稱精神分裂症。

第三章　醫藥人

一九四九年，一則不尋常的廣告開始出現在好幾份醫學期刊上。[1]綠色背景上有 Terra bona 的棕色粗體字樣，沒有人知道 Terra bona 究竟是什麼意思，也不知道這則廣告是否在行銷什麼特定產品。「偉大的土壤帶給人類的不只是糧食，」一行說明文字寫道，並指出在土壤中發現的新抗生素成功地延長了人類的生命。「在分離、篩選和生產這些重要藥劑等方面……輝瑞（Pfizer）扮演了顯著的角色。」

近一個世紀以來，位於紐約布魯克林的輝瑞公司（Chas. Pfizer & Company）一直是一家化學品的中型供應商。[2]在二戰之前，類似輝瑞這樣的公司，出售沒有商標的散裝化學品給其他公司或是藥劑師（由他們自己混合化學品）。[3]接著在一九四〇年代初，青黴素（penicillin）[i]的採用開啟了抗生素的新時代，這是一種可以阻止細菌感染的強效藥物。戰爭爆發時，美軍需要大量的青黴素給部隊使用，輝瑞等公司被招募來生產這種藥物。[4]等到戰爭結束，這些化學公司的商業模式永遠改變了：[5]現在他們不僅量產化學品，還量產成品藥（finished drug），這些藥隨時可在市面上販售。青黴素是一種革命性的藥物，但它沒有專利，也就是說任何公司都能生產。因為沒有公司壟斷，它的價格維持低廉，因此也不是特別有利可圖。[6]輝瑞從上一次經驗嚐到甜頭，於是開始尋找其他可以申請專利並以更高價格出售的藥方。[7]

這是「神奇之藥」的時代：[8]戰後是製藥業的繁盛時期，人們普遍樂觀地認為，科學創新的潛力可以設計出前所未聞的化學解決方案，遏制死亡和疾病，並為製藥商帶來數不清的利潤。薩克勒兄弟一直在克里德莫宣揚同樣的烏托邦式承諾：任何一種人類疾病，或許有朝一日都可用一顆藥丸治癒，這個想法開始在整個文化中占一席之地。到了一九五〇年代，美國製藥業幾乎每週都會推出某款新藥。[9]

這類新療法被稱為「把關藥」（ethical drug），這是個令人安心的名稱，為了表示這些藥不是那種可能在馬車後面販售的巫婆藥水，這些是僅銷售給醫生、並由醫生開處方的藥物。但由於新產品太多了，於是藥廠找上廣告商，以創意的方法讓病患和醫生知道他們的創新。輝瑞的總裁年輕有活力，名叫約翰·麥基恩（John McKeen），[10]最近他們公司開發了一種名為土黴素（Terramycin）的新型抗生素，[11]名字源自印第安納州的特勒荷特市（Terre Haute），據說輝瑞公司的科學家在那裡從一塊土壤分離出這種化學物質。麥基恩認為這種藥物若行銷得當，很可能大發利市，[12]他想積極地向批發商和醫院推銷，於是找上紐約一家專門製作藥品廣告的小型廣告代理商，[13]名叫威廉·道格拉斯·麥亞當斯（William Douglas McAdams），這家公司老闆兼輝瑞廣告負責人就是亞瑟·薩克勒。

「你們出錢，」[14]亞瑟告訴麥基恩和他的同事，「我就讓土黴素和貴公司名稱成為家喻戶曉的字眼。」

威廉·道格拉斯·麥亞當斯本人來自伊利諾州溫內特卡（Winnetka），曾經擔任新聞記者，[15]他在一九一七年退出新聞業、進入廣告業之前，曾為《聖路易斯郵報》（*St. Louis Post-Dispatch*）撰稿。最初他的公司是傳統的廣告代理商，行銷從母親牌燕麥（Mother's Oats）到范坎普豆類罐頭（Van Camp's Beans）等各式各樣的產品，也包括施貴寶製藥公司（E.R. Squibb）生產的魚肝油。[16]麥亞當斯有個想法：如果直接向醫生行銷，[17]施貴寶說不定能賣出更多魚肝油，於是他在醫學期刊上刊登了一則廣告。他的策略奏效了，銷售額上升，到了一九三〇年代後期，麥亞當斯決定只專注於製藥業。[18]一九四二年，他聘用了亞瑟·薩克勒。[19]

當時亞瑟還不到三十歲，但他在經濟大蕭條時一夕之間變成大人，從高中、大學到醫學院一路半工半讀，銷售廣告版面和撰寫廣告文案，因此麥亞當斯雇用他時，他已經在廣告業工作了大半生。[20]亞瑟除了接受過醫學訓練，還擁有極強的視覺敏銳度和靈活的語言表達。他還特別善於為自己結交導師。在精神病學方面，他自視為范奧的學徒，在廣告方面，他也自視為麥亞當斯（亞瑟都叫他「麥克」）的學徒。[21]或許亞瑟是這份工作的最佳人選，但他依舊衷心感謝麥克雇用他，因為他認為麥迪遜大道（Madison Avenue）的廣告業對猶太人而言，「基本上是個進不去的俱樂部。」[22]憑著他的金髮藍眼，亞瑟看起來不那麼像猶太人，[23]有時別人的確看不出來。但他對反猶主義很敏感，[24]就連在紐約，反猶主義也很常見。

事實上，亞瑟在麥亞當斯的工作是兼職，因為他在克里德莫有一份全職工作，因此他晚上和週末會在廣告公司位於曼哈頓中城的辦公室待上很長的時間。[25]事實證明，一旦亞瑟有機會將醫學、行銷和製藥的興趣結合起來，對他有無限的吸引力。他在麥亞當斯表現亮眼。與其他類型的消費者廣告相比，把關藥的行銷向來是古板的業務。儘管廣告公司主管為香菸、汽車和化妝品設計出時髦的廣告活動，但在過去，大多數處方藥都未經註冊，[26]沒有商標名稱，產品也大同小異。此外，藥物並不性感。藥丸怎麼賣才好？

亞瑟的解答是，採用傳統廣告手法，以活潑的風格來吸引人——好記的文案、吸睛的圖像，並直接向有影響力的群體推銷：開處方的人。亞瑟從父母親那裡繼承了對醫學行業的崇敬，他總愛說，「我寧願把自己和家人交由醫生同行來判斷和擺布，而非國家。」[27]於是，他在行銷新藥時，便設計了直接吸引臨床醫生的宣傳活動，像是在醫學期刊上投放搶眼的廣告，或是派送廣告印刷品到診所。他注意到醫生受同行的影響最大，便招募了知名醫生來為他的產品背書。對醫生來說，這種廣告效果相當於將米奇·曼托（Mickey Mantle）[ii]印在早餐玉米片外盒上。在亞瑟的指示下，藥廠引用科學研究（通常也是由這些公司資助），作為每種新藥有效性和安全性的證據。約翰·卡里爾（John Kallir）在麥亞當斯擔任亞瑟的下屬長達十年，他回憶道，「薩克勒製作的廣告外觀上非常嚴肅、客觀，像是醫生對著另一個醫生說話，但它就是廣告。」[28]

或許亞瑟自視甚高，尤其是提到他身為醫學專業人士的崇高地位。但他有急智，他的作品充滿了一種只能意會的趣味性。有則土黴素廣告，其設計看起來像是驗光所的視力表：[29]

O
CU
LAR
INFEC
TIONS
RESPOND
TO BROAD
SPECTRUM
TERRAMYCIN[iii]

亞瑟在麥亞當斯工作兩年後，麥克任命他為公司總裁。[30]輝瑞是大客戶，亞瑟親自處理他們的業務，他前往位於布魯克林巴特利特街（Bartlett Street）十一號的公司總部，與約翰・麥基恩本人見面。（亞瑟私底下把這類外出行程稱為深入「虎穴」。）[31]某個和亞瑟同期的人說過，亞瑟是「一個無人能敵的創意人」。[32]土黴素是一種新型抗生素——一種「廣效」（broad spectrum）藥物。第一代抗生素是所謂的窄效抗生素，意思是它們是設計來解決特定的疾病。但現在新的藥物正在開發，以治療更廣泛的疾病。對於一家藥廠來說，這是一種有利可圖的策略：不去定位產品，而是把藥物盡可能賣給愈廣泛的病人愈好。「廣效」一詞聽起來很像臨床用語，但其實是由廣告商創造的：[33]它首次進入醫學文獻，就是亞瑟為土黴素設計的廣告。

最初的綠色和棕色 Terra bona 字樣廣告甚至沒有提到土黴素。亞瑟真正在推銷的是有新產品即將上市，而且是由輝瑞推出的。亞瑟直覺地知道，公司的品牌名稱與藥物名稱同樣重要，他承諾讓輝瑞公司（Pfizer的P不發音，不同於一般發音規則）成為家喻戶曉的名字。在消費者行銷的其他領域，已經使用過「預告」的手法，亦即在廣告中大張旗鼓地暗示某種新產品即將上市。但在亞瑟・薩克勒將其用於土黴素之前，[34]這種手法從未在業品廣告中使用過。

接著，亞瑟與麥基恩合作發起一場前所未見的行銷閃電戰。這檔廣告[iv]的突擊部隊是所謂的藥廠業務——年輕而自信圓滑的業務代表，他們配備了宣傳資料，到診所拜訪醫生，談論某種藥物的價值。最初只有八名藥廠業務負責推銷土黴素，但他們如此積極地推廣這款新藥，以當時一則新聞報導的文字來描述，[35]他們創下「從實驗室到廣泛臨床應用的……最快紀錄」。在十八個月內，輝瑞公司把銷售團隊從最初的八人增加到三百人。到一九五七年，銷售團隊共有兩千人。[36]土黴素並非特別具有開創性的產品，但它獲得了巨大的成功，因為從來沒有任何藥物使用這種方式行銷。這檔廣告的成功要歸功於亞瑟．薩克勒，而且他徹底改變了整個醫療廣告領域。套句他在麥亞當斯一位資深員工的話，談到藥品行銷，「亞瑟就像是發明了輪子。」[37]

往後向醫生推銷藥品的方式，與向普通消費者推銷泳裝或汽車保險的方式大致相同。亞瑟會運用廣泛的廣告策略來行銷廣效型抗生素，除了在醫學期刊上刊登華麗跨頁宣傳，藥廠業務也拜訪診所，也許會主動說要請醫生吃飯，並留下一些看起來正式的醫學文獻。也有大量的廣告郵件寄給醫生，告知他們有新產品。「醫生受到藥廠的熱情款待和追捧，就像春天的戀情一樣，」[38]一位評論員說，「醫生處於獨特的經濟地位，他們告訴消費者該買什麼，因此製藥業垂涎他們的靈魂，也垂涎他們的處方箋。」

引誘的手法很強烈，並開始得早。正如亞瑟曾將印有商學院客戶名稱的尺，免費發給伊拉斯謨殿堂高中的學生，禮來製藥公司（Eli Lilly）開始免費提供聽診器給醫學院學生。另一家公司羅氏（Roche）[39]則提供免費的教科書，內容關於睡眠問題、酗酒、焦慮——這些問題恰巧羅氏都有解方。輝瑞公司最終開始組織高爾夫錦標賽，所有的高爾夫球都印有公司名稱。[40]朝著品牌推廣和品牌差異化的典範轉移，很快就看到效果，亞瑟推出土黴素廣告僅僅幾年，《紐約時報》就評論道，醫生在填寫處方箋使用的藥品時，「愈來愈多人會指定廠牌或製造商。」[41]

並非所有的人都覺得這種醫學和商業之間新的協同作用是好事。「如果執業醫生和醫學教育者必須在只求增加藥物銷量的藥廠叫賣聲中履行職責，這難道對大眾是好事？」[42]哥倫比亞大學醫學院著名教授查爾斯．梅（Charles May）如此納悶。他擔心為我們開藥的人與製造和銷售藥物者之間的「有害糾纏」。

但亞瑟對這些批評置之不理，理由是他做的根本不是廣告，是教育。如此多的新藥上市，醫生需要幫忙才能知道市面上有什麼藥。亞瑟只是推動一個慈善的循環：藥廠開發出新的救命藥物，廣告商將這些藥方告知醫生，然後醫生為了救命而開這些藥給病人。亞瑟辯解說，沒有人想剝削或欺騙任何人。畢竟在他看來，醫生是不容質疑的。他堅稱醫生絕不可能像家庭主婦那樣，看雜誌就被華而不實的廣告吸引，若說醫生會被醫學期刊中光鮮的版面所誘惑，簡直讓人笑掉大牙。亞瑟在一則未發表的論戰文章中主張，[43]醫生的工作是照顧病人，無論是醫生或病人，都不需要任何倡導者或仲裁者來保護他們免受不實廣告的危害，因為他們不至於「遲鈍到被騙太久」。

亞瑟覺得自己彷彿看到了未來：藥廠和藥品廣告商將為大眾帶來神奇的創新，同時賺大錢。那些唱衰的人，彷彿想要阻止周圍正在發生激勵人心的醫學進展。亞瑟相信，那些人真正想要的是「讓時光倒退」。[44]

亞瑟推出士黴素廣告時，已經從麥亞當斯手中買下這間廣告公司。[45]一位認識這兩個人的公司員工形容，麥克「衰老疲憊」，[46]而亞瑟才華橫溢，精力充沛。半個世紀後，當亞瑟入選醫療廣告名人堂（Medical Advertising Hall of Fame），[47]他得到的讚揚是：「醫療廣告之所以有今天的樣貌，沒有人比多才多藝的亞瑟·薩克勒醫生貢獻更大。」還有，亞瑟將「廣告和推銷的所有威力帶入了藥品行銷」。

一九五〇年二月某日，士黴素廣告在宣傳最高峰的同時，亞瑟、莫蒂默和雷蒙德與導師范奧共同參加他們研究中心的開幕儀式，也就是克里德莫心理生物學研究院（Creedmoor Institute for Psychobiologic Studies）。[48]新的研究院將設在克里德莫精神病學中心H棟，[49]該處的六十二個病房[50]將專門用於治療病患、研究組織胺及替代電擊療法的其他方法。[51]這是亞瑟的勝利。然而，儘管他無疑推動了研究院的成立，但他卻選擇由范奧出任所長，負責對外形象。亞瑟自己則選了一個權力較小的頭銜：「研究總監」。這或許只是他尊師重道使然，但亞瑟也發現，像他這樣在曼哈頓中城經營廣告公司、在皇后區州立精神病院上班，同時兼顧兩份全職工作，方方面面恐有分身乏術之虞，有時最謹慎的作法就是當個藏鏡人。[52]

即使如此，他喜歡來點造勢活動，而且很懂得製造場面。研究院開幕那天，四百人到場支持，[53]聯合國大會主席發表獻詞，[54]就連當年與亞瑟不合、專橫守舊的克里德莫負責人哈利・拉伯特也不得不現身，[55]恭喜這位少年老成的下屬有今日的成就。范奧發表了演說，宣布他和薩克勒兄弟對該中心的雄心壯志。他們會弄清楚如何在早期診斷出精神疾病，以及如何使用生物化學來治療。范奧承諾，隨著該研究院的開幕，他們將創造「精神病學的黃金時代」。[56]

幾英里外在曼哈頓下城紐約醫院（New York Hospital）的一間病房，瑪麗葉塔・盧茨即將生產。[57]亞瑟生活中要兼顧的事很多，很不巧他的研究院開幕和他的孩子出生剛好在同一天，他不得不擇一到場。他選擇了研究院。亞瑟得知瑪麗葉塔懷孕後，便決定離開妻子艾爾絲。他們舉家到墨西哥度假，在當地迅速辦理離婚。（有一份由家庭基金會私下出版、取材亞瑟個人回憶的私人記述，[58]描述兩人不僅和平離婚，而且是不可避免的結果，指艾爾絲「接受薩克勒是一位非凡的高成就者，她根本無法跟上他的步伐」。）

亞瑟從墨西哥回來之後，匆匆於一九四九年十二月和瑪麗葉塔低調成婚。他們搬到長島郊區，在艾伯森（Albertson）西林頓路（Searingtown Road）買了一棟房子。他們花了一段時間才找到新家，因為亞瑟不接受太傳統的房屋：[59]他想要的是獨特而超凡的住所，而且他的廣告公司業務蒸蒸日上，所以錢不是問題。他們找到一座建於一七〇〇年左右的古老荷蘭式農舍，[60]原本座落於法拉盛（Flushing），後來才遷移到艾伯森。房屋被黃楊木所包圍，[61]有外露的橫樑，上下兩半可各自開關的荷式門，還有手釘的寬板木地板。瑪麗葉塔覺得這個地方不夠明亮，但它一定是迎合亞瑟的懷舊情感，這棟房子與伊拉斯謨殿堂高中校園中心的舊荷蘭校舍的年份相同。

瑪麗葉塔很高興能和亞瑟在一起，但過渡期並不輕鬆。亞瑟的母親索菲強烈反對這段婚姻，[62]因為亞瑟的第一段婚姻因此觸礁，而且瑪麗葉塔是個德籍非猶太人。許久之後，亞瑟有個朋友都說瑪麗葉塔是「逃離納粹德國」，[63]這種欠缺事實根據的說法，讓她聽起來像是反抗人士或受迫害的猶太人。但在當時，這樣的幻想比較難成立。這段婚姻的最初幾年，索菲不肯和瑪麗葉塔說話，也不承認她的存在。瑪麗葉塔與莫蒂默和雷蒙德關係友好，她和亞瑟在一起前就與他們是朋友，但在關係緊密的薩克勒家族裡，她依然覺得自己是不速之客。「我被視為逼他結婚的入侵者，」[64]後來她寫道，「更糟的是，我來自一個備受憎恨和鄙視的國家。」

瑪麗葉塔臨盆那天，亞瑟開車送她去醫院。但快到克里德莫研究院開幕式時，他道別離開並趕往皇后區。瑪麗葉塔讓他走，她知道研究院對他意義重大。那天，她生下了一個男嬰。[65]他瘦小，腿長，皺巴巴的。猶太家庭不常以父親的名字為兒子命名，但瑪麗葉塔選擇了亞瑟・菲利克斯（Arthur Felix）這個名字。她希望孩子像爸爸，並且將高尚的名聲傳承下去。選擇這個名字，也可能是為了得到認可，以避免有人暗指第二任妻子的小孩不是血統純正的薩克勒家族一員。瑪麗葉塔覺得生了孩子之後，她的地位彷彿更上一層樓，她在王朝的進程起了作用，就像是生下長子提高了她在家族中的地位。克里德莫研究院開幕式過後，亞瑟趕回醫院與他的孩子見面。雷和莫蒂也來了，他們帶了鮮花。

瑪麗葉塔懷孕後放棄工作，[66]亞瑟欣然接受她的選擇，但她有點擔憂。之後她回家照顧孩子，亞瑟則是開車進城，白天花很長的時間待在克里德莫，晚上也花很長的時間待在麥亞當斯。到了晚上，寶寶睡著之後，瑪麗葉塔會為丈夫準備晚餐，著裝打扮（他喜歡她為晚餐而盛裝），點上蠟燭，等他回家。[67]

亞瑟沒有配合新家庭而減少工作時間，反而開展比以往更多的計畫。[68]他成為《臨床和實驗心理生物學期刊》（*Journal of Clinical and Experimental Psychobiology*）的編輯，他創辦了一家醫學出版公司，也推出醫生專屬的新聞服務，成為醫學廣電協會（Medical Radio and Television Institute）會長，並開啟了由藥廠贊助的全天候廣播，還在長島的布魯克林藥學院（Brooklyn College of Pharmacy）開設一個治療研究實驗室。[69]他瘋狂創業，彷彿每週都會為某個新的實體提交公司章程。他設立這些通路的理由是，他和弟弟們在克里德莫進行了如此出色的研究，但人們卻不知道，亞瑟的目標是透過新的出版事業來填補這個空白。[70]他以一貫浮誇的方式告訴人們，[71]他的行事方向遵從希波克拉底的傳統，希波克拉底不僅看病，同時還是一名教育家。瑪麗葉塔把她的新婚丈夫想成是天神阿特拉斯（Atlas），[72]矗立在洛克菲勒中心（Rockefeller Center）外巨大的青銅雕像就是阿特拉斯，將世界扛在強壯的肩膀上。

在經濟大蕭條時期外行政區長大的孩子彷彿已蛻變完成。亞瑟・薩克勒是一位成就卓越的研究者和廣告人，他也深知自己的身分地位。在麥亞當斯，有些從他學生時代就認識他的老同事仍然叫他「亞提」，但現在世人多稱他為「薩克勒醫生」。他穿著高檔西裝，散發權威的氣質。權力和崇拜滋養著他，[73]他似乎從中汲取新的能量，彷彿找到了一種方法，能夠將他人的崇敬在體內新陳代謝。他差不多改掉了布魯克林口音，練就了一種老練的中大西洋州份[v]發音。[74]他說話依舊輕聲細語，但帶著溫文儒雅的自信。

兒子出生才一個多月後的某天，亞瑟和范奧一起前往華盛頓，到國會聽證會作證。在國會山莊的一個大廳裡，兩名醫生現身參議院小組委員會面前，為他們的克里德莫研究院爭取經費。[75]「將精神疾病作為生化疾病來治療，不只能提高精神病院患者的出院率，」亞瑟向參議員們承諾，「生化療法還能減少需要住院的精神病患人數。」何不在診所解決這些問題就好呢？他說，「預防總比光是畫地自限只建更多精神病院來得好吧。」

小組委員會主席、新墨西哥州參議員丹尼斯・查維斯（Dennis Chavez）沒有被說動。萬一聯邦政府撥資金做這類研究，結果克里德莫的醫生從這種珍貴的、政府所資助的培訓中受益之後，卻轉身自行開業呢？他想知道，「這些研究是為了全體人民謀福利？還是為了精神科醫師牟福利？」

亞瑟堅信醫學界的基本操守，並不同意這個問題的前提。「醫生的基本職責就是全體人民的利益。」他說。「沒錯，」查維斯回答，「但我也認識一些醫生和威尼斯商人[vi]沒有兩樣。」

亞瑟頓時錯愕不已。話語所暗藏反猶主義是一九五〇年美國生活的常態，就連在美國參議院也是如此。但是《威尼斯商人》？指涉如此明顯，幾乎不算是暗諷了。委員會是不是把亞瑟當作夏洛克（Shylock）之徒，覺得他要來騙走委員會珍貴的經費？

「我一直很幸運……」亞瑟開口道。

但查維斯聽錯了，打斷他的話。「的確不幸。」他厲聲說。

「我一直很幸運，」亞瑟竭力保持體面，接下去說，「還沒有遇過這種人士。」

無論亞瑟在外界遇到什麼樣的偏見，在麥亞當斯廣告公司，他就是國王。廣告圈已經傳遍了，薩克勒的領導帶來精彩的局面，[76]套句前員工的話，麥亞當斯成了吸引人才的「磁鐵」。亞瑟很有眼光，總是能發掘人才，他開始雇用文案和美術人員，吸引他們從其他廣告公司跳槽而來。以當時的標準來看，他是一個思想異常開放的雇主。如果你有天賦和幹勁，他不太在意其他先決條件。他雇用了許多猶太人，當時他們在其他廣告公司找不到工作。「薩克勒對雇用歐洲難民情有獨鍾。」[77]一九五〇年代在麥亞當斯工作的美術及設計師魯迪．沃爾夫（Rudi Wolff）回憶道。公司裡有納粹大屠殺倖存者和逃離貧困動蕩的人。「有些人是醫生，」沃爾夫繼續說，「有些是不可能替廣告公司工作的博士，但亞瑟的慧眼把他們找了出來。公司裡有口音重而求職碰壁的人，也有黑人。他雇用的一些寫手因為受麥卡錫聽證會的牽連而無法找到工作，但亞瑟雇用了他們。」有一次，有個支持共產主義的瑞典設計師在辦公室點火，燒掉麥亞當斯所製作的一些廣告，而造成騷動，以此表明他對這種「資本主義垃圾」的厭惡。「藝術總監責備他，」沃爾夫回憶道，「我們都覺得很好笑。但他還是繼續來上班。」

一九三〇年代，亞瑟曾對共產主義感興趣，[78]在醫學院就讀期間參與了勞工運動，並加入一個反法西斯組織。對於經濟大蕭條時期在布魯克林長大的年輕人來說，這一點也不稀奇：在那些年裡，人們普遍認為資本主義失敗了。莫蒂默似乎也有相同的觀點，根據聯邦調查局一份解密調查文件，雷蒙德和他的妻子都是共產黨的活躍成員，他的妻子名叫貝弗莉．費爾德曼（Beverly Feldman），兩人在一九四四年結婚。[79]「麥亞當斯有許多政治上可疑的人，」[80]在這段期間前去替亞瑟工作的約翰．卡里爾回憶道，並自我解嘲地補充，「這對我很有吸引力。」

這家公司占據了西四十三街二十五號一棟大樓的好幾層樓，這個地方有一種自由奔放的波西米亞風情氣氛。樓下的鄰居之一是《紐約客》（*The New Yorker*），有一天卡里爾和他的同事們很高興地發現，著名漫畫家查爾斯・亞當斯（Charles Addams），[81]也就是黑色漫畫系列《阿達一族》（*Addams Family*）的作者，就在幾層樓之下的辦公桌前工作。為了好玩，他們用幾台美術用影印機列印了一張嬰兒照片，繫在一條繩子上，像魚餌一樣從窗外垂降，讓它飄到亞當斯的視線裡。幾分鐘後，他們感覺到繩子被輕輕拉了一下，便把繩子收了回來，發現亞當斯在嬰兒的前額打了一個小彈孔。

「我們有很多錢可以花在插圖上，藝術家們會帶著作品集來。」魯迪・沃爾夫回憶道。來訪的其中一位年輕藝術家是安迪・沃荷（Andy Warhol）。[82]「身為藝術總監又有這麼多錢可以花，我都說，『安迪，畫十個小孩子的頭，畫漂亮點，』」沃爾夫接著說，「他畫得很美。」沃荷喜歡畫貓，麥亞當斯曾經用他畫的貓來製作普強藥廠（Upjohn）的廣告。[83]

或許亞瑟營造了一種輕鬆、創意的氛圍，但這並不代表為他工作是件輕鬆的事。以另一位前員工湯尼・多諾佛里歐（Tony D'Onofrio）的話來說，他「挑起爭議、引人不安、難以相處」。[84]亞瑟把自己逼得很緊，也把身邊的人逼得很緊。因為他有做文案的經驗，所以他不認為管到細微末節有什麼不對。[85]甚至亞瑟的仁慈也有傷人的地方。每當猶太員工來找他並堅持要加薪，亞瑟會拒絕，並提到廣告業盛行的反猶主義：[86]「還有哪裡會要你？」當一名文案有機會到禮來公司工作，[87]亞瑟卻嘲笑道，「禮來？他們不喜歡猶太人。他們會在一個月內開除你。」

「我們的薪水並不高，」[88]魯迪・沃爾夫回憶道，「但沒有人離職。」

沃爾夫本人是猶太人，並且嚴格遵守猶太戒律。他訂婚時，亞瑟在西林頓路家裡為他辦了一個派對慶祝，令他很意外。亞瑟和瑪麗葉塔為派對找來外燴，亞瑟還精心安排了符合猶太飲食戒律的食物，使用印有大衛之星的小旗幟作為標示。沃爾夫大為感動，但同時也看出這個舉動背後的心計。「這在某種程度上增進他的形象，」[89]

他回憶道。這讓亞瑟能夠扮演一個體貼、人性的雇主角色。「我可不笨，」沃爾夫說，「他這麼做是為我，但也是為了自己。」如同他在這段期間另一位同事哈利．澤倫科（Harry Zelenko）回憶的，「有時亞提很有魅力，但基本上也是一個自私的人。」[90]

亞瑟進麥亞當斯時，有一個明顯的競爭對手：[91]一位名叫海倫．哈伯曼（Helen Haberman）的年輕女子，是麥亞當斯的另一個門徒，有些人以為她會在麥克退休後接管公司。哈伯曼寫過一部以真人真事為背景的小說，[92]描述一名在曼哈頓廣告公司工作的年輕女子的生活。書中有個角色是個雄心勃勃的年輕紐約人，他興奮地談論著他正在做的荷爾蒙和生物化學實驗，然後他「一年堅持工作三百六十五天，直到身邊再也沒有人能工作這麼長時間或這麼投入」。但在一九四〇年代，女性要想晉升為廣告公司主管已經夠難了，更不用說接管公司。「亞提智取對手，接掌了公司，」[93]哈利．澤倫科回憶道，「他是個難纏的對手。」

「他不是熱情的人，」[94]另一位前麥亞當斯員工菲爾．科施（Phil Keusch）說，「他讓人覺得如果你和他親近，那是你掙得的。」但廣告界每個人似乎都意識到，他們見證了一個千載難逢的人才。「如果你叫我定義『天才』這個詞，我會說就是他，」科施接著說，「我看著他和客戶開會，普強、羅氏，都是他在主導，最終都是他說了算。這麼多人圍坐在桌子旁，全都是高級主管，但他講話最有道理。我想他是我見過最聰明的人。從本質上來說，有了他才有這個行業。」

亞瑟在廣告業似乎有個主要競爭對手。麥亞當斯並不是唯一專做藥品廣告的廣告公司，它與另一家叫做L．W．佛洛利克（L. W. Frohlich）的公司爭奪領先的地位，該廣告公司以其神秘總裁路德維科．沃夫岡．佛洛利克（Ludwig Wolfgang Frohlich）的名字命名，人們叫他比爾（Bill）。麥亞當斯沒有負責的每一個大客戶似乎都在對手那邊。比爾．佛洛利克是個溫文爾雅的德國移民，[95]住在東六十三街一棟紅磚建築物裡。他的公司座落在五十一街的一棟九層樓磚砌辦公大樓。佛洛利克吹噓說，[96]他們「可能是最大一間」以製藥業為主要客戶「的廣告公司」，但他和亞瑟・薩克勒一樣喜歡保密，並拒絕透露他的營業額，因此無法確定是否屬實。佛洛利克能言善道，大力推崇藥品廣告，他喜歡強調他這一行的冒險魅力。「我們躬逢藥理學革命的時代，」他會說，「有意識、有針對性地開發特定藥物來對抗特定疾病的概念……吸引了所有人的關注。」[97]

碰巧的是，佛洛利克曾經替薩克勒工作。[98]早年亞瑟在先靈公司時，曾雇用佛洛利克做字體設計。後來，亞瑟的第一任妻子艾爾絲・薩克勒回憶她在一九三七年左右第一次見到佛洛利克時說，「他是從藝術總監起家，幫其他人工作，幫其他廣告公司做美術。那是他真正的才華。」[99]當時佛洛利克才從德國抵達美國不久。他不像亞瑟是醫生，但他很有審美觀。一九四三年，他開設了自己的廣告公司。[100]沒多久，佛洛利克廣告公司和麥亞當斯發現兩者處於零和關係：大客戶不是在這家公司，就是在另一家公司。

佛洛利克出了名的講究生活，他是歌劇院的常客，[101]也在位於長島的海濱別墅舉辦派對。[102]但他非常自制和自律。[103]他曾評論，製藥業「競爭激烈」[104]，足以「讓亞當・史密斯（Adam Smith）開心」。套句佛洛利克的堂皇說法，在「製藥藝術」中，賺錢的時間點必須抓在「藥物行銷和藥物過氣之間」。

亞瑟・薩克勒也知道此一競爭的現實。[105]「我們在一個競爭異常激烈的領域裡營運，」他曾經觀察說，並指出為了招來且牢牢掌握每個客戶，他必須擊退「二十家競爭的廣告公司」。但他最大的競爭對手似乎是佛洛利克。《廣告時代》（*Advertising Age*）[vii]描述雙方的競爭，[106]稱它們為「領域內的兩大巨頭」。[107]約翰・卡里爾直言：「佛洛利克和麥亞當斯領先群雄。」

一些認識佛洛利克的人認為，他一定有很多不為人知的地方。他的德國口音和一絲不苟的態度，讓一些人懷疑他是否隱藏了秘密的納粹背景。事實上，聯邦調查局在戰爭期間曾調查過佛洛利克，[108]以確定他是否與希特勒政權有關連。但他沒有。相反的，佛洛利克是猶太人。[109]亞瑟可能偶爾會被誤認為非猶太人，佛洛利克則完全當自己不是猶太人，從他到美國的早期開始，他就隱藏並否認自己的猶太人身分。許多他最親密的朋友和同事，直到他過世很久後才知道他是猶太人。[110]他們也不知道他是同性戀，而且小心翼翼地過著未出櫃的生活。[111]但在佛洛利克遊走的世紀中葉圈子裡，這並非完全不尋常，有些男人過著多重生活，有的可以公開，有的則秘而不宣。

「業務成長的勢頭並未反映出營業額，而是持續以快得嚇人的速度成長，」[112]亞瑟在一九五四年寫信給朋友，說到他的責任彷彿成倍增加，「無限多的事情正在發生。」薩克勒三兄弟一定都覺得，他們在克里德莫所虛構的假設正在得到證實。當時史密斯克蘭（Smith, Kline & French）推出了一種新藥拖拉寧（Thorazine）[viii]，這正是三兄弟設想的抗精神病的靈丹妙藥。原本具攻擊性的患者變得溫順，精神病院能夠再次發放火柴，[113]以便精神病患者可以自己點菸，而不必擔心他們可能會放火把醫院燒了。亞瑟沒有經手這個藥物的廣告，但他應該要的：史密斯克蘭的廣告標語是——拖拉寧讓「病人不必住進精神病院」。[114]一九五五年，該年度住進美國精神病院的病患人數下降，是二十五年以來第一次。[115]未來幾十年將見證美國精神病患者大舉離院，[ix116]像克里德莫這類精神病院的病房逐漸清空。拖拉寧的成功並不是推動此一巨大變化的唯一因素，但它似乎證實了亞瑟所認同的理論——精神疾病是由大腦化學引起的，而不是無法改變的遺傳傾向、創傷的成長過程或性格缺陷。事實上，拖拉寧為科學家創造了一個全新的研究項目：如果可以透過修補大腦中欠缺的化學物質來解決精神疾病，那麼肯定還有其他能夠以類似方式治癒的疾病。正如一位歷史學家所說，「幫助思覺失調症病患只是一個開始。」[117]新時代已經展開，在這個時代，或許幾乎任何疾病都可以設計出一種藥丸來治療。

亞瑟也感到激動，而且他似乎永遠都在構想著製藥科學和商業之間新的協同作用。他與輝瑞合作時，協助發明了最早的「原生廣告」（native advertising），也就是將付費的促銷內容偽裝成類似於編輯內容，當年稱為原生廣告（譯按：也就是今日的廣編特輯）。當時，輝瑞在《紐約時報週日版》（*Sunday New York Times*）加入了一份十六頁的彩色增刊。（後來《紐約時報》堅稱，[118]該增刊「明確標記」為廣告，但承認「旨在讓普通讀者視為編輯內容」。）亞瑟向來把自己描述為開放式交流的捍衛者，但在對自己（或他的客戶）有利時，他一貫地展現出扭曲事實的傾向。

在這段期間，他展現出一種盡量隱藏自己舉動的偏好。接掌麥亞當斯之後，他將一半的股份給了他的第一任妻子艾爾絲。[119]這不僅作為代替離婚協議的贈禮，也是一塊遮羞布。艾爾絲在公司管理中並未扮演任何實質角色，但她的正式所有權創造了一個貌似合理的否認範圍，讓亞瑟可以聲稱他的個人利害關係比實際上還要小。如果可以隱身幕後，他很樂意先不居功。

殊不知亞瑟還隱藏著一個更重大的秘密——這個秘密到死也沒有說出口，但當他還在世時，知道的人還有比爾·佛洛利克。亞瑟秘密持有股份的實體之一，就是他表面上的競爭對手——L·W·佛洛利克廣告公司。在外界看來，薩克勒和佛洛利克是競爭對手，但事實是亞瑟協助佛洛利克創業，給他資金，派客戶給他，最終兩人秘密勾結，瓜分製藥業的生意。「當時至關重要的一件事……就是確保盡可能獲得最多的業務。」[120]亞瑟長年的律師麥可·索恩賴希（Michael Sonnenreich）在數十年後解釋，當時的挑戰在於，由於利益衝突慣例，沒有一間廣告公司可以經手產品相互競爭的兩個客戶。「於是他們成立了兩間廣告公司。」索恩賴希說。他堅稱這種安排「並不違法」。但他承認這是故意為之，以掩蓋明顯的利益衝突。

亞瑟·薩克勒與比爾·佛洛利克終生交好。[121]L·W·佛洛利克有幾位高階主管懷疑，薩克勒可能在他們公司有財務方面的利害關係，但亞瑟本人始終否認。[122]事實上，他確實持有股份，而且不少。根據索恩賴希的說法，亞瑟是該公司背後操控的力量：[123]「基本上佛洛利克的公司就是亞瑟的公司。」

但兩人之間的羈絆不僅於此，不只亞瑟與比爾·佛洛利克關係密切，莫蒂默和雷蒙德·薩克勒也成為這位德國廣告人的朋友和知己。他們可能覺得彼此志同道合：同樣身在世紀中葉，為掙錢不擇手段，都改造自己，準備征服世界。四個人（薩克勒兄弟和佛洛利克）自稱「四劍客」，[124]就像大仲馬（Alexandre Dumas）小說中的三劍客與達太安（d'Artagnan）。對瑪麗葉塔來說，三兄弟和比爾·佛洛利克的親密關係似乎「不尋常」，這個俱樂部排除了所有的人，連妻子也不例外。他們會一起聊到深夜，[125]討論和辯論工作及未來的計畫。大仲馬筆下劍客們的座右銘是「我為人人，人人為我」（One for all and all for one），在一九四〇年代晚期的一個下雪夜，三兄弟和比爾・佛洛利克站在曼哈頓某個街角，達成了類似的協議。根據代表這四個人並隨後擬下正式協議的律師理查・雷瑟（Richard Leather）的說法，[126]他們承諾將各自全部的股份合併起來。他們會在業務上互相幫助，並同意分享所有的公司資產。當其中一個人過世後，剩下的三個人會繼承事業控制權。等到第二個人過世，剩下的兩個人繼續繼承。當第三個人過世，最後一名劍客將接管所有的事業。最後一個人去世時，所有事業都將轉入慈善信託。

這是一項重大承諾。[127]比爾・佛洛利克希沒有孩子，但薩克勒兄弟都已結婚生子。[128]莫蒂默娶了名叫繆瑞兒・拉撒路（Muriel Lazarus）的蘇格蘭女子，搬去長島的大頸鎮（Great Neck），他們育有兩個女兒，凱西和艾琳（Ilene），還有一個兒子叫羅伯特（Robert）。雷蒙德和貝弗莉搬到了長島的東山（East Hills），育有兩個兒子，理查和喬納森（Jonathan）。協議簽訂時，亞瑟與艾爾絲育有女兒卡蘿和伊莉莎白，不久後他和瑪麗葉塔生了一個兒子，然後又生了一個女兒。劍客們簽訂的協議意味著，自己的孩子不會繼承他們的股權。取而代之的是，每個人都有權將合理的款項留給自己的繼承人，其餘的最終將轉移給慈善信託。「我到一九五〇年已經為我的子孫賺到足夠的錢，」後來亞瑟說，「其餘的都交給公共信託。」這種具有公民意識的承諾，可能來自三兄弟都接受的社會主義哲學：他們將創造財富，但不會囤積財富。

三兄弟並未草率看待這個意識型態。而且他們很快就因為親近社會主義而為此付出代價。韓戰爆發後，美國原子能委員會（U.S. Atomic Energy Commission）請求克里德莫醫院協助研究放射性物質所造成的燒傷之影響。[129]或許是與聯邦政府搭上線而引起人們對克里德莫的關注，總之人們對醫院裡的「共產黨秘密集團」[130]起了疑慮。美國正處於紅色恐慌當中，事實證明，聯邦調查局一直在悄悄地調查薩克勒兄弟，[131]並發現了他們與共產黨相關的證據。

一九五三年，莫蒂默和雷蒙德拒絕簽署對美國的「忠誠誓詞」（loyalty pledge），而被克里德莫開除。[132]因為該誓詞要求他們舉發參與「顛覆性事務」的人。

亞瑟自己最終從克里德莫辭職。在他的餘生中，他會談論麥卡錫時代對他親近的人之傷害。[133]但事實上，三兄弟已經在找方法進一步擴大他們的投資組合，超越廣告和精神病學研究。《紐約時報》有篇關於雷蒙德和莫蒂默被解雇的文章指出，[134]薩克勒兄弟在曼哈頓上東區中央公園附近東六十二街十五號的一棟大樓設立了辦公室。

「亞瑟對莫蒂默和雷蒙德來說是一個很好的緩衝，」[135]律師理查·雷瑟說，「他不僅是哥哥，而且真的就是家長。」甚至在莫蒂默和雷蒙德被克里德莫逼走之前，亞瑟已為薩克勒兄弟制定另一個計畫。一九五二年，他為兩個弟弟買下一間小型藥廠。正式而言，他們會是合夥關係，每人將擁有三分之一的股份，但錢是亞瑟出的，實際上他將出任隱名合夥人（silent partner）：公司將由莫蒂默和雷蒙德來經營，亞瑟隱身幕後。他們以五萬美元的價格收購了這家公司，[136]買到的東西並不多：一間旗下有幾個普通產品的專利藥公司，兩萬美元的年度營業額，以及格林威治村（Greenwich Village）克里斯多福街（Christopher Street）上的一棟狹窄紅磚建築。不過公司的名字聽起來穩健又系出名門，三兄弟決定保留：普度佛雷德里克。[137]

i・譯註：penicillin也音譯為盤尼西林，是從青黴菌提煉出來的抗生素。

ii・譯註：美國紐約洋基棒球隊球星。

iii・譯註：意思是「眼睛感染可用廣效土黴素來治療」。

iv・譯註：campaign一字有廣告亦有戰役之意，作者借用雙關語做了個戰術的比喻。

v・譯註：通常是指美國新英格蘭和南大西洋之間的州份。

vi・譯註：莎士比亞劇作《威尼斯商人》（*Merchants of Venice*），劇中角色夏洛克是個愛財如命、放高利貸的猶太人。

vii・譯註：一九三〇年於芝加哥創刊的雜誌，提供新聞、分析、數據行銷以及媒體資訊，二〇一七年後改名為Ad Age。

viii・譯註：拖拉寧是商標名，主要成分為氯丙嗪（Chlorpromazine）。

ix・譯註：deinstitulization又譯為「去機構化」。

第四章　治療憂鬱的青黴素

一九五七年某天，一位名叫李歐・司登巴赫（Leo Sternbach）的化學家發現了驚人的事情。[1]司登巴赫年約四十多歲快五十歲，在瑞士商羅氏藥廠占地寬闊的園區內一間實驗室工作，地點在紐澤西州納特利（Nutley）。過去幾年，羅氏一直嘗試發明一種輕鎮靜劑（minor tranqualizer）。在克里德莫等精神病院施用並證實了效果非常好的拖拉寧，被稱為「重」（major）鎮靜劑，[2]因為它的藥效足以治療精神病患者。但野心十足的藥廠高層主管體認到，症狀嚴重到需要重鎮靜劑的病患有限，因此他們著手研製一款輕鎮靜劑：效力較弱、可以治療更常見（和普遍）的病症，例如焦慮。[3]

羅氏的競爭對手之一華萊士藥廠（Wallace Laboratories）的產品率先上市，其所推出名為眠爾通（Miltown）的輕鎮靜劑，[4]大獲成功。在眠爾通問世之前，緊張或神經質的人可以用巴比妥酸鹽類藥物（barbiturate）、鎮定劑（sedative）[i]或酒精來舒緩自己，但這些療法都有不討喜的副作用：讓人想睡覺或喝醉，甚至可能會上癮。眠爾通據稱沒有任何副作用，因此成為暢銷藥物。[5]突然之間，每個人似乎都在服用眠爾通，而且使用該藥物不會帶來任何汙名。你可能不會輕易向同事坦誠醫生讓你服用拖拉寧，但服用眠爾通沒什麼好丟臉的。不僅如此，它還變得很流行，是好萊塢的派對藥物。有處方的人會拿來吹噓。[6]

製藥業的從眾效應是出了名的，因此其他公司紛紛開發自己的輕鎮靜劑。[7]羅氏下達一個很簡單的指令給李歐・司登巴赫——發明一種銷售量能超過眠爾通的藥物。「稍微改變一下分子結構。」他的上司告訴他。做出來的藥物要有足夠的差異性，[8]可以申請專利、以較高的價格來銷售競爭產品，但差異又不至於大到無法擠進眠爾通的市場。

司登巴赫自認為是化學家中的化學家，覺得這個指令有點令人不快。他在波蘭的克拉科夫（Krakow）長大，父親曾經是化學家，[9]李歐會從父親的店裡偷拿化學品來做實驗，結合不同元素看看哪些東西可能引發爆炸。他對羅氏忠心耿耿，因為公司允許他做他喜歡做的事，也因為公司很可能救了他的命。二戰爆發時，司登巴赫在蘇黎世羅氏的母公司霍夫曼—拉羅氏（Hoffmann-LaRoche）總部工作。雖然官方上瑞士是中立國，但許多瑞士化工公司決定將其勞動力「亞利安化」（Aryanize），清除猶太人，霍夫曼—拉羅氏卻沒有這麼做。[10]隨著歐洲猶太人的處境變得更為嚴峻，該公司意識到司登巴赫是「瀕臨滅絕的物種」[11]（套句他自己的話），於是預先將他調派到美國。

由於這段過去，司登巴赫感覺欠羅氏一份情。然而，現在他花了兩年時間試圖想出一種能與眠爾通抗衡的藥物，卻沒有結果，他的長官們愈來愈不耐煩了。他已製造了十幾種新的化合物，但沒有一種完全達到他想要的效果。司登巴赫感到挫折。良好的化學反應需要時間，他不喜歡被催促。然後就在管理階層準備終止計畫，派他從事其他工作時，他有了突破。[12]他一直在試驗一種不太可能合用的化合物，在此之前這種化合物主要運用於合成染料。他意識到，他可能偶然發現了自己一直在尋找的答案。

他稱這種新的調製品為羅氏化合物〇六〇九號。[13]他在老鼠身上測試，發現這種化合物不會和眠爾通一樣讓牠們昏昏沉沉（雖然眠爾通號稱沒有副作用）。相反地，這種化合物讓老鼠放鬆並維持警覺。在司登巴赫申請專利之前，他服用了大劑量的新藥，並在筆記本上仔細記錄藥物帶給他的感覺。[14]「心情愉快。」他寫道。這就是羅氏一直在尋找的。公司將這種新藥命名為利彼鎮（Librium），是「解放」（liberation）和「平衡」（equilibrium）兩個字的組合。公司找亞瑟．薩克勒來行銷這種藥。[15]

「無論是羅氏或我們的廣告公司，沒有任何人料想到，後來利彼鎮會變得多火紅。」約翰．卡里爾回憶道。

亞瑟指派卡里爾處理新客戶，[16]但「這並不容易，因為我們沒有拿到產品來繪圖」。另外一個重點，就是羅氏和麥亞當斯想藉這次廣告來觸及廣泛的受眾。才不過幾年前，他們只要直接向醫生行銷似乎就夠了，但在眠爾通問世之後，這種方法已讓人感覺過時。病患看醫生的時候，會開始按藥名要求醫生開各種新的神奇藥物。羅氏進行利彼鎮的臨床試驗，興致勃勃地斷定，該藥物可以治療各種疾病的範圍大到驚人，[17]舉凡焦慮、憂鬱症、恐懼症、偏執想法、甚至酗酒都行。每增加一個新的「適應症」，藥物的潛在市場就會擴大。但若要將利彼鎮塑造成大眾的藥物，亞瑟．薩克勒和他在麥亞當斯的團隊要如何設計出能觸及大眾的廣告呢？

他們面臨一個直接的障礙：當時美國食品藥物管理局的法規禁止藥廠直接向消費者投放廣告。[18]但亞瑟也知道，觸及大眾的方法還有很多。一九六〇年四月，《生活》（*Life*）雜誌刊登一篇報導，標題為「讓貓平靜下來的新方法」。[19]文章特別附上聖地牙哥動物園裡一隻猞猁（lynx）的兩張照片。其中一張照片裡的猞猁露出利齒，模樣兇猛，另一張照片看起來平靜而溫和。牠好像在聞一朵花。文章解釋這隻動物的情緒之所以神奇地轉變，是因為醫生餵給牠「一種名為利彼鎮的新型鎮靜劑」。一名獸醫加入討論，其肯定的態度有如推銷員，他指出「利彼鎮和之前的鎮靜劑不同，以前的鎮靜劑抑制動物，讓牠們昏昏欲睡，利彼鎮則讓動物保持活躍，但又變得真正地溫和友善。」文章順帶一提（彷彿這不是這篇報導的重點），利彼鎮「最終可能是重要的人用藥品」。

這篇特稿在利彼鎮上市前一個月出現在這本全國發行量最大的雜誌上，絕非巧合。這篇文章是羅氏置入行銷的，[20]亞瑟．薩克勒手下一位公關專家接到任務，便去「幫忙」撰寫這篇報導的記者。「那個公關人員一直在我們身邊，我們吃的每一頓午餐，喝的每一杯酒，都少不了他，」事後那位記者說，「他是一個非常圓滑的人……我們擺脫不了他。」

這篇文章只是開始。羅氏在第一年花費兩百萬美元行銷利彼鎮，[21]寄送黑膠唱片到診所，錄音內容是醫生談論利彼鎮的益處。麥亞當斯發送數十封郵件塞爆醫生的信箱，並在醫學期刊上刊登華麗的跨頁廣告。正如一九六〇年一份醫學通訊刊出的一篇評論所觀察到的，[22]許多關於利彼鎮有效性的說法，都沒有「令人信服的證據」。但這些關於效用的主張似乎不容置疑：畢竟它們都是醫生提出的，說明給醫生知道，而且往往是刊在著名期刊上。你可能會以為這些期刊會審查亞瑟．薩克勒和比爾．佛洛利克這類人士投放的廣告，但許多出版物非常依賴廣告收入。〔《新英格蘭醫學雜誌》（*The New England Journal of Medicine*）刊登過許多亞瑟的廣告，到一九六〇年代末，該雜誌每年透過賣出廣告版面進帳兩百多萬美元，[23]其中大部分來自藥廠。〕

溫．葛森（Win Gerson）是亞瑟的長期副手，他認為亞瑟是製藥業的獨特人物。他對於「藥物能做什麼」幾乎有種預知能力，[24]而且他的時機再好不過了。一則刊登於醫學期刊上的利彼鎮廣告，將這種藥宣傳為「焦慮時代」（*The Age of Anxiety*）的萬靈藥，[25]結果證明，冷戰是為大眾送上鎮靜劑的絕佳時機。軍備競賽正在進行，晚間新聞定時播報蘇聯所帶來新的威脅。核戰似乎不只是一種可能性，而且很有可能發生。誰不緊張？一項研究發現，紐約市有多達一半的人可能患有「臨床」焦慮症。[26]

利彼鎮在一九六〇年上市，第一個月的銷售額為兩萬美元。之後銷售額直線上升，[27]一年之內，醫生每個月針對這種藥物開出一百五十萬張新處方。[28]五年之內，一千五百萬名美國人試過這種藥。[29]麥亞當斯將利彼鎮當做品類殺手（category killer）[ii]來行銷，它不只是另一款鎮靜劑，而且是「所有鎮靜劑的接班藥品」。這麼做的結果，是亞瑟和同事把李歐．司登巴赫製作的化合物變成當時藥物史上獲利最高的藥物。但羅氏沒有就此罷休。

司登巴赫完全沒參與利彼鎮的行銷。他當然對產品的驚人成功感到欣慰，但他已經回到實驗室，做他喜歡的事。他正在尋找與利彼鎮屬於同一化學家族的其他成員，看看是否還有不同的化合物也可成為有效的鎮靜劑。到一九五九年底，甚至在利彼鎮上市之前，司登巴赫已經開發出一種不同的化合物，看似甚至可能比利彼鎮更有效，因為它在較小的劑量下就有效用。為新藥取名字比較像是一門藝術，而不是一門科學，總之這也不是司登巴赫的專長。因此，羅氏的其他人為這個化合物想了一個名字，以拉丁單字valere（意思是身體健康）延伸出去：「煩寧」

（Valium）。[30]

然而，羅氏在一九六三年推出煩寧之前，面臨了一個異乎尋常的挑戰：他們才剛推出具開創性的鎮靜劑利彼鎮，在市場上仍然暢銷，如果現在就推出第二款表現甚至更好的鎮靜劑，豈不是在蠶食自己的市場？萬一煩寧取代了利彼鎮，該怎麼辦？

這個難題的解答在廣告，也就是亞瑟・薩克勒的專業。隨著利彼鎮的成功，羅氏成為亞瑟最重要的客戶。麥亞當斯廣告公司搬進了位於東五十九街一百三十號的新辦公室，現在大約擁有三百名員工。新辦公室有一整層樓專門負責羅氏業務。「亞瑟深入參與羅氏的管理，」[31]麥亞當斯藝術總監魯迪・沃爾夫回憶道，「總是有傳言說羅氏是亞瑟在經營的。」

利彼鎮和煩寧都是輕鎮靜劑，兩者的功效差不多。亞瑟的麥亞當斯團隊必須說服全世界（醫生和病人）相信這兩種藥物其實不同。要做到這一點，方法是把兩種藥物推銷到不同的疾病。如果利彼鎮是治療「焦慮症」的藥物，那麼煩寧應該用於治療「精神緊張」。[32]如果利彼鎮可以幫助酗酒者戒酒，那麼煩寧可以防止肌肉痙攣。何不在運動醫學中使用它呢？[33]很快地，醫生開始為各式各樣可笑的狀況開出羅氏鎮靜劑，以至於一位醫生在醫學期刊上寫到煩寧時問道：「我們有哪個時候沒用到這種藥物？」[34]對亞瑟和同事來說，這就是煩寧好賣的原因。正如溫・葛森所言：「煩寧有個了不起的特點，就是幾乎各種專科都能用上它。」[35]

正如克里德莫病房裡的女性人數超過男性，現在醫生開羅氏鎮靜劑給女性的頻率也比開給男性多很多，亞瑟和同事們逮住這個現象，開始積極向女性推銷利彼鎮和煩寧。典型的煩寧廣告所描述的理想病患是「三十五歲，單身，精神性神經症患者」。[36]在一則利彼鎮的早期廣告裡，[37]一名年輕女子抱著一堆書，意即就算是讀大學的日常壓力，也最好是透過利彼鎮來解決。事實上，行銷利彼鎮和煩寧時，用上了非常多種性別化的世紀中葉形象——神經質的單身女性、疲憊不堪的家庭主婦、生活無趣的職業婦女、更年期的潑婦，正如歷史學家安卓亞・

童恩（Andrea Tone）在《焦慮時代》（*The Age of Anxiety*）一書中指出的，[38]羅氏鎮靜劑真正提供的彷彿是一種應急方式，以解決「身為女性」的問題。

羅氏不是唯一使用這種誇大不實廣告的公司。輝瑞公司有一款推薦給兒童使用的鎮靜劑，廣告插畫有個流淚的小女孩，還有文字說明這種藥物可以減輕對於「上學、暗處、分離、看牙、『怪物』」的恐懼。[39]然而，在羅氏和亞瑟．薩克勒推出利彼鎮和煩寧之後，再也沒有任何公司能望其項背。羅氏在納特利的藥廠每天生產數千萬片藥錠，[40]巨型壓錠機的作業幾乎趕不上需求。一開始，利彼鎮在美國是處方量最多的藥物，[41]直到一九六八年被煩寧超越。即使如此，利彼鎮仍然保持在前五名。[42]一九六四年，大約兩千兩百萬張處方開的是煩寧，到了一九七五年，這個數字達到六千萬。[43]煩寧是歷史上第一個銷售額達到一億美元的藥物，羅氏不僅成為世界領先的製藥公司，而且是不分類別最賺錢的公司之一。[44]金錢源源不斷地湧入，到手之後，公司轉而將這筆錢再次投進亞瑟．薩克勒設計的行銷廣告。

亞瑟年輕時在伊拉斯謨曾經協商從他售出的廣告收取佣金，如此一來，只要商品獲利他就能獲得回饋，往後他就偏好這種模式。他在同意行銷利彼鎮和煩寧之前與羅氏達成一項協議，他將能夠按照藥品出售量的比例，獲得逐步增加的獎金。[45]年復一年，銷量不斷攀升。對於一個廣告人來說，這些新型鎮靜劑是完美的產品，是焦慮的現代生活必備的化學品，或者如一些人所說的，是「治療憂鬱的青黴素」。[46]

一九五五年二月二十八日，瑪麗葉塔產下了女兒丹妮絲（Denise），是她與亞瑟的第二個孩子。這一次，孩子出生時亞瑟在場。[47]女嬰有著烏黑的直髮，經她的父親檢查過後，宣布她是個健康的寶寶。亞瑟的兒子亞瑟．菲利克斯在五年前出生時，來醫院祝賀的訪客只有雷蒙德和莫蒂默。但亞瑟的社經地位在這段期間提高了，這一次，病房裡擺滿了朋友、同事和生意夥伴及亞瑟的崇拜者送來的花束，似乎有源源不斷的人潮前來問候和祝賀。瑪麗葉塔心想，他們的生活變了好多，她很開心。

在這些年裡，亞瑟無論走到哪裡都帶著一個大公事包，[48]裡面放著與他不同的事業和生活相關的文件，如此一來他就可以從一個情境迅速轉換到另一個情境，就像一個超級英雄瞬間現身，前來拯救世界。彷彿從事醫學研究和經營一間蒸蒸日上的廣告公司還不夠似的，他還開始出版一份以醫生為讀者的週報。亞瑟向來喜歡聚合及綜效，藉此讓他生活中不同的部分相互配合，而《醫學論壇報》（*Medical Tribune*）刊登的文章往往對亞瑟和他的客戶有利，裡頭也有很多廣告。「《醫學論壇報》是他的寶貝。」[49]前麥亞當斯員工菲爾．科施回憶道，他說亞瑟會「強迫」麥亞當斯的客戶在這份報紙下廣告，最終目的就是觸及醫生並影響他們（亞瑟堅稱是「教育」他們），因此《醫學論壇報》的經費來自醫藥廣告，免費派送。它很快就發送到數百萬名醫生的手中，[50]涵蓋美國和世界各地（外國版本）。《醫學論壇報》最大的廣告主之一就是羅氏，幾十年來，幾乎每一期都有利彼鎮和煩寧的華麗跨頁廣告。[51]

亞瑟似乎意識到，有些人可能會認為他身兼醫學報紙和醫藥廣告公司的負責人，這兩個角色之間有著潛在的利益衝突。他曾經解釋，他想要盡可能隱藏身分和匿名，[52]是因為這讓他可以「按照我想要的方式做事」。一開始，報紙刊頭上的任何地方都找不到他的名字，讀者也無從得知該出版物背後的編輯指導碰巧也是資深製藥業從業人員。但亞瑟並沒有被這些衝突所困擾。多年來，《醫學論壇報》和麥亞當斯廣告公司一直共享同一個辦公空間，某些情況下還共用員工。大夥都是一家人。

亞瑟與瑪麗葉塔和兩個孩子在長島生活，同時也繼續與第一任妻子艾爾絲．薩克勒維持密切的關係，艾爾絲在離婚後繼續使用薩克勒的姓氏。艾爾絲後來說，「薩克勒醫生和我仍然是親密的朋友和生意夥伴。」[53]（即使在家族裡，亞瑟也被喚為「薩克勒醫生」。）亞瑟把麥亞當斯半數股份放在艾爾絲名下，多年來公司的股東只有他和前妻。[54]離婚之後，他一樣花很多時間和艾爾絲在一起，待在中央公園西大道他幫艾爾絲買的公寓裡。[55]表面上，他來探訪是因為他不想在兩個年紀較長的女兒卡蘿和伊莉莎白的生活中缺席，但他與艾爾絲依然維持著關係，他們不僅是朋友，更是知己。[56]「我們每天講話。」[57]艾爾絲回憶道，她和亞瑟「經常聯絡」。套句亞瑟的律師的話，亞瑟是「一個非常注重隱私的人」，[58]他非常神秘。年復一年，隨著每一次成功的里程碑，他變得更加謹慎維護自己的公眾形象。也許是因為艾爾絲認識他時，他還只是來自布魯克林的亞提，還沒成為威嚴的薩克勒醫生，因此向她敞開心扉和其他人比較起來風險沒那麼大。[59]每當亞瑟有令人振奮的消息，例如成交了一筆大生意或者獲得新的殊榮，他都會急著告訴艾爾絲。有一次，艾爾絲和友人在卡內基音樂廳（Carnegie Hall）看表演，當演出結束時，大家發現亞瑟在場外走來走去等著艾爾絲。他知道那天晚上她人在那裡，他有一些消息要和她分享。

在長島的荷蘭式老農舍裡，瑪麗葉塔·薩克勒原本很滿意丈夫與前妻和平相處，但現在卻變成她焦慮的來源。她當然知道亞瑟因為拋妻棄女與她結婚而感到內疚，她也認為亞瑟努力與卡蘿和伊莉莎白維持關係是一件值得嘉獎的事。但現實情況是，他如此投入工作，以至於沒留多少時間給瑪麗葉塔和他們的孩子。西林頓路上的房子很漂亮，但它與外界隔絕，孤零零的，四周環繞著樹林。亞瑟從早上到深夜都在城裡，瑪麗葉塔感到很孤單。[60]

他們的家庭生活呈現出一種可想而知的節奏。[61]亞瑟整個星期都在城裡工作，而且工作量愈來愈大，經常開會到深夜。不管多晚，瑪麗葉塔仍然準備了豐盛晚餐，打扮得漂漂亮亮等他回來。但當亞瑟真的回到家，他不想談論工作的事，這對瑪麗葉塔來說似乎特別不公平，因為她和其他長島家庭主婦不一樣，她都聽得懂，她可是有醫學學位的啊！但亞瑟就是累壞了。理論上週末要留給家人，週末時亞瑟確實在家，但他大部分的時間都在補眠，以便從上週的勞累恢復過來。夫妻倆用熱烈的性生活彌補平日的疏遠。但不久之後，瑪麗葉塔開始覺得自己好像生活在一個鍍金的籠子裡。

她養了一隻小狗作伴，[62]一隻剛毛獵狐梗犬，因為牠的臀部有個黑點，因此取名為褲子（Bottoms）。後來她的兒子小亞瑟大部分時間都和一名親切的園丁喬治（George）在一起，[63]喬治來家裡幫忙，他教了小亞瑟許多事，都是小亞瑟的爸爸該教而沒空教的。亞瑟極度重視家庭觀念，但基本上是個缺席的父親。有一次，年紀大約六歲的丹妮絲在屋裡跳繩，亞瑟告誡她不可以這樣，警告她可能會弄壞東西。「和我一起玩嘛，爸爸。」[64]她拜託他。

「先等你長大成人，」亞瑟說，「我們再來對話。」

亞瑟晚上回家的時間愈來愈晚，到後來，某些晚上他乾脆打電話說他不會回家。[65]瑪麗葉塔知道工作耗去他所有時間，但令她不高興的是，亞瑟若有空，一週裡會有幾天晚上和艾爾絲及她的孩子們在曼哈頓吃晚餐。週六早上，他會回城裡和他的另一個家庭一起吃早午餐，[66]然後剩下的一整天在辦公室度過。

亞瑟在麥亞當斯似乎過著雙重生活，[67]因為他忙進忙出，同時顧著其他事業。他在家庭方面似乎也過著雙重生活，同事們並不是沒注意到。約翰．卡里爾有時會載亞瑟去上班，至少有一次，亞瑟指示卡里爾早上到中央公園西大道的公寓接他。

利彼鎮和煩寧讓亞瑟．薩克勒變得非常有錢。但與此同時開始出現了一些令人不安的跡象，李歐．司登巴赫在羅氏發明的神奇藥物，可能不像廣告宣傳所暗示的那麼神奇、沒有副作用。羅氏告訴醫生和監管機構，[68]開立這些藥物不必擔心濫用，因為這類鎮靜劑與巴比妥酸鹽類藥物不同，不會造成上癮。結果他們的保證只是一廂情願，並非基於科學。事實上，當該公司進行各式各樣的臨床試驗，以證明利彼鎮和煩寧可為數不清各種醫療狀況提供解決方案，但他們卻從未研究潛在的濫用問題。[69]

羅氏不僅輕輕鬆鬆地假設這些即將上市的強效藥物是安全的，還故意混淆了反面證據。一九六〇年，羅氏找上史丹佛大學（Stanford University）教授兼醫生的李歐．霍利斯特（Leo Hollister），向他諮詢利彼鎮的相關事宜。霍利斯特擔心，如果利彼鎮像羅氏說的那樣好用，很可能會被濫用，於是他決定進行實驗。他讓三十六位病患服用高劑量利彼鎮為期數個月，然後將其中十一位病患換成安慰劑，有十位突然停藥的病患出現了不舒服的戒斷症狀，[70]其中兩人癲癇發作。霍利斯特通知羅氏，[71]公司高層並不高興。霍利斯特事後回憶道，「我不是要阻止他們的藥上市。」他只是認為病患必須知道，羅氏和麥亞當斯將利彼鎮營造成零缺點的幸福藥丸，這點並不正確。

羅氏完全沒有從霍利斯特的研究結果得到任何教訓。[72]事實上，當霍利斯特發表他的研究，羅氏的醫藥處長反擊說霍利斯特誤讀了自己的研究結果。有戒斷症狀不代表對利彼鎮產生危險的生理依賴，這些只是利彼鎮原本要治療的潛在狀況加劇了。換句話說，病患就是需要服用更多利彼鎮。

然而，實際上出現了愈來愈多消費者無可救藥地依賴鎮靜劑的真實案例。面對這類證據，羅氏提出了不同的解釋：[73]雖然有些病患似乎確實在濫用利彼鎮和煩寧，但這些人並非以治療的目的使用該藥物。有些人就是有容易上癮的性格，[74]會輕易濫用你所提供給他們的任何物質。這種態度在製藥業很典型：有錯的不是藥物，錯的是濫用藥物的人。「有些人就是容易上癮，幾乎對什麼都會上癮。前幾天我才讀到，有個男人因為喝太多可樂飲料而死，」[75]眠爾通製造商華萊士藥廠總裁法蘭克・伯傑（Frank Berger）告訴《時尚》（*Vogue*）雜誌，「儘管你在媒體讀到許多恐怖的故事，但是對於鎮靜劑上癮的情況卻很少發生。」一九五七年，匹茲堡一家報紙的聯合醫療諮詢專欄上[76]出現一個提問：「病患是否會對鎮靜劑上癮？」刊出的回覆向讀者保證完全不必害怕，「服用鎮靜劑並沒有讓我們成為一個癮君子的國家。」該報把提出這條建言的作者標明為「莫蒂默・D・薩克勒醫生」。

一九六五年，聯邦政府開始調查利彼鎮和煩寧。美國食品藥物管理局的諮詢委員會建議將鎮靜劑視為管制藥品，[77]此舉會大大增加消費者取得鎮靜劑的難度，羅氏和亞瑟・薩克勒都認為這項前景是重大威脅。亞瑟通常對於政府監管藥物抱持懷疑的態度，他也意識到對輕鎮靜劑的新管制可能對他的財務盈虧造成毀滅性的影響。[78]往後近十年間，羅氏對抗美國食品藥物管理局，不讓其管制利彼鎮和煩寧，這段期間羅氏銷售這些藥物進帳數億美元。直到一九七三年，羅氏才同意「自願」接受管制。但根據一位食品藥物管理局顧問的推測，[79]這種態度大逆轉的時機並非偶然：羅氏讓步時，他們的鎮靜劑專利即將到期，也就是說羅氏將不再擁有製造這些藥物的排他權，他們即將面對學名藥（generic drugs）[iii]的競爭，而不得不降低售價。正如亞瑟的朋友和秘密生意夥伴比爾・佛洛利克所觀察的，原廠藥（Brand drug）的商業壽命是從開始銷售到失去專利排他權之間的短暫區間。羅氏和亞瑟不需要永遠與監管抗爭，他們只需要抗爭到專利到期為止。

羅氏同意自家鎮靜劑被納管時，煩寧已成為大約兩千萬美國人生活的一部分，[80]是世界上最多人服用也最多人濫用的處方藥。美國花了一段時間才意識到煩寧的負面影響，部分原因是對普通消費者來說，他們沒想到即使醫生開的藥物也可能有危險。[81]美國對藥物的道德恐慌往往集中在街頭毒品，並操弄著民眾對少數群體、移民和非法勢力的恐懼。一個身穿白袍、脖子掛著聽診器、牆上有文憑的醫生所開的藥丸會讓人上癮，這可是前所未有的想法。但到後來，就連前第一夫人貝蒂．福特（Betty Ford）這樣的權勢人物都承認受煩寧成癮所苦，參議員愛德華．甘迺迪（Edward Kennedy）也歸咎於鎮靜劑造成了「依賴和成癮的惡夢」。[82]羅氏被控「過度推銷」這種藥物。[83]滾石合唱團甚至寫了一首關於煩寧的歌曲〈母親的小幫手〉（Mother's Little Helper），[84]歌詞讓人聯想到麥亞當斯針對女性的廣告宣傳。「今天媽媽需要一些東西讓她平靜下來，」米克．傑格（Mick Jagger）唱道，「雖然她沒有真的生病，但她有一顆黃色小藥丸。」

「煩寧改變了我們與醫生溝通的方式，」[85]後來亞瑟的副手溫．葛森說。他仍然為這種藥物感到自豪。「它讓某些人變成毒蟲，」他承認，「但這藥真的有效。」[86]然而，對於亞瑟來說，這其中有一個矛盾的情況。當他擦亮自己的公眾形象時，非常依仗得體的外表以及身為正義、富有見識的醫學家身分。然而，他的財富直接來源是猖狂銷售兩種高度成癮的鎮靜劑。當然，亞瑟還有很多事業：他不斷創辦公司，廣泛投資許多行業，但原始的薩克勒家族是從煩寧起家的。亞瑟在餘生裡淡化他與這種藥物的連結，強調自己在其他領域的成就，並故意掩飾（或完全不提）他的第一筆財富其實是來自醫療廣告，這一點不但重要，也非常發人深省。最終，他開始承認自己是《醫學論壇報》的出版商，把自己的名字加到刊頭，並撰寫自己的專欄，叫做「我與醫學」（One Man & Medicine），長篇大論地討論當時的醫學議題。亞瑟在這些專欄裡經常抨擊香菸的危害，[87]不僅指出與吸菸相關的健康風險，也指出成癮的危險。他自己因推銷一種會上癮且危險的產品而得到豐厚的報酬，但他似乎無法以同樣的高標準來審視自己。而且由於亞瑟的行銷能力之強，不僅會賣產品，也將自己包裝成道德上無懈可擊，因此很少人要求他說明他的雙重標準。在極少數的情況下，當他確實談到煩寧所造成的禍害，他會附和客戶羅氏和其他鎮靜劑製造商的觀點：讓人上癮的不是藥丸，是具有成癮性格的病患濫用這些藥。[88]他堅持煩寧是一種安全的藥物，有關藥物危險性的新聞報導，都不會讓他感到自我懷疑或後悔。他都說，服用這種藥物的人碰上問題時一定是「把它和酒精或古柯鹼一起混用」。

另一個持相同觀點的人是李歐．司登巴赫。亞瑟事先精明地談好從利彼鎮和煩寧的銷售按比例獲利，但司登巴赫並沒有發大財。他從兩項專利各獲得一美元，[89]這是羅氏內部化學家的標準待遇。當他創造的藥物成為全球史上最暢銷的藥品，羅氏提供司登巴赫兩種藥物各一萬美元的獎金。[90]然而，他並未因此忿忿不平，他不稀罕別墅或遊艇，也沒有任何昂貴的嗜好需要被滿足，[91]他毫無怨言地繼續過著做化學實驗的日子。司登巴赫和亞瑟．薩克勒一樣，不覺得自己需要為輕鎮靜劑的缺點負責。[92]他只是發明了這些化合物，將它們送入了這個世界。後來藥物被公眾誤用，他不覺得自己有道德責任。「我是說，什麼都可能被濫用啊。」司登巴赫說。

i．譯註：鎮定劑含有鎮痛效果，但鎮靜劑（tranqualizer）沒有。

ii．譯註：根據劍橋字典解釋，品類殺手是指一種非常成功、無人能與之匹敵的服務、商品或商店。

iii．譯註：學名藥是指原廠藥的專利權過期後，其他合格藥廠可以用同樣成分與製程生產經核准的藥品，而且學名藥在用途、劑型、安全性、療效、給藥方式、品質等各面向上，都可以和原廠藥完全相同。

第五章　中國熱

亞瑟和瑪麗葉塔搬進長島的荷蘭式農舍時，意識到他們沒有足夠的家具。亞瑟便安排從賣房子給他們的人那裡購入一張長餐桌和一組臥室家具，瑪麗葉塔則帶來一個古董五斗櫃，是她德國家裡的傳家寶。但這些根本不足以填滿家裡偌大的空間，每當夫妻倆請客人來家裡吃晚飯，都不得不即興發揮，把餐椅搬進客廳，好讓每個人都有座位。

由於瑪麗葉塔得長時間待在家裡，因此她決定要安裝書架和櫥櫃。碰巧家裡附近住了一位家具木工，也是德國人，來自巴伐利亞。某個星期六，經過一番誘勸，瑪麗葉塔說服亞瑟和她一起前往那位家具木工的店。[1]他們瀏覽陳列的家具時，亞瑟的目光落在一張獨特的紫檀木桌。[2]他詢問了一番，那位家具木工解釋這張桌子屬於某位當地人士，他蒐集古老中式家具，有時會送一些物件來修復。亞瑟很感興趣，並問道：「你知不知道他是否願意賣掉他收藏的物件？」

每當亞瑟·薩克勒看到想要的東西，他往往會以不屈不撓的熱忱去追求，這也是他追求瑪麗葉塔的方式。於是第二天，他就約好了去拜訪那張桌子的主人。他的名字叫比爾·德拉蒙德（Bill Drummond），[3]住在附近羅斯林高地（Roslyn Heights）一座牧場式住宅。德拉蒙德最初來自芝加哥，但有三十年的時間斷斷續續住在中國，在那裡經營一家古董生意。他的兄弟仍然住在那裡，不過他本人在一九四九年共產黨掌權後被迫遷到香港。[4]德拉蒙德的家裡擺滿了漂亮的中國家具：柚木桌、配備金色五金件的漆面桌，以及可以在北京頤和園看到的裝飾物件之複製品。中國家具有「雙重性格」，德拉蒙德喜歡這麼說，有種「不可言傳的價值」。德拉蒙德本人也有雙重身分：他的家具生意一開始只是個幌子，實際上他是潛伏在中國的美國間諜，[5]他服務的單位戰略情報局（Office of Strategic Services）是中央情報局（CIA）的前身。但這種不可言傳的概念只會引起亞瑟．薩克勒的共鳴。德拉蒙德的許多家具其實是百年設計的新近複製品，但都製作得經久耐用，具有亞瑟欣賞的那種堅固、恆久的品質，就好像它們一直都在，而且永遠存在。

一九五〇年代，古董中國家具在長島郊區不算流行。共產黨接掌中國之後，美國對來自中國的所有商品實施禁運，[6]因此供貨有限。但正如亞瑟的老友哈利．亨德森（Harry Henderson）後來觀察到的，亞瑟「為自己的『眼光』感到自豪，[7]因為他看到了被忽視的東西，無論是藝術、校對或邏輯方面。」而德拉蒙德出售的物件，特別是那些明代家具，令亞瑟最感興趣。亞瑟一時衝動決定買下：[8]不是一兩件精選商品，而是要買下德拉蒙德藏品之中的許多物件，以至於瑪麗葉塔擔心他們會不會買不起。

除了家具，亞瑟還從德拉蒙德那裡買了一些漢代陶器和其他古董。自從發現了中國美學之後，似乎在他內心喚醒了什麼。[9]瑪麗葉塔和丈夫一樣欣賞中國藝術和設計之美，但亞瑟以近乎癡迷地熱情投入新發現的興趣。他從來沒有什麼實質的嗜好，他在經濟大蕭條時期長大，傾向將全部精力集中在職涯發展。但現在亞瑟確實有錢了，搜尋這些古老社會的珍貴遺物，帶給他一種心蕩神迷的感覺。「那時亞瑟患上了中國熱，」[10]亨德森說，「而且一直沒有復原。」

某種程度上，亞瑟一直是藝術愛好者。[11]小時候他參觀布魯克林博物館，後來晚上抽空去柯柏聯盟學院學雕塑。對瑪麗葉塔來說，亞瑟根本上似乎是很有創造力的人，要不是因為經濟大蕭條且需要供養父母和弟弟，他說不定會走上藝術這一行。但也確實，人只要獲得了一定財富和專業聲望，往往會在某個時刻開始購買藝術品。也許這種收購模式，是為了消除內心對自己文化地位的懷疑，又或許這只是代表一個新的有待征服的領域。早在亞瑟・薩克勒之前，有成就的富人就有種可預測的習慣，也就是從繪畫、雕塑和古董中尋找樂趣和意義。亞瑟出生那年，J・P・摩根（J.P.Morgan）去世，他的第二事業就是收藏家，他的一半財產最後都花在藝術品上。[12]

沒多久，亞瑟就經常現身拍賣行，也研究博物館展覽專刊及大量關於中國歷史和考古的書籍。他以科學家般嚴謹的態度進行收藏，說自己正努力地收集龐大的「資料庫」，[13]然後進行研究。亞瑟在城裡結束馬拉松式的一天，深夜回到長島，和瑪麗葉塔上床之後，還拿出一疊學術文獻熬夜閱讀。[14]一家人開始以更有系統的方式參觀博物館，找出中國藝術品的展間，[15]快速瀏覽藏品，亞瑟會挑選特定物件仔細觀察，並向困窘的兒女發表論述，將展出的作品和他所擁有的物件做比較。他還費心思唸對所有的中文名稱。[16]

亞瑟沉浸在這個新世界，也被引介進入一個同等癡迷的收藏家所組成的小社團。一九五七年某一次，他在曼哈頓的帕克—博內〔Parke-Bernet，編按：一九三七年由美國藝術協會（American Art Association）的員工所創立，一九六四年被蘇富比收購〕拍賣行購買了三十件青銅器，後來他發現這些都是由一位在紐澤西、名叫保羅・辛格（Paul Singer）的醫生委託拍賣的。[17]他查找辛格這個人，發現這位醫生與他非常相似，同樣是精神科醫生，也是移民，在一九三八年逃離奧地利。辛格是無師自通的專家，[18]也是眼光獨到的鑑賞家，他在十七歲時就購買了一尊文殊菩薩青銅像，是他的第一件亞洲藝術品。

「你委託的所有物件我都買了，」[19]亞瑟打電話給辛格時說，「下回你有東西想賣，我們就跳過中間人吧。」[20]

亞瑟發現辛格住在紐澤西州薩米特（Summit）一間樸實的兩房公寓，家裡從地板到天花板堆滿了珍貴的中國文物。[21]這個人和他一樣癡迷，但比他起步早得多。亞瑟開始花時間和他相處，後來辛格回憶，「我遇到了一個求知慾旺盛的學生。」[22]亞瑟向他提出許多有關中國藝術史和收藏方式的犀利問題，辛格樂見這位剛入門的新手能夠從藝術品得到強烈的樂趣。他給亞瑟看一組精美的中國玉器，當亞瑟拿起第一塊玉握在手中，「就像通了電一樣。」[23]辛格回憶道。在辛格看來，真正認真的收藏是由激起和釋放慾望的模式所帶動，[24]完全是情色的：「觀看者看到了他想要擁有的美麗藝術品，脈搏加快，並願意獻上靈魂以占有它。」

瑪麗葉塔也在她丈夫身上看到這點。[25]她看得出來「搜尋」讓亞瑟興奮不已，發現珍貴的文物，然後想方設法取得它們，這是一個「秘密又感官」的過程。一旦亞瑟以資歷確立了他不只是業餘愛好者，而是認真的收藏家，人們便開始向他展示自己最稀有的寶藏。[26]他認識一位名叫戴福保（Dai Fubao）的古董商，[27]大家叫他戴先生，此人在麥迪遜大道有間店，店裡有個樓梯通向地下室特別的房間，買家可以在裡頭先與想要買的物件親密交流，才同意付錢買下。某天辛格打電話告訴亞瑟，戴先生拿到一份書寫在絲帛上的文件，稱為楚帛書，[28]年代為西元前六百年，「即使你把全部的收藏都丟進哈德遜河，只要你擁有這塊絲帛就無所謂。」辛格說。

亞瑟到了戴先生的店裡，這位古董商承認帛書在他手上，但說他不想賣。亞瑟無法被拒絕。[29]「你不是古董商，就是收藏家，」他說，「如果你是收藏家，我就不能和你做生意，因為你是我的競爭對手。如果你是古董商，就應該設定一個價格，把這份貴重的手稿賣掉。」戴先生開價五十萬美元，亞瑟付了錢。[30]

這類隱秘、幕後進行的交易，非常迎合亞瑟事事喜歡保密的天性。[31]「我非常看重隱私的重要性。」他說。不引人注意、在帳面下運作，就是他最自在的行事方式。後來他的兒子亞瑟回憶，他曾親眼目睹父親以這種方式談生意，並指出「這些都是口頭交易」。[32]對於藝術圈的人來說，新入行的亞瑟是個神秘人物。只要情況允許，他都會專橫地、一心一意地、堅定且急切地保持匿名。有時他會用假名在飯店登記，[33]安排在飯店與拍賣行的代表會面。似乎沒有人可確切地說出亞瑟如何賺錢（人們好像不知道他和煩寧的關係），但大家確實知道亞瑟很有錢，而且非常有錢。[34]有時他會打電話到拍賣行要求取消拍賣，因為他打算購買所有的物件。[35]他因此得到了出手闊綽的名聲，但有些人卻認為他花錢毫無篩選：以一位博物館館長的話來說，亞瑟「彷彿瞄一眼就買下所有的藏品」。[36]

若說他恣意揮霍，但他也熱中議價。[37]「交易談成後，」同一位博物館館長回憶道，「薩克勒總是會開始討價還價。」對瑪麗葉塔來說，亞瑟淵博的知識（從稅法到打交道對象的心理無一不精），彷彿讓他成為一個強悍的談判者。她回憶道，亞瑟有個習慣，「最大限度地把每筆交易、每個合約或協議談到對他最有利的程度。」[38]

新的箱子會送達長島的房子，[39]箱子裡裝滿精美的物件。孩子們幫忙拆箱，有時其他鑑賞家也會過來。當亞瑟拿出青銅禮器和古代兵器、古鏡和瓷器、刻辭甲骨和古玉，拆箱的過程就有種降神會的氣氛。旁觀者一邊發出驚歎的口哨聲，一邊看著亞瑟和他的家人處理這些神奇物件，與鬼魂交流、碰觸歷史。

想當然爾，房子裡有這麼多無價的文物，孩子們可能很難無拘無束地到處亂跑。有一次在晚宴上，有位客人問亞瑟的女兒丹妮絲最想要什麼。「一隻大狗！」她回答，然後突然打住，說大狗有大尾巴，會把古代青銅器弄倒。後來他們養了一隻尾巴很短的約克夏犬，[40]取名翡翠（Jade）。

亞瑟在四十多歲開始收藏古董時，人生已經有諸多成就。不過，瑪麗葉塔觀察到，是藝術「讓他登上了世界舞台」。[41]十年之內，他累積了有史以來最傑出的中國藝術收藏之一，[42]他所收藏的青銅器堪比任何一間博物館，他的漆器收藏在私人藏家中是最頂級的。瑪麗葉塔認為，不管是什麼原因激發了他對收藏的熱情，他的收藏都具有重要的公民作用。畢竟，沒有梅迪奇家族的慷慨贈與，文藝復興會發生嗎？佛羅倫斯會像今天這樣擁有雋永的建築、繪畫和雕塑嗎？亞瑟的收購為他贏得公眾的認可，這是他從事廣告業和醫藥業所無法得到的。但更重要的是，瑪麗葉塔認為亞瑟之所以想蒐集古代傑作，是為了建立一個以他的姓氏而命名的收藏，而且這個收藏的重要性在他百年後仍繼續存在——這件事為亞瑟提供別的東西：「不朽的可能性」。[43]

或許是因為亞瑟有了這個想法，才會堅持認為他不只是收集小玩意的富豪：他正在創造一種持久的公共財。

他堅稱這是學術事業，因此他的藏品不應該只用來裝飾他的家或存放在儲藏室裡，應該展示出來，交由藝術史學家做研究，並在公開的研討會上討論。一九五〇年代後期，亞瑟開始涉足一個新領域，這個領域與他對收藏的熱情完美融合，也就是慈善事業。他開始捐錢給哥倫比亞大學（Columbia University，不是給他的母校紐約大學，而是家裡沒人讀過、更負盛名的常春藤盟校）。一九五九年，他策劃了他所謂的「薩克勒餽贈」（Sackler Gift），[44]以支持該大學的遠東研究。他也表示有興趣成立他所謂的「薩克勒基金」（Sackler Fund），[45]這些錢可以資助學術研究或購入物件，這些物件之後將成為「薩克勒收藏」（Sackler Collection）的一部分。

亞瑟・薩克勒最終因其異常慷慨而受到讚譽，但打從一開始，他投入慈善事業也是為了營造家族品牌。他所成生長的這座城市，因富人的貢獻而豐富並且轉型，這些人建立了以自己名字命名的公民紀念碑。一九三五年，實業家亨利・克萊・佛里克（Henry Clay Frick）的舊宅邸被改建為佛里克收藏館（Frick Collection）時，[46]亞瑟正在就讀醫學院。J・P・摩根、安德魯・卡內基（Andrew Carnegie）以及洛克菲勒家族和梅隆家族不僅在這座城市留下他們的印記，還留下他們的姓氏。那麼，為何薩克勒家族不能呢？

然而，這確實為亞瑟帶來挑戰。他強烈渴望薩克勒這個姓氏得到認可，卻又同樣強烈偏好匿名，兩者之間要如何調和？亞瑟餽贈時，對於附加規定並不客氣：他的惡名很快傳開來，因為他會寄出既冗長又有約束力，而且鉅細靡遺的協議來管理他的各項捐贈。他自己對於曝光的矛盾心理，也體現在他給哥倫比亞大學的信裡。他在一封信裡要求，「與本筆捐款相關的一般新聞稿、照片或其他形式宣傳都不能曝光他本人。」[47]正如一位大學行政主管向同事說明的，「薩克勒醫生對於如何使用他的姓名有具體要求。」[48]他不希望任何宣傳公告裡提及他個人。但與此同時，他又要求該基金購買的所有物件都標記為「哥倫比亞大學薩克勒收藏品」的一部分。[49]他渴望流傳千古，但不要曝光。他最不想讓別人關注他的財富和資產，否則他重疊的職涯可能會引起他人質疑。他解決這個窘境的方式，是假設家族的財富就這麼憑空出現、臻於完備，彷彿薩克勒家族不是來自布魯克林的三個暴發戶兄弟，而是某個歷史悠久的世族，就像明朝家具那般莊嚴古老。亞瑟是典型的白手起家，但他痛恨「白手起家」的說法。[50]於是，哥倫比亞大學薩克勒收藏品就這麼出現在世界上，有如童女生子，與創建它的人幾乎找不出連結。

這將是多方面的家族慈善事業：亞瑟向哥倫比亞大學表示，一旦基金成立，日後捐獻的不只有他，還包括「我的家族成員」。[51]亞瑟總是讓他的弟弟們和妻子們參與他的事業，不過有時很難得知他這樣做是為了讓他們實際參與，還是僅僅把他們當作人頭，掩飾自己獨攬大權的事實。薩克勒基金也不例外。一開始，基金總額大約為七萬美元，[52]但這筆款項不是來自亞瑟，[53]而是來自雷蒙德、瑪麗葉塔和亞瑟第一任妻子艾爾絲。這些捐款在四天內陸續送達哥倫比亞大學，[54]卻引發了一個問題：這些款項是否真的來自雷蒙德、瑪麗葉塔和艾爾絲，或者是亞瑟提供給他們錢要他們捐給學校？這些人金錢往來的情況很難得知。為了讓事情簡單一點（或更複雜一點，端看你從哪個角度來看），每個人似乎都由同一個會計師代表，[55]這名會計師是薩克勒兄弟的密友兼心腹——路易斯・戈德伯特（Louis Goldburt）。

一九六二年，哥倫比亞大學舉辦了第一次薩克勒收藏品的展覽。由於亞瑟從未做過這種事，因而為此感到很焦慮，[56]他希望這個展覽大獲好評。哥倫比亞大學同意提供勞紀念圖書館（Low Memorial Library）的圓廳為場地，這是一座美麗的柱式建築，由名建築師查爾斯・福倫・麥金姆（Charles Follen McKim）所設計，以古老神廟為靈感，仿照羅馬萬神殿。然而，亞瑟卻擔心物件放在昏暗、沒有窗戶的圓廳裡，不知看起來會是什麼樣子。因此他打電話給蒂芙尼公司（Tiffany & Co.），因為他欣賞他們在第五大道上的商店櫥窗展示珠寶的方式。這是典型的亞瑟創舉，他從光鮮亮麗的商業界引進最新技術，為哥倫比亞大學的陳舊氛圍增添光彩。蒂芙尼的某個人引介亞瑟給他們的一位櫥窗布置專家，此人將每個物件擺設和打光得非常美，以至於後來亞瑟和瑪麗葉塔說服他來幫忙裝潢他們的家。[57]展覽於一九六二年十一月二十日開幕，亞瑟為展覽專刊撰寫引言，[58]說他希望這次展覽能帶給參觀者「發現的快感」，並增進「我們對人類的技能、藝術性、巧思和天賦的尊重和敬重」。

即使如此，哥倫比亞大學的行政主管仍然對薩克勒兄弟有些許疑心，懷疑他們的慈善行為可能別有用心。有一回，路易斯．戈德伯特通知哥倫比亞大學，莫蒂默和雷蒙德有興趣捐贈「薩拉托加泉（Saratoga Springs）的部分地產」。結果那一小塊土地與大學或任何表面上的學術目的都無關，僅僅曾經是兄弟倆購買的一家製藥公司的工廠所在地。「這似乎是一種避稅伎倆。」[59]一位行政主管在檔案裡註記。

但令人尷尬的現實是，哥倫比亞大學沒有對贊助人加以挑剔的餘地。這所資金拮据的大學，已和富有的三兄弟建立了明確的互動模式，換句話說，哥倫比亞大學只能有什麼拿什麼。一九六〇年，哥倫比亞大學一名主管寫信給亞瑟，提及他在報上讀到輝瑞公司在四十二街有個全新的總部即將完工。「希望您可幫忙問他們舊家具如何處理。」[60]這位主管寫道，可憐兮兮地暗示亞瑟或許可為學校索取一些舊桌椅。

隨著時間過去，亞瑟對於如何使用他的姓氏變得更加固執。他的私人律師麥可．索恩賴希直言不諱地評論道，「如果你把自己的名字放到某個東西上，那就不是慈善行為，而是慈善事業，因為你有所得。如果你想在上面標示自己的名字，那叫商業交易。」[61]亞瑟向哥倫比亞大學提議，放一塊匾額在勞紀念圖書館作為薩克勒收藏的識別，[62]以「紀念」他的父親艾薩克．薩克勒。他在寫給大學的一封信中建議，「所有薩克勒物件的照片，隨時都須標明其屬於薩克勒收藏、薩克勒美術館或薩克勒機構。」[63]哥倫比亞大學內部工作人員認為亞瑟不好相處又很奇怪。[64]「薩克勒醫生是一個很不尋常的人，」一名主管在一份備忘錄中指出，並補充說大學的立場是「只要錢不斷進來，別擔心那麼多」。

但亞瑟對哥倫比亞大學有個願景，他在寫給哥倫比亞大學校長的一封信裡把它描述為「夢想」：他想建立一座薩克勒博物館。[65]一方面而言，哥倫比亞大學歡迎這樣的提議：他們可以得到一個鑽研藝術史和東亞研究的新設施，由一位富有的贊助人支付費用，而且設施裡還附贈世界級藝術藏品。但令人費解的是，雷蒙德和莫蒂默．薩克勒也和哥倫比亞大學另外討論了贊助案，提議蓋一間以家族姓氏命名的科學中心。即使大家都已老大不小，但亞瑟還是稱他的弟弟們為「小弟」。他經常替他們發言，告訴他們該從事什麼專業，應該捐款給誰，以至於人們很容易把這個家族想像成一個大型機構，所有的人諮詢同一個會計師，從同一個銀行帳戶提錢，但誰知道是不是這樣？然而，還是可以看出不合的微妙跡象。

亞瑟處理了這件事。「我敢肯定，我的弟弟們想捐錢蓋一所生命科學研究所，必然會引發一定程度考量上的衝突，」[66]他在給哥倫比亞大學校長的信中寫道，「然而，從歷史的角度來看，現有與藝術的獨特機會可能不會再出現，這點很重要，科學的情況則大不同。」就這樣，雷蒙德和莫蒂默贊助生命科學大樓的計畫，再也沒有進一步認真地討論。

長島的荷蘭式房子有個美麗的池塘，亞瑟在池塘邊種了竹子，希望在自己的後院創造出中國風景畫的效果。但竹子是一種惡名昭彰的外來物種，一旦種了就很難控制。嫩芽不斷向上和向外擴散，直到吞噬整個後院。「他們得不斷地砍竹子，」一位經常來訪的家庭友人回憶道，「竹子占領了後院。」

屋裡，箱子堆得老高。現在亞瑟購買中國藝術品的速度如此之快，新的收購品不斷送達，家人連箱子都來不及打開。樓上、樓下和閣樓裡到處都是箱子。亞瑟從容不迫，安排將新購買的物件送到各個私人貯藏空間。很快地，他就擁有大量物件，已經到了無法釐清、無法追蹤的程度。取而代之的是，物件變成裝箱單和財產清單，[67]無窮無盡的紙張，上面寫著一行又一行小字的標記、日期、價格、批號和展覽專刊註記。[68]儘管如此，亞瑟也未停下腳步，他繼續不懈地、貪得無厭地收藏。很快地，帳單也堆積如山，因為他花了很多錢。行銷鎮靜劑賺的錢一湧進他的戶頭，彷彿又湧了出去，導致亞瑟覺得他需要更加努力工作，才能維持收藏的步調。[69]就連他的友人保羅．辛格（資源不如亞瑟的同好）也表示，當年亞瑟握著第一塊玉石，他在亞瑟眼中所看到的「火花」，現在已成了「一場大火」。[70]

「每次採購的金額都比上一次大筆，」[71]瑪麗葉塔回憶。交易完成的那一刻，一個物件所具備的任何魅力，都被下一次征服的渴望所取代。瑪莉葉塔覺得，她從亞瑟愈來愈狂躁的收藏行為，看到了他對衰老、幻滅和死亡的恐懼。「在這個領域，他可以成為大師，他可以擁有醫學或商業和個人生活中無法得到的控制權，」她寫道，「亞瑟從藏品找到了安全和舒心的感覺；它們不會傷害他，也不會對他提出要求。」

第六章　章魚

當亨利・韋爾奇（Henry Welch）博士走上台時，人群安靜了下來。數百名醫生、化學家、製藥業高層主管和廣告從業人員來到華盛頓特區，參加第四屆抗生素年度研討會（Fourth Annual Symposium on Antibiotics）。[1]他們齊聚在奢華的威拉德（Willard）飯店，這裡可俯瞰國家廣場（National Mall），距離白宮只有幾個街區。來自全國和世界各地的客座講者發表一系列的演講，說明抗生素的最新發展。那天是會議的第一天，[2]一九五六年一個仲秋的早晨，韋爾奇是活動的幕後策劃人之一，他向與會者表達熱烈的歡迎。

這不是那種隨便安排在早晨時段、觀眾更在乎找位子和倒咖啡而未認真聽的演講。韋爾奇是製藥界的重要人物：他是美國食品藥物管理局負責抗生素的主管，有權力決定一種藥物的成敗。全場的人都想聽他說什麼。其實他不是醫學士，卻擁有醫學細菌學博士的學位，被認為是該領域的權威。[3]韋爾奇有張方臉、雙下巴，戴著角質框眼鏡，體格像退休運動員般健壯，他也可說是製藥業的戰爭英雄：[4]戰爭期間，他開發了一套系統來測試、核准能救命的青黴素，並分發給海外的美軍，因此獲得了聯邦政府頒發的傑出服務金質獎章（Distinguished Service Gold Medal）。

那天聚集在廳裡的人，感覺自己正參與一項與美國國家利益密不可分的重要使命。在會議之前，韋爾奇收到來自白宮的電報，艾森豪總統（President Eisenhower）在電報中對與會者表示歡迎，並指出新興的抗生素行業「透過科學家和企業高層主管的合作努力而發展起來」，「是拯救成千上萬公民性命的關鍵」。[5]

韋爾奇在熱烈歡迎之下開場，說在場所有人的研究引起「全球興趣」，並提到「這個新興行業的巨大獲利空間」。他說，大家與細菌進行了一場史詩般的戰鬥，並取得了很大進展，但戰爭尚未打贏，因為抗生素被廣泛使用，以至於產生了對這些藥物有抗藥性且強悍的新型細菌。

一名棕色皮膚、留著細八字鬍的削瘦男人，壓抑著興奮看著韋爾奇說話。他是菲利克斯・馬蒂—伊巴內茲（Félix Martí-Ibáñez），是一位很有魅力（或許有點油腔滑調）的醫生，也是與韋爾奇共同組織這次活動的夥伴。馬蒂—伊巴內茲是受過培訓的精神病學家，曾經在巴塞隆納執業，曾在西班牙內戰受過傷，後來移民美國。[6]在紐約時，他曾在包括羅氏在內多家藥廠任職，也曾在克里德莫精神病院進行研究，與薩克勒兄弟合作密切。[7]亞瑟・薩克勒在一九五六年的一封信裡，把馬蒂—伊巴內茲描述為「最親愛的朋友」，他說，「事實上，在整個醫學界，我最愛的人就是菲利克斯。」[8]

一如亞瑟，馬蒂—伊巴內茲把自己塑造成一個多才多藝的人。[9]他以一口優美的西班牙口音談論廣泛的主題，他喜歡聲稱自己在西班牙當過教授的父親大約寫過「五百本書」。除了與薩克勒兄弟共同發表醫學論文，馬蒂—伊巴內茲也撰寫長篇和短篇小說，以及多部關於醫學史的書籍，還在流行雜誌開專欄（「生病不再是『時尚』」，《柯夢波丹》（*Cosmopolitan*），一九六三年）。[10]

那幾年，馬蒂—伊巴內茲在亞瑟的麥亞當斯廣告公司任職，[11]但他同時也專心經營幾年前自己所成立的MD出版社（MD Publications）。[12]MD出版了一本光鮮亮麗的醫學雜誌，[13]刊登許多來自藥廠美輪美奐的廣告。它還出版了兩本技術期刊，《抗生素與化療》（*Antibiotics and Chemotherapy*）和《抗生素醫學與臨床治療》（*Antibiotic Medicine and Clinical Therapy*），由亨利・韋爾奇與菲利克斯・馬蒂—伊巴內茲共同編輯。這兩本期刊是本次會議的贊助商。當初提議兩人合作的是馬蒂—伊巴內茲，但兩人天差地遠：馬蒂—伊巴內茲是個文化修養極高的歐洲人，說話喜歡使用華麗的混合隱喻，而韋爾奇則是個直言不諱、坦率的世紀中葉美國佬。然而，他們建立了親密的友誼，馬蒂—

伊巴內茲負責紐約的業務，韋爾奇則繼續在華府食品藥物管理局管理他的部門。馬蒂—伊巴內茲寫信給韋爾奇時喜歡在信的邊緣畫漫畫塗鴉，例如一個卡通小人伸手去拿一大瓶眠爾通鎮靜劑。[14]

由食品藥物管理局的監管人員擔任私部門期刊的編輯，而這本期刊所涵蓋的內容卻恰巧是其監管的行業，似乎有點異常，但韋爾奇和馬蒂—伊巴內茲都不以為意。而如果食品藥物管理局的任何人有異議，他們也知道最好別提。「韋爾奇這個人固執己見，不會容忍與他意見不同的人。」[15]一名前同事回憶道。韋爾奇在食品藥物管理局創立了抗生素部門，他並不排斥在官僚機構裡逞逞威風或動用自己的特權。當他想在馬里蘭州（Maryland）郊區的家蓋一個游泳池，他會命令一群下屬從食品藥物管理局翹班一個下午，到他家去掘地。（他們「覺得不能不去」，另一位食品藥物管理局前同事回憶道，「否則會保不住飯碗。」[16]）

在威拉德舉辦的會議由食品藥物管理局共同贊助，但所有的費用都由馬蒂—伊巴內茲和韋爾奇出版的期刊支付。[17]馬蒂—伊巴內茲在一封寫給韋爾奇的信中，[18]描述這次研討會是個「獨特機會」，兩人可以將它「引導」到「對我們出版物的讀者最有用」的方向。從兩人的合作開始，韋爾奇就知道或者至少懷疑過，期刊還有其他匿名股東：另有不知名的金主協助為整個事業提供資金。但是當他向馬蒂—伊巴內茲追問這個人可能是誰，這位西班牙人便閃爍其詞說「我們業務的隱私和機密方面」不應該「透露給任何人」。[19]甚至連韋爾奇也不行。

「現在我們正處於抗生素治療的第三個時代。」[20]韋爾奇在威拉德飯店得意洋洋地宣布。第一個時代是「窄效」抗生素，如青黴素。第二個時代伴隨著廣效療法出現而來臨，廣效療法指的是如輝瑞開發的土黴素，它對於好幾種致病的細菌都有效。韋爾奇解釋，第三個時代的特點是不同療法的「協同」組合，如此一來甚至可以對抗傳統抗生素所無法治療的疾病。

美國的抗生素特派官員說起話來像個業界支持者，讓當天早上宴會廳裡一些外國訪客感到不安。[21]但這樣的懷疑論者只是少數。「抗生素戰勝了最致命的疾病。」《華盛頓郵報》（*Washington Post*）如此宣布，以興奮的語調描述了這次會議，並對不易治療的感染被「擊敗」，及「所謂神奇藥物」的力量大加讚揚。[22]韋爾奇演講結束不到一個小時，輝瑞就發布一份新聞稿，盛讚「抗生素治療的第三時代」，並推出自家新藥聖黴素（Sygmamycin），該公司稱其為第一個具有「協同組合」的抗生素，可以對抗「已經學會與舊抗生素共存的細菌」。[23]該新聞稿指出，連食品藥物管理局亨利．韋爾奇此類權威人士，也稱協同組合為「一股嶄新而強大的趨勢」。

對韋爾奇和馬蒂－伊巴內茲來說，這次會議獲得空前成功。但研討會本身，特別是韋爾奇那場關於抗生素「第三時代」的開幕演講，很快就讓兩人捲入醜聞和聯邦調查，不只斷送他們的職業生涯，也把亞瑟．薩克勒和弟弟們拖下水。

一九六〇年的某一天，亞瑟．薩克勒在曼哈頓買了一棟房子。他是憑著一股衝動買下來的，甚至連瑪麗葉塔的意見都沒諮詢。那是一棟四層樓含地下室的小型排屋，位於東五十七街。他告訴瑪麗葉塔買了新房，[24]驚訝的瑪麗葉塔開玩笑說這房子「對全家人而言太小，但對他來說卻剛剛好」。她承認這棟房子對亞瑟的生意會有幫助，況且她一直覺得自己被困在長島的房子。丹妮絲出生後，瑪麗葉塔考取了醫師執照，曾短暫重返工作崗位。但亞瑟不明白她為何堅持要工作，而且離開孩子也會讓她感到內疚，於是一年後她最終還是放棄了自己的事業。[25]如果全家搬進城裡，或許就有機會多花點時間與亞瑟在一起。於是，亞瑟監督新家的裝修，瑪麗葉塔則負責把自己和孩子、家裡的狗、倉鼠和一窩白老鼠搬過來，[26]長島的房子會留作週末度假屋。搬進來沒多久，瑪麗葉塔就開始與隔壁棟同房型排屋的女屋主協商，打算買下來把兩棟房子打通，[27]最後薩克勒一家如願以償。

瑪麗葉塔喜歡讓孩子們住在城市裡，在城裡他們會有各式各樣的體驗和刺激，不像在長島郊區生活只有狹隘的鄉野風景。她思忖著，說不定孩子們在城裡會在路上遇到「窮人、盲人和乞丐」。她把整個體驗視為都會遊獵，[28]遍布危險，但也充滿神奇和美麗的事物。當小亞瑟準備去大城市的新學校就學，她給了他一個指南針，以防他迷路。

五十七街的排屋距離東六十街十五號的大樓只要散步就可到達，前不久薩克勒兄弟才在那裡開業。這棟狹窄的石灰石建築離中央公園只有幾步路，裡頭有許多辦公室，處理的業務包括三兄弟的精神病學研究活動、為管理慈善捐贈而設立的新基金會、他們的出版事業，以及一些其他小規模的事業。三兄弟以此為基地，穿梭於五十九街的麥亞當斯廣告公司，或者往南到自家位於格林威治村的普度佛雷德里克製藥公司。

身為最小的兒子，雷蒙德．薩克勒花了很多時間照顧母親。[29]索菲對瑪麗葉塔不理不睬了幾年之後，終於開始對她說話，最後兩個女人建立了溫暖的關係。但亞瑟對他的母親有著矛盾的情感，他盡可能不和她相處。他極尊敬母親，並感謝她為他付出的一切。只是索菲一向很專斷，她要求不信教的兒子一起過逾越節（Passover）和其他重要的節日，但除此之外，亞瑟與她保持距離。後來索菲被診斷出肺癌。莫蒂默接她到自己家裡住，為她安排醫療照護。小亞瑟．薩克勒滿十三歲時，家人決定為他舉行受戒禮（Bar Mitzvah），理由是索菲看到長孫接納信仰會感到安慰。[30]他們沒有在猶太教堂辦儀式，而是在華爾道夫飯店（Waldorf Astoria）舉行派對，家族全員都到場。老亞瑟戴著領結，索菲驕傲地眉開眼笑，脖子上掛著一條珍珠項鍊。

在二十世紀早些時候，普度佛雷德里克就因為格雷的甘油補藥（Gray's Glycerine Tonic）而有了相當成果，這是一款以雪利酒為基底的「靈丹妙藥」，該公司表示，它可以刺激食慾、促進營養，而且應該在「需要或想要一般補品時服用」。[31]公司內部流傳一個大家心照不宣的笑話，說這個提神飲料「在禁酒令期間賣得非常好」。[32]近幾年，普度專門生產一系列不起眼的產品，例如耳垢去除劑和名為通便樂（Senokot）的瀉藥，用於「治療不聽話的結腸」。[33]（「你們有沒有考慮過用通便樂的收件地址來製成世界地圖，以顯示便秘的地理分布？」[34]菲利克斯．馬蒂－伊巴內茲曾在一九五五年如此問雷蒙德和莫蒂默。他說，便秘是一個「普世問題」。）但此時普度想藉由這個有點尷尬的暢銷產品進軍其他市場。當雷蒙德專注於普度的國內業務時，莫蒂默則出國努力擴大公司規模。莫蒂默是薩克勒兄弟中最外向、最不受拘束的一個，他很快就適應了國際商務人士的角色。一九六〇年，他在蘇黎世湖邊伊甸園飯店（Hotel Eden au Lac）寫信給菲利克斯，「明天下午我將出發到布魯塞爾，然後去阿姆斯特丹和倫敦，週五晚上返回巴黎。」「下週末可能去北歐或回家，看紐約那邊有什麼消息。」如果說亞瑟沉迷於藝術收藏，那麼莫蒂默則正在發展他自己的旅行狂熱。[35]「我在美麗的聖莫瑞茲（St. Moritz）完成了四天的滑雪課程，正式成為滑雪愛好者，期待明年去佛蒙特州（Vermont）、匹茲非（Pittsfield）、西點（points West），然後回到義大利、法國、瑞士和奧地利，」他寫道，並惆悵地加了一句，「但還是沒有任何地方能取代里維埃拉（Riviera）。」

一九六〇年代的起始，對薩克勒兄弟來說是一個偉大時刻。他們的許多志向和抱負似乎就要看到結果，後續還有更多。亞瑟在一封寫給菲利克斯的的信中寫道，在「可免於憂慮的少數時刻」，他一直在思考薩克勒兄弟的「未來會是怎樣」。[36]但亞瑟有所不知，在第五大道和六十二街轉角繁忙的人行道上，聯邦調查人員混入往來於中央公園的人群，薩克勒總部已在他們的監視之下。[37]

麻煩的開端，是亞瑟・薩克勒吸引了一個惱人的調查記者密切注意，此人名叫約翰・李爾（John Lear）。他是《週六評論》（*Saturday Review*）[i]的科學編輯，之前待過《科利爾》（*Collier's*）雜誌[ii]，他在那裡素有以戲劇手法孜孜不倦地揭發醜聞的名聲。一九五〇年八月，美國對日本發動核攻擊五週年，李爾在《科利爾》雜誌上發表了一篇名為「美國廣島」的封面報導，文中以駭人而揣測的細膩筆觸，探討蘇聯若對紐約市發動核武攻擊的可能景象。[38]雜誌封面是一幅世界末日景象的全彩插圖，曼哈頓下城被火焰吞噬，橋梁坍塌墜入河裡，蘑菇雲遮蔽了天空。一如亞瑟・薩克勒，約翰・李爾知道如何引起人們注意。

一九五〇年代後期的一個晚上，[39]李爾與一位他認識的研究醫師一起用晚餐。[40]飯後，那人邀請李爾參觀他所任職的醫院實驗室。近來這位醫生開始擔心一些事，他想和李爾討論。「你看這些東西。」他說，並打開一個裝滿藥品廣告和免費新藥樣品的抽屜。這位醫生氣憤地說，這些廣告很多都是騙人的，所謂的藥效都是沒有根據的說法。他堅稱這是個大新聞，同時給李爾看一系列聖黴素的廣告，也就是一九五六年輝瑞公司在威拉德會議首次推出的「第三時代」組合抗生素。

其中一個廣告是一本郵寄給醫生的小冊子，上面寫著：[41]

愈來愈多醫生認為

聖黴素是首選的抗生素療法

手冊裡有一組名片，上面有八位醫生的姓名、地址和診所營業時間，看似為該產品背書。其中一位在邁阿密，一位在土桑（Tucson），第三位在麻薩諸塞州羅威爾（Lowell）。廣告暗示聖黴素不僅「非常有效」，而且「經過臨床證明」。當李爾檢視小冊子時，這位醫生解釋他寫了信給上述醫生，[42]詢問他們進行臨床測試得到了什麼結果（手冊說他們有做測試）。他遞給李爾一疊信封，是他寫的信，全都蓋上「查無此人」戳章後退回原發信人。

李爾很感興趣，他也寫信給這些醫生。[43]他的信原封不動卻被退回來。他又發了電報，結果被告知地址不存在。最後，他嘗試撥打廣告裡名片上的電話號碼，但沒有撥通：號碼是捏造的。輝瑞公司將這則帶有虛假背書的廣告發送給全國各地的醫生，有了八位醫學士作為權威表徵，廣告看起來如此可信又真實。廣告製作精美，令人印象深刻，但根本是詐欺。這則廣告是由亞瑟·薩克勒的廣告公司製作的。[44]

一九五九年一月，李爾在《週六評論》上的一篇文章發表他的初步調查結果，標題為「神奇藥物不再神奇」。[45]有關抗生素的公共討論通常洋溢著一股興奮之情，但李爾的文章卻呈現鮮明對比，他認為醫生濫開這些藥物，而且往往沒有任何穩固的醫學依據，這種情況部分歸咎於無所不在且愈來愈精緻的藥品廣告。

文章發表後，李爾收到大量郵件。一些和他聯絡的醫學專業人士建議，如果李爾要追蹤商業利益腐化醫藥界的主題，或許他會想深入調查一下食品藥物管理局負責抗生素部門的人，名叫亨利．韋爾奇。於是李爾打電話給韋爾奇，要求採訪。

韋爾奇接到李爾的電話時，他說真巧，[46]他才剛剛坐下來，正要給李爾寫一封信，詳細說明「你在文章裡犯的錯誤」。

李爾前往華府和韋爾奇見面，他們談了兩個小時。[47]韋爾奇似乎很自在。他向李爾保證，任何關於新藥行銷的擔憂都搞錯方向了。拜託，他噗哧一笑，美國醫生「沒有天真到會被廣告愚弄」。韋爾奇接著說，抗生素的危險性同樣被誇大，雖然李爾在醫學界的消息來源抱持相反意見，但這些人都「不知道自己在說什麼」。韋爾奇使出經典的華府權力招數，邀請食品藥物管理局的一名助手和他一起受訪，在李爾看來，這名官僚出席的作用主要是對韋爾奇所說的一切表示深刻認同。但現在李爾扭轉局面，說他想和韋爾奇私下談談，並禮貌地詢問這位下屬是否可以離開。當他們獨處時，李爾說他和消息人士談過，這人暗示韋爾奇從他與菲利克斯．馬蒂－伊巴內茲一起經營的兩本期刊獲得了可觀的收入。

「我的收入從哪裡來是我家的事。」韋爾奇撕下偽裝的親切，厲聲說道。

李爾覺得一個公職人員會斬釘截鐵地這麼說實在很特別。韋爾奇解釋，這兩份期刊是由一家名為ＭＤ出版社的機構所經營，他在該公司沒有任何財務上的利害關係。他說，「我和期刊唯一的關係是當編輯，因此才得到酬金。」並補充說他喜歡編輯期刊，「我不打算放棄。」李爾希望再問幾個問題，例如有關於抗生素「第三時代」的事，但韋爾奇態度轉為冷淡，採訪到此結束。

當韋爾奇把李爾從他的辦公室送走，他可能以為這檔事已結束。但如果他這樣想，他就嚴重低估了約翰．李爾，因為韋爾奇並不是李爾唯一訪談的華府官員。事實上，李爾近期與一位美國參議員的兩個幕僚見面，[48]這位參議員碰巧和李爾一樣喜歡調查。

艾斯特斯・基福弗（Estes Kefauver）參議員是一位臉色紅潤、身形削瘦的公職人員，身高六尺三吋，在田納西州（Tennessee）山區長大。[49]他是耶魯大學出身的律師，也是一名南方自由派，總是一頭熱地積極行善，有時連他的支持者都覺得他有點以自己的美德而沾沾自喜。[50]基福弗是一名反托拉斯官員，他是勢力強大的反壟斷及不公平競爭小組委員會（antitrust and monopoly subcommittee）的主席。在那個時代，國會委員會享有巨大權力和資源。基福弗在一九五〇年代後期開始研究製藥業時，他的小組委員會有三十八名全職員工。[51]

基福弗喜歡調查事情。十年前，他前所未有地發起對黑手黨的調查，一時在全國聲名大噪。[52]他走遍全國各地，在芝加哥、底特律、邁阿密和其他城市舉行聽證會，傳黑社會老大出席作證，這些人的名號如「行賄點鈔手」傑克・古茲克（Jake "Greasy Thumb" Guzik）和「大鮪魚」托尼・阿卡多（Tony "Big Tuna" Accardo）。聽證會透過電視轉播（當時電視還是相對新興的媒體），獲得了破天荒的高收視率。[53]新聞界稱基福弗的聽證會是「有史以來最了不起的電視節目」。[54]《時代》（*Time*）雜誌把這位參議員放上了封面，總共三次。[55]一九五二年基福弗參選總統，在新罕布夏州（New Hampshire）初選擊敗了哈利・杜魯門（Harry Truman），但最後在民主黨內初選敗給了阿德萊・史蒂文森（Adlai Stevenson）。四年後，他以副手身分與史蒂文森搭檔參選，再次挑戰白宮大位而失敗。到了一九五八年，基福弗看似接受做個有權有勢的參議員，也是在這個時候，這位在電視上打擊犯罪的名人將注意力轉向藥物業。

基福弗的幕僚開始著手調查，他們分散到全國各地，大約採訪了三百人。調查人員與約翰・李爾保持密切聯繫，李爾暗中提供他們線索和重要聯絡人。基福弗在調查黑手黨時，注意到不法份子都會在身邊集結一群看似合法的律師、政客和搞定事情的人。鋼鐵業也做同樣的事，付出高額費用給穿著細條紋西裝以權謀私之人。隨著新的調查持續進行，基福弗注意到，製藥業的高層主管將這種付高薪找代理人出征的形式提升為一門藝術。

「製藥業的人付給遊說團體的錢，多到讓鋼鐵業的人看起來像爆米花小販。」[56]他的一名幕僚評論道。先前基福弗注意到黑手黨腐化政府的手法，藉由收買治安官，到處砸錢，以至於本應監督非法活動的公共機構反而被收編。[57]這次製藥業似乎有相似之處。基福弗相信，監管機構有可能輕易受騙而變成其監管行業的走卒。[58]不過他在一九五九年底開始召開聽證會時，[59]大概沒有預料到聽證會即將披露的內容。

小組委員會召喚的證人之一是一名叫芭芭拉．莫頓（Barbara Moulton）的女子，她曾在食品藥物管理局擔任藥物審查員長達五年，後來辭職以示抗議。她作證說，該機構在監管處方藥行銷和銷售的工作上「徹底失敗」。據莫頓描述，在食品藥物管理局裡，製藥公司不斷對其施加壓力，監管員不但沒有監管製藥公司及其產品，反而對私部門唯命是從。[60]她說她堅持做好自己的工作，卻因此阻礙了自己在機構裡的升遷機會。她曾經因「對製藥業成員不夠禮貌」而被一名主管訓斥。莫頓特別舉輝瑞的聖黴素抗生素為典型例子，說明該機構對新藥幾乎不審查。「我認為任何了解臨床抗生素醫學的人，都不可能誠實地下結論說這些產品宣稱的療效有所本。」她說。莫頓總結說，製藥業「誤導」醫生。所謂食品藥物管理局保護美國消費者的想法，只不過是個安撫人心的神話。

聽證會的最初目的是把焦點放在製藥業的壟斷定價。但在基福弗和幕僚開始召喚證人，並向他們提問之後，調查就重新轉向了更深刻、廣泛的問題，也就是詐欺性的藥物行銷。[61]基福弗是個有耐心但堅持不懈的對話者。[62]他的性情溫和，似乎帶著愁容，他始終彬彬有禮，先讓證人說完，然後深深吸了一口煙，再輕輕提出一個尖銳的問題。當輝瑞公司總裁約翰．麥基恩從布魯克林前來為他的公司抗辯，基福弗指出，輝瑞公司自己的醫療主管發現，百分之二十七的人服用公司宣傳的一種沒有副作用的藥物時卻出現副作用。「你在醫學界投放大量廣告，」基福弗慢條斯理地說，「在我看來，你向美國醫生隱瞞了最重要的事實。」[63]

聽證會進行到一個階段，幾名公關人員現身委員會席前，基福弗開始以不疾不徐而有條理不紊的方式詢問幾年前在威拉德飯店舉行的第四屆抗生素年度研討會，特別是關於亨利．韋爾奇在那次研討會上發表、談到「抗生素第三時代」的演講。輝瑞的高層主管們非常喜歡這句話，以至於立即將其納入了聖黴素的廣告裡。基福弗召喚一位名叫基甸・納楚米（Gideon Nachumi）的年輕人作證，納楚米解釋，幾年前他就讀醫學院時，曾經休學在廣告業工作賺錢。最初他在威廉・道格拉斯・麥亞當斯負責輝瑞業務，之後轉到輝瑞公司擔任內部撰稿人。當然，製作有名片的詐欺性廣告是麥亞當斯，但基福弗對納楚米在輝瑞的某個經歷更感興趣。納楚米作證說，一九五六年初秋某個時候，他得到一項任務——「修訂韋爾奇博士的演講」，他被告知這份談話將在第四屆抗生素年度研討會上發表。納楚米透露，在會議之前，亨利・韋爾奇送來一份演講稿的副本給輝瑞公司「批准」，隨後公司指示納楚米快速瀏覽一遍，把演講內容變得「更吸引人」。小組委員會工作人員透過傳票，取得了韋爾奇演講原稿的副本，基福弗展示給納楚米看時，這位年輕醫生承認他做了一個重大修改，在演講稿中增加「抗生素的第三個時代」這段。他解釋這句話是輝瑞公司某個人發想出來，作為聖黴素的行銷「主題」，而非輝瑞公司太欣賞食品藥物管理局這位先生講稿中的金句，才把它借來做廣告文案。也就是說，輝瑞把自家的廣告文案直接放進演講內容。[64]

「你確定記得是你提議加進這句話？」基福弗的一位助理問納楚米。

「是的，先生。」納楚米回答。他解釋，如果食品藥物管理局抗生素主管如此「受人尊敬的權威」講出這句話，公司就能建立一個完整的宣傳活動。他說，輝瑞的廣告是用從海平面上升的旭陽來象徵第三時代的開始。「我認為人們可以從圖像看出它的重要性，」納楚米想了想說，「有點在暗示聖黴素的開發與廣效抗生素的發現同等重要，甚至堪比青黴素的發現。」

事實上，韋爾奇演講的最後版本刊登在他與菲利克斯・馬蒂—伊巴內茲共同編輯的兩本期刊之一。而根據他與馬蒂—伊巴內茲談好的合約條款，韋爾奇有權獲得講稿重印所產生任何收入的一半。[65]輝瑞在研討會之後便訂購了重印本，他們訂購了很多，準確地說，輝瑞訂購了二十三萬八千份講稿副本。

「這是辦公室裡經常拿來說笑的事。」[66]另一位輝瑞公關人員華倫・基弗（Warren Kiefer）作證說。當然，表面上訂購重印本的目的是公司可以把它們贈送出去，作為促銷活動的一部分。但亨利・韋爾奇博士在第四屆抗生素年度研討會上的開場演說，實際上能送出多少份？在整個促銷活動的過程中，他們只設法送出去幾百份。

「這些都堆在你的辦公室？」基福弗問。

「因此儲藏室常常亂七八糟。」基弗回答道。

「最後……都丟掉了嗎？」

「我想應該是。」基弗說。

現在基福弗使出殺手鐧。「買這麼多份的原因是什麼，你知不知道？如果根本就用不到的話？」

那位公關人員捏造了個理由。但對於任何認真聽的人來說，答案很清楚：輝瑞購買這麼多重印本，是為了賄賂亨利・韋爾奇。

聽證會在華盛頓進行了幾個月，基福弗的工作人員同時在調查薩克勒兄弟。亞瑟個人可能沒有與委員會所揭發的各種不當行為有牽連，但他的關係密切。麥亞當斯是他經營的廣告公司；輝瑞是他的客戶；聖徽素是他做的廣告；菲利克斯・馬蒂—伊巴內茲是他的朋友，也是麥亞當斯的雇員。「在藥物調查過程中，我不時聽到關於『薩克勒兄弟』的傳言。」[67]基福弗所信任的副手之一約翰・布萊爾（John Blair）在一九六〇年三月十六日的一份備忘錄中寫道。起初，布萊爾認為薩克勒兄弟是「外部」活動。但他愈仔細研究，這個姓氏出現的頻率就愈高。布萊爾得知馬蒂—伊巴內茲的ＭＤ出版事業有匿名股東，他深信一定是薩克勒兄弟。

布萊爾寫道，「任何一個團隊能夠在抗生素方面與政府機構裡最有權勢的人建立如此密切的關係，都不會是外部活動，」並補充說，三兄弟行事「隱秘不為人知」，「暗示了可能有很多我們不知道的事。」基福弗的幕僚試著統計薩克勒兄弟諸多事業版圖，發現他們非常多產。[68]但三兄弟隱瞞自己的活動有成，以至於他們仍然神秘兮兮，連政府調查人員也對他們一無所知。「薩克勒共有三兄弟──亞瑟、雷蒙德和莫蒂默，」布萊爾寫道，「據說都是精神科醫生。」他提到一個名叫瑪麗葉塔的女子，她「可能是亞瑟的妻子」。

調查人員發現家族總部在六十二街，這棟「樸實無華的建築」經過詳細檢查之後，竟然如「蜂巢一樣忙碌」。寄到大樓的郵件有些是給麥亞當斯廣告公司，有些是給MD出版社。調查人員指認出與該建築物相關、不下於二十個獨立的公司實體。但彼此都沒有明確的分界，因為「全部的活動都如此隱密」。

工作人員拿了幾張特大號的紙張，試著畫出薩克勒家族龐大的利益網絡，[69]在小框框裡寫出公司和個人的名字，用錯綜複雜的線把他們連在一起。「薩克勒帝國是一個徹底整合的企業。」布萊爾寫道。他們可以開發一種藥物，進行臨床測試，從與他們有關係的醫生和醫院那裡獲得有利的報告，在他們的廣告公司設計廣告宣傳，在他們的醫學期刊上發表臨床文章並刊登廣告，並利用他們的公關實力在報紙和雜誌上發表文章。

記者約翰．李爾與調查人員合作，在《週六評論》寫了一篇文章，稱亞瑟為「麥亞當斯的指導天才」，質問他在馬蒂─伊巴內茲和韋爾奇愈演愈烈的醜聞中到底扮演了什麼角色。[70]基福弗調查黑手黨時發現，黑手黨傾向於找同樣的會計師，此時李爾指出，薩克勒家族信賴的會計師路易斯．戈德伯特似乎代表了所有關係人。李爾在給基福弗幕僚的一封信中寫道，戈德伯特是「我在馬蒂─伊巴內茲和薩克勒之間第一個確立的實際連結」。[71]他找到一份文件，其中馬蒂─伊巴內茲稱戈德伯特為「我們的總會計師」。[72]他還說，據他的一位線人表示，「亞瑟．薩克勒是佛洛利克的匿名股東。」[73]佛洛利克經營L．W．佛洛利克廣告公司，也就是亞瑟在檯面上的競爭對手。有一回，李爾剪下他在一本醫學雜誌上所看到的一幅漫畫，裡頭描繪一隻章魚的觸手延伸到「藥品製造」、「醫學廣告」和「醫學期刊」。[74]李爾把剪報寄給約翰．布萊爾，附上一張便條寫著，「這隻章魚的主人是一個三口之家。」

調查人員最想做到的是，確立薩克勒兄弟和亨利．韋爾奇之間有密不可分的關係。[75]他們在某一刻得到了結論，馬蒂—伊巴內茲只是替薩克勒兄弟做「掩護」。但有人掩護就是這樣：只要做骯髒事的是馬蒂—伊巴內茲，就很難將他的行為歸咎於薩克勒兄弟，甚至他可能也沒意識到自己的行為有問題。如果調查人員能夠找出三兄弟與那位食品藥物管理局主管之間的直接關聯，情況就會改變。[76]

至於韋爾奇本人的情況看起來不太妙。小組委員會愈挖愈多，發現到的不當行為也愈令人震驚，韋爾奇都涉入其中。一九六〇年三月，調查人員正在發傳票準備採證，韋爾奇經歷了輕微的心臟病發作。五月五日，基福弗通知韋爾奇和馬蒂—伊巴內茲，要求兩人在兩週內到國會山莊作證。韋爾奇誓言捍衛自己的操守，說「即使得用擔架把我抬去」，他也會出席否認這些指控。[77]

但他沒有現身。馬蒂—伊巴內茲同樣以健康狀況為由拒絕出席。根據報紙的報導，「據說韋爾奇博士若站上證人席，就會有心臟病發的危險。」[78]「據報馬蒂—伊巴內茲醫生患有嚴重青光眼，恐有失明之虞。」

馬蒂—伊巴內茲一直努力在私底下為他的朋友尋找全身而退的方法。三月時，他寫了一封標記為「私人／機密」的信給比爾．佛洛利克。[79]「上週亨利．韋爾奇來我這裡，」馬蒂—伊巴內茲寫道，「我們討論了很多事，包括他的未來。」韋爾奇認為是他離開政府機構的時候了，馬蒂—伊巴內茲告訴佛洛利克。韋爾奇想進私部門，如此一來他就有機會善加運用他「與製藥業高層的獨特關係」。馬蒂—伊巴內茲則建議，或許佛洛利克用得到他，並補充說，「我知道你一直在尋找優秀人才。」

但到了這個節骨眼，亨利．韋爾奇的事業已經沒救了。當基福弗的幕僚發傳票要求檢閱銀行紀錄，他們發現了令人瞠目結舌的事情。亨利．韋爾奇曾告訴約翰．李爾，他與馬蒂—伊巴內茲共同編輯兩份期刊只拿「酬金」，但他撒謊。事實上，他的收入包括 M D 出版社所有廣告營收的百分之七點五，以及他編輯的兩本期刊任何文章重印本所產生的收入的一半。[80]韋爾奇在食品藥物管理局的年薪為一萬七千五百美元，[81]這個數字與他作為該機構最資深官員的俸額標準相符。調查人員得知，除了這些收入，在一九五三年至一九六〇年間，韋爾奇從他的出版事業賺得二十八萬七千一百四十二美元。[82]「這些數字曝光之後，這些傢伙就死定了。」一位參議員驚呼道，他指的是韋爾奇和馬蒂─伊巴內茲。[83]

數字曝光了，韋爾奇狼狽地從食品藥物管理局辭職。[84]他繼續堅持自己的清白，[85]把他下台歸咎於「政治」，並說「歡迎任何人翻閱期刊來找碴，提出任何未經編輯或缺乏科學誠信的文章、段落或句子。」但韋爾奇已玩完了。他躲過了刑事起訴，成功保留全額退休金，退休搬去佛羅里到達。[86]與此同時，食品藥物管理局宣布對韋爾奇所核准的每一種藥物進行複查。[87]

這是調查獲得的重要成就，但基福弗還未滿足。他想訊問比爾・佛洛利克，並發傳票給他。然而，這位參議員發現，某個影響國民的輕微公衛危機似乎源於他所發出的傳票，佛洛利克與韋爾奇和馬蒂─伊巴內茲一樣拒絕作證，他檢附醫生開給他的信，信中描述「若出席可能會加劇他的眼疾」。[88]為避免有人懷疑這個藉口，佛洛利克不敢僥倖，立刻出國。委員會收到通知說他有病不能出席，「目前人在德國某處。」

一九六一年十二月，一份新聞稿宣布基福弗即將結束聽證會，並說明他希望所蒐集到的證據能夠支持立法糾正「製藥業不當行為」。但文章提到在結束調查之前，他還想傳最後一位證人：「麥亞當斯總裁，亞瑟・薩克勒醫生」。[89]

瑪麗葉塔一直都知道她的丈夫有種特殊能力，「只要他專心在某個領域，其他一律與他不相干。」[90]當調查、爆料文章和聽證會在他周圍盤旋的同時，亞瑟正忙著管理他的生意、他的收藏和照顧家人。他鄙視基福弗，認為他是個興風作浪的政客，目的是與製藥業過不去。[91]亞瑟向來不怎麼信任政府監管人員，總是看扁他們，覺得都是些笨手笨腳的官僚，八成是因為進不了醫學院才進入公部門服務。亞瑟抱怨，基福弗的理論是「執業醫師不是傻瓜就是無賴」，醫學研究人員和科學出版物「不可信任」。亞瑟非常不喜歡任何有關他個人可能涉及的利益衝突之暗示，他把這些暗示駁為「含沙射影」、「胡說八道」，[92]堅稱他所做的一切向來都是為了助人。

他一直迴避曝光，而現在由於《週六評論》和美國參議院的調查，曝光變得更像是他長久以來所認為的那麼危險。馬蒂—伊巴內茲出版的期刊編輯委員會中有幾位名醫，已開始提出抗議，[93]他們氣沖沖地寫信詢問「三位薩克勒醫生」是否就是這些期刊的幕後老闆。（馬蒂—伊巴內茲回應道，薩克勒兄弟都是「親愛和令人欽佩的友人」，明顯拒絕回答這個問題。）[94]「從前我很高興自己的名字出現在其中一份期刊的編輯委員會裡，」一位名醫告訴《新聞週刊》（*Newsweek*），「現在我深惡痛絕，已經辭退了。」[95]

當亞瑟被傳喚到華府，他並未聲稱眼睛受傷或溜去歐洲。在他生命的晚年，他所做的站出來對抗的決定，成了他傳記中的神話篇章。「當時是麥卡錫式的獵巫時代，因此製藥業每個人都害怕被摧毀。」[96]在薩克勒家族基金會出版的記述裡回憶道，「薩克勒決定首當其衝，代表整個行業接受審查。」他聘請了克拉克・克利福（Clark Clifford），[97]一位傳奇的華府權勢律師和調解人，此人曾是杜魯門總統的核心顧問。一九六二年一月三十日，亞瑟大步走進參議院。

「委員會宣布聽證會正式開始，」[98]基福弗說。他指出，聽證會的一個主題是廣告和促銷，「藥效經常被誇大。」而關於副作用的警告則「通常付之闕如」。因此，今天他們要聽聽兩家龍頭藥品廣告公司之一的經營人的證詞。「你是否鄭重發誓，你今天將提供的證詞都是實話，絕無造假？」基福弗問道。

「我發誓。」亞瑟回答。

這對基福弗的幕僚來說是一個重要時刻：章魚本人出現了。幾個星期以來，他們一直對這次審訊進行兵棋推演，[99]草擬了一系列腳本，其中包括基福弗應該提出的問題，以及薩克勒可能提供貌似合理的答案。

「我是一名醫學士，也是威廉・道格拉斯・麥亞當斯董事會的主席，」亞瑟說，「我目前是長島大學（Long Island University）布魯克林藥學院治療研究實驗室主任和治療研究教授。」他接著說，「我在醫學期刊上或精神病學和生理學國際會議發表或報告約六十篇論文。」為了供委員會參考，他帶來一份文獻目錄，「我希望能將這個納入紀錄。」亞瑟指出，他的精神病學研究「在國內外都得到認可」。他說，他有兩個事業，一個是醫學，另一個是商業。他「同時並分別從事這兩種職涯」。

上次亞瑟出現在國會山莊是十年前，當時他還不是那麼有自信，他畢恭畢敬地上門乞求資金，還被一名反猶參議員羞辱了一頓。但今天在議事廳裡的亞瑟．薩克勒已脫胎換骨，現在的他有文化、有素養，還有崇高的醫學權威。他操著尊貴的口音，把它當彈簧刀一樣對著和他對話的人揮舞。一個認識他的人回憶道，「他似乎在炫耀自己的嗓音，把它當作成就的象徵。」[100] 基福弗等人詢問他有關藥物製造和行銷方式的問題，亞瑟鎮定自若，非常配合，偶爾對這些非醫學人士的無知表現出溫和的不耐。他指出，麥亞當斯廣告公司不是只有一群廣告人，還有很多醫生在那裡工作。麥亞當斯「以醫學管理方式為宗」，該公司秉持一個信條：「有道德的藥品廣告在促進社區健康方面能發揮積極的作用」。很久以前亞瑟就意識到，淡化一個人的影響力和資產規模總是有好處，現在他堅稱麥亞當斯根本不是兩家最大的醫療廣告公司之一。事實上，這是一間營運規模非常小的公司。「麥亞當斯被當成重要的公司，我們自然而然感到榮幸，」他滿意地說，「但實際數據顯示，我們在經濟圈占的規模相對算小。」

基福弗偏好的問訊方式，是用禮貌的口吻讓證人產生一種虛假的安全感，他讓對方說話，直到對方把自己逼到死角。但這種恭敬的態度用在亞瑟．薩克勒身上適得其反。亞瑟以阻撓議事的姿態說醫療廣告能救命，因為它縮短了發現新藥到醫生以其開立處方的時間。他接著說，「週週、月月、年年，這種快速、可靠的製藥溝通形式，縮短了藥物發現到使用的時間差，挽救了患者的性命，帶來舒適，給他們鼓舞，並省下金錢。」他再補充說，他很樂意為參議員們提供「佐證的背景材料。」

基福弗參謀部所製定的詳細作戰計畫，至此完全派不上用場。亞瑟為委員會發表演說，彷彿他們是一群醫學院新生。亞瑟宣稱，醫生絕不可能上當而相信不實廣告，況且哪來的不實廣告？他所看到的大部分廣告，當然還有他製作的所有廣告，都非常合理。他在獨白中間插了一句，「我希望我不會講得太快。」然後又飛快地接下去。一度，基福弗幾乎不好意思地問道，薩克勒是否能「回答一個問題」。

「基福弗參議員，我可否繼續說下去？因為我相信我的證詞可以澄清許多事，這樣可能就不需要進一步提問。」亞瑟回答道。

這讓參議員暫時閉嘴，但為時不久。最後，他直接打斷亞瑟，脫口說出一個問題，亞瑟維持同樣的速度說話，「我馬上要說到那裡了，參議員。」

這是一場非比尋常的演出。在某個時間點，其中一名幕僚厲聲說道，「醫生，你講完了沒？」他還沒講完。他質疑委員會所呈事實以及他們對事實的詮釋。「基福弗參議員，有一點我想清楚說明，」亞瑟邊說邊糾正一些基本的誤解，「如果你本人接受過醫學院的培訓，是絕對不會犯這種錯誤的。」

他像在跳舞一般跳著，誰也搆不著他。當然，沒有一種療法是完全沒有副作用的，亞瑟承認。但基福弗問他某種心臟病藥物會產生落髮這種特定副作用時，亞瑟面無表情地說，「我寧願頭髮稀疏，也不要冠狀動脈阻塞。」

那天調查人員潰不成軍，以致未能就他們透過傳票所收到的一連串信件向亞瑟提問。這些信件一直未能在聽證會上提出，或以任何方式公開，但的確在小組委員會手中：之後幾十年裡，這些信一直被塞在一大堆文件夾當中，收在一個紙箱裡，類似的紙箱還有四十個，裡頭裝了基福弗藥物調查的完整文件。這些是亨利・韋爾奇和亞瑟・薩克勒之間的通信。「親愛的薩克勒醫生，」韋爾奇在一九五六年二月二十三日寫道，「很高興有機會與您通電話，很可惜我最近一次去紐約時我們沒能碰面。」[101] 韋爾奇接著向薩克勒尋求「一點外部幫助」來資助一本新期刊。

「我很想與您見面，彼此多多了解。」[102] 薩克勒在五天後回信。三年後，韋爾奇開始碰上麻煩，亞瑟又寫信給他。「在這個試煉的時刻，我想告訴您，您有很多朋友，大家……與您並肩作戰。您受到無理的迫害，只因一個卑鄙人物為了寫出聳動文章，」他指的是記者約翰．李爾，「這樣的處境令人心痛。」[103]身為ＭＤ出版社匿名股東，亞瑟間接促成這位食品藥物管理局抗生素負責人的墮落，而亞瑟的客戶輝瑞公司，更透過購買數十萬份無用的重印本來賄賂他。對於這樣的人，亞瑟寫道，「向您和您的家人致以誠摯的祝福，祝一切順利。」

但調查人員沒機會向亞瑟詢問韋爾奇的事。他們只能在固定時間內提問，這大概是亞瑟強大的律師克利福事先商定的。然而，在這段時間裡，調查人員幾乎插不進一個字。當亞瑟和他的律師站起來準備離開議事廳，他心裡一定只感到勝利。走出門之前，他看了基福弗最後一眼，感謝他給予自己機會來陳述情況。然後亞瑟浮誇地說了一句，「紀錄不言自明。」就走了出去。

i．譯註：內容涵蓋文學、音樂、影評、教育的美國週刊，發行期間為一九二〇年到一九八六年。

ii．譯註：一八八八年創刊的調查報導週刊，一九五七年停刊。

第七章　丹鐸之戰

尼羅河畔矗立著一座小神廟。[1]最初它是由當地的羅馬總督在基督誕生前十年或二十年建造的，為了紀念據說在河裡溺斃的一對兄弟。這座神廟由砂岩建成，牆上的雕刻裝飾描繪佩德西（Pedesi）和皮奧（Pihor）兩兄弟，[2]正在敬奉歐西里斯（Osiris）和他的妻子伊西絲（Isis）。耶穌基督誕生又死去，最終神廟被改建成基督教教堂。[3]幾個世紀以來，新的宗教蓬勃發展，新的語言誕生，偉大的帝國興起又衰亡，神廟始終屹立不倒，當然也少不了掠奪：埃及有許多偉大神廟，任何可以被移走的寶物最終都被衣衫襤褸的盜墓者偷走，後期的盜墓者模樣比較優雅，這些人穿著在陽光下自然垂墜的亞麻西裝，自稱埃及古物學家。幾個世紀以來，人們前來研究這座神廟，在此遙想這座遺跡所屬的消失的世界。除了原始的雕刻，神廟也有塗鴉，用世俗體（demotic script）[i]刻在牆上，在世俗體失傳很久之後，塗鴉仍然存在，除了學者之外，無人能解讀。一八二一年，一個名叫路德・布拉迪許（Luther Bradish）的美國律師兼退伍軍人參觀了這座神廟，[4]他把自己的名字刻在牆上：L. BRADISH OF NYUS 1821（譯按：意思是「路德・布拉迪許，美國紐約，一八二一年」）。另一個名叫菲利克斯・邦菲斯（Félix Bonfils）的法國攝影師在十九世紀後期造訪這座建築，並以油漆在建築物上潦草地寫下他的名字。[5]四十年後在他拍攝的照片裡，那位法國人已不在世，但仍然可以看到他的簽名 BONFILS。最終，油漆褪色，邦菲斯被遺忘。

憑著一股衝動在神廟寫下自己的名字來褻瀆神聖場所，可被視為蓄意破壞。但這也是一種違抗行為，違抗死亡和時間本身。今天的我們知道那對兄弟的名字，即使他們在尼羅河溺斃是兩千年前的事。但我們也知道破壞公物者的名字，因為它仍然可以在神廟的牆上讀到。人死了，但名字永存。

到了一九六〇年代，埃及是一個快速現代化的國家，為了控制尼羅河年復一年的氾濫，該國著手修建水壩。[6]有了水壩，就可以管理該地區的灌溉。水壩可將數百萬英畝的沙漠變成耕地，埋在地下的渦輪機組又可用作水力發電。這座水壩被譽為技術的奇蹟，它是「新金字塔」。[7]只是有個問題：重新分配巨大的水體之後，水壩將形成一個三百英里的湖泊，[8]淹沒了周邊地區，並吞沒散落在路徑上的五座古老神廟。幾千年來，這些建築奇觀撐過了歲月的摧殘，但現在埃及將被迫在未來和過去之間做選擇。以所在地命名的丹鐸神廟（Temple of Dendur）是其中一座受威脅的建築，它將會被沖走。

國際間發起了一場拯救「努比亞文物遺址」（Nubian monuments）的活動，聯合國同意協助埃及搬遷每一座受水壩影響的古老神廟。然而，這需花一大筆錢，而埃及沒有這筆錢，於是美國允諾支付一千六百萬美元來協助這項工程。埃及官員阿布杜勒．索伊（Abdel el Sawy）被這項慷慨行為所感動，於是在一九六五年提出將丹鐸神廟贈予美國以表示感謝。[9]立意很好，但要怎麼贈送一座八百噸的神廟？[10]而且在美國如此年輕的國家，這麼古老的文物要存放哪裡？

大都會藝術博物館位於第五大道上優越的位置，延伸到中央公園之內，最早是在內戰結束後構思成立，當時一群顯赫的紐約人決定美國需要一個能與歐洲媲美的偉大藝術博物館。一八七〇年該館登記組成，十年後遷入第五大道現址。[11]大都會藝術博物館最早的館藏是私人藝術收藏品，[12]主要為歐洲繪畫，由鐵路大亨約翰．泰勒．約翰斯頓（John Taylor Johnston）捐贈，還包括他的其他強盜貴族同伴的捐贈。打從一開始，博物館就展現出很有意思的緊張關係，一邊是富有贊助人小集團的興趣及耽溺，另一邊則是以公共精神為懷、人人平等的使命感。大都會藝術博物館將免費開放給大眾參觀，[13]但由富人的餽贈作為贊助。一八八〇年，博物館落成典禮上，受託人之一律師約瑟夫・喬特（Joseph Choate）向齊聚一堂的鍍金時代實業家發表演講，為了爭取他們的支持，他提出了一個狡詐的說法。他說慈善事業真正買下的是不朽：「各位事業橫跨諸多市場的百萬富翁，請思考一下，請聽我們的建議，把豬肉變成瓷器，把糧食和農產品變成無價的陶器，把商業用粗礦石變成雕刻過的大理石，您將可換來諸多榮耀。」[14]喬特說，鐵路股和礦業股在下一次金融恐慌時，「肯定會像乾裂的卷軸一樣灰飛煙滅，」但它們可以轉換成恆久的遺產，成為「藝術大師的美麗油畫，掛在館內的牆上好幾個世紀之久。」他提出，透過這樣的變體（transubstantiation）[ii]，巨額財富可以轉入長年存在的公民機構。久而久之，任何特定氏族慷慨贈與的緣由可能會被遺忘，後代只記得他們的慈善作風，因為家族姓氏出現在某個展間、某個側廳，甚至可能是建築物本身。

到了一九六〇年代初，大都會藝術博物館已成為世界上最大的藝術博物館之一，但它有財務上的困難。一方面，博物館積極收購偉大的藝術品：一九六一年，大都會藝術博物館以兩百三十萬美元創紀錄的金額收購林布蘭（Rembrandt）的畫作《亞里士多德與荷馬半身像》（*Aristotle Contemplating a Bust of Homer*），[15]但與此同時，博物館幾乎無法再繼續營運或支付員工薪水，只能靠紐約市原本就已緊張的預算撥款來維持。[16]博物館的參觀人數不是問題：館方購置了林布蘭作品後，幾個小時之內就有八萬六千名參觀者從這幅畫前列隊經過（一則新聞報導暗示，參觀者是為了親眼目睹「一幅畫是否值得一枚導彈的價格」）。[17]每年有三百萬人次參觀博物館，困難的是他們都沒有付錢。[18]

大量的參觀人數也加劇了另一個問題：大樓沒有空調。在旅遊旺季的盛夏，展間裡悶熱難耐，因此博物館需要資金來進行翻修，包括安裝冷氣。時任大都會藝術博物館館長的是一位矮壯、煙斗不離身的藝術行家詹姆士・羅里默（James Rorimer）。[19]他在一九六一年宣布了一個目標，[20]要在三年後紐約世界博覽會（New York World's Fair）開幕前在大都會藝術博物館安裝空調，他只需要想個方法來付這筆錢。於是他求助於亞瑟・薩克勒。[21]

羅里默選擇的時機正好。薩克勒兄弟剛剛開始涉足慈善事業，亞瑟對藝術收藏的熱情正處於高峰。三兄弟從基福弗的調查中全身而退，他們因此感到活力充沛又信心十足。根據這段期間擔任三兄弟律師的理查・雷瑟的說法，「他們為自己能脫身感到自豪。」[22]羅里默有樣東西是三兄弟想要的。打從一八八〇年約瑟夫．喬特和其他顯貴人士的那個時候開始，大都會藝術博物館就是紐約市最頂級的業內人士俱樂部。薩克勒兄弟捐款給許多不同的機構，值得一提的是，他們的餽贈往往是給予之前和他們毫無私人關係的地方。亞瑟沒讀過哥倫比亞大學，他讀的是紐約大學。因為反猶配額，莫蒂默和雷蒙德甚至無法進入紐約大學醫學院就讀。然而，三兄弟捐錢給哥倫比亞大學，然後是紐約大學，還有菁英中的菁英哈佛大學。他們的慷慨有種明顯渴望富貴的性質。

但大都會藝術博物館是最頂級的層次。雖然博物館秉持免費開放給大眾的信念，但同時也是出了名的富人俱樂部，富有的捐贈者透過贊助，換來令人垂涎的博物館董事會之席位。在這裡從事慈善事業帶來無與倫比的聲望，毫無疑問，大都會藝術博物館也是亞瑟．薩克勒熱愛的地方，每一條大理石走廊、每個前廳和展間，都堆滿了珍寶。或許上次的林布蘭是大額收購，但事實上博物館已擁有林布蘭的畫作：共三十幅。[23]大都會藝術博物館就像是擁有最多玩具的孩子。羅里默來找亞瑟時，亞瑟同意提供一份大禮，他承諾提供十五萬美元來翻新博物館的二樓，[24]條件是該空間重新命名為薩克勒展間。

這是合情合理的要求，捐贈者捐款時，喜歡在牆上看到自己的名字。但亞瑟還提出了一個更奇異的安排。他提議由他向大都會藝術博物館購買能夠填滿新空間的所有藝術品，也就是博物館在一九二〇年代收購的一系列亞洲精品。他提議支付給大都會藝術博物館他們當初支付的價格，也就是一九二〇年代的價格，然後他再將作品捐回給博物館，前提是今後每件作品都要被稱為「亞瑟．薩克勒捐贈」，即使一直以來這些展品都屬於博物館。這個便利的方式讓博物館得到額外收入，亞瑟又可以將薩克勒姓氏附加到更多展品上。亞瑟也很熟悉避稅的好處，[25]因此為了節稅，他宣布每筆捐贈都不會以他支付的價格來計算，而是當前的市值。這是經典的亞瑟．薩克勒手段：創新、招搖、有點不夠正大光明；這個慈善捐贈計畫在計算過稅率優惠之後，實際上亞瑟能夠賺錢。[26]但博物館需要現金，於是同意了。[27]

羅里默是個奇人。他在戰爭期間努力追回被納粹偷走的藝術品，身為大都會藝術博物館的館長，他像警察一樣在博物館裡四處徘徊，身穿法蘭絨西裝，搭配顯眼的軍靴。他對收藏的珍品負有保管的責任，以至於他會停下來，擦去展品上的灰塵。每天有一千名學童參觀博物館，每當羅里默發現年輕的參觀者不守規矩地觸摸雕像，他都會厲聲說，「那東西已經四千歲了。」[28]即使如此，他仍深信博物館是社會中一股教化的力量。「親近美只會帶來更多的美。」他喜歡這麼說。

這樣的信念與亞瑟產生了強烈的共鳴，童年時參觀布魯克林博物館讓他記憶猶新。亞瑟喜歡羅里默，[29]認為他不僅是一個可以合夥做生意的人，而且同樣是美學家。後來他回憶起他在大都會藝術博物館與羅里默共度的「奇妙」時光，「我們會聊上幾個小時，純粹從學術研究和鑑賞家的角度聊天，就像兩個中國古代士大夫。」[30]隨著他與大都會藝術博物館的關係日趨成熟，亞瑟也發現他和哥倫比亞大學來往時所學到的伎倆帶給他諸多好處。姑且將它想像成誘餌：一個富有的贊助人，通常可以在缺錢的機構得到與實際餽贈不成比例的好處和影響力，因為這位精明的捐贈者懂得把未來可能的捐贈當作誘餌，博物館或大學都不敢錯過。如果誘餌這招做得好，該機構為了讓捐贈者（甚至潛在捐贈者）滿意，幾乎沒有不願意配合的。

亞瑟別有所圖。例如，他想在大都會藝術博物館裡有一個專屬空間，讓他可以存放迅速增加的個人藝術收藏品。長島的荷蘭式房子和紐約的排屋都擺滿了家具、陶罐、繪畫和雕塑，其實亞瑟的藝術收藏逼得家人沒地方住，所以他需要空間。如果可以在大都會藝術博物館擁有自己的專屬空間，何必還要租儲物櫃？這個作法還會帶來更多聲望，空調和保全等事項只不過是一部分條件。於是，博物館安排了在館內給亞瑟一個私人的「飛地」，[31]這是套用亞瑟慣用的浮誇詞藻。隨後亞瑟將他收藏的數千件物品，連同他自己的私家策展人一起搬進了這個空間，這位策展人將在那裡任職。他也安排了他的朋友保羅・辛格在飛地有一間辦公室，就是那位來自維也納的精神病學家和鑑賞家，他曾經是亞瑟在亞洲藝術方面的導師。亞瑟在門上安裝了一個新鎖，這樣他和他的同事就可以進入這個空間，但大都會藝術博物館的工作人員卻不行。羅里默正式同意這項安排，[32]他希望如此一來，或許有天亞瑟會將他所收集的大量珍品捐贈給博物館。

所有的安排都依照亞瑟要求秘密進行，[33]連博物館自己的工作人員都不明白這個神秘空間是什麼。很久以後，亞瑟會說飛地不是他的主意，[34]是羅里默提議收容他的藏品，因為將藏品擺在他的屋簷下，會讓我「較難去其他地方」。但這很難取信於人，特別是因為亞瑟同時安排在別的機構也設立了另一個飛地，[35]這次是美國印第安人國家博物館（Museum of the American India）。

一九六六年春天某個星期三，詹姆士・羅里默在大都會藝術博物館待了一整天後，回到他位於公園大道的公寓，上床睡覺，結果心臟病發作。[36]他的驟逝對亞瑟和大都會藝術博物館來說都是巨大的損失，但他很快被一個甚至更有趣的繼任者取代。湯瑪斯・霍文（Thomas Hoving）年輕、企圖心十足、活力充沛，他精於政治，曾擔任位於華盛頓高地（Washington Heights）修道院博物館（Cloisters）館長，也當過紐約市公園處長，這個職位之前數十年都是由羅伯特・摩斯（Robert Moses）[iii]擔綱。霍文喜歡自我宣傳，也是個落落大方的平民論者，他戴著木髓帽在城市綠地昂首闊步，[37]組織「偶發藝術」（happenings）吸引紐約人走入公園。他像個娛樂演出的主辦人，認為大都會藝術博物館應該是一個大型、引人注目、受歡迎的機構，不僅屬於學者和知識份子，也是屬於公眾的場所。霍文對古埃及人特別著迷，他決定派給自己一個任務，就是取得丹鐸神廟。

現在這座神廟是六百四十二塊砂岩磚：[38]埃及政府已將它一塊塊拆除，等待一個新家。埃及宣布有意將這座建築捐贈給美國之後，霍文表示他堅信唯一適合這座神廟的永久歸宿，就是紐約大都會藝術博物館，但結果華府的史密森尼學會（Smithsonian）也想要它。如果說霍文像個積極進攻的業務，典型的紐約派活力和自信，那麼史密森學會負責人S・狄倫・黎普利（S. Dillon Ripley）走的則是坐享特權的貴族風。「我們並沒有為了爭取它而發起活動，」[39]黎普利宣布，然後幾乎像是事後隨口補上一句，「但我們要它就是了。」

然而，大都會藝術博物館和史密森尼學會並不是唯一的競爭者，另有二十個城市加入競標。[40]曼菲斯！鳳凰城！費城！邁阿密！美國參議員群起向國務院提出請求，民間組織也參與進來。伊利諾州的開羅（Cairo）呢？[41]埃及神廟要搬來美國，還有比一個叫開羅的中西部小城更好的歸宿嗎？爭取這個威嚴獎品的競爭愈演愈烈，媒體稱之為「丹鐸之戰」（the Dendur Derby）。[42]

神廟未來的位置被視為國家級重要性的問題，最終的決定落到了美國前總統艾森豪此一權威人士的手中。艾森豪任命一個專家小組來幫助他慎重考慮。前兩大競爭者，史密森尼學會和大都會藝術博物館，迅速脫穎而出，但兩者對於神廟的處置方式提出了截然不同的建議，史密森尼學會建議應該放在戶外，由大自然包圍，就像兩千年來的情形，黎普利解釋，他希望這座神廟「盡可能以自然的方式」展出。[43]但大都會藝術博物館的霍文有更宏大的主意：他想在博物館建造新的側廳來存放這座神廟。老實說，他覺得史密森尼學會提議將神殿放在戶外非常荒謬，特別是在華府這個地方。或許神廟經得起兩千年埃及的氣候，但面臨國家首都的嚴寒冬天和濕熱夏天，就沒有希望了。「我們有證據可資證明。」一位大都會藝術博物館主管看壞地宣稱，[44]如果這座神廟放置於哥倫比亞特區戶外，很快就會變成「一堆沙子」。

結果這就是他們勝出的論證，一九六七年四月，艾森豪宣布丹鐸神廟將送到大都會藝術博物館，湯瑪斯．霍文勝出。「我真的很高興你得到這座神廟了。」他的友人、前第一夫人賈姬．甘迺迪（Jackie Kennedy）溫柔地說，並補充說她的兒子「強強」（John John）最喜歡在大都會藝術博物館的埃及區跑來跑去。霍文計劃在八十四街靠近第五大道為神廟建造新的側廳，恰好就在甘迺迪家對面。「我會為神廟打燈，」[45]他承諾，「這樣你們從窗戶就可清楚看到它。」

但說時容易做時難。霍文的計畫包括大舉擴建博物館和進行現代化改造，之後還會有一系列新的空間：洛克菲勒側廳將放置尼爾森・A・洛克菲勒（Nelson A. Rockefeller）的藏品，他是紐約州長和億萬富翁約翰・D・洛克菲勒（John D. Rockefeller）的孫子；還要有一個雷曼展間收藏羅伯特・雷曼（Robert Lehman）的藏品，他是雷曼兄弟（Lehman Brothers）共同創辦人的孫子，現在自己經營這家銀行。丹鐸神廟預計安置在自己的側廳，伴隨一個反射池和一面巨大的玻璃牆，如此一來路人就可以看到它。但由於霍文打算將博物館的結構進一步推向中央公園的綠地，但這位前公園處長正受到環保主義者強烈的抵制。[46]批評者譴責霍文的提議是「對中央公園強姦」（the rape of Central Park）。不滿者興訟，大都會藝術博物館外發起了憤怒的集會。

還有，誰來為這一切買單？艾森豪將這座古埃及神廟贈予大都會藝術博物館的一個月左右之後，現代埃及與以色列開戰。原本霍文打算向紐約的富人募集資金，但埃及和關於埃及的一切突然不流行了。神廟本身已運到布魯克林的碼頭，擱置在停車場，由保護性塑料氣泡布包覆著，霍文試著籌募資金來建造它的新家，但沒有任何捐助者希望自己的名字出現在來自埃及的神廟上。霍文感到愈來愈絕望，他沮喪地開玩笑說，他注定要毀在「木乃伊的詛咒」。但他不氣餒，有一天他突然意識到有個人他還沒問過那就是亞瑟・薩克勒。[47]

霍文接掌大都會藝術博物館時，知道薩克勒飛地的事，覺得整個安排有點奇怪。薩克勒是否明確說過，大都會藝術博物館最終會得到他存放在那裡的藝術品？霍文懷疑，沒人能確定薩克勒確實說過。[48]霍文甚至不太清楚亞瑟的財富來源，他只知道亞瑟很有錢，他捐錢給大都會藝術博物館，而且他似乎還想捐更多。於是，霍文打電話給這位醫生，詢問他是否可能考慮捐款。亞瑟・薩克勒不是一個很容易聯絡上的人：[49]因為他太忙了，而且經常從一份工作轉移到下一份工作，即使是和他親近的人也覺得他很難找。但就在霍文打完電話後半小時內，[50]亞瑟本人來到霍文在博物館的辦公室，他有點上氣不接下氣。

霍文立刻開始推銷。他說，亞瑟是這座城市唯一有「膽量」捐款的人。通常講到這一點，其他捐助者就會在原則上先反對一下，說他們不想為贈送的埃及神廟付錢蓋新家。但亞瑟還在聽，於是霍文放手一搏。他說，我需要三百五十萬美元。

這在一九六七年是一筆巨款，比亞瑟之前所付出的任何金額還要乘上很多倍。

「我願意付。」[51]亞瑟說。

當然是有條件的。亞瑟指名這筆錢會由他本人及他的弟弟莫蒂默和雷蒙德支付，而且不會是一筆完整的預付款，而是慢慢付完。新的側廳要命名為薩克勒側廳，與洛克菲勒廳和雷曼收藏齊名，神廟所在的獨立空間將成為收藏埃及藝術的薩克勒展間，另有一組新的展覽空間將作為薩克勒亞洲藝術展間。與這些新空間相關的任何標牌上，亞瑟、莫蒂默和雷蒙德的名字要單獨列出，每個人都要有中間名的首字母，每個人的名字後面都要有字母「MD」（譯按：醫學士）。以上全都詳細條列，作為有約束力的合約條款。一位大都會藝術博物館行政人員開玩笑說，標牌內容磋商到這麼細，現在只缺「他們的門診時間」。[52]

一九七四年春天，霍文終於獲得必要的批准，施工開始進行，鑽孔機和電動鎚的喧囂聲響徹中央公園。[53]《紐約時報》宣布，新側廳的建成「主要感謝近期來自亞瑟．M．薩克勒、莫蒂默．D．薩克勒及雷蒙德．R．薩克勒三位醫生三百五十萬美元的餽贈。」[54]但事實上，由於薩克勒兄弟談的條件是在二十年間付這筆捐款，因此到了真正要蓋側廳時，大都會藝術博物館手上沒有足夠現金來資助建造，不得不籌措更多的資金。[55]（最後紐約市政府湊了一百四十萬美元進去。）[56]

在大都會藝術博物館的北側，一隊工匠拆開巨大砂岩塊的包裝，開始將它們排列在一個大型混凝土的平台上。這些石塊已拆卸放置十一年了。[57]每個石塊都經過編號，大都會藝術博物館的團隊查閱比例圖和照片，將它們重新組合在一起，就像一個巨大的樂高遊戲。隨著神廟漸漸成形，工人們不僅能辨認出自神廟建成以來就布滿牆壁的古老雕刻，還可辨認出之後的塗鴉，是以世俗體寫成的，還有那位十九世紀紐約律師寫下的 L. BRADISH。他到埃及把自己的名字刻在一座建築物側面，結果這座建築物最後落腳於紐約。

這是薩克勒兄弟的勝利時刻，但亞瑟若以為只要在大都會藝術博物館有個以他姓氏命名的側廳，就能被紐約上流社會接受，那他可就錯了。他全心投入博物館生活，參加由大都會藝術博物館所贊助的印度之旅〔也在這趟公費旅遊裡，慈善家愛德華・瓦伯格（Edward Warburg）發病了，亞瑟打開他隨身攜帶的手提箱，裡面裝滿了藥物，瓦伯格開玩笑說像「一間藥房」。〕[58] 霍文是真心喜歡亞瑟，差不多像是職業勾引人對於被征服對象的喜愛。「他很敏感、古怪、武斷，而且容易受傷，」[59] 後來霍文評論道，「這讓遊戲變得更有趣。」

但亞瑟為餽贈設下的諸多限制條件，讓大都會藝術博物館其他主管相當惱火。[60] 至於藝術界的老面孔，[61] 則是對這位財力雄厚、過於熱切的暴發戶擺明了蔑視或暗地裡瞧不起他。一名拍賣行高層主管告訴《浮華世界》（*Vanity Fair*），亞瑟・薩克勒和「金錢符號」有著同樣的魅力。某個參觀過亞瑟住家的人，將他那充滿藝術氣息的世外桃源比喻為「殯儀館的側廳」。亞瑟非常想在博物館富有盛譽的董事會得到一個席位，他覺得是他應得的，其實並非沒有道理。「我贈予大都會藝術博物館的錢，與洛克菲勒為他們側廳付的錢一樣多。」[62] 他抱怨道。

但博物館不肯任命他為董事會成員。領導階層覺得亞瑟・薩克勒就是不太合適。其實亞瑟也感覺得到：他對菁英圈裡社交守門的微妙機制足夠敏感，可以察覺到有些事情不對勁，對他來說，這感覺似曾相識。亞瑟做了結論，大都會藝術博物館就是個「反猶的地方」。[63]

但事實上可能沒這麼簡單，首先博物館董事會有其他猶太人。大都會藝術博物館一名資深主管亞瑟・羅森布拉特（Arthur Rosenblatt）開玩笑說，管理階層別無選擇，只能開始接受猶太捐贈者的錢，因為到了某個時刻，所有有錢的盎格魯－撒克遜新教徒白種人都找過一輪了。[64] 有些人也懷疑亞瑟和他的弟弟們有一些真正可疑之處，一位大都會藝術博物館的主管指出，由於三兄弟談妥三百五十萬美元捐款在二十年間支付，過程中可以扣抵稅額，「薩克勒側廳是一份慷慨的禮物，但對薩克勒兄弟來說也是一筆極划算的交易。」[65] 另一位主管約瑟夫・諾布爾（Joseph Noble）形容亞瑟「狡猾」，[66] 並悄悄說羅里默提供給他的飛地，是該博物館史上「最大的贈品」。「把他趕走，」[67]諾布爾警告霍文，「等醜聞發生就太遲了。」

一九七八年底薩克勒側廳施工完成，霍文將它公諸於世，同時推出新展覽：[68]圖坦卡門王的寶藏（The Treasures of King Tut）。這是一個絕妙的企畫，展覽包括少年法老圖坦卡門墓中所發現的五十五件光彩奪目的陪葬品。有天晚上，展覽正式對公眾開放之前，大都會藝術博物館在新側廳舉行半正式的晚宴。再次矗立的神廟修復得美輪美奐並精心打光，砂岩上還刻著當年在尼羅河溺斃的兩兄弟的名字，以及幾個世紀以來其他遊客的名字。現在，亞瑟、莫蒂默和雷蒙德．薩克勒的名字也雕刻在大都會藝術博物館宏偉的建築上。[69]

為了紀念這一刻，薩克勒兄弟委託著名編舞家瑪莎．葛蘭姆（Martha Graham）創作新作品，亞瑟視她為「現代舞女神」，[70]葛蘭姆的舞者有如酒神的女信徒在神廟裡表演。[71]紐約市長艾德．柯屈（Ed Koch）也在現場，他和亞瑟是舊識。[72]有一個不可思議的巧合。不久前，吉米．卡特（Jimmy Carter）總統主持大衛營協議（Camp David Accords）[iv]，結束了以色列和埃及之間的衝突。柯屈自己也是猶太人，他提到三位猶太醫生贊助將一座埃及神廟遷至紐約的象徵意義，以及這件事彷彿呼應了當前的地緣政治。「容納丹鐸神廟的薩克勒側廳之落成，」他說，「就是最好的紀念方式。」[73]

稍晚，現場供應雞尾酒，還有樂隊演出。[74]在場的薩克勒兄弟容光煥發，不可否認，這感覺就像他們家族故事裡一個重要的里程碑，他們成功了。如果說當晚亞瑟看起來心不在焉，並沒有人特別把這點指出來。但大都會藝術博物館主管擔心得沒錯，醜聞即將爆發。就在三兄弟慶祝的時候，[75]紐約總檢察長已聽到薩克勒飛地的風聲，並展開調查。對亞瑟而言，還有更直接的私人醜聞正在醞釀。那天晚上，他懷裡摟著一名高挑優雅的年輕女子，她比他年輕近三十歲，是英國人，而且不是他的妻子。

i・譯註：指僧侶體（hiertatic）演變而成的古埃及文字，用來與僧侶體和聖書體（hieroglyphs）區別。

ii・譯註：根據劍橋辭典，「變體論」指聖餐中的麵包和葡萄酒在彌撒中變成了耶穌的身體和血液。

iii・譯註：對二十世紀中期紐約大都會地區都市規劃有著重大影響的一位政治家。

iv・譯註：一九七八年九月六日，美國、埃及和以色列三方在大衛營舉行會議，埃及、以色列兩國簽下《埃以和約》。

第八章　疏遠

莫蒂默．薩克勒和繆瑞兒．拉撒路的第一段婚姻以離婚告終。繆瑞兒是一位了不起的女性：[1]她出生於格拉斯哥，年輕時來到紐約，布魯克林學院（Brooklyn College）畢業，一九四五年獲得麻省理工學院（MIT）理學碩士學位，之後獲哥倫比亞大學博士學位。她和莫蒂默育有三個孩子：生於一九四六年的艾琳，生於一九四八年的凱西，生於一九五一年的羅伯特。然而在一九六〇年代中期時，年約五十歲的莫蒂默愛上一位名叫格特勞德．維默（Gertraud Wimmer）的年輕女子，[2]大家稱呼她為潔莉（Geri）。潔莉是奧地利人，身材高挑豐滿，曾在慕尼黑管理一家畫廊。她才剛滿二十歲，與莫蒂默的女兒艾琳同年。雖然年齡差了一截，潔莉還是和莫蒂默開始交往。[3]有些人可能不看好他們的發展，但也有人認為有成就的男人就該擁有像潔莉這樣的「獎盃」女友。一九五二年亞瑟為弟弟們買下小型藥廠普度佛雷德里克，後來經營得非常好，現在莫蒂默是個有錢人了。基福弗聽證會調查的重點人物西班牙醫生菲利克斯．馬蒂—伊巴內茲，在醜聞發生後仍然與薩克勒兄弟交好，他總是稱莫蒂默的新任妻子為「美女潔莉」（the bellissima Geri）。[4]

一九六〇年代那段期間，莫蒂默開始在國外待的時間愈來愈長。有一陣子，他在某種程度上負起奉養老母索菲的義務。理論上，亞瑟對母親忠心耿耿，但實際上卻發現自己並不想和她多相處，就連她生病了也一樣。索菲很介意，[5]酸溜溜地開玩笑說，如果她是一塊玉石，或許亞瑟會多看她一眼。總而言之，照顧母親的責任落到弟弟們身上。莫蒂默幫索菲安排護士全天候照顧她，她在一九六五年死於癌症，[6]臨終前兒子都在身邊。

索菲去世後，莫蒂默待在歐洲的時間更多了。「今年蔚藍海岸沒那麼擁擠，」[7]他在一九六六年夏天寫信給馬蒂－伊巴內茲，「像往常一樣，時髦的地方和不時髦的地方都有變化。出現了新一批穿比基尼的女孩，之前的幾批也還剩下幾個。」莫蒂默的正式工作是拓展三兄弟在製藥業的事業版圖。那年，在他監督之下，他們收購了一家瀕臨倒閉的英國藥廠納寶（Napp），[8]之後將與在紐約的普度佛雷德里克協同作業。莫蒂默向來比他的兄弟更注重享樂，現在他悠然過起歐洲花花公子的生活。他在伊甸豪海角酒店（Hôtel du Cap-Eden-Roc）度日，這是位於昂蒂布角（Cap d'Antibes）俯瞰地中海的著名度假勝地，也是F・史考特（F. Scott）和賽爾妲・費茲傑羅（Zelda Fitzgerald）在此小酌、甘迺迪夫婦度假的地方。這裡有種舒緩、夢幻般的慵懶氣氛，有悠閒的花園和新鮮的海鮮，衣著筆挺的服務生端上池畔雞尾酒。莫蒂默幾乎每天打網球。（他的好勝心很強，如果別人看似為了比賽結果而過於激動，他會譏笑對方說，「冷靜點，吃顆鎮靜劑。」[9]）與他經常來往的是一群富豪階級僑民，例如小說家兼編劇保羅・葛里克（Paul Gallico），[10]他的太太（他的第四任妻子）是位女爵，兩人住在附近的別墅，他寫書的方式是透過口述（中間有很長的停頓），再由一名美籍秘書完成。莫蒂默喜歡與人聊熱門餐廳的話題，晚上則外出跳舞。他養成了住在地中海的人都有的習慣，[11]就是大部分的談話內容都放在天氣上。「每天有太陽可以曬，」[12]他寫信給馬蒂－伊巴內茲，「我們都很高興來到這裡。」

與亞瑟一樣，莫蒂默不是特別關照孩子的父親。他與潔莉交往時，他的女兒艾琳和凱西都已相當獨立，但最小的鮑比（Bobby）繼續和母親繆瑞兒一起住在曼哈頓。「這週鮑比要來我這邊。」[13]莫蒂默在一九六六年寫道。但結果鮑比感染了接吻病（mono）[i]，無法成行。「今年一定要找時間彌補。」莫蒂默決定。兩年後的一九六八年，他寫信給馬蒂－伊巴內茲，告訴他一個振奮的消息，「潔莉和我快要有孩子了！」[14]他私下說這是「她的決定」，但他倆都很開心，他們計劃和葛里克夫婦一起過完夏天，然後就要在秋天返回紐約市。九月，他們的女兒莎曼珊（Samantha）出生。[15]隔年，莫蒂默和潔莉結婚。[16]

莫蒂默想在昂蒂布角擁有自己的地方，因此他買下了一棟美麗的別墅，[17]設計師是曾經為小說家薩默塞特・毛姆（Somerset Maugham）和電影製片傑克・華納（Jack Warner）建造房屋的美國建築師巴里・迪克斯（Barry Dierks）。這座房子建於一九三八年，周圍環繞著精緻的花園，交通便利，就和伊甸豪海角酒店在同一條路。「房子還沒弄好，我們有很多東西要買，」[18]莫蒂默在一九六九年七月寫道，「雖然我把這個夏天稱為『露營』，但真的很舒服。」

或許是他擁有在多語環境布魯克林的成長經歷，又或是一九三〇年代旅居格拉斯哥的經驗，總之莫蒂默愈來愈覺得自己是個四處漫遊的都會人士，一個世界公民。他在東六十四街十號買了一間超大排屋，[19]距離六十二街薩克勒總部只有兩個街區，他回紐約時就住在這裡。但他在離巴黎杜樂麗宮（Tuileries）不遠的聖奧諾雷路（Rue Saint-Honoré）也有一間豪華公寓。[20]他在巴黎時常去歌劇院，在倫敦則常去劇院，他在倫敦也買了一棟房子。[21]他描述一九六〇年代後期倫敦的社交生活，開玩笑說自己也成為「搖擺倫敦」的一員。[22]莫蒂默相當自負，競爭心很強，但他不像哥哥亞瑟那樣癡迷於工作。他想過的是他所謂的「充實活躍的人生，以生活和愛為依歸，並努力實現兩者」。[23]在一封信裡，他嘲諷馬蒂—伊巴內茲對閱讀的熱情，並向他推薦更有形的快樂：「雖然書籍和文字能帶來很多樂趣，但我相信你也同意，我們必須探索各種形式的愉悅、放鬆和滿足。」[24]

潔莉在一九七一年生下第二個孩子，[25]是個男孩，取名為莫蒂默・大衛・阿方斯・薩克勒（Mortimer David Alfons Sackler）。與亞瑟一樣，莫蒂默選擇以自己的名字為第二段婚姻的長子命名。他稱他與潔莉的孩子為「新的家人」，[26]再加上他遷居歐洲，或許讓人聯想到他第一段婚姻中的三個孩子是舊的家人——是他脫去的舊皮。莫蒂默在一九七四年放棄美國國籍，[27]選擇和潔莉一樣做個奧地利公民，從某種情感意義而言，這是他離開美國的進一步跡象。（後來潔莉解釋，他這麼做是出於避稅，[28]就一個昔日共產主義者而言這個舉動很奇特，但人會改變。）那年春天，馬蒂—伊巴內茲寫信給莫蒂默，說兩人自一九四六年初識，當朋友這麼多年，他從未見過莫蒂默如此開心。[29]

莫蒂默・D・A・薩克勒還是小嬰兒時，有人說有一天會當醫生。[30]其實莫蒂默第一段婚姻的長子鮑比也是以父親的名字命名，他叫羅伯特．莫蒂默．薩克勒。但當鮑比進入青春期，看起來不太像當醫生的人選。他從小在富裕的環境下長大，由於父母離異，他有一半的時間與嚴格的蘇格蘭母親同住在上東區的公寓，另一半時間則和到處遊山玩水、享樂至上的父親在一起，他父親的現任妻子只比他大幾歲。後來，父子之間出現愈來愈多激烈衝突，[31]莫蒂默抱怨鮑比幫不了忙又不體貼，但他們會在假期團聚，情況又會好轉：鮑比會和他父親一起打網球，或者兩人一起在地中海游泳，他看似就要擺脫後青春期的彆扭，成為莫蒂默期盼的行為得體的年輕人。

「我的感覺是亞瑟有點嫉妒莫蒂默。」[32]麥可．里奇（Michael Rich）回憶道。一九七〇年代中期，里奇在波莫納學院（Pomona College）與亞瑟和瑪麗葉塔的女兒丹妮絲開始交往，後來兩人結婚，他成為薩克勒家族的一員。「莫蒂默比他風流，他在昂蒂布角不缺上空的妙齡女子。」里奇說，亞瑟偶爾會以「相當嫉妒的口吻」提到他弟弟在南法的事蹟，「我認為他覺得莫蒂默玩樂的時間比他多，因為他是個工作狂。」但里奇說，亞瑟的不滿還有更深層的一面。亞瑟似乎覺得「是因為他的付出，莫蒂默才有時間玩樂」。

里奇說，對亞瑟而言，莫蒂默和雷蒙德一直是「跟在他身邊的小弟」。他不覺得他們「與他平起平坐」。他覺得他必須提攜他們一把。」當他們在普度佛雷德里克需要亞瑟時，他偶爾會出手，[33]但在大多數的情況下，都是他們自己經營業務，自己投資，自己發起慈善計畫，自己賺到錢，而且賺了很多。三兄弟的各項事業版圖仍然密切交織：[34]《醫學論壇報》幾乎每一期都刊登普度佛雷德里克產品的廣告，而麥亞當斯則負責替普度佛雷德里克製作部分廣告。但亞瑟偶爾會給弟弟們難堪，[35]他會干預麥亞當斯的廣告宣傳，並在新進員工面前對雷蒙德擺出居高臨下的姿態。

兩個弟弟彼此還是很親，雷蒙德負責照管紐約的大本營，莫蒂默則負責監督國際業務。雷蒙德的性格比哥哥們孤僻，隨著事業版圖擴大，他和貝弗莉不再像早年那樣信奉共產主義，但他們仍然對彼此非常忠誠。「雷的話不多，相當老實，婚姻方面從一而終，」[36]前麥亞當斯廣告公司員工約翰・卡里爾回憶道，「他是三兄弟中最無趣的。」雷蒙德依然住在長島羅斯林郊區，與貝弗莉育有兩個兒子理查和喬納森。[37]理查打算當醫生。

莫蒂默和雷蒙德的性格可能截然不同，但在亞瑟的陰影下一起長大，他們建立了深厚的連結。有時亞瑟會因為搞不清楚雲遊四海的莫蒂默的行蹤而擔心。「我從未如此『失聯』，」[38]他在某個夏天寫道，「直到今天，我都沒收到莫蒂的行程表。」莫蒂默在歐洲時會寫信給別人，但他和雷蒙德以通電話保持密切聯絡。[39]雷蒙德和貝弗莉喜歡到法國看莫蒂默，不過他們在旅行方面沒什麼冒險精神。雷蒙德自己說過，他樂意「讓莫蒂當嚮導」。[40]莫蒂默和潔莉會回到紐約參加普度佛雷德里克公司的預算會議，[41]會議辦在皮耶飯店（Pierre Hotel）頂樓，就在六十二街家族辦公大樓的轉角處。他們在城裡時，潔莉會在他們的聯排別墅裡為親友舉辦奢華的半正式晚宴。[42]三兄弟仍然偶爾會在信上署名「亞瑟、莫蒂默和雷蒙德」，[43]彷彿他們是單一且未分化的個體，很難弄清楚到底是誰的字跡。馬蒂－伊巴內茲稱讚莫蒂默努力「凝聚『一家人』」。[44]但無可迴避的現實是，曾經看似堅不可破的兄弟檔組合開始破裂，兩個弟弟與亞瑟愈來愈疏遠。

瑪麗葉塔相信索菲・薩克勒是凝聚這三人的最後一個連結。「我感覺她強大的母系力量維持了家族團結的願景，」[45]她寫道，「她過世後，那個願景便開始崩解。」

也可能只是亞瑟能應付的親密關係已達到上限。他和第一段婚姻的兩個女兒一直很親，但和他同名的兒子亞瑟・菲利克斯的關係卻很緊張。「我想辦法讓兒子對醫學產生興趣，」[46]他嘆息道，但「徒勞無功」。小亞瑟患有失讀症，後來參與了反文化運動，他四處遊走，在威斯康辛州一所小型大學就讀，在佛蒙特州一個公社裡待了一年，在緬因州買了一座農場。瑪麗葉塔開始擔心，[47]也許有一天晚上她會接到電話，說她兒子出了可怕的事。丹妮絲在波莫納學院讀書，主修工作室藝術，並且認識了麥可・里奇。當亞瑟參觀她的畢業展演，他感到非常自豪。[48]「薩克勒這個姓氏如此出現在畫廊的牆上就對了，」他告訴她，「不只是捐贈者，而是作為藝術家。」

亞瑟第一任妻子艾爾絲仍然見面，瑪麗葉塔對此愈來愈反感。[49]他除了每週去中央公園西大道的公寓，還經常和艾爾絲一起逛博物館，[50]參加藝術講座。有時他會和艾爾絲一起度假，[51]不帶瑪麗葉塔，比如一九五七年的坎城之行。那趟旅行中，他們突然逛到一家畫廊，亞瑟買了一幅雷諾瓦（Renoir）的石版畫送給艾爾絲。一九六二年，他出其不意地送了她一幅美麗的莫內（Monet）畫作，[52]出自白楊木系列。艾爾絲在公寓裡安裝了特殊的照明設備，以凸顯畫家細膩的用色。亞瑟喜歡待在艾爾絲的客廳細細欣賞這幅畫，一邊說起他如何以合理的價格買到這幅畫，因為它在瑞士某個家庭手上已很長一段時間了，因此價格沒有因為頻繁買賣而上漲。他表示能「買到一幅莫內作品送給艾爾絲」[53]，讓他非常滿足。

這一切都讓瑪麗葉塔不開心，但她不知道的事還多著呢，因為亞瑟不但和第一任妻子維持如此公開的親密關係，他還偷偷地和第三個女人交往，名叫吉莉安．塔利（Jillian Tully）。[54]

「我在一九六七年認識薩克勒醫生。」[55]多年後吉莉安說。當時她二十八歲，在倫敦一家廣告公司工作。亞瑟五十多歲，髮際線已經後移，剩下都是灰髮，而且也有點小腹。可是他的體能智力依舊活躍，吉莉安立刻被這個才華橫溢、迷人、富有、上年紀的男人吸引。「他非常聰明，」她回憶道，「他是藝術界和科學界的佼佼者。」

亞瑟告訴吉莉安說他和第二任妻子分居，兩人開始約會，大都是他在倫敦時。兩人愈來愈親密，亞瑟告訴吉莉安說他想娶她，[56]但在解決「複雜的財產協議」之前，他還無法與瑪麗葉塔離婚。吉莉安明白。她在兩年之內搬到紐約，離他近一些。[57]亞瑟和吉莉安在一起時，他表現得彷彿他已經和瑪麗葉塔分開了，亞瑟「把我當作他的妻子，他介紹我為他的妻子。」後來吉莉安回憶道。亞瑟向來迷戀自己的姓氏，把它贈予博物館側廳之後，現在他希望吉莉安也冠上他的姓氏。於是她開始自稱為「亞瑟．M．薩克勒太太」，加上艾爾絲和瑪麗葉塔，意味著現在有三位亞瑟．薩克勒太太，全都住在曼哈頓。「他很苦惱，因為我不是真的姓薩克勒，」吉莉安說她只是借用這個姓氏，就像演員在舞台劇裡扮演一個角色。因此，後來亞瑟「堅持要我依法將我的姓從塔利改為薩克勒」。一九七六年三月四日，她在倫敦申請改名為吉莉安．薩克勒，[58]即使實際上她並未和亞瑟結婚，而亞瑟和瑪麗葉塔仍然是已婚狀態。

現在薩克勒家族彷彿分裂為兩個獨立陣營，[59]一邊是亞瑟，另一邊是雷蒙德和莫蒂默。吉莉安從未和亞瑟的弟弟熱絡，事實上，日子一天天過去，亞瑟和弟弟們也愈來愈少講話。「他們不是在七月四日會相聚烤肉的家庭。」[60]麥可．里奇說，薩克勒家族的分支變得「非常分散」。

在外人看來，這個變化似乎是逐漸發生的，由時間、空間和忙碌的生活引起的。但對三兄弟而言，有一個明確的事件引起了極大的敵意和不信任，亞瑟和弟弟們關係惡化，就是從這一刻開始。一九五四年，他們的友人比爾．佛洛利克（那位德國廣告商和第四位劍客）在紐約創立了艾美仕市場研究公司（IMS）。艾美仕背後的想法是匯總藥品銷售數據，收集有關醫生開出哪些藥物的資訊，然後將這些數據提供給藥廠，藥廠會為此支付高價來精進他們的行銷策略。官方上，是佛洛利克創立了艾美仕，但如同亞瑟一直都是L．W．佛洛利克廣告公司的幕後首腦，他也秘密地在創立艾美仕的過程中扮演要角。事實上，創辦這家公司似乎原本就是他的主意。亞瑟不想又造成明顯的利益衝突，他讓佛洛利克掛名負責，[61]把自己在公司裡的角色隱藏了起來。

佛洛利克的廣告公司持續蓬勃發展，到了一九七〇年，公司在倫敦、巴黎、法蘭克福、米蘭、馬德里和東京都設有辦事處，營收將近四千萬美元。[62]佛洛利克不讓莫蒂默專美於前，也在地中海購置避暑別墅，地點在義大利厄爾巴島。莫蒂默去拜訪他時，被「位於厄爾巴島山坡上俯瞰大海的美麗別墅」[63]迷住了。一九七一年某天，佛洛利克從加勒比海度假回來，召集員工開會，卻說話含糊不清，接著陷入昏迷。[64]當亞瑟聽到他的老友病倒，立即著手替佛洛利克安排最好的醫生，[65]但為時已晚。佛洛利克被診斷出腦瘤，[66]於一九七一年九月去世，享年五十八歲。

佛洛利克是L・W・佛洛利克廣告公司重要的核心人物，在他死後，公司沒辦法撐下來，不久後就倒閉了。但艾美仕仍然是一個持續經營的企業，佛洛利克過世一年後，艾美仕的高級主管發現一件驚人的事。原來佛洛利克與薩克勒兄弟達成了一項秘密協議，[67]根據協議內容，雷蒙德和莫蒂默・薩克勒將在他死後繼承公司的多數股權。這種協議稱為湯鼎式投資（tontine，編按：即聯合養老保險），[68]是一種起源於十七世紀歐洲的古老投資工具，若干參與者聯合起來將資金投入在可稱為死亡樂透的基金形式，共識是由最後過世的投資者領走全額。事實上，艾美仕高級主管偶然發現的，只是一九四〇年代在紐約市那個下雪的夜晚，三兄弟與比爾・佛洛利克所達成的四劍客協議的部分內容。[69]一九六〇年代，四人聘請查德本和帕克律師事務所（Chadbourne & Parke）律師理查・雷瑟擬下正式協議。據雷瑟說，共有兩份書面協議，[70]一份管國內業務，另一份管國際業務。四人都是國內協議締約方，後來該協議稱為「四方協議」。但出於某種原因，亞瑟選擇不加入國際協議，因此這部分被稱為雷蒙德、莫蒂默和佛洛利克之間的「三方協議」。簽署協議目的是當第一個人去世之後，他的股份不會傳給繼承人，而是給協議裡的其他成員。而現在佛洛利克死了，比他們任何人預期的要早得多。

嚴格來說，根據協議，亞瑟應該和弟弟們共同接管艾美仕。但如同他的私人律師麥可・索恩賴希隨後承認的，他「不可能」成為佛洛利克的受益人之一，「因為他還在經營麥亞當斯，這會有利益衝突，因此他讓弟弟們出面。」根據索恩賴希的說法，雷蒙德和莫蒂默和艾美仕「沒有任何關係」，但他們是協議的締約方，而且他們也不是第一次為了掩護哥哥的參與，而出面當人頭。[71]後來艾美仕上市，佛洛利克的家人（他的妹妹和他的兩個姪女）共獲得六百二十五萬美元，劍客協議一直都寫明每個人可留下合理數目的金錢來照顧繼承人。雷蒙德和莫蒂默則是共同賺進了將近三千七百萬美元。[72]

這時，亞瑟預期他們會遵守大家達成的協議，把這麼大一筆進帳分一部分給他。畢竟艾美仕從一開始就是他的構想，兩個弟弟並未參與。後來雷蒙德的兒子理查・薩克勒說，「四個人創立了艾美仕，」[73]暗示雷蒙德和莫蒂默有參與，亞瑟只是「四個人之一」。但雷蒙德告訴記者亞當・坦納（Adam Tanner），他幾乎沒有參與艾美仕，「我對那項業務所知甚少。」[74]根據索恩賴希的說法，按照四方協議的內容，亞瑟「放棄了他對艾美仕的所有權，但他與佛洛利克的共識是如果公司賣掉了，他便有權獲得四分之一。」[75]

然而，在公司上市時，雷蒙德和莫蒂默卻有別的如意算盤。他們聲稱，由於艾美仕在世界各地設有辦事處，因此它實際上是一項國際業務，不屬於「四方」協議的國內協議，是屬於國際協議，而亞瑟不是國際協議的締約方。「他們把公司搬到國外。」[76]後來亞瑟的兒子亞瑟・菲利克斯說，他的父親「很氣」，因為他「被排除在外」。「爸爸提出艾美仕的構想，他與比爾・佛洛利克口頭約定，比爾得到設立公司的許可，」[77]亞瑟的女兒伊莉莎白・薩克勒回憶道，「佛洛利克去世之後，股票上市，雷蒙德和莫蒂和土匪一樣拿走絕大部分的錢。」被拋棄的亞瑟認為這是天大的背叛。根據他的子女伊莉莎白和亞瑟的說法，這是「決裂的開始」。[78]亞瑟晚年時幾乎不提這件事，但如果有提，也只能憤憤地碎念一句，「艾美仕上市時我一毛都沒拿到。」

這段期間還有一個更黑暗的秘密糾纏著薩克勒家族。莫蒂默的兒子鮑比在一九六四年慶祝成人禮，而菲利克斯・馬蒂－伊巴內茲是不會什麼都不做就讓這種場合過去的，他寫了一封信給鮑比，「你的人生即將展開，而且你擁有年輕人最了不起的資產：全心全意愛你的父母。」[79]但這位西班牙人指出，鮑比還繼承了另一個東西，「一個非常有名的姓氏」。以薩克勒家族的一員步入成年期，是多麼了不起的優勢和特權，給予他多大的幫助。當然馬蒂－伊巴內茲也承認，「人生中沒有什麼是容易的，但這也是樂趣之一。」他告訴鮑比，重點是努力工作，追求卓越，「我相信人生在世應該只為一件事而奮鬥，就是出類拔萃。」

然而，對鮑比來說，薩克勒的姓氏結果並非馬蒂－伊巴內茲所深信的護身符，他在情感上和精神上都適應不良。他在家族所擁有的六十四街大樓裡有一間公寓，[80]但根據服侍莫蒂默・薩克勒長達三十年的管家伊莉莎白・

伯納德（Elizabeth Bernard）所言，鮑比二十多歲時在精神病院待了一段時間。他不在家時，伯納德會照顧他的貓。有時他住在母親繆瑞兒位於東八十六街九樓擺放了很多書的公寓，就在公園旁的一棟宏偉老建築裡。「羅伯特非常焦慮，他不太正常，」[81]繆瑞兒・薩克勒友人桃樂絲・威爾伯（Dolores Welber）回憶道，「他精神錯亂，」她接著說，「繆瑞兒的兒子完全失控。」威爾伯說，有一次鮑比被發現沒穿衣服在中央公園閒逛，「他可能吸毒。」威爾伯說。

薩克勒家族的友人開始相信鮑比有成癮的問題。數十年後，鮑比的姊姊凱西在紐約市德普國際律師事務所辦公室接受律師保羅・漢利的庭外採證，她對一九七〇年代海洛因危機隨口做了評論，「我有朋友……親戚，我是說，我有認識的人深受藥癮之苦，」[82]她說，「它影響了每個人的生活，非常可怕。」若說鮑比有海洛因問題，這並不是他使用的唯一藥物。根據伊莉莎白・伯納德的說法，鮑比開始使用苯環利定（Phencyclidine，簡稱PCP），或稱天使塵。最初苯環利定在一九五〇年代開發為鎮靜劑，後來發現會引起幻覺、抽搐和暴力行為後，開始禁止人類使用，[83]但它在一九七〇年代成為受歡迎的街頭毒品。鮑比服用苯環利定時，伯納德回憶道，「他會失控。」[84]

繆瑞兒・薩克勒居住的八十六街大樓門房很清楚她的兒子有藥物問題。「她抱怨『他在用藥』。」[85]在大樓當門房長達四十七年的塞費里諾・佩雷斯（Ceferino Perez）回憶道，「他有點瘋瘋癲癲的，這種人沒人肯雇用。」佩雷斯說有時鮑比來看母親時處於「亢奮狀態」，可能正在嗨或處於戒斷期，「他會和她吵架。」

一九七五年夏天某個星期六早上，佩雷斯正在守門。鮑比出現在大樓裡，一副煩躁和憤怒的樣子，他對著電梯操作員大聲嚷嚷，然後進入繆瑞兒的公寓，並傳來一陣騷動和爭執的聲音。「他來要錢，」佩雷斯回憶道，「也許是為了買藥，但她不肯給。」佩雷斯和電梯操作員諮詢了大樓負責人，但他叫他們不要涉入。

於是，佩雷斯回到前門遮陽篷下的崗位。那是個炎熱的七月早晨，路上遊客漫步前往大都會藝術博物館，遛狗和週末慢跑的人在前往中央公園時也會經過。然後，佩雷斯聽到從上方傳來的聲音，是玻璃破碎的聲音，接著近處傳來重物落在人行道上的巨響。衝擊力道如此之大，聽起來像是車禍。當佩雷斯往那邊看，他看到人行道上有一具屍體，是鮑比．薩克勒。他從九樓墜下，人行道上腦漿四溢。

剎那間一切都靜止了。接著，佩雷斯聽到電話鈴聲響起，是前門櫃檯的電話。他接起來，聽到了繆瑞兒．薩克勒的聲音。

「我兒子從窗戶跳樓，」她說，「他拿椅子砸破窗戶，」她心焦如焚，問佩雷斯，「你覺得他死了嗎？」

佩雷斯看著屍體，無庸置疑。「很抱歉，」他結結巴巴地說，「他死了。」

佩雷斯掛上電話。現場聚集了一群人，行人停下腳步，盯著看發生了什麼事。警察正在路上，有人拿來一條毯子，塞費里諾．佩雷斯把它當作裹屍布，蓋在鮑比．薩克勒身上。

i．譯註：即單核白血球增多症（Mononucleosis，簡稱mono），是一種病毒感染，會造成發燒、喉嚨痛，以及淋巴腺腫脹，因為口水中常見到這種病毒，因此又稱接吻病。

第九章　幽靈印記

亞瑟・薩克勒承擔得愈多，就旅行次數愈多、收藏愈多、獲得的尊重愈多，也似乎離瑪麗葉塔愈遠。她不明白他為什麼要承擔這麼多：他已擁有這麼多成就和斬獲，為什麼不停下來好好享受呢？但瑪麗葉塔開始意識到，對亞瑟來說，總有一座山尚未攀登。她下了個結論，他之所以收藏，不僅是出於對公眾認可的渴望，[1]而且是出於「他的姓氏不被世界遺忘」的深層需求。

她的孩子都已長大成人。亞瑟・菲利克斯曾經與父母漸行漸遠，現在又回到他們身邊：他替父親做事，先在麥亞當斯，然後在《醫學論壇報》，並參與管理德國藥廠卡德博士，即瑪麗葉塔家族的藥廠。丹妮絲和父親的關係比較疏遠，她待在西岸，後來嫁給麥可・里奇。

亞瑟出遠門的次數比從前多。[2]他並沒有隨著年歲增加而減速，反而似乎在加速，彷彿他在與時間賽跑。[3]瑪麗葉塔感到自己沒有依靠，心情沮喪。最終，她開始接受心理治療。[4]亞瑟反對她的決定：[5]他固守他在克里德莫早期研究得到的理論，堅持認為如果她有心理問題，一定是出於代謝和生理因素，應該用適當的藥物而不是透過心理治療來解決。但瑪麗葉塔覺得心理分析給她的幫助非常大，甚至決定重新受訓成為一名心理治療師。[6]長期以來，她與丈夫的主要連結是性，亞瑟在性方面向來飢渴，但對瑪麗葉塔來說，他們的性生活感覺好像已經不帶情感和溫柔了。她覺得性之於亞瑟，已成為一種「征服」的感覺，[7]就像許多其他事情。到了最後，亞瑟甚至對性也失去了興趣。[8]現在瑪莉葉塔似乎完全不知道他在想什麼，一九七〇年代初的一天晚上，她懇求他說，如果事業帶給他如此大的壓力，他們可以賣掉公司，過簡單一點的生活。[9]求求你，她懇求他。但他似乎不為所動。

然後瑪麗葉塔問，「你還愛我嗎？」

亞瑟說，「我愛的是別人。」[10]

他總算告訴她關於吉莉安的事，那個他交往多年的年輕女子。如果這時瑪麗葉塔感到震驚，她也得承認，外遇跡象一直存在。亞瑟長時間不在，常常沒有理由地找不到人。不久前的一天晚上，照理說亞瑟應該是在城裡過夜，瑪麗葉塔心血來潮從長島開車去看他，[11]結果只見一棟空蕩蕩的排屋。她焦急地整夜沒睡，當他第二天早上走進門，驚訝地發現她在屋裡，就編了個故事（回想起來很荒謬）說他的車拋錨了，在黑暗中找不到回家的路。

儘管亞瑟向瑪麗葉塔坦承婚外情，但他似乎並沒有要求離婚，比較像只是簡單地通知她這個新的狀況。瑪麗葉塔意識到，亞瑟想要的是一種比較「開放」的安排，[12]符合一九七〇年代自由主義的習俗文化。據瑪麗葉塔的說法，他提議兩人在表面上維持婚姻，[13]但他可自由地與吉莉安繼續交往。

極其尷尬又不巧的是，這個惡耗般的真相揭露之後適逢亞瑟六十歲大壽，他的生日是一九七三年八月二十二日，瑪麗葉塔原本計劃為他舉辦一場派對。夫妻倆決定慶祝活動照常舉辦，地點在長島的房子。所有的人裝作一切正常，親友齊聚一堂，但當然不包括吉莉安。瑪麗葉塔本來要致詞，或許你以為她會因為受不了屈辱而取消，或乾脆撕破臉，對著在場的薩克勒家族和各式各樣趨炎附勢的人，一吐她對於自己情況的真心話。但她反而選擇自我犧牲，照原定計畫，發表了一番盛讚亞瑟職業生涯的回顧演說。[14]她獻上多本精心編輯的剪貼簿，記錄了他在醫學和藝術方面的許多成就。她致詞的題目是「六十年的輝煌成就」。

亞瑟已經晉升到新的社會階層。他蒞臨哥雅展，[15]避開狗仔隊的閃光燈，或者在洛杉磯的派對招待來訪的法國侯爵夫人。[16]在大多數的情況下，他仍然拒絕接受媒體採訪，但他不再害怕看到自己的名字出現在報紙上。他在《醫學論壇報》自己的專欄「我與醫學」裡，[17]寫了一堆觀點獨特、義憤填膺的文章，批評他討厭的事物（香菸、美國食品藥物管理局法規、非醫生撰寫的「外行」新聞），他也把專欄當日記寫，記錄他和名人的往來或旅行紀事。他以三篇專欄的篇幅記錄他與男高音盧奇亞諾・帕華洛帝（Luciano Pavarotti）的談話。在幾篇不同主題的報導裡，不知為何都以他和瑞典國王的私交作結。亞瑟吹噓自己很早就加入拉爾夫・奈德（Ralph Nader）[i]，推動消費者安全，不過奈德創辦的組織公民健康研究小組（Public Citizen's Health Research Group）的負責人曾宣稱，「《醫學論壇報》刊登的新聞，其實都是經過精心篩選、編輯過的特稿，一面倒地站在製藥業那邊。」[18]

也許亞瑟習慣了曝光，但他堅持認為任何曝光都是依照他開的條件。「他想做總編輯，」曾在大都會藝術博物館擔任主管的藝術收藏家愛德華・瓦伯格說，[19]「他不想讓別人有最後的決定權。」一九七五年，亞瑟在杜爾沙（Tulsa）菲爾布魯克藝術中心（Philbrook Art Center）接受表揚，該中心將推出他所收藏的皮拉奈奇（Piranesi）版畫和素描的巡迴展。他和一個彬彬有禮的年輕人聊了起來，但後來才意識到他是《杜爾沙世界報》（*Tulsa World*）的記者。「天哪，」[20]亞瑟說，突然意識到自己剛剛無意中接受了採訪，「我希望紐約和倫敦的報紙不會讀到《杜爾沙世界報》。」

與亞瑟共事的人，仍然看得出他是出身經濟大蕭條時期的布魯克林男孩。「我是少數出生在紐約市並留下來的人。」[21]亞瑟喜歡這麼說。他在購買藝術品或冠名捐贈時或許揮霍無度，但在別的事情上仍然很節儉。他熱愛航空旅遊，[22]對波音七四七客機的技術奇蹟讚歎不已，「現在人類在天空中飛行的速度和舒適度，連神話裡希臘諸神的黃金戰車都比不上。」但他出了名地喜歡搭經濟艙，總是要求坐在飛機後面靠近緊急出口的位置，[23]以便伸展雙腿和放公事包。

他與賢人和偉人相伴。亞瑟與埃及總統安瓦爾・沙達特（Anwar Sadat）建立了密切的關係之後，有機會在大都會藝術博物館薩克勒側廳向沙達特致敬，為了慶祝這一刻，亞瑟送給沙達特一件有五百年歷史的玉器。[24]「我認識很多天才人物，」[25]亞瑟第一段婚姻的女兒伊莉莎白後來回憶道，因為「他們都泡在」她父親的社交圈裡。亞瑟與畫家馬克・夏卡爾（Marc Chagall）和小說家伯納德・瑪拉末（Bernard Malamud）都交上朋友，[26]瑪拉末在布魯克林長大，他和亞瑟曾經同時在伊拉斯謨就讀，但兩人是之後才重新聯絡上。回憶起這段友誼，[27]瑪拉末的女兒珍娜・瑪拉末・史密斯（Janna Malamud Smith）提到，兩人職業生涯的起點都是「爸爸經營雜貨店」。她認為，這兩人會聯絡上很合理，因為他們都很愛面子，愛面子的男人變得德高望重之後，往往會重新調整晚宴賓客，以便納入和自己同等地位的人。對瑪拉末・史密斯來說，「兩人透過彼此的眼睛，看到自己的成就，似乎非常樂在其中。」任何關於基福弗聽證會不愉快的回憶早已煙消雲滅。事實上，這年頭美國食品藥物管理局每位新上任的負責人都會接受《醫學論壇報》發行人亞瑟・薩克勒的長篇採訪，簡直就像某種成年禮。[28]

亞瑟有時會在每週專欄裡撰寫關於精神疾病、成癮和自殺的文章，但他隻字不提姪子鮑比在一九七五年夏天過世的事，這件事沒有讓媒體知道。家族付費在《紐約時報》刊登訃聞，[29]簡要地交代了羅伯特・莫蒂默・薩克勒「在二十四歲驟逝」。告別式在河濱教堂（Riverside Chapel）舉辦，男人們依照傳統猶太習俗剪掉領帶的末端，[30]象徵哀悼。家族以鮑比的名義在特拉維夫大學（Tel Aviv University）設立紀念獎學金，[31]但有關羅伯特・薩克勒的生平卻完全沒有任何說明。這是一個奇怪的矛盾狀況：薩克勒家族到處冠名捐贈，但當家裡有人英年早逝，卻不以任何公開的方式紀念他。他們通常不會提到他，關於他的一切被消除了。

鮑比的母親繆瑞兒繼續住在八十六街的公寓。有人修好了窗戶，她終生沒有搬離那裡。她和瑪麗葉塔一樣，也重新接受精神分析的培訓，加入一個由紐約精神分析師組成的小圈子，但她似乎絕口不提她的兒子。她在家執業——在鮑比自殺的公寓裡看診。後來，她遇到了一位叫做奧斯卡・沙赫特（Oscar Schachter）的國際法律師，他很體貼，兩人墜入愛河。但連沙赫特也發現，對繆瑞兒來說，鮑比之死是禁忌話題。有一回，沙赫特前一段婚姻的成年女兒和繆瑞兒共度一個下午，在看一個鞋盒裡裝的許多舊照片，[32]每當她們翻到一個男孩的照片，繆瑞兒都會把它推開，塞到照片堆裡。她無法承受看到他的照片。

當鮑比死時，莫蒂默·薩克勒人在法國。[33]他回紐約參加葬禮，悲痛欲絕。不久之後，他與潔莉·維默的第二段婚姻破裂。一九七七年夏天兩人分居，據小報說法，[34]潔莉「迫不及待地告訴所有的人她要離婚了」。三年後，莫蒂默第三次結婚，或許他與大哥疏遠了，但他再次追隨亞瑟的腳步，與一名年輕許多的英國女人交往。特瑞莎·羅琳（Theresa Rowling）來自斯塔福郡（Staffordshire），曾在倫敦諾丁丘（Notting Hill）任教。她現年三十歲，比莫蒂默第一段婚姻的兩個女兒艾琳和凱西年紀還小。[35]莫蒂默繼續在南法別墅和瑞士阿爾卑斯山的格施塔德（Gstaad）消磨時光，年輕時在聖莫里茲上的滑雪課，點燃了他終生對滑雪的熱情。但他和新婚妻子的主要住所位於切斯特廣場（Chester Square）一座巨大白色的灰泥粉刷豪宅，[36]切斯特廣場可能是貝爾格萊維亞（Belgravia）最高檔的街區，貝爾格萊維亞大概也是倫敦最高檔的一區。

雖然莫蒂默已經六十幾歲，特瑞莎還是接連生了三個孩子，麥克、梅麗莎（Marissa）和索菲。他們會在英國長大，遠離父親長大的福來布許街道，遠離叔叔雷蒙德仍然主持家族企業的康乃狄克州，也遠離同父異母哥哥鮑比自殺的上東區。

一九八二年九月某天晚上，一千人來到大都會藝術博物館，參加義大利設計師范倫鐵諾（Valentino）秋冬高級訂製服時裝秀。[37]博物館裡，模特兒穿著無袖夾克、包裙和奢華的絲絨禮服，列隊穿過其中一個大廳。這是一場浮誇的服裝秀，完全融入了一九八〇年代的新頹廢風格，據說系列中某件洋裝的售價為十萬美元。服裝秀結束後，三百位嘉賓受邀在薩克勒側廳享用晚宴。[38]席間，女演員拉寇兒·薇芝（Raquel Welch）與小說家諾曼·梅勒（Norman Mailer）有說有笑，舞者米凱亞·巴瑞辛尼可夫（Mikhail Baryshnikov）和十七歲的模特兒布魯克·雪德絲（Brooke Shields）

攀談，穆罕默德·阿里（Muhammad Ali）表演魔術，[39]范倫鐵諾本人穿著燕尾服，一身古銅色肌膚的他面帶微笑，四處走動。白色鮮花和數百根蠟燭裝飾著餐桌，[40]在埃及神廟牆上映照成閃爍的光影。

亞瑟·薩克勒知道派對的消息時非常反感。[41]大都會藝術博物館為了增加收入，出租薩克勒側廳作為活動空間，亞瑟為此氣憤不已，認為丹鐸神廟被「糟蹋」。他一直在秘密記錄大都會藝術博物館與薩克勒家族簽約使用神廟之後的「違約」情況。亞瑟覺得把場地用於官方活動是很好的主意，例如國務院的儀式。怎可用於時裝秀？

十多年來，亞瑟一直將誘餌放在大都會藝術博物館面前晃著，讓人深信最終他會將無價的藝術收藏品贈予博物館。但他失望地發現自己與大都會藝術博物館新任館長菲利普·德·蒙特貝羅（Philippe de Montebello）處不來，[42]德·蒙特貝羅是個文化素養高、舉止帶有貴族風範的策展人，亞瑟習慣了博物館館長在某種程度上對他卑躬屈膝，處處遷就，但他不覺得德·蒙特貝羅是如此對他。

多年來，他一直在博物館裡保留自己的私人飛地。「有點像《大國民》（*Citizen Kane*）最後一幕，」[43]亞瑟的女婿麥可·里奇回憶道，「那裡就像是個儲藏室，不是歌頌藝術的地方，我一看到那個地方馬上就想到玫瑰花蕾（Rosebud）[ii]。」但到了最後，秘密允許亞瑟使用這個空間的事還是被揭露了。[44]索爾·查尼勒斯（Sol Chaneles）是一名社會學家和兼任記者，也是羅格斯大學（Rutgers University）司法學系系主任，他聽到關於飛地的風聲，便要求採訪亞瑟。起初亞瑟拒絕受訪，一直到查尼勒斯擺明了無論如何都會發表文章，亞瑟才接了電話。

「他說要送我幾樣禮物，包括皮拉奈奇的作品，以交換我不要發表文章。」[45]後來查尼勒斯聲稱。秘密安排終於曝光，但不是因為查尼勒斯。一九七八年《藝術新聞》（*ARTnews*）雜誌刊登一篇關於薩克勒飛地的報導，[46]並質問：「博物館是否適合將空間交由個人放置私人藏品，安置員工……而不違背其公共目的？」文中報導紐約總檢察長已開始調查這項安排的正當性。亞瑟被迫接受庭外採證（「他認為根本是浪費時間。」[47]其中一名調查人員回憶道），但最終他未被指控犯下任何不當的行為。

這樁醜聞讓大都會藝術博物館行政人員感到尷尬，[48]但他們想這或許也有好處。醜聞是否可以在某個程度上，迫使亞瑟履行承諾，將這些年來免租放在博物館的藏品捐出來？畢竟亞瑟一直都公開表示願意捐贈大部分財產。[49]「偉大的藝術品不屬於任何人，」他會說，彷彿他只是暫時保管這些他付出高價購買的珍寶，「收藏愈精彩，愈不是你的財產。」菲利普・德・蒙特貝羅不像前人那樣有目的地對亞瑟屈意奉承，但他毫不諱言自己的企圖。[50]他希望「亞瑟的藏品之中至少有一部分，當然是最好的那部分，能在適當的時候交給大都會藝術博物館。」

但博物館從未讓亞瑟加入董事會。上東區的圈子裡可能有人帶著鄙視的眼光看待亞瑟，覺得他太想要擠入董事會。亞瑟一向非常討厭被當成暴發戶或局外人，他對於大都會藝術博物館不肯給他一席董事感到忿忿不平，覺得他們用這種方式懲罰他利用飛地對博物館「占便宜」。[51]布魯克・阿斯特（Brooke Astor）[iii]的董事任期不是超過規定了嗎？為什麼他不能接她的位子？[52]他抱怨，大都會藝術博物館違反了與薩克勒側廳簽訂的合約，在裡頭為新的梵蒂岡展覽安裝義式咖啡吧和禮品店。講到梵蒂岡展覽，他氣得大聲說，整個展覽都是他的主意！但大都會藝術博物館卻不肯歸功於他。[53]（德・蒙特貝羅諷刺地反駁，「不是天才也知道展示梵蒂岡的藝術品會是個好主意。」）

亞瑟依然享受著他與大都會藝術博物館某些層面的關聯。例如，他可以發正式邀請函給新結識的友人，科學家和諾貝爾獎得主萊納斯・鮑林（Linus Pauling），邀請他在博物館共度一個下午，[54]先從「亞瑟・M・薩克勒石雕展間」（Arthur M. Sackler Stone Sculpture Gallery）開始，接著到「薩克勒側廳參觀青銅展」。但他毫不掩飾自己的期望，他認為慈善家慷慨捐助，就該換取諸多特權。正如他的律師麥可・索恩賴希堅稱的，慈善事業不是慈善行為，而是商業交易。[55]亞瑟捐錢修復康乃狄克州史丹福（Stamford）歷史悠久的歌舞雜耍表演場所皇宮劇院（Palace Theatre），吉莉安寫信給鮑林，信中她把劇院描述為「亞瑟的新玩具」。[56]

亞瑟開始厭惡菲利普・德・蒙特貝羅，一部分是因為德・蒙特貝羅看似不同意這項前提。「如果你是博物館館長，你就要花時間和贊助人相處，」索恩賴希說，「但菲利普覺得他沒空理亞瑟。」[57]受到如此輕蔑的對待令亞瑟憤慨，他開始針對德．蒙特貝羅。他找與他關係較好的前館長湯瑪斯．霍文發牢騷，[58]說德．蒙特貝羅和「男模」一樣出現在《哈潑時尚》（*Harper's Bazaar*）的跨頁照片，簡直是無恥。他甚至把德．蒙特貝羅比做希特勒，請霍文幫忙「把這個人從博物館逼走」。

但德．蒙特貝羅沒打算離開，結果最後走的是亞瑟。「親愛的薩克勒醫生，」[59]一九八〇年華盛頓史密森尼學會負責人狄倫．黎普利寫信給亞瑟。或許黎普利在爭取丹鐸神廟時敗給了大都會藝術博物館，但現在他要復仇了。他向亞瑟提到，聽說「您想在不久的將來為一些重要收藏品的處置做個安排，」他接著說，如此收藏「值得在華府國家廣場占有一席之地」[iv]。他為亞瑟．薩克勒擬定了一個計畫和願景，一個「獨一無二的宏偉餽贈」。

黎普利選對了時機。他說，亞瑟近期一直在思考要「送給國家一份重要的禮物」。[60]雙人舞開始了，黎普利慢慢收線，但這場談判不會輕鬆，因為對手是亞瑟。黎普利在一份內部備忘錄中寫道，「薩克勒非常希望他的名字掛在門口。」這就是亞瑟的條件：除非給他一個掛他名字的博物館，否則他不會捐贈他的藏品。黎普利指出，這個提議「禍福參半」，[61]這將是一份「非常可觀的贈禮，無論就現金價值或是類型來看皆然，但還不足以『薩克勒』來命名新的博物館」。

亞瑟提議，他捐四百萬美元給史密森尼學會，以及他藏品中的上乘之作，但史密森尼學會需要更多資金才能建新的設施，這就造成了兩難的情況。「很感激您慷慨地從精彩的收藏之中捐出重要的餽贈，並提供四百萬美元來蓋薩克勒博物館，我們對此深表感謝，」[62]黎普利寫信給亞瑟，「但有個問題還沒解決，我們必須募集一千萬美元才能建造這個展間，而且必須在展間沿用您姓氏的前提下募款，這當然會限制我們可能的資金來源。」他怎麼可能說服其他捐助者拿出數百萬美元，來資助建造一座已經命名為亞瑟．薩克勒的博物館？後來兩人通電話，亞瑟表示這是黎普利的問題，與他無關。他重申他最初的提議，還表示他的立場「不會動搖」。[63]

最後亞瑟勝出，[64]兩人達成一項協議，亞瑟同意從他的收藏中捐贈一千個物件，黎普利估計這些物件價值約為七千五百萬美元。[65]該博物館將於一九八七年開放給大眾參觀。[66]

這項交易宣布時，菲利普・德・蒙特貝羅試圖掩飾他的怒火。「失望？被剝奪繼承權的人都會這樣想，」[67]他告訴《華盛頓郵報》。他指出，多年來大都會藝術博物館高層允許亞瑟將他的藏品存放在館內，他說，「很顯然，東西放在這裡，只是因為我們想討好薩克勒醫生。」某天，一群史密森尼學會的策展人抵達紐約，[68]列隊走入大都會藝術博物館，前進薩克勒飛地，然後開始從藏品裡挑出最優秀的傑作，以便運往華盛頓。

有一段時間，亞瑟還能應付他生活裡的女人。他持續回到與瑪麗葉塔的家，也與吉莉安出走很長的時間。在瑪麗葉塔看來，[69]他想要的就是不選擇，魚與熊掌都要，就像當初他和瑪麗葉塔及艾爾絲那樣。但最終，瑪麗葉塔決定她不能接受這種情況。她找搬家工人把亞瑟的東西從西林頓路的荷蘭式老屋清走，她告訴亞瑟，她沒興趣成為他「收藏」中一個伴侶。

亞瑟要求瑪麗葉塔把她要的離婚條件清楚地寫在一封信裡，[70]於是她坐下來寫了信。她想要長島的房子，還有他們在聯合國總部大樓對面的公寓。據瑪麗葉塔說，她沒有要任何藝術品，考慮到他們兩人共同收藏了那麼多藝術品，她覺得這是一大讓步。

瑪麗葉塔等待回應，但亞瑟卻一直沒給。幾個月過去了，她偶爾會問亞瑟什麼時候能得到答案，他總是說他還有更緊急的事，「下週」再處理。過了一段時間，她開始感覺亞瑟似乎不是忙，而是拒絕接受。瑪麗葉塔快崩潰了，她覺得自己好像被困在停滯狀態，而瘋狂的是，亞瑟就喜歡這樣，他反而更如魚得水。一直以來，他的生活都奠基於模糊的界限、重疊的身分和衝突的利益，停滯狀態是他最舒服的狀態。但這讓瑪麗葉塔抓狂，[71]某天，情緒失控的她打電話給亞瑟，要求他回應。亞瑟壓抑著怒氣，告訴她最好找個厲害的律師。

心煩意亂的瑪麗葉塔掛斷電話。接著，她憑著一股衝動，抓了一把安眠藥塞進外套口袋。她感覺亞瑟的恨意如烈火炙燒著她，她發現自己如行屍走肉，沿著人行道走向亞瑟位在毗鄰排屋的辦公室，這棟房子是他在一九六〇年買給她的。當她衝進辦公室裡，看見亞瑟正和幾個生意夥伴聚在一起談事情，他們都抬起了頭，嚇了一跳。

「你現在就聽我說，」瑪麗葉塔告訴他，「我需要一個回應。」

亞瑟大怒，斥責她不該衝進他的辦公室提出要求，根本是丟人現眼。瑪麗葉塔帶來了一封信，裡頭大致寫了她的離婚條件，她把信推給他，要求他給個答覆。亞瑟接過信開始讀，但只是更加憤怒，他不屑地把信扔在地上。

於是，瑪麗葉塔伸手進口袋，抓了安眠藥吞了下去，[72]亞瑟沒來得及阻止她。那一刻的她只想逃離，消失在夢鄉裡。她感到自己心裡有塊黑影漸漸升起，某種原始、惡意的力量主宰了她。藥丸嚐起來很苦，[73]頓時之間，她的知覺混亂了，她發現自己倒在地毯上，旁邊是亞瑟丟下來的信。她意識到周圍的騷動和聲音，有人喊叫著。然後有燈光，手在她的身體上施加壓力。有人喊她的名字。

瑪麗葉塔醒來時，發現自己躺在病床上，她的喉嚨又痛又乾，她對發生的事情記憶模糊，但亞瑟在她的床邊，等著她醒來。

當她清醒過來，他對她說的是，「你怎麼可以這樣對我？」[74]

瑪麗葉塔康復了，離婚手續最終也辦完了。[75]亞瑟在第二天迎娶吉莉安，最後長島的房子歸他，瑪麗葉塔拿到聯合國廣場的公寓。[76]某天早上九點鐘，她在家時一隊搬家工人抵達，是亞瑟派他們來的，他們著手把屋裡的藝術品打包帶走。工人移除了青銅器、雕像和花瓶，好幾百個物件，這些東西她都不在乎，但也被賦予了巨大的意義：許願井、穀倉罐、原本放在鋼琴上的玉馬。搬家工人花了十個小時，總算把所有的物件都裝箱運走，留下瑪麗葉塔。偌大的公寓裡，她感到十分孤單，她哭了，周圍是空蕩蕩的架子，她覺得牆上掛畫所留下的長方形褪色痕跡，就像「幽靈印記」一般。

i・譯註：美國律師、作家、政治人物，關切議題包括消費者保護、人權、環境，曾於二〇〇四年及二〇〇八年以獨立參選人的身分競選美國總統。

ii・譯註：「玫瑰花蕾」是《大國民》片中報業大亨查爾斯・福斯特・凱恩（Charles Foster Kane）死前的遺言，記者傑瑞接到任務著手調查它的含義，也揭開本片序幕。

iii・譯註：已故美國社交名媛，第三任丈夫威廉・文森・阿斯特（William Vincent Astor）出身富有的阿斯特家族。

iv・譯註：史密森尼學會營運的設施裡有十七處位於首都華盛頓特區，其中十一處集中在華府國家廣場周邊。

第十章　阻止死亡的必然性

桑德斯劇院（Sanders Theater）是哈佛大學校園內一座內部空間寬敞的哥德復興式建築，擁有精美的木作、拱形天花板和美妙的音響效果。一九八五年秋天某個晚上，亞瑟・薩克勒大步走上台，泰迪・羅斯福（Teddy Roosevelt）、溫斯頓・邱吉爾（Winston Churchill）及馬丁・路德・金恩博士（Dr. Martin Luther King Jr）都曾經在同一個舞台上發表演說。[1]亞瑟望向現場盛裝出席的一千兩百人，面帶著微笑，「伯克校長，」[2]他說，望向哈佛校長德瑞克・伯克（Derek Bok），「諸位長官，各位先生女士，各位優秀教師和同學，親愛的朋友和貴賓。」這是亞瑟・薩克勒的宮廷。偌大的空間裡，擠滿了達官顯要，所有的人都是來聽他說話，向他致敬。亞瑟來到劍橋參加為期三天的聚會和歡迎會，慶祝哈佛大學亞瑟・M・薩克勒博物館（Arthur M. Sackler Museum）開幕。[3]

博物館座落在英國建築師詹姆斯・史特林（James Stirling）所設計的全新紅磚玻璃建築裡，這裡也是哈佛大學福格藝術博物館（Fogg Art Museum）的延伸空間。哈佛一直苦於籌不到擴建的資金，還考慮出售部分藏品以支付建設費用，有一度德瑞克・伯克甚至取消了整個建設計畫，[4]但亞瑟伸出援手，雙方的共識是新的建築必須以他的名字命名。等到亞瑟走上桑德斯劇院的舞台，他已經捐給哈佛超過一千萬美元。[5]

「再過十五年就是新的千禧年，」亞瑟宣布，並引用他最喜歡的主題之一：人類控制大自然的能力。他說，「經過數十億年和無數物種之後，智人（homo sapiens）這個新的物種在短短四十年裡跨越不同的全球分水嶺，徹底扭轉了地球誕生以來的現實狀況。」亞瑟的友人，諾貝爾和平獎及化學獎得主萊納斯・鮑林坐在觀眾席，他為了參加這個場合而來到城裡。其他在場的包括小提琴家伊扎克・帕爾曼（Itzhak Perlman）、[6]女演員葛倫・克羅絲（Glenn Close）及藝術家法蘭克・史特拉（Frank Stella）。《波士頓環球報》（*the Boston Globe*）顯然沒有意識到亞瑟對亞洲的一切事物都有興趣，報導裡提到開幕式將包括「音樂、舞蹈、導覽以及（不知為何還有）武術表演」。[7]

「數十億年來，」亞瑟接著說，「所有的物種都受制於環境，」[8]但現在環境「任由一個物種擺布」。他指出，人類把人送上月球，並設計了巧妙的方法來影響「遺傳和演化」，醫學進步意味著以前不可思議的事情已成為「常規」，而所有物種之中只有人類學會了「阻止死亡的必然性」，新的千禧年只會加速這一進程。亞瑟說，現在我們應該深入思考的是，哪些東西會主宰二十一世紀的生活品質，並在藝術、科學和人文學科之間搭起橋梁。「我為了這些目標已經奉獻了一生，」他總結道，「現在，我奉獻這個機構給各位。」

哈佛的慶祝活動過後不久，史密森尼學會也宣布將在華盛頓國家廣場設立亞瑟・M・薩克勒美術館，並在新聞稿中指出薩克勒的名字「與許多科學機構相關」。[9]例如：特拉維夫的薩克勒醫學院、克拉克大學（Clark University）的亞瑟・M・薩克勒科學中心和塔夫茲大學的亞瑟・M・薩克勒衛生傳播中心（Arthur M. Sackler Center for Health Communications）。然而，史密森尼學會向外界說明新的美術館以誰命名，用的是亞瑟所提供的傳記，其中內容經過高度篩選。亞瑟曾經告訴麥亞當斯的同事，說他在這間廣告公司「度過了絕大部分的成年生活」，[10]從許多方面來說，麥亞當斯一直是亞瑟最重要的職涯依歸。但他為史密森尼學會編寫的傳記裡，完全沒有提到麥亞當斯，[11]書裡鉅細靡遺介紹了許多無謂的生活細節，說他在高中時期是「所有學生刊物的編輯」，卻隻字未提亞瑟仍在經營的廣告公司，也沒有提到利彼鎮和煩寧，他是靠著這些藥物賺進大筆財富才能如此慷慨。

史密森尼學會計劃建造一個新的地下藝術中心，裡頭將容納國立非洲藝術博物館（National Museum of African Art）和薩克勒美術館。亞瑟和吉莉安前往華盛頓參加破土儀式，他穿著深色西裝，打著領結，看起來很快活。雨下了一個星期，現場一片泥濘，史密森尼學會為參加本次活動的政要特別搭建一個帳篷，安檢很嚴格：[12]最高法院首席大法官華倫．伯格（Warren Burger）和時任副總統的布希（George H. W. Bush）都在場。這是「我的殊榮。」[13]亞瑟宣布。依照計畫，他會在活動上提供第二期捐款的支票，[14]亞瑟在事前表示想直接把支票交給布希副總統。但在他要交出支票前，一個年輕的女特勤人員阻止他，亞瑟解釋他有東西要交給副總統，特勤人員說她需要先檢查一下。亞瑟拿出支票簿，像個搗蛋的孩子，心滿意足地寫下「兩百萬」。

既然亞瑟已進入職業生涯的告別階段，他看似終於可以鬆口氣了。他在一九八六年入選《富比世》四百大富豪名單，該雜誌估計他的身價「超過一億七千五百萬美元」。[15]他確實有種明顯的個人傾向，喜歡評點自己的成就。在《醫學論壇報》成立二十週年之際，他編制了一份長長的「第二」清單，[16]亞瑟認為他的報紙在這些領域開闢了新天地。他建議，或許讀者會「想補充」，好似他一個人計算不了這麼多壯舉。一九八六年，吉莉安在麻薩諸塞州伍茲霍爾（Woods Hole）舉辦了一場為期三天的「紀念文集」（Festschrift）活動，[17]亞瑟的友人和同事齊聚一堂為他歌功頌德，並分享亞瑟在藝術和科學方面諸多貢獻的故事。正如瑪麗葉塔當年的舉動，吉莉安發現自己也在為她成就非凡的丈夫製作剪貼簿，無休無止地更新一份她稱之為「成就清單」的文件。[18]

雖然亞瑟參與了這麼多回顧慶祝活動，但他並沒有認為自己的職涯已經結束，他想做的事還很多。套句他的老友路易斯．拉薩納（Louis Lasagna）的話來說，「他的待辦事項需要三段人生才做得完。」[19]或許亞瑟說過，人類有能力讓大自然屈服，但事實是他無法改變時間的進程，他很清楚這一點。時間「是我最大的敵人，」[20]他抱怨，「時間是個殘暴的獨裁者，不願變通，無法阻攔，最後永遠是它得勝。」他喜歡告訴別人說，娶了吉莉安，他總算在「第三次做對了」，但他也說這個決定有點像是智取時間的險招。「她比我年輕，」他告訴一個友人，「所以我們能建立百年慈善事業，做很多了不起的事。我有五十年，在我過世後她還有五十年。」

與此同時，他會繼續鞭策自己。他仍然維持繁重的時間表，[21]每週工作七天，經常出差。晚上就寢時，他仍然閱讀醫學期刊，以跟上最新的研究。[22]但年齡以及繁忙的步調開始對他造成問題，一九八六年秋天，亞瑟病倒了，他得了帶狀皰疹，因而臥床數週。[23]

幾個月之後，莫蒂默慶祝七十歲大壽，在大都會藝術博物館薩克勒側廳舉行盛大派對。現在，自己的親弟可能被控做出亞瑟最厭惡的褻瀆薩克勒神廟的愚蠢行為，這種事亞瑟絕不可能不知道。派對由莫蒂默的第三任妻子特瑞莎精心策劃，邀請了數百名賓客，現場還有客製化的巨大蛋糕，以埃及石棺為造型，[24]但臉孔看起來像戴著眼鏡的莫蒂默。特瑞莎雇用了室內設計師制定雄心勃勃的計畫，本想建兩根額外的柱子來擴充丹鐸神廟。但大都會藝術博物館拒絕了，[25]抗議這是對神廟進行「建築改造」，即使是為了非常重要的生日派對，似乎也有點不必要。莫蒂默覺得被冒犯，惱怒地說，「他們知道怎麼觸怒贊助人。」

無論亞瑟心裡有多反感，他還是在莫蒂默的派對上露面。瑪麗葉塔也來了，她和亞瑟已有一段時間沒有見面。他們離婚不算好聚好散，女兒丹妮絲站在瑪麗葉塔這邊，實際上和父親斷絕關係，後來她依法將她的姓氏改為瑪麗卡（Marika），[26]結合了母親瑪麗葉塔和外婆佛雷德里卡（Frederika）的名字。對於不認識這個家庭的人來說，這好像是什麼突發奇想、新世紀的做作行為。但對亞瑟．薩克勒的女兒來說卻是意味深長的舉動，拋棄薩克勒這個姓氏，是最終極的棄絕行為。「她用鋼刷把這個名字從她身上去掉。」丹妮絲的友人說。總而言之，亞瑟見到瑪麗葉塔時很客氣，提議兩人約時間一起吃午飯。[27]

他們在聯合國的公寓附近一家以前常光顧的法國小餐館見面。當他們坐下來開始說話，亞瑟問是否可以換張桌子，因為他的聽力愈來愈差，他想換個地方坐，瑪麗葉塔才好對著他聽力正常的那隻耳朵說話。大部分時間都是瑪麗葉塔在說話，她告訴亞瑟自己的近況。在瑪麗葉塔沮喪、憤怒了一段時間之後，她開始重拾快樂，她寫詩，到歐洲旅行。她搬離了紐約，在佛蒙特州定居，後來遇見一位在很多方面都和亞瑟不同的好男人。也許他的成就不如亞瑟，但他能夠讓她開心。亞瑟大部分時間只是聆聽，就像四十年前去參加芝加哥醫學會議的那段長途車程一樣。但瑪麗葉塔注意到他似乎焦躁且心不在焉，心有一半不知在哪裡。

亞瑟已經這麼富有，但他還是在擔心錢。他繼續以瘋狂的步調收購藝術品、承諾投入慈善事業，他擔心自己過度擴展。也許是因為如此，他和吉莉安的關係才受到影響。在亞瑟與瑪麗葉塔共進午餐幾個月後，他寄了一份簡短的備忘錄給吉莉安，是他去機場的車上口述給助理的。他決定「接管我所有的財務支出」，[28]他通知吉莉安，要求她製作一份「家庭開支預算」，為他們的四個家庭逐項詳細說明「伙食費、維修費、聖誕節和其他小費、保險費、電話費、瓦斯費和電費、家具費」等支出。他似乎陷入一種狂躁的焦慮，「週四下午我回來之後，我要看到你手上已經備好上述那些資料，還沒提供的，要給我議程和時間表，告訴我什麼時候提供。」亞瑟訓斥妻子「不斷抱怨她的興趣得不到資金和精神支持」。他解釋，他只是因為趕時間才會發備忘錄給她，「未來我會直接向你口述我的指示。」他告訴她自己壓力很大，人們毫無節制地花他的錢，但他決心「著手指揮」。

吉莉安需要「資金和精神支持」的興趣之一是收集舊珠寶，不是很多人收藏的古董珠寶，而是古代珠寶。是亞瑟鼓勵她培養這個新嗜好，他喜歡他的配偶也建立自己的收藏。那年春天，倫敦的皇家藝術研究院（Royal Academy of Arts）正在籌備一個展覽——古代珠寶：吉兒．薩克勒收藏精選（Jewels of the Ancients: Selections from the Jill Sackler Collection），[29]屆時將展出兩百多件作品，[30]館方稱展覽是「私人手中最完整的古代近東珠寶個人收藏」。吉莉安在一篇宣傳展覽的文章中寫道，[31]她「收集珠寶的決心始於我丈夫送我的禮物，他本人是個熱情的收藏家，也是傑出的科學家和精神病學家，更是博物館和藝術、科學、人文學科機構的重要贊助人。」

展覽在當年五月開幕，展出的珍品令人歎為觀止，包括花圈和金屬花絲項鍊，以及青金石護身符。有些作品被認為比丹鐸神廟還要古老，可追溯到公元前三千年。[32]吉莉安明確表示，她不只是在囤積珠寶，相反地，她和丈夫一樣是為了促進學術研究。她觀察到，隨著她的收藏項目逐漸增加，她「很高興發現自己幾乎隻身處於一個幾乎沒有學術研究的領域」。[33]策展人堅持展覽燈光必須保持昏暗，以免損壞了古代文物，但珠寶依然璀璨生輝，正如一位參觀者隨後寫的，想來實在驚人，「像花環或精美的金花等如此精緻的珠寶，完好無損地保存了數千年，閃閃發光，彷彿昨日才完工。」[34]

但這次展覽並不如吉莉安所期待的大獲全勝。展覽推出之後，《紐約時報》週日版發表了一篇令人瞠目結舌的報導，[35]引發人們懷疑某些物件的真實性。「我相信絕大部分較華麗的物件都是假的，」一位專門鑑別贗品的博物館顧問傑克．奧格登（Jack Ogden）告訴該報，「但在皇家藝術研究院展出所以被認為是真品。珠寶研究將因此倒退二十年。」吉莉安堅持認為不可能會這樣，她說，「如果有任何物件不是真品，我會非常非常驚訝。」[36]但皇家藝術研究院召集來自世界各地的二十四位專家，花了兩天時間研究這些藏品，隨後發表聲明，「我們一致認為其中一些物件，包括一些重點物件，並非古物。」[37]

這醜聞對吉莉安而言是個大災難，對亞瑟也是。[38]史密森尼學會的亞瑟．M．薩克勒美術館將在秋季開幕，原定計畫是「吉兒．薩克勒古代珠寶收藏」將作為巡迴展，在華盛頓國家美術館（National Gallery）展出。但最華麗的物件可能為贗品一事曝光後，展覽的準備工作就默默取消了。

關於計畫趕不上變化這檔事，亞瑟喜歡一個說法，「謀事在人，成事在天。」[39]那年五月，倫敦發生這些爭議時，他飛往波士頓參加道富銀行（State Street Bank）的會議，之前他成為該銀行的大股東。他在波士頓時感到異常的胸痛，於是早早飛回紐約，回到自己的辦公室，宣布自己可能是心臟病發作。

亞瑟七十三歲，他向來討厭生病，[40]生病就得依賴他人，他不喜歡這樣，而且他可能也擔心別人趁他身體出毛病時占他便宜。無論確切的理由是什麼，他入院時選擇不通知家人。[41]為了預防萬一，也因為他向來偏好匿名，他入院時用的是化名。[42]因為他保密到家，除了吉莉安外，家裡人都不知道亞瑟在醫院裡。當他的孩子們來看他時，他已經死了。[43]丹妮絲打電話給媽媽告知這個消息，瑪麗葉塔簡直不敢相信，[44]她的心裡有一部分一直認為亞瑟．薩克勒永遠不會死。

亞瑟一直很享受別人讚揚他的人生成就，只可惜他不能親眼目睹他死後的事件，否則他肯定會很高興。哈佛大學、塔夫茲大學和史密森尼學會都舉辦了精心製作、星光熠熠的儀式。[45]華盛頓的甘迺迪表演藝術中心（Kennedy Center）舉行了一場紀念音樂會，有兩千人參加。[46]那年六月某天下午，大都會藝術博物館的薩克勒側廳湧入四百人向他致敬。「猶太人通常不會在猶太教堂受到頌揚。」紐約市長艾德·柯屈說，[47]但亞瑟「建造了自己的猶太教堂」，柯屈接著說，「他建造了這麼一個輝煌的場所，我們在此悼念他，就是向他致敬，」柯屈望向人群，「我敢肯定他喜歡這麼多人待在他的神廟裡。」

「我找不到任何言語來形容他，」[48]輪到吉莉安說話，「他是如此至高無上，」亞瑟「為家人盡了最大的努力，」她指出，讓他的「弟弟們完成了中學和醫學院學業，還為家人設立所有的家族企業。」然而，亞瑟的名人朋友和同事們在各個公開紀念活動，總共貢獻了數十次演說，但這當中卻沒有雷蒙德或莫蒂默的任何發言。事實上，在亞瑟過世之前，他們幾乎已不相往來。[49]

「諷刺的是，這個人死於事情進行到一半的時候（in medias res），」[50]華盛頓國家美術館館長卡特·布朗（J. Carter Brown）在大都會藝術博物館舉行的儀式上指出。發言的人之中很多人提到同樣主題，套句布朗的話來說，亞瑟想做的事「只做了一半」。艾薩克·薩克勒向兒子們反覆強調「好名聲」的重要性，[51]其實亞瑟·薩克勒也有一則經常對自己的孩子念誦的箴言。「我們離開時，」他告訴他們，「一定要讓世界變得比我們抵達之前更好。」一九八七年的那個下午，薩克勒側廳裡有個強烈的氣氛，就是儘管亞瑟·薩克勒的生命已經結束，但要充分衡量他的功過還為時過早。

EMPIRE OF PAIN

第二部

製藥王朝

第十一章 阿波羅計畫

一九六四年的春天，理查．凱彼特（Richard Kapit）初次接觸薩克勒家族，[1]當時他在哥倫比亞大學大一的生活正要結束。凱彼特來自長島中心一個不起眼的小鎮，他是個聰明的孩子，靠著半額獎學金支付大學學費。他的身材中等，個性有點內向靦腆，也沒有很多朋友，但每到夜晚，總有一群男孩聚集在他宿舍的房間裡，表面上他們是一起讀書，其實只是廝混罷了。當凱彼特提到他隔年要再找個室友時，其中一個朋友推薦了「薩克勒」，於是凱彼特便找上了理查．薩克勒，得知他也正在找室友。理查．薩克勒是雷蒙德．薩克勒與其妻貝弗莉的兒子，雖然他的成長環境與凱彼特相去甚遠，但他也在長島長大，而且他們都是聰明的孩子，所以他們很快就成為好朋友。

薩克勒和凱彼特沒有住在學校宿舍裡，而是在校外租了一間公寓，他們住在哥倫布大道（Columbus Avenue）上一個叫西村公園（Park West Village）的現代綜合大樓，那裡離學校只有幾個地鐵站的距離，是一間位於一樓的兩房公寓，對面是消防站。他們搬進去後，才發現他們不得不習慣夜裡消防車進出時響起的警報聲。開始布置公寓後，凱彼特才察覺到他這位新朋友可能來自不平凡的家庭。薩克勒帶著他走過中央公園，到皮耶飯店轉角處附近一間位於東六十二街的透天別墅，他說那是他們家族的房子，凱彼特覺得那根本就是一座小宮殿，彷彿是故事書裡幻想的紐約建築。這棟樓究竟屬於薩克勒的父母或這大家族的其他成員，仍有待釐清，但他帶著凱彼特到地下室裡一個擺滿備用家具的房間，裡面放的可不是大學公寓會用的那種不堅固的椅子或廉價的擺設架，而是風格成熟穩重又堅實牢固的家具。他們帶了一些需要的家具走，就這樣完成了新公寓的布置。

凱彼特對他的新室友很感興趣：理查很聰明，為人風趣但個性也相當古怪，他身材結實粗壯，有著寬大的額頭和直挺的鼻子，聲音低沉沙啞、笑容憨厚老實。凱彼特發現理查最與眾不同之處，在於他對生活那份滿溢的熱情。他認真投注心力於課業的時間總是斷斷續續的，反而更喜歡盡情享樂。他喜歡抽雪茄和菸斗，也搜尋品質最優良的菸草品種。他喜歡在傍晚時分坐在公寓裡，一邊抽著菸一邊暢談。他倆會在菸斗裡裝滿一種特殊的敘利亞菸草，那是理查最愛的菸草，據說這種菸草是燒駱駝糞便熏製而成，有種濃郁豐厚的香味。理查會坐在他的椅子上向後靠著椅背，身旁圍繞著菸斗散出的煙霧，就像是夏洛克・福爾摩斯（Sherlock Holmes）一樣。他也在公寓的一個壁櫥裡擺滿上好的藏酒。他一次會買好幾箱葡萄酒，再拿出不同瓶來品嚐。他倆會啜飲著美酒，醉醺醺地討論著不同品種葡萄酒之間的細微差別。

對凱彼特而言，那是段「令他眼界大開」的經驗，也是一場感官的教育。理查自豪地認為自己是個感官主義者（sensualist）——總想親眼目睹、親口品嚐並親身體驗那些最具異國情調和最美好的事物。而且他出奇大方，總是樂於掏錢買單，有錢到一點也不在乎這點小錢，他很渴望帶領他這沒見過世面的室友打開眼界。「與我分享對他來說意義重大，」日後凱彼特回憶道，「他需要有人和他一起分享這些事物，才能感受到完整無缺的喜悅。」凱彼特發覺理查「十足地」投入於他所愛好的事物，「對他來說，真正令生活有價值的就是這些用金錢買到的好東西。」

凱彼特付了他該分攤的那份房租，但他發現不久後在其他各方面，他開始仰賴理查的慷慨，這讓他感到不太舒服。他出身平凡，母親是營養師，父親則是學校老師。但理查不僅只是家境小康，他根本就是個富二代。他一直是個無憂無慮的人，在他的世界裡，負責花錢買單並不是件討厭的事。對他來說，付這些錢是件微不足道的小事罷了，但對凱彼特而言，幫別人付錢買單的舉動可是意義重大。凱彼特認為理查從不在意花錢，因為他根本不需要擔心錢的問題，他們家有的是隨時能供他取用的錢，無論是要拿去投資或儲蓄，抑或隨意揮霍，他的錢就像是空氣一樣取之不盡用之不竭。

但凱彼特也不禁注意到，他似乎是理查・薩克勒在大學裡唯一一個真正的朋友，或者更準確地說，唯一一個男性友人。瑪姬・尤絲賓（Margie Yospin）是薩克勒認真交往的對象，她是巴納德學院（Barnard College）的學生，那是哥倫比亞大學隔著百老匯大道對面那間女子大學。理查和尤絲賓在高中時就開始交往了，他們都就讀長島羅斯林的一間高中，也都曾加入一個由一群聰明學生組成並自稱「非團體」（un-group）的社交小圈子，理查還參加過幾何學社團。[2]他是他那圈子裡少數有車的人，他會和朋友買支威士忌，開著車四處晃晃，找地方喝酒。[3]

尤絲賓既聰明又見過世面；[4]高中時就曾到阿根廷當了九個月的交換學生，因此說得一口流利的西班牙語。凱彼特也很喜歡她，他們三人開始一起度過所有的閒暇時間。凱彼特一直不解，為何薩克勒沒幾個朋友。但相處久了，他發現這位室友有些不尋常的人格特質。雖然薩克勒極其慷慨，但他似乎缺乏同理心，不懂得考慮他人的感受與情緒，也沒有意識到自己的行為可能造成其他人的困擾。有一次，理查介紹自己的親戚給凱彼特認識，並提議讓他倆出去約會。凱彼特與這名年輕女子見了面，也計劃好一整晚的行程。但當市區公車靠站，他示意要對方上車時，他發現女方的臉色大變且退縮了，這讓凱彼特感到很丟臉。他沒有錢叫計程車當作他們在城裡的代步工具，而他覺得理查應該明白這點，也應該知道女方不可能接受搭公車約會。然而，理查壓根兒沒想到這些。事後，凱彼特表示這次約會讓他感到很不舒服時，理查似乎還無法理解。「就彷彿他的父母精心養育他，好讓他免於一切憂慮和煩惱。」凱彼特回憶道。

薩克勒沒幾個朋友的另一個原因，可能是他似乎對到學校上課不怎麼感興趣，但這並不表示他不聰明或缺乏好奇心。起初，課業負擔讓他感到壓力很大。「嚴格的課業要求真是嚇死人了，」他在一封給高中朋友的信中寫道，並在信末說（也只有大學生才會在信的結尾這麼寫）「我還有索福克里斯（Sophocles）的文本作品要讀。」[5]他抱怨課業負擔，也埋怨他父母緊盯他的課業成績。[6]「我從未付出這麼大的努力，」他在大一那年的春天寫道。「這並不表示我變成那種埋頭苦讀的人了，只不過是我必須好好用功，否則就得面對來自家裡的憤怒。」

理查頗具幽默感，他喜歡講笑話也喜歡聽笑話，還自創了粗俗的莎士比亞式髒話：他在一封信中寫道「大渾蛋，他媽的他以為他是誰？」（gaping ass-hole. Who in Hell does he think he is?）在信中提到某個曾明顯冒犯到他的同儕時，他如此寫道，「我希望你把他過度腫脹的陰莖塞進他那滿是屎的喉嚨裡。」（I hope you ram his overblown membrum virile down his beshitted throat.）[7]

據凱彼特所述，理查·薩克勒在大二時對自己感興趣的事物愈發好奇，他深感興趣的一大主題就是性。凱彼特還是個處男，是個身邊圍繞著女性時，就顯得拘謹畏縮的靦腆小男孩。理查·薩克勒則是很早就嚐過禁果了，凱彼特總覺得理查在向他炫耀自己與尤絲賓的性生活。理查對身為一名感覺主義者感到自豪，還表示凱彼特根本不知道自己錯過了多少美好事物，也勸他盡快克服自己的心理因素，找個伴侶來享受性愛。然而，理查也很喜歡談論性愛，[8]在敘利亞菸斗飄出的瀰漫煙霧中，他倆會討論關於性高潮的話題。薩克勒對性高潮背後的生理機制深感興趣，他想了解背後的原因以及如何去理解性高潮。對他來說，這個長期在科學領域中被忽略的主題似乎是個重要的問題。於是他們兩人決定將這個問題當作報告主題，著手進行獨立的研究。

凱彼特本來打算在學期結束後找份暑期工作，但理查卻有不同的想法，他提議暑假別去工作，一起全心投入解決關於性高潮的科學之謎。既然理查還會負責一切必要的支出，那又何樂而不為呢？「他的熱情很有感染力，」凱彼特回憶道，「他覺得生活就是一個遊樂場，凡是可能帶來樂趣或回報的事物，都蘊含著無限的可能，值得一試。」[9]花時間與理查這樣一個幾乎未曾被否定過的人相處，凱彼特感到相當有趣，更增添了不少自信。理查以無所畏懼的態度過生活，他深信一切事物都具有無限可能，沒任何實際限制能夠阻止白日夢成真。

於是他們花了一整個暑假研究性高潮，他們造訪了數間醫學圖書館，查閱各種科學論文和晦澀難懂的期刊文章。有一次理查找到了一位在鱈魚角（Cape Cod）伍茲霍爾海洋研究所（Woods Hole Oceanographic Institution）工作的科學家，他的研究主題與神經系統有關，可能對他們的性高潮研究有所幫助。理查覺得他們應該拜訪他，於是就借了他母親的轎車，開著那台龐帝克（Pontiac Grand Prix）去接瑪姬，然後三人一起驅車前往麻薩諸塞州。這位優秀的神經生理學家得知這三位非常認真的大二學生從紐約市遠道來訪的原因後，大笑出聲。「他笑得多麼開懷啊，」凱彼特回憶道，「當時還真是有趣。」

他們三人在鱈魚角合住一間汽車旅館，錢當然是薩克勒付的。凱彼特、理查與瑪姬待在同個房間，讓凱彼特倍感關於性方面的壓力，理查一直給他壓力，要他去找個女人，讓他從處男畢業。凱彼特見過好幾位理查的親戚長輩，像是他的爸爸雷蒙德和伯父亞瑟，凱彼特認為這些男人都有著某種男性的期待，認為一個男孩要成長為男人，一定不能少了精力旺盛的性生活。有一次，理查邀請凱彼特與他伯父亞瑟共進午餐，他們約在中城一間高檔典雅的中式餐廳。亞瑟西裝革履，給人一種權威感，言談間又展現野心宏大的智慧，他的氣場令凱彼特讚歎不已。他們的服務員是一名年輕的中國女性，令凱彼特意外的是，在用餐的空檔，亞瑟直接向她搭訕，那位女士很明顯對此感到不舒服，凱彼特也尷尬地紅了臉，但理查見狀仍處之泰然。

理查相當敬佩他的伯父亞瑟。他驕傲地向凱彼特炫耀一份ＭＤ雜誌影本，ＭＤ雜誌是由菲利克斯．馬蒂－伊巴內茲創辦發行，而背後的老闆就是亞瑟。他們在哥倫比亞大學就讀時，適逢亞瑟開始大手筆向哥倫比亞大學捐款。學校在勞紀念圖書館舉辦亞瑟的首次大型亞洲藝術展，還是由蒂芙尼公司的櫥窗設計師操刀布展，理查也帶凱彼特一起去逛展覽。「這對理查意義重大，」凱彼特說，「看到那些美麗的展品時，他是多麼地興奮不已。」凱彼特也意識到，「整個薩克勒家族都非常喜愛亞洲藝術和東方之美。」

一九六九年七月二十四日，阿波羅十一號（Apollo 11）火箭以每小時兩萬五千英里的速度衝出地球大氣層，脫落的保護殼碎片像個巨大火球般燃燒著。[10]太空艙內有三名太空人，分別是尼爾．阿姆斯壯（Neil Armstrong）、伯茲．艾德林（Buzz Aldrin）和麥可．柯林斯（Michael Collins），他們在月球上漫步，寫下人類歷史輝煌的一頁。南太平洋的上空展開了三個降落傘，太空艙也在空中滑翔，然後降落到平穩的水面上，像個軟木塞一樣在洶湧的浪濤中晃來晃去。不久後一架直升機接近，幾名海軍蛙人跳入水中以一個充氣圈固定住太空艙，再將充氣筏充滿氣。待三位太空人從太空艙中出來後，蛙人再用一種棕色的消毒清洗液沖洗他們，以防他們無意間將「月球上的病菌」帶回地球。三名太空人一個接一個地爬進充氣筏，蛙人擦洗他們的手腳，就像是為嬰兒擦澡一樣。這是美國太空總署（NASA）的飛行後流程第一步驟，看起來挺滑稽好笑，卻很重要。蛙人用來塗抹太空人的清潔液叫做必達定（Betadine）。[11]

三年前普度佛雷德里克製藥公司收購了一間在維吉尼亞州生產製造必達定的公司——醫師製藥（Physicains Products）。[12]當時必達定被拿來當外科用擦洗液，在越戰期間的戰場上也發揮重大的功用。但對普度公司而言，阿波羅十一號這項太空計畫才是破天荒的成功，也是一次無價的公眾宣傳。普度製藥的一則廣告[13]大字寫著「濺落！」（Splashdown!），表示雖然美國太空總署是拿必達定來對付太空病菌，但在地球上拿它當作「漱口水」也是很有效。

理查．薩克勒對其家族企業的熱中投入從一開始就令理查．凱彼特印象深刻。就凱彼特所知，普度佛雷德里克製藥公司最知名的商品似乎是一款叫做通便樂的緩瀉劑。四處都可以看見他們替通便樂打的廣告，多得到令人尷尬。許多廣告照片上是因便秘的陣痛而痛苦不堪的男人，搭配宣傳文案細數著「較軟的糞便」帶來的優點。但理查卻絲毫不覺尷尬：他為普度公司及公司所生產的產品感到自豪。你可以對通便樂有意見，但大眾還是願意花錢買單，因為它就是夠有效。有幾次理查帶著凱彼特去當時普度佛雷德里克公司已搬到揚克斯（Yonkers）的總部大樓參訪。[14]凱彼特也知道薩克勒家族與煩寧有關係，煩寧在當時是相當熱銷的藥物。正巧凱彼特的父親在成為學校老師之前曾當過藥劑師，他們一家人都和薩克勒家族一樣，深信這些具有奇效的藥物是人類進步的象徵，也是人類未來的一線曙光。

那些藥物就代表了理查・薩克勒的未來，大家都理所當然地認為他會讀醫學院，學成後再進入家族企業。事實上，薩克勒家族狂熱地追求醫學專業崇高偉大的理想以及隨之而來的豐厚財富。在理查・凱彼特與雷蒙德・薩克勒的一次談話後，他決定他也要讀醫學院預科，最終他申請上紐約大學的醫學院；後來理查的女友瑪姬也成為一名醫生。

然而，那時理查和這兩位朋友不再來往了。花了整個暑假的性高潮研究結束後，他們回到學校讀大三，但理查・凱彼特發現自己在這段友誼中，愈來愈感到不自在，到後來他還是搞不清楚究竟是什麼原因弄得他心神不寧。或許這和性以及理查施加在他身上的莫名壓力有關，他們兩人與瑪姬之間無法取得平衡的三角關係，或許也因此帶來過大的壓力。但他可以確定的是，他永遠像是薩克勒的客人，得一直擔心自己是不是總是在占薩克勒的便宜，這令他感到愈發不自在。有天晚上，凱彼特與理查・薩克勒在公寓裡吃晚餐，他們也一直喝酒，當時水槽裡已經堆滿了髒碗盤，於是問題就來了，誰該去洗碗呢？凱彼特的怒火突然就爆發了，但他也不知道自己到底為何這麼生氣，髒碗盤顯然只是被用來借題發揮罷了。他整個人勃然大怒，對著理查大吼大叫。他事後表示，當時彷彿「某個開關被打開了」。而理查也只是目瞪口呆地看著他，像是在看一個失去理智的人。「他覺得他一直都對我很好，也的確如此。在他看來，他確實待我不薄，」凱彼特說，「會發生這種事完全在他意料之外。」

不久之後，凱彼特搬出公寓，住進學校宿舍裡。「理查似乎對此感到很受傷，」他回憶道。薩克勒對他人的情緒視若無睹，因此沒意識到他與這位不那麼富裕的好友之間的好友誼，其實並不若表面上看來那麼簡單。後來他們兩人就不再見面了。過了一段時間後，有次凱彼特打電話到理查在羅斯林的家，想知道最近理查過得如何。他的母親貝弗莉接起電話，但她不願讓理查聽電話，「我想你已經傷他夠深了。」她對凱彼特說。

即使理查・薩克勒家裡花大錢為他培養人脈，但他自己對待課業的態度不夠認真，所以他沒有申請上像是哈佛大學或紐約大學這樣的一流醫學院。後來他先在紐約州立大學水牛城分校讀了兩年，[15]最後成功轉學到紐約大學。但無論如何，其實這並不重要，因為不論他到哪裡讀醫學院，也不論他的課業成績是好是壞，最後他會到哪工作已十之八九確定了。

「致我親愛的姪子和同事理查，」菲利克斯・馬蒂－伊巴內茲在一九七一年六月七日寫給理查的一封信中寫道，「才幾年前，我為自己能出席你的成年禮感到開心。今日我又有幸參加你的畢業典禮，恭喜你要成為醫生了。在你人生中這兩次重大場合，第一次你成為一個男人，而第二次你成為一個真正的男人。」[16]馬蒂－伊巴內茲告訴理查，「被神選中的人」才能成為醫生，還說他將成為醫生這菁英聖職的一份子，而這能為他自己帶來想得到的一切好處。畢竟他是薩克勒家族的一員：「我知道你這一生肯定不負薩克勒之名，會成為家族的驕傲。」

第十二章　法定繼承人

康乃狄克州一位名叫格蘭特（W. T. Grant）的富豪在一九七二年八月某日逝世，[1]享壽九十六歲。格蘭特白手起家，靠著開雜貨店積攢巨大的財富。他在富庶的格林威治郊區留下一座廣大的私人莊園，這可是一筆龐大的房產：在突向長島海灣（Long Island Sound）的半島上，有間占地十二英畝的寬闊主屋，還有獨立的都鐸式建築群，包含工作人員的住所、一間溫室、一座網球場以及可停七輛車的車庫。主屋則配有各種二十世紀中葉風格建築特有的設施，如具備獨立氣溫控制系統的壁櫥，這是專門為了收藏毛皮大衣而設計的。

格蘭特沒有繼承人，因此在為自己建造了這座奢華的莊園後，選擇死後將之留給格林威治醫院（Greenwich Hospital）。院方試圖將這座莊園改建成醫療機構，但最後因為當地土地規劃的限制而沒建成，因此格林威治醫院等於收到了一份沒有用處的禮物，因而決定將之出售。然而，院方嘗試賣掉莊園，卻因為開價過高而乏人問津。《紐約時報》尖刻地總結，問題在於「根本沒多少買家願意花一百八十五萬美元買間蓋在島上的房子」。[2]即使是富庶的格林威治村，格蘭特莊園的奢華程度也不是一般有錢人能負擔得起。因為沒有買家願意接手，格林威治醫院發現當初這筆慷慨的捐贈反倒成了燙手山芋，光是因持有這筆房產而生的稅金、維護費用和其他相關支出，就讓院方每個月花費數千美元。

一九七三年夏天，格蘭特的莊園終於以一百三十萬美元售出——這已是要價大打折扣後的數字了，但仍是格林威治單戶住宅史上最高的成交價格。買家不願意透露身分，但一名積極的《紐約時報》記者打電話聯絡到負責處理這筆交易的律師，得知買家打算把這座莊園當作私人住宅。根據房契，一個叫做岩點有限公司（Rock Point Ltd.）的法人實體支付了三十二萬五千美元的現金購入，而另一個法人實體——萌蒂國際有限公司（Mundi-Inter Ltd.）則提供了一百萬美元的抵押貸款。這間萌蒂公司的登記地址在康乃狄克州的諾瓦克（Norwalk）。《紐約時報》的記者打電話到該地址，[3]的接線生接起電話告訴他，那裡是普度佛雷德里克公司的辦公室。《紐約時報》並沒有繼續追蹤做後續報導，也沒有透露格蘭特莊園的實際買家姓名，但那位買家就是雷蒙德・薩克勒。

雷蒙德之所以從長島搬到康乃狄克州，是因為他的公司也要搬到那裡了。普度佛雷德里克製藥公司從格林威治起步，後來搬到了揚克斯，現在全公司將統一遷至諾瓦克市中心一棟全新的十二層辦公大樓。[4]兩百名公司員工也將跟著搬遷，[5]包括雷蒙德的兒子，也就是最近才進入公司任職的理查・薩克勒。

理查轉學到紐約大學之後，他那取得令人欣羨的醫學士學位，但他志不在執業行醫：他唯一做過的臨床工作是在哈特福醫院（Hartford Hospital）的內科實習。[6]一九七一年，理查進入普度佛雷德里克製藥公司，他的職稱是總裁特助，而當時的總裁正是他父親。[7]

過去幾十年來這間公司為薩克勒家族帶來豐厚的利潤，賺到讓雷蒙德可以買下格林威治最昂貴的房屋。但公司的主要業務仍在日常的非處方藥物，而不涉足複雜的處方藥物。通便樂仍是公司的主打商品：位於揚克斯的生產設施發散出番瀉葉（senna）的香氣。番瀉葉是一種具有特殊瀉藥性質的藥草，也是通便樂的主要原料。「住在揚克斯的人都聞得到番瀉葉的氣味。」一名公司前員工回憶道。這也成了公司員工間的一個笑話：「如果產品銷量再大一點，就得建更大的衛生下水道了。」而消毒劑必達定也是相當成功的產品。此外，公司也賣一些普通的非處方藥物，[8]像是瑟露梅（Cerumenex，一種耳垢清除劑）和派芮麥辛酏劑（Paremycin Elixir，一種止瀉劑）。

普度公司還在揚克斯時，雷蒙德主要在曼哈頓的家族聯排別墅處理日常工作。他在那裡工作，身邊還有一群親信顧問，借用一名員工的話來說，那裡的工作氛圍是「舊世界」。[9]雷蒙德風度翩翩，他會為女性開門，並替她們拉椅子，方便她們入座。每天都有一名女僕會經過辦公室兩次，用典雅的瓷器端上咖啡。

普度佛雷德里克公司遷址到諾瓦克後，雷蒙德嘗試在這個更加企業化的新環境中灌輸同樣的價值理念。以丹妮兒・尼爾森（Danielle Nelson）的話來說，一九七〇年代的普度公司仍是間「傳統保守」的公司，[10]她本人在普度公司任職長達三十四年。查爾斯・奧雷克（Charles Olech）差不多也在這段時間加入普度公司並擔任業務，他回憶道，「普度製藥很小，但員工之間的感情很好，雖然公司的規模無法與默克藥廠和其他大藥廠相提並論，但公司讓人感覺是個關係緊密的家庭組織。」[11]亞瑟熱中於收藏和功名；莫蒂默則喜歡四處旅行和紙醉金迷的夜生活，雷蒙德和兩位哥哥不同，他埋首於工作且做事循規蹈矩，喜歡按習慣行事。他與貝弗莉的婚姻相當幸福美滿，他們喜歡到市區欣賞歌劇，也常在週末邀請賓客到格林威治的豪宅打網球（就算不到網球天才的等級，雷蒙德網球也是打得相當不錯），[12]然後享用由自家私廚所準備的午餐。平日每天雷蒙德都會開一小段路的車，並在十點鐘抵達諾瓦克的新辦公室。午餐時間他經常邀請公司的高階主管和他一起在私人餐廳用餐。下午五點，他會在公司到處巡視，穿梭於大樓走廊間，伸頭探入員工辦公室裡問道，「大家工作還順利嗎？」

「關心所有的員工是我們公司理念的一大核心要旨。」雷蒙德和莫蒂默在公司手冊上寫道，[13]而雷蒙德的員工也都認為他是個好人。從他購買房產的層層掩飾手法也能看出，他還是個非常注重隱私的人。人們常說亞瑟・薩克勒近乎迷戀地追求隱私，但與雷蒙德相比，亞瑟又顯得更加喜歡表現自己，這從他數場主題演講和在《醫學論壇報》的專欄便可看出。就在雷蒙德購入格林威治莊園之前，他才剛和兩位哥哥一起捐贈了三百萬美元，供特拉維夫大學設立薩克勒醫學院。雷蒙德因而初訪以色列，這肯定是一次感慨萬分的朝聖之旅。在雷蒙德出生前幾年，他父母在一九一七年變賣索菲的珠寶，捐贈資金供猶太人在巴勒斯坦重建家園。[14]但雷蒙德在以色列被一名《耶路撒冷郵報》（*The Jerusalem Post*）的記者攔住要求採訪時，這位來自美國的慈善家卻拒絕透露任何個人資訊。[15]雷蒙德給人一種矛盾的形象，他明明極盡可能地保持低調，但同時又捐獻大筆資金來建造以自己姓氏為名的學校。

有時在雷蒙德和貝弗莉出國時，理查會住進他們在格林威治的住處，把那裡當作自己的家，享受如傑．蓋茲比（Jay Gatsby）般高貴奢華的生活。[16] 理查持續培養他的興趣，他仍帶著無盡的熱忱追尋他的科學直覺，就像他曾經致力於研究性高潮的生理機制那般。他也極度熱愛滑雪。[17] 但他並不像他的父親和伯父們那般投身於藝術界和政治界。由於他出身富貴，因此他不像家族上一輩的人那樣處心積慮地想贏得上流社會的肯定。理查從醫學院畢業時，他和瑪姬．尤絲賓分手了。後來他與一名叫做貝絲．布雷斯曼（Beth Bressman）的年輕女性交往，她在紐澤西的郊區長大，是個聰明伶俐又八面玲瓏的年輕女子，她每一項成就都會登上地方報紙。她就讀賓州大學（University of Pennsylvania）時曾參與反越戰的抗議活動。[18] 她和理查一樣很聰明，後來也繼續在喬治華盛頓大學（George Washington University）攻讀臨床心理學的博士學位。[19] 最後兩人於一九七九年結婚。[20]

然而，理查．薩克勒最愛的似乎還是他的家族事業。從他在普度公司的早期開始，他就在各個部門間輪調，累積豐富的工作經驗，他的人生軌道就走在管理經營的路上。雖然理查未取得商科學位，[21] 但他修了不少哈佛商學院的課程。當時普度佛雷德里克公司仍由亞瑟、莫蒂默和雷蒙德三人共同經營，[22] 但亞瑟不常干涉公司事務；莫蒂默則忙於管理家族的國際事業。因此留下雷蒙德經營普度公司，他也很明顯大力栽培自己的兒子，讓他做好接管公司的準備。

「我有很多點子，」[23] 日後理查回憶道，「很多關於產品開發的想法。」他對科學研究充滿熱情，「只要他覺得有趣，他就喜歡對人滔滔不絕地談論科學知識。」一位曾在普度公司與他共事的人這麼說。理查是個嶄露頭角的發明家，日後他擁有了十幾項專利。[24] 只要想到任何關於新產品的模糊概念，他就會拿起電話打給公司的人，[25] 看他們能做些什麼。儘管理查還是個剛從醫學院畢業的小伙子，他致電的對象也都比他更年長且更資深，甚至他在公司組織的位階可能也沒有他們高，但這一切都不重要。理查將來會繼承普度佛雷德里克公司，從他的表現也看得出來。他流轉於各個部門，如研發部、醫學部、行銷部和業務部，而且在其他資深的同僚面前，他表現得像是去教人的老師而不是去學習的學生，總部的員工都認為他有點像個小少爺，只是一個握有權力的門外漢。[26]他一頭熱的介入似乎從不受歡迎。而且他也欠缺他父親那般斯文有禮的特質：雷蒙德以柔軟圓滑的威信管理公司，而理查的管理方式既粗魯又不夠圓融。

「理查是個急躁的年輕人，」一九八三年加入普度製藥的巴特．柯柏特（Bart Cobert）醫生回憶道，「他這人很聰明，顯然是非常聰明，但他可是含著金湯匙出生的。」柯柏特出身平凡，他曾說，「我是個來自布朗克斯（Bronx）的窮小子。」薩克勒家族向來會雇用移民、難民、找不到其他工作的猶太人、或是出身貧困但渴望成功且努力的人。因此公司廣納不同口音和宗教信仰的人，辦公室的文化予人相當國際化且多元的感覺。但薩克勒家族第二代的成員卻毫無出身卑微的樣子。

理查也招募了一位名叫比爾．波拉克（Bill Pollack）的醫生進公司，與柯柏特共事。一九六〇年代波拉克因為一款重要疫苗上的貢獻，而獲頒頗具聲望的拉斯克獎（Lasker Award）[i]，是個出名的科學家，柯柏特也因未來將與他合作而感到興奮。柯柏特初次踏進公司在諾瓦克的辦公大樓時，就對這裡留下深刻的印象。以當時的標準來看，那是一棟非常現代的建築，頂樓還有直升機停機坪和公司自己的直升機。[27]從辦公室就能將長島海灣壯麗的景色盡收眼底，秋季還能欣賞綿延數英里的美麗秋葉。普度公司也開了一份相當豐厚的薪水給柯柏特，普度公司的規模或許不算大，但透過高薪和各種福利吸引許多優秀的人才。身為襄理，柯柏特也配到一台業務用車。

開始上工後，柯柏特很快就發現普度佛雷德里克公司並不如表面看到的那樣。理論上比爾．波拉克看起來是理查雇來的知名優秀科學家，但柯柏特幾乎馬上就發現，其實波拉克已經「大大走下坡」了。理查的那種熱情也擴展到識人與用人上：他可能在哪個機場或滑雪坡上遇到某人，稍微經過一番對談後，就馬上認為對方是他公司所需要的人才。理查之所以雇用波拉克，或許是因為他二十年前所成就的偉業，但那些技術對現在的普度公司來說早已過時了。作為一名新員工，柯柏特得知他的任務是研發一種纖維餅乾，日後將被行銷包裝成緩瀉劑，對此他不知道該說什麼，「我身為兩個醫學理事會的成員，」柯柏特表示，「我才不想埋首於餅乾堆裡做研究。」

柯柏特還是很負責地每天進辦公室上班，希望把這件不怎麼樣的發明工作做到最好。但理查・薩克勒是個相當麻煩難搞的上司，[28]他覺得通便樂的效用似乎發揮得太慢了，也對此感到相當沮喪，他便指示柯柏特「讓它能更快發揮功效」。

柯柏特對這項指令感到相當困惑。這種藥物會在結腸起作用，吞下藥後，它要先從口中進入再通過消化道到結腸才能發揮作用，而這過程本來就需要好幾個小時。這並不是藥物設計上的瑕疵，而是人類的生理機制本來就是如此。柯柏特因此斷言，「沒辦法能讓它更快生效。」

理查吼了一句「做就對了」，就氣沖沖地離開了。

理查的標準作風就是如此，柯柏特回憶道，「他期待自己的手下都能完全按他的要求做事。」他還有個私人助理，是位纖瘦而年輕的韓裔美國男子。理查總是派這名助理來傳達他那些不可能的任務。後來柯柏特和他的同事都開始很害怕見到這個人來訪：「他會帶來一些荒唐且毫無建設性的點子或要求，我總會回答，『我並不知道那到底是什麼意思。』」

「理查是個很特別的人，」另一位在這段時期與他共事的前員工表示，「有時我會懷疑他是不是精神狀態不太穩定。他總給人一種哪裡有點怪怪的感覺，若要形容他，我第一個想到的說法是『不會為他人著想』。」

儘管如此，有人覺得理查仍受到保護，畢竟這是間家族企業。在普度佛雷德里克公司內部，一個人的權力有多大，完全取決於他和薩克勒家族關係的緊密程度。在公司總部有些老鳥就被稱作「薩克勒家族的人」，表示他們是薩克薩家族有私交的人，惹不起也碰不得。事實上，這當中有些人相當無能失職，成天只是坐在辦公桌前打混領薪水，根本沒有人知道他們每天都在幹些什麼，或是對公司有何貢獻。但他們效忠於薩克勒家族，這間公司的一大特點就是這種忠誠會得到回報。在這組織內部的勾心鬥角和爭權奪利中，即使你和薩克勒家族的人沒有直接的關係，找一個和薩克勒家族有關係的盟友也很管用。

如果說忠誠度決定了影響力，那麼最忠誠且與薩克勒家族關係最密切的人就是霍華德．烏德爾（Howard Udell），他是個步履蹣跚的肥胖律師。烏德爾在布魯克林長大，[29]帶有些許當地的口音。一九九六年剛從紐約大學法學院畢業後，他就在一間只有三名律師的小事務所工作，負責處理薩克勒家族的法律工作，最後他加入普度公司，擔任副總裁兼法律總顧問。[30]烏德爾對薩克勒家族展現堅定不移的忠誠。「公司律師有兩種作法可以選，」[31]巴特．柯柏特曾說，「一是去找管理階層並告訴他們『你們不能這樣做。』二是和管理階層說，『告訴我你們想怎麼做，我會想辦法做到。』而烏德爾總是選擇後者。」烏德爾也曾用類似的說法來描述自己的職業準則，他說律師的工作不是去告訴管理階層，「雖然這件事公司必須做，但不能做。」[32]烏德爾「就像是《教父》（*The Godfather*）裡的湯姆．海根（Tom Hagen）一樣，」一名與他打過交道的律師回憶道，「對家族非常忠誠。」

對薩克勒家族來說，有烏德爾這樣的人在年輕的理查身邊攔住他，應該是大有助益。公司裡流傳著一個關於理查的故事，真實性仍有待商榷，但卻不斷被講述，因為這故事與理查很會拿石頭砸自己的腳有關。在一九七〇年代的某一天，雷蒙德去度假了，留下理查一人獨掌家族公司的大權。理查總是渴望追求創新，他認為公司可以用更省錢的方式製造必達定，來節省開支。經過一番仔細研究後，他發現若改成使用另一種更便宜的碘為原料，每批產品就可省下一定數目的製造成本。因此，在沒有與雷蒙德商量的情況下，理查就訂購了一批新配方的原料。根據大家流傳的說法，公司也開始銷售以這新配方製成的產品，後來才發現，這批藥用在皮膚上會造成輕度的燒傷。雷蒙德一發現理查幹了什麼好事，就立即下令召回整批產品。「這批存放在倉庫裡的商品，」一名前員工笑著說，「不時有瓶子爆開。」

這故事是真的嗎？沒有人可確定。但這故事的寓意很明確：理查是聰明人，但判斷力很差。「他想成為下一位默克（Merck）或禮來。」巴特・柯柏特說，「但他不知道該怎麼做，而且或許他也沒意識到他自己並不知道該怎麼做。」所有人都清楚知道的是，儘管理查身能力不足，但他還是為自己和他的家族企業心懷大志。「他總是在探尋新的可能性和新的藥品。」[33]另一位曾在此時期於普度任職的員工回憶道。

柯柏特厭倦了做餅乾，最後離開了普度，他只待了不到一年的時間。但他在普度任職的那段時間，結識了一位名叫艾迪・竹末（Eddie Takesue）的老科學家，竹末在一九七五年加入公司，擔任臨床研究的主持人。[34]他把公司的所作所為都看在眼裡，因此警告柯柏特要小心理查・薩克勒，要他「當心點」。[35]

這些年來，理查的伯父莫蒂默並沒有一直待在公司裡。在諾瓦克的公司總部，大家總是認為他是有點神秘的人物。「莫蒂默待在歐洲，他有好幾個女朋友和一座城堡。」一名前普度員工說，在一九八〇年代的公司一般職員眼中，莫蒂默就是公司的共同所有人兼花花公子，這段話概括了他所展現的諷刺形象。莫蒂默總是「來來去去」，[36]巴特・柯柏特回憶道。他偶爾會來公司總部，但從不久留，柯柏特還形容，「他很有距離感，給人既冷漠又優雅的感覺。」

「我的法定住所在瑞士。」[37]莫蒂默表示。不過他在國內真正的居住情況卻有點複雜。他在一九七四年放棄了美國公民的身分，成為奧地利公民，但他又沒有真的住在奧地利，反而是輪流居住於倫敦、巴黎、紐約、格施塔德和昂蒂布角五地的住所。[38]莫蒂默的兒子鮑比自殺離世時，他的堂哥理查已在普度製藥公司任職四年了。諾瓦克辦公大樓的人都知道這起悲劇，但沒有人公開談論這件事，只會私下偷偷討論。起初，人們說鮑比是意外從窗戶摔落，莫蒂默在這起悲慘的事故中痛失愛子。但後來卻開始流傳鮑比是跳樓自殺的說法。然而，這件事很難證實，因為這起事件完全沒有被媒體報導，薩克勒家族上下也都避而不談。[39]

一九七七年，莫蒂默與第二任妻子潔莉分開後，他為她在東端大道（East End Avenue）買了一戶十五房的公寓，還給她十四萬美元當作「裝潢和購買家具的費用」。[40]潔莉就在這套公寓養育他們的兩個年幼孩子：莎曼珊和莫蒂默，而老莫蒂默則留著自己那間第五大道上面對公園的公寓。[41]但實際上莫蒂默經常出國，因此最後這兩間公寓都是潔莉在使用。有一次，莫蒂默在紐約的管家伊莉莎白．伯納德打了一通電話給他，說潔莉搬進公寓並解雇她。起初他們兩人的關係有些緊張，但現在莫蒂默感到相當氣憤：他覺得他的住所像是被入侵了。[42]他趕回紐約進入他的公寓時，卻發現家裡被一群攝影師和模特兒占據，[43]他們就住在他的公寓裡，而潔莉本人卻不見蹤影。這群闖入他家的可疑傢伙告訴莫蒂默，是他的前妻允許他們待在這裡。莫蒂默打開他臥室的衣櫃，看見裡面掛著另一個男人的衣服，他勃然大怒，把這群占據他家的人都趕出去，[44]還換了門鎖及派一名警衛守著，以防潔莉再進到他的公寓。然後他也將她告上法庭，[45]控訴她那「無窮無盡」的貪婪，並指出她的目的是要「盡可能地製造令人不快的騷亂，好讓我付錢讓她停手」。（最後此案以庭外和解告終。）

即使莫蒂默身陷如此亂糟糟的私人生活中，他仍小心翼翼地擴展他們家族製藥帝國的版圖。亞瑟．薩克勒傾向認為中型藥廠的問題在於它們往往缺乏研發能力去發明新藥品。[46]但現在莫蒂默在英國負責監督納寶藥廠，納寶是間很有企圖心的公司。其創立可以追溯至一九二〇年代，後來在一九六六年被薩克勒家族收購。[47]不像過去普度佛雷德里克公司僅販賣經授權的藥品，納寶還會開發自家的新藥品。莫蒂默鼓勵開發過程中長期且有耐心的投資行為，他提醒，「只有十分之一的產品最後會成功。」[48]只要他們能發明出正確的藥物，就可以扭轉整間公司的命運。

一九七〇年代末，納寶藥廠生產了一款真正的創新產品：一種嗎啡藥丸。一間位於倫敦名為聖克里斯多福（St. Christopher's）的安寧醫院促成該公司投入研發，這間醫院是由西西里．桑德絲（Cicely Saunders）經營，她是個信念堅定的醫生，是《臨終照護》（*Care of the Dying*）一書的作者，也是推動新式緩和療護（palliative care）的先驅。[49]她認為醫療機構應該為疾病末期的病患，提供一個更富有同理心的環境來面對死亡。桑德絲聘請羅伯特．特懷克羅斯（Robert Twycross）醫生加入聖克里斯多福醫院，指派他研究麻醉劑在緩和療護中的應用，後來特懷克羅斯與納寶藥廠的醫療處長會面，並敦促他研發一款嗎啡藥丸。

在此之前，嗎啡通常都是以打點滴或打針的方式，透過靜脈注射進入人體，這也意味著癌症晚期或其他身陷痛苦的病患別無選擇，只能在醫院度過最後的日子，才能施用止痛藥劑來舒緩痛苦。然而，當時納寶藥廠研發出一種特殊的藥丸塗層方式，能隨著時間仔細控制藥物在進入病人血液後擴散的速度。他們把這種方法取名為持續性藥效（Continus），[50]也將此技術應用在一款哮喘藥上。那麼如果能將此技術用於嗎啡呢？這便意味著病患可以吞下一粒藥丸，而嗎啡將會緩慢地被釋放到體內，[51]這與以點滴攝入嗎啡的效果相同。後來這款新藥物被稱為美施康定（MS Contin），[52]一九八〇年開始在英國發售，這也是藥物發明史上一大突破。

「美施康定真是個不可思議的藥品，尤其是它讓癌症患者不必住院，也能達到舒緩疼痛的效果。」日後莫蒂默的女兒凱西回憶道。[53]「之前病患必須頻繁進出醫院接受疼痛治療」，而美施康定「改變了這狀況。」她表示。在薩克勒掌舵的這三十年間，普度佛雷德里克公司做出了數個明智且為公司帶來龐大收益的商業決定，像是取得通便樂和必達定的銷售許可。但這間公司並不偏好做創新的決定，因此，美施康定的發明象徵著一個巨大的轉變：這是一款真正有開創性的產品。一九八三年，《倫敦時報》（*The Times*）[ii]援引一名醫生的話來描述這款新藥品，[54]說它是「麻醉劑在本世紀最重大的進展」，而另一名醫生也說，它代表著「自嗎啡發明以來，控制疼痛的藥物踏出的最重大一步」。薩克勒家族也為此成就而備感驕傲，也誇耀說持續性藥效的輸送機制不僅「顛覆」了嗎啡的應用方式，也徹底改變一般藥物的服用方法。[55]納寶藥廠在一則廣告中就用了《泰晤士報》的文章，並昭告大眾公司未來的發展與野心，表示「我們不會止步於此」。[56]

由莫蒂默領導納寶在英國開發出這款藥物後，薩克勒家族的下一步將是讓它打入美國市場，而美國也是雷蒙德負責的地盤。但這就陷入了一個微妙的兩難局面。薩克勒家族的立場認為美施康定是嶄新且革命性的新藥物發明，但美國食品藥物管理局核准任何新藥物的程序，都得經過一個既漫長又繁瑣的監管申請程序。如果公司主張這其實並非新藥物呢？藥品的唯一有效成分就是嗎啡，是歷史悠久且熟悉的藥物，也早就被核准過了。事實上，這款藥物只不過是改變了藥劑的輸送機制罷了。當時正巧一項新的聯邦法規正在研擬中，該法規定，禁止重新調整舊藥物申請上市，所有的藥物皆須經過食品藥物管理局的標準新藥申請程序，但這項法規不溯及既往。霍華德・烏德爾一得知這項法規即將生效，就下定決心要讓普度公司設法趕在之前推出新藥。據一名曾在此時期與他共事的前高階主管所言，「在法規生效之前，我們就來生產美施康定——然後直接上市銷售。」[57]因此，在普度公司未知會食品藥物管理局，也未申請銷售許可的情況下，就開始在紐澤西的一間工廠大量生產製造美施康定，並於一九八四年十月上市發售。

一間藥廠發售新藥品時，都會有一場大型發布會，這場發布會可能像是某種單身派對、行銷會議和佈道會的怪異組合。「這些藥品發布會意義非凡，」一名曾與烏德爾共事的公司高階主管表示。「全國各地的業務代表被邀請來，並在酒足飯飽後，找個能言善道的講者鼓吹這些人開始銷售這款藥。」這名高階主管也參加了美施康定的發布會，當時有數百人聚集在一個大廳裡，也安排了數場演講。一名英國的業務經理捲起袖管，高聲細數著這款顛覆性新藥物的優點，並訴說銷售團隊將如何推銷，讓這款藥熱銷。根據一名當時也在演講現場的高階主管所言，當時這位業務經理大力號召大家加入銷售這款藥物的行列，並說「這並不只是為了自己，也不只是為了公司，而是為了理查。」有人認為理查・薩克勒自己也在美施康定及普度製藥公司的未來下了重本，也認為他是個擁有大膽願景的偉大人物，而這些銷售團隊就是他的突擊部隊。「當時我腦中想到的是一九三四年的紐倫堡黨代會，[iii]」這名高階主管回憶道，「人們都狂熱地站了起來，這樣的景象真是嚇死我了。」

於是，銷售團隊開始向全美各地的醫生推銷美施康定，並稱這個大膽的新工具可以有效舒緩癌症疼痛，不過當時這款藥物其實仍未經過食品藥物管理局的核准。普度製藥公司的立場是，他們不需經過任何人的核准，就可以行銷他們家的嗎啡藥品。美施康定就這樣上市銷售了三個月，食品藥物管理局才致函到普度公司的諾瓦克總部，表示他們無權銷售這款未提交新藥申請的藥品。[58]

普度公司一收到這封信，霍華德．烏德爾和普度公司的全體律師團隊就前往華盛頓，與該機構開了好幾場緊急會議。理論上，普度製藥公司陷入麻煩，將不得不召回藥品並重新跑過流程，這次得照著規矩走，提出新藥申請，與該機構反覆往來多次，然後（如果夠幸運）就能經過核准得到銷售許可，最後才能召開藥品發布會。但普度公司卻了無罣礙地顛覆了這個流程，未經許可就直接開始銷售他們的止痛藥，這成了既成事實。現在已經有許多癌症病患的醫生開始仰賴美施康定來為病患舒緩疼痛。食品藥物管理局的專員法蘭克．楊（Frank Young）擔心，有這麼多的病患開始服用這款藥物，若一夕之間完全禁用，很可能會破壞他們的療程。[59]

烏德爾和公司的其他律師主張，這一切只是誤會，他們從來沒有必要為美施康定取得銷售許可，因為這藥品本來就只是嗎啡而已。但食品藥物管理局的回應是，如此大劑量的藥品就是一種新產品。據該名前高階主管表示，最後普度公司越過了該機關，直接向雷根政府的領導階層提出異議，「他們直接對美國政府施壓。」他表示。

而這個策略成功了。食品藥物管理局終於宣告，只要現在普度製藥公司提交本該先準備好的申請，就可以繼續販售該藥品。公司將持續推銷美施康定，烏德爾得意洋洋地宣布：「食品藥物管理局不會再介入干涉了。」[60]

美施康定將持續創造每年一億七千萬美元的銷售額，這驚人的數字令普度佛雷德里克公司過去所有商品的利潤都相形失色。[61]不論怎麼看，薩克勒家族已經相當富有，但隨著他們的第一款止痛劑上市推出，他們突然變得更加富有了。理查．薩克勒從一開始就對公司懷抱理想願景，甚至比他父親還要更野心勃勃。現在看來，他的夢想已經開始成為現實了。

i・譯註：始於一九四六年的年度獎，旨在表彰於醫學領域有卓越貢獻的研究者，是美國最具聲望的生物醫學獎項，在醫學界也是僅次於諾貝爾獎的重大獎項。

ii・譯註：即《泰晤士報》。《泰晤士報》是世界上第一份以Times命名的報紙，但因現今世界各地有許多名為Times的報紙，如《紐約時報》與《洛杉磯時報》（*Los Angeles Times*）等等，為了清楚起見，英語使用者通常將《泰晤士報》稱為《倫敦時報》（*The London Times*）。後文將統一譯為《泰晤士報》。

iii・譯註：紐倫堡黨代會（Reichsparteitag）是一九二三至一九三八年間納粹黨在德國每年一度舉行的集會。自一九三三年納粹黨奪權後，黨代會成為納粹進行政治宣傳的重要途徑。這裡指的是一九三四年九月五日到十日的「團結和力量」全國黨代會（Reichsparteitag der Einheit und Stärke）。

第十三章　薩克勒家族事件

一九八七年夏季某一天，[1]在亞瑟．薩克勒去世幾個月後，他的第一任妻子艾爾絲走到位於東五十七街相連的一對聯排別墅前，那是亞瑟為他第二任妻子瑪麗葉塔買的房子。這些房產都在薩克勒家族的名下。[2]亞瑟和他第三任妻子吉莉安把那當作倉庫和辦公場所，偶爾也會在那裡招待客人。現在艾爾絲七十三歲了，雖然走路步伐慢了，但還是很能走。亞瑟去世後，她有點變得更不愛出門了，不過她還是如以往那般堅定且敏銳。[3]根據亞瑟的遺囑，她是他的遺囑執行人之一。

在那聯排別墅裡，艾爾絲遇到吉莉安．薩克勒，當時吉莉安四十幾歲。這兩個女人沒什麼共通點，儘管薩克勒家族成員普遍認為吉莉安是個行為不檢點的花瓶妻子，但在亞瑟仍在世時，她們兩人一直維持著良好的關係。[4]在亞瑟的追悼會上，吉莉安稱艾爾絲是亞瑟「和她自己最親的朋友」。[5]但那是因為亞瑟的人格魅力，加上這兩位女性都希望亞瑟開心，所以很難判斷其互諒互讓是出自真心誠意，或只是反射性地想給與亞瑟所希冀的一切。

眾人召開一場會議，討論亞瑟的遺產分配問題。因為瑪麗葉塔的名字未出現在遺囑上，所以她沒有受邀參加。[6]亞瑟與瑪麗葉塔經過緊張的離婚談判及她試圖自殺的舉動後，亞瑟就把她完全排除在他的遺產計畫之外了。但她的兒子亞瑟．菲利克斯在場，艾爾絲的兩個女兒卡蘿（在波士頓當醫生）和伊莉莎白（仍待在紐約從事藝術行業），還有亞瑟長年以來的助理米莉安．肯特（Miriam Kent）以及三名律師都出席了這場會議。

「我們總共有九位數的淨資產。」其中一名律師史丹利・柏格曼（Stanley Bergman）宣布。但由於亞瑟擁有諸多興趣嗜好，以及行事低調的個性，要確切算出他究竟留下多少財產相當困難。而且亞瑟不僅留下資產，還背欠債務。[7]為了花錢收購藝術品和捐錢做公益，他借了不少錢。他向自家的公司借錢，以賒帳的方式購買藝術品，也承諾會用公司股票來做慈善捐款。他在藝術圈這樣的行為就像在酒吧喝酒賒帳，結果最後不小心就花了太多錢。多年來，他向自己最信任的知心好友，也就是他第一任妻子借錢。對亞瑟來說，儘管他們離婚幾十年了，但實際上艾爾絲的錢仍是他的錢。她從一九三〇年代以來就不再工作，而她的收入主要來自她在威廉・道格拉斯・麥亞當斯所持有的百分之四十九公司股份，這正是當初亞瑟離婚時分給她的部分財產。[8]至今這間公司仍經營有道，有位家族律師將它形容成一隻「金雞母」。[9]因此艾爾絲過得相當好。但亞瑟對於向她討錢卻毫無一絲愧疚感，艾爾絲總會答應亞瑟的要求。「別擔心，」她總對他說，「只要別拿錢去做壞事就好。」[10]

正如亞瑟的兒子向其他人指出的，問題在於他父親向人借東西或借別人東西，甚至是買東西時，都沒有白紙黑字寫明清楚，他很擅長這種口頭交易。[11]正因為如此，亞瑟去世後，他們才發現有一票承諾仍未兌現，像是已入手藝術品的應付款項，以及承諾過的慈善捐款。作為亞瑟的遺孀，吉莉安連悲傷的時間都沒有，就被海浪般的帳單和借據淹沒了。她堅決要求亞瑟的繼承人有義務負責籌措並分配足夠的資金，來實現他曾許下的諸多承諾。她相當著急，但仍堅稱，「薩克勒家族的名聲絕對不能因為自毀慈善承諾而受損。」[12]

「你們每一個人……都對亞瑟過往的人生有所了解。」柏格曼向齊聚一堂的薩克勒家族成員說。柏格曼在亞瑟生前擔任他的代理人，而現在他希望家族成員想想亞瑟可能有哪些資產和義務還未釐清。[13]亞瑟總是將他的生活劃分得很清楚，也因此沒有人能看見他生活的全貌，這是他有意為之。柏格曼表示，遺囑執行人應該做的就是拼湊起「每一塊拼圖」。對他們每個人而言，都將會在這過程中學到一課。但他們還是需要整理好遺產，而且要做到「不讓山姆大叔拿走一分一毫」。這些錢應該被用在亞瑟希望的地方，而不是進到「美國政府的口袋裡」，柏格曼表示。

雖然亞瑟在一九六〇年代末期就和吉莉安開始交往，但直到一九八一年確定與瑪麗葉塔離婚後，他才正式與她結婚。吉莉安與卡蘿和伊莉莎白的年齡差不多。亞瑟仍在世時，不讓她與其他成年的孩子往來，還給了一個略顯荒謬的理由，說是因為吉莉安沒生小孩，因此和他的子女待在一起可能會讓她不愉快。[14]或許關於這點有更合理的解釋，亞瑟不想讓自己的生活圈混在一起，這是他試圖劃分清楚自己生活的另一個例子。也或許他單純只是察覺到他子女的敵意和嘲笑，他們認為吉莉安是個蒙騙亞瑟的篡位者（他們還稱她為「秘書」），害他們的父親身陷一段不明智的婚姻之中。[15]無論如何，吉莉安與薩克勒家族的年輕成員關係一直都不好。而且亞瑟最終版本的遺囑中還有個出人意料之外的消息：他給他四個孩子分別留下了六十萬美元，以及價值約三千萬美元的《醫學論壇報》新聞事業，但剩餘的一億美元資產全歸吉莉安所有。這讓他們之間的矛盾與問題變得更複雜也更難以解決了。[16]

過去亞瑟的孩子們只是暗地裡討厭她，但後來也就不再掩飾他們的恨意。他們接管了第五十七街的聯排別墅，聲稱那是他們的財產，還換了門鎖，讓吉莉安沒辦法進去，而這不是唯一可能爆發的隱憂。[17]亞瑟去世後，表面上莫蒂默和雷蒙德支持他的家人，但亞瑟早在去世之前就與他孩子們口中他的「兩個弟弟」相當疏遠了，這早就是公開的秘密。[18]許多亞瑟所經營最賺錢的商業資產，起初都是和雷蒙德與莫蒂默的共同投資，而現在薩克勒家族各派人馬要來算清總帳了。在第五十七街的會議上，亞瑟．菲利克斯宣布，莫蒂叔叔已向他詢問過，他們兄弟倆到底應該與誰進行談判和協調。[19]

柏格曼警告，這是個需要小心處理的過程。[20]莫蒂默和雷蒙德的確是亞瑟的家人，但並不表示他們值得信任。由於這三兄弟在建立商業帝國期間關係相當緊密，後來逐漸疏遠了，他們變得常常在關於自家各門生意的實際價值上欺騙彼此。有時或許只是一時衝動，但這也是從亞瑟那裡學來的：在基福弗委員會面前發表證詞時，他向參議員們堅稱，他的廣告公司只是營收微薄的小公司，輕描淡寫地少報他私人股份的數量和價值，這就是他慣常的伎倆。「老爸說他故意低估它們的價值，」伊莉莎白指出，「因為他不想讓莫蒂和雷知道這些財產值那麼多錢。」

或許如此，柏格曼說這並不表示亞瑟的小伎倆成功了。「我可不會小看你叔叔們的聰明才智。」

亞瑟的繼承人馬上要面對的問題是，他們是否要出售自己的普度佛雷德里克公司的股份。在會議召開的兩週之前，亞瑟長年聘雇的律師麥可．索恩賴希飛到倫敦和莫蒂默見面。莫蒂默和雷蒙德有意收購亞瑟在公司的股份。但問題是這些股份價值多少？索恩賴希努力估算出一個或許合理的售價，而柏格曼指出，出售這些股份能「為我們提供其他資金來源」，可以拿來清償亞瑟所留下的債務。[21] 索恩賴希曾私下向其他律師抱怨，他處於一個裡外不是人的局面，因為不論他替普度公司談成任何協議，吉莉安還是會埋怨他應該讓亞瑟的弟弟們付更多錢才對。[22]

想當然耳，莫蒂默和雷蒙德會極盡所能地討價還價，蒙騙他們的姪兒姪女，不讓他們知道普度製藥真正的價值。「你們的父親也是這麼做的，」柏格曼告訴他們，「所以雙方絕對都不是百分百的聖人。」最後他還說，「他們是你們的叔叔，但我是你們的律師。我必須假定你們每個人都會像商人一樣，試著在談判桌占上風。」[23]

艾爾絲．薩克勒在這場會議上很安靜，但她似乎對自己身處這樣的境地感到相當沮喪氣餒。亞瑟曾經想傳承一份能夠凝聚家族的遺產，但事實證明他的財產是有毒的聖杯。他一生所積累的財富非但沒有讓家族團結起來，反倒讓家族成員相互爭鬥。艾爾絲與莫蒂和雷認識了五十年之久，她和他們一起長大，把他們當作亞瑟的小老弟，也曾見過他們人生的起伏。她說談判開始時，或許一些亞瑟的家族成員可以出席與會，但並不是為了來談判，就只是要在場。「能直視彼此是很重要的。」她表示。[24]

如果亞瑟的繼承人們認為他們可以在這場爭鬥中站在同一陣線，他們就大錯特錯了。他們在七月那場會議中設法維持住局面，與吉莉安的緊張關係仍在升溫，但快達到臨界點，之後也很快以一種極其難堪的方式爆發。亞瑟終其一生都在實踐其精心設計的模糊身分定位。他花了這麼多年身兼數職，如今工作的成果卻開始崩解了。

「我們之間有些承諾，一些口頭上的承諾。」伊莉莎白一度告訴和她同夥的遺囑執行人。[25]她說，在亞瑟龐大的藝術收藏中，有「一定數量的作品可以任我挑選」。現在她想要到應該屬於她的那些東西。「我並不是在做正式的要求，」她帶著極具被動攻擊式的態度說，「我只是想讓你知道這點罷了。」但那些在亞瑟去世時仍屬於他和吉莉安的物品又該如何處理呢？或許他承諾過要給他的孩子，但沒留下任何正式的本票。

例如一張中國明代的床。艾爾絲堅稱即使在亞瑟去世時，她仍未真正擁有那張床，但還是應該給伊莉莎白。「本來就不太可能在住處放一張明代的床。」艾爾絲指出

伊莉莎白也同意的確如此。而且她一直認為自己有資格擁有那張床。她表示，其實在她十四歲時，「我就有幸帶我的男友看了那張床。」

類似的糾紛也發生在亞瑟為艾爾絲買的莫內畫作《白楊樹》(*Poplars*)。亞瑟去世後幾個月後，艾爾絲就向吉莉安追討這幅畫作。[26]這幅畫一直掛在位於公園大道一棟三戶的房屋裡，那裡也是吉莉安和亞瑟共同的居所。艾爾絲告訴吉莉安，其實那幅畫只是借放在她家。[27]一九六二年亞瑟買了那幅畫當禮物送她。吉莉安不情願地讓艾爾絲拿走畫，但畫才剛被帶出門，她就改變主意了。畢竟沒有白紙黑字寫明畫作屬於艾爾絲或亞瑟把畫送給她。那幅畫在吉莉安家掛了那麼多年了。「她沒有拿出任何證據，」吉莉安抱怨道，「就跑來帶走那張莫內的畫了。」[28]

吉莉安開始感覺到，亞瑟的繼承人們都以懷疑的眼光看待她。他們試圖調查並核算亞瑟數不清的財產時，艾爾絲的一位律師就暗指，或許吉莉安真的偷走了收藏品中的幾幅畫作，並偷偷帶出了美國。[29]不久之後，表面上假裝的友善合作也破局了。每個人都請了自己的律師，而且不是那種一般的遺產律師，而是頂級的上流社會槍手。

會議的規模愈來愈大，氣氛也愈發令人煩躁，相關的文書作業也變得更正式且繁瑣。過去瑪麗葉塔覺得亞瑟像個太陽，所有這些行星似乎都繞著他轉，維持著一種隨時可能破滅的和諧。如今亞瑟去世了，其他人就開始相互爭鬥了。吉莉安發現自己被禁止進入亞瑟存放藝術品的地方。（因為顯而易見的理由，這些藝術品不再存放在大都會藝術博物館，轉而放在上東區某個倉儲空間。）[30]她抱怨這些孩子正在發起一場「汙衊」行動，將她描繪成「一個貪得無厭又一毛不拔的無恥寡婦」，而且只想著「犧牲他人來自肥」。[31]她向一位朋友透露，與亞瑟一家的爭吵不僅危害到亞瑟個人的慈善計畫，也影響到「我的個人收入」，收入因而都「進不來」。[32]

亞瑟的孩子們則在法律文件中聲稱，吉莉安「受到貪欲、惡意和報復心驅使」。[33]那段時間成天是訴訟和反訴、書面證詞、數十名律師、數千個計費的小時以及漫無止境的相互謾罵。所有的股份或大型雕塑品的所有權都必定經過一番爭論。這場爭鬥彷彿有了自己的生命，上演了一場拖沓數年的狄更斯式的故事，這長篇故事被稱作〈薩克勒家族事件〉（Matter of Sackler）。一九九三年，佳士得（Christie's）拍賣公司準備為亞瑟的文藝復興時代陶器收藏舉辦一次大型拍賣會，卻因為吉莉安取得了法院的禁令而在最後一刻被迫取消。[34]根據估計，薩克勒家族花了超過七百萬美元在遺產的訴訟上，而且實際上的花費數字可能還更高。[35]

亞瑟在他生命的最後十五年裡，一直和一位私人策展人密切合作，她名叫洛伊絲・卡茨（Lois Katz），是亞瑟從布魯克林博物館挖角來的。[36]但當遺產大戰展開後，亞瑟的孩子們開始認為卡茨是吉莉安那邊的人。在某次拜訪收藏品的存放地時，伊莉莎白和卡蘿要求卡茨將包包放在外面，以免她偷走任何屬於薩克勒家族的寶物，對此卡茨感到被羞辱了。[37]

有天伊莉莎白通知卡茨，亞瑟・M・薩克勒基金會（Arthur M. Sackler Foundation）不需要她的服務了，伊莉莎白將親自接手基金會的管理工作。[38]在亞瑟的孩子中，伊莉莎白是他遺產的主要管理人。她是個難以應付的人物，頭腦靈活又盛氣凌人，還帶有某種女王般的傲氣。她曾在美國芭蕾舞學校（School of American Ballet）受訓成為舞者，在一九六八年還參加了美國小姐選美比賽，並被評選為佛蒙特小姐（Miss Vermont），當時她只是個大學生。[39]伊莉莎白前往大西洋城參加決賽，並在台上表演一段自己所編排的舞蹈，表態反對越戰。最後她贏得了「最佳才藝獎」，亞瑟很以她為榮。[40]他誇耀自己有個選美皇后女兒，還在他的辦公室的牆上掛了一張伊莉莎白表演舞蹈的裱框相片。[41]

一直以來，亞瑟充其量只是個冷漠的父親。據一位家族的朋友所言，在亞瑟與瑪麗葉塔的女兒丹妮絲讀高中時，她若想和父親說話，還得先向他的秘書「預約」。但亞瑟卻很關心伊莉莎白。在她二十四歲時，有一次亞瑟帶她參加藝術家羅伯特．勞森伯格（Robert Rauschenberg）在蘇活區舉辦的一場派對。當亞瑟介紹伊莉莎白是他的女兒時，勞森柏格笑著說，「這還真是個好說法，」他認為她其實是亞瑟的交往對象。亞瑟似乎不介意他誤會了。事實上，後來他在《醫學論壇報》寫了一篇專欄文章，誇耀那天晚上也有其他人誤會了，還說了些噁心的話，在某種程度上，「我放棄解釋了，就只是享受著他們的幻想。」[42]

「我父親熱中自己的喜好，」伊莉莎白在父親剛去世時回憶道。[43]「他喜歡歌劇、芭蕾舞、北京烤鴨和猶太丸子湯。他還很會跳交際舞。」她解釋，當亞瑟決定學跳舞時，便請了一位專業教練到辦公室教他，這樣他就不會浪費時間了。「那時我們搭船到歐洲旅行，」她回憶道，「晚上我們還會一起跳舞。」

伊莉莎白喜歡大大讚揚父親的「天賦」。[44]如果說亞瑟將薩克勒之名鑄成聲望與成就的不朽象徵，那麼伊莉莎白會細心照料並擦亮這響噹噹的名號。這或許表示她偶爾會與其他人發生衝突，像是亞瑟生前往來密切的洛伊絲．卡茨。維也納出身的精神科醫師保羅．辛格是啟發亞瑟開始收藏亞洲藝術品的導師，在亞瑟去世之後，他想捐贈自己的一些私人收藏品給史密森尼學會的博物館。但伊莉莎白反對這麼做。她指出，雖然辛格幾十年前與亞瑟達成協議，亞瑟承諾會資助辛格收購藝術品，但條件是最後這些藝術品都歸於薩克勒家族的名下收藏。[45]伊莉莎白對於讓史密森尼學會接收這些藝術品並無意見，但她希望這些作品不要被說是「辛格收藏」，而是「亞瑟．

M・薩克勒美術館的保羅・辛格醫生之中國藝術品收藏」。她的父親認為姓氏具有某種不可思議的重大意義，而她也承繼了父親的這份信仰。九十多歲的辛格對薩克勒家族感到愈來愈氣憤，他寫了一封充滿憤怒情緒的信給伊莉莎白的律師，信中寫道，「如果亞瑟的那群繼承人再來煩我，那他們就去跳湖好了。」[46]

在亞瑟的遺產訴訟程序中，如精細的縫線般不斷反覆出現的是「劍客協議」，即一九四〇年代亞瑟在與雷蒙德、莫蒂默和比爾・佛洛利克口頭上一致達成的協議，並隨後在一九六〇年代正式生效的兩份法律協議。據起草協議的律師理查・雷瑟表示，這四人的初衷是希望不論是誰先去世，剩下的人可繼承他所留下的商業利益，活到最後的人再將所有留下的資產合併放入一個慈善信託。[47]在遺囑執行人的會議紀錄及亞瑟遺產的相關訴訟紀錄中，很多地方都提及佛洛利克和「四方協議」，甚至還有提到亞瑟希望成立慈善信託的願景。[48]

在一次庭外採證中，一位律師問艾爾絲，亞瑟是否曾「與佛洛利克先生有商業往來」。[49]

「我並不記得他曾經有過。」她回答道。

這要麼是因為她老了才剛好忘記了，要麼就是她撒了個彌天大謊。雖然艾爾絲已七十幾歲了，但她的記憶力還是挺不錯的，比起其他家族成員，她更熟知亞瑟的商業交易及交好的朋友圈。若亞瑟與佛洛里克業務往來相當密切頻繁，艾爾絲不可能不知道。

「你知道他們是否有過合作關係或一起創辦合資公司嗎？」那名律師問道。

「我不知道，」艾爾絲回覆，「我覺得我不太理解你的問題。」

「妳能告訴我，」她被問道，「薩克勒醫生與他兩位弟弟和佛洛利克之間有哪些共有的股份、購股權或財產權嗎？」

「我根本不知道什麼佛洛里克先生，」她先是堅稱，後來才承認，「我是指他們有共同建立什麼……公司。」

律師問艾爾絲是否知道「薩克勒醫生生前的一項計畫」，要將他所創建的公司股份「出售並將所有收入都捐贈給慈善機構」。

「絕對沒有這回事。」她說。

律師試圖說明整個訴訟過程中一個關鍵問題：根據四人起初談成的協議條款，吉莉安、艾爾絲和孩子們能繼承到的遺產應該更少。而且共同持有股份的公司應該傳給莫蒂默和雷蒙德，最後在他們死後捐贈給慈善機構。「沒有人有權利擁有這些資產，」理查．雷瑟表示。「在合理照顧家庭成員的前提之下，這些資產最終將由最後存活的人持有。」簽訂協議的劍客都去世後，他繼續說，「這些資產應該被放入一間慈善信託。」在雷瑟看來，這整起遺產訴訟的立足點就是「一場騙局」。[50]

然而，亞瑟．薩克勒在去世前，他似乎已和兩位弟弟達成一項共同協議，暗中放棄了他們先前的安排。四人在年輕時所達成的協議或許只是年輕時理想主義的結果，是立意良善的作法，但從實際面來看，這一開始就注定會失敗。然而，真正破壞這項安排的是理查．雷瑟所起草的決定。他在一九六〇年代草擬了兩份協議，一份是關於國內事業將由四人共享，另一份則是關於海外事業的利益，這讓亞瑟以外的三人（雷蒙德、莫蒂默和佛洛利克）應承擔法律上的義務。亞瑟的孩子們一致認為，他們所謂的「分歧」是佛洛利克去世後才出現的，當時雷蒙德和莫蒂默繼承了價值數千萬美元的艾美仕公司股票，但亞瑟卻沒分到任何股票。[51]

兩兄弟很快就開始將業務從美國本土轉至海外，以便欺騙彼此關於四方協議的涵蓋範圍。這也是國際執行長一職對莫蒂默來說如此重要的原因之一。雷蒙德和莫蒂默盡可能地將他們的藥廠利潤轉移至海外，藉此剝奪屬於亞瑟的股份。而且，也正如亞瑟的孩子們在一次遺產會議中所承認，亞瑟也在做同樣的事。他創建了《國際醫學論壇報》（*Medical Tribune International*），並將其資產、資源和資本都集中在那裡，因為他的兄弟們並不持有任何一點股份。[52]

這意味著亞瑟去世時，協議原先的精神早已被拋棄，而那些條款文字也幾乎都被忘光了。沒有人談及雷蒙德和莫蒂默繼承了亞瑟所有的國內企業股份，或家族共同持有的股份最終會被用於慈善。相反地，這將會演變成一場毫無尺度的爭鬥，就看誰會繼承哪些資產，以及該如何決定那些資產的價值。普度佛雷德里克公司是一間國內企業，由亞瑟的繼承人們掌控三分之一的股份。而現在莫蒂默和雷蒙德想要買斷這些股份。

對公司來說，這是個特別詭譎的時刻。當時英國納寶藥廠研究的緩慢釋放型嗎啡治療藥物——即美施康定——取得了非凡的成功。但一九八七年這種藥物才剛在美國上市。律師柏格曼擔心「劍客協議」創造了一種爾虞我詐的環境，「我最擔心的一件事是，」他告訴亞瑟的孩子們，「有多少普度佛雷德里克公司的正當業務被轉移到海外去，因為這兩個兄弟全權掌管海外業務，而我們則是擁有國內的股權。」[53]亞瑟的繼承人中似乎沒有人特別了解普度製藥業務的確切本質。納寶藥廠才剛研發了一種利潤豐厚的革命性止痛藥，而且都已經在美國上市了。但艾爾絲在一次討論中表示，「老實說，我其實並不太清楚納寶是什麼。」[54]

即使如此，亞瑟一方負責與莫蒂默談判的律師麥可·索恩賴希表示，普度佛雷德里克公司根本沒那麼有價值。他說「這價錢合理嗎？是的。」並補充道，「我看得出一間公司的價值，而這不過就是間小公司。」[55]亞瑟的繼承人最後以兩千兩百萬美元的價格，將他們在普度佛雷德里克公司共同持有的三分之一股份賣給莫蒂默和雷蒙德。[56]鑑於公司的未來成長，對亞瑟的繼承人來說，這實在是非常愚蠢的交易。

第十四章 倒數計時

設想你發明了一款新藥物，一般情況下，要在美國國內銷售這款藥，必須先經過食品藥物管理局核准銷售許可。但在申請銷售許可之前，你會想先獲得專利。專利賦予你生產專利發明的暫時壟斷權。建立這套制度是為了要鼓勵創新，正如亞伯拉罕．林肯（Abraham Lincoln）所言，是「在發現和製造有用的新發明時，為天才之火增添名為利益的燃料」[1]。但其實專利還挺奇怪的。為了要獲得專利，你必須先公開你的發明，將你一直秘密進行的工作公諸於世。專利會公布在美國專利及商標局（U.S. Patent and Trademark Office）的網站上，而這種作法同樣也是為了刺激創新。分享知識，而非私藏知識，也許這樣做會鼓勵其他人發展自己的新構思。持有專利的人至少理論上受到保護。因為自身擁有該產品的生產壟斷權，才免於在發表之後被其他人剽竊自己的點子。正是這種壟斷造就了製藥業的龐大利益。生產新藥物的研發工作需要耗費大量的時間與金錢。莫蒂默．薩克勒表示，賭十次可能只有一次成功，用製藥產業的標準來看，這樣的成功機率已高於業界平均了。因此成功研發出一款能解決尚未解決的醫療需求並得到銷售許可的新藥時，製藥公司往往會為該藥品定立一個高昂的價格。消費者所支付的不只是生產一瓶藥的成本，還為成功發明該藥品之前所做的所有反覆試驗買單。

然而，製藥公司收取這麼高的價格還有另一個原因：專利所授予的壟斷權只是暫時的。一旦專利權人獲得專利，一般情況下能有二十年獨家銷售該產品的權利，然而，實際上這時間往往更短，因為專利通常是在食品藥物管理局的銷售許可下來之前就獲得了。專利壟斷期到了之後，其他的公司就可以生產相同的產品，也能以更低廉的價格來販售通用藥品。原藥廠為了獲得專利而公開配方，也就讓之後其他人樂得輕鬆了。

薩克勒兄弟痛恨學名藥。在亞瑟的管理之下，《醫學論壇報》的立場就如某客戶所說的一樣，即反對廉價的非原廠流行藥物，並且「不斷利用新聞報導和社論文章」宣揚此觀點。[2]亞瑟之所以批評學名藥，不是因為這脅迫到他自身或是他藥廠客戶的利益，而是因為學名藥的品質管控不足。然而，他的反對立場顯然仍帶有利已的目的，甚至常常表現得激動且誇張。《醫學論壇報》於一九八五年刊載了一篇報導——〈弱效學名藥造成思覺失調症患者「發瘋」〉，該報導描述一間位於喬治亞州的退伍軍人醫院精神科，在將病患用藥從原廠的抗精神病藥拖拉寧換成較便宜的學名藥後，「一切都亂了套。」文章指出，有十一名過去病情相當穩定的病患開始發狂，在將用藥改回拖拉寧後，才又恢復正常（「就好像開關開了又關一樣」）。根據《紐約時報》後續的調查報導，美國食品藥物管理局介入調查這起事件，發現《醫學論壇報》上的報導根本是假的。[3]事實上，「早在謠傳的事件發生六個月之前。」院方就已經開始使用學名藥，但根本沒有發生任何意外狀況。

儘管亞瑟採取了應對措施，但來自學名藥的競爭是所有藥廠都不得不面對的現實。一大群虎視眈眈的競爭者看著日曆數日子，等待著專利賦予的排他權失效的那一刻。正如比爾·佛洛利克早在一九六〇年所說的，原廠藥物的製造商可獲得龐大的利潤，但這時間是有限的。[4]即使一款藥物的利潤極其豐厚，特別是當某種藥物的利潤特別豐厚時，製藥廠商總是盡量在時限內大力推售，因為他們知道在未來某個時間點，專利就會過期，學名藥將如雨後春筍般在市場上湧出，大幅削減藥品的利潤。在製藥業中，有個詞被用來描述這種無可避免但又令人心生恐懼的階段。他們稱之為「專利懸崖」（the patent cliff），[5]因為當專利到期的那一刻來臨，收益圖呈現出十分陡峭的下降幅度，彷彿就像從懸崖上墜落一樣。

理查·薩克勒是普度佛雷德里克公司轉型疼痛管理的重要支持者。一九八四年，他協助籌劃在多倫多舉辦了一場疼痛控制國際研討會（International Symposium on Pain Control）。這場會議辦在多倫多大學醫學院的禮堂，並由普度公司出資贊助。[6]理查親自寫信給疼痛專家，邀請他們參加研討會。他在寫給一位講者的邀請函中寫道，「這場研討會確實是個國際性的論壇，也將為全球疼痛理論與管理的概念（其中也包含癌症疼痛）提供一個有趣的交流場合。」[7]這次活動具備一場學術討論會應有的一切特質。然而，事實上，有家公司的意識型態也在其中發揮作用。許多醫生在研討會上發言，分享自己開立美施康定這款止痛藥的經驗，並大力推薦這款藥品。其中一位講者是羅伯特・凱伊克（Robert Kaiko），[8]他是使用鎮痛藥物（即所謂的止痛藥）的專家，他在普度佛雷德里克公司任職之前，曾在史隆—凱特琳紀念癌症中心（Memorial Sloan Kettering Cancer Center）工作。凱伊克有康乃爾大學的藥理學博士學位。[9]他也是一位發明家，在納寶藥廠開發美施康定的臨床試驗中扮演重要的角色。

一場運動正在美國醫學界中發展，即重新審視疼痛治療。一個新興的醫生群體認為，長久以來醫學界忽視了疼痛，只將之視為潛在疾病的一種症狀，而不當作是值得做臨床試驗來關注的痛苦。一些像英國安寧照護倡議者西西里・桑德絲這樣的醫生認為，因為臨床醫師並未正視疼痛，才讓病患被迫承受不必要的痛苦。而理查會說，「疼痛是在病患身上最常見的症狀。」[10]難處就在於疼痛是相當主觀的。「沒有醫生能看著你並對你說，『你現在的疼痛程度是三級。』」理查解釋道，「你必須仰賴病患的回應說法。」

理查曾與一位約翰・博尼卡（John J. Bonica）醫生通信往來。許多人將在美國發起疼痛治療相關新運動歸功於他。博尼卡是個相當有趣的人，他出生於西西里島外海一座小島上，一九二七年移民到美國，當時他才十歲。他曾當過擦鞋童、賣報小販、蔬果小販，最後還成為職業摔角選手。博尼卡以「驚奇蒙面人」的稱號出賽，還成為輕重量級摔角的世界冠軍。但他這一路走來，開始對醫學產生興趣，最後努力從醫學院畢業，還兼差在馬戲團當大力士。[11]在某種程度上，博尼卡承受摔角所帶來的傷痛，因而開始專注於研究所謂的疼痛。他在一九五三年出版了一本影響深遠的書——《疼痛的管理》（*The Management of Pain*）。[12]在博尼卡的妻子差點死於產房後，他更大力地幫助硬脊膜外腔麻醉（epidural anesthesia）的發展。[13]這些年來，他開始相信美國有多達三分之一的人口可能承受著未經診斷的慢性疼痛之苦，不只是癌症疼痛或是運動傷害，還包含背痛、手術後疼痛及各種職業傷害。[14]然而，醫生卻把這些痛苦視為理所當然，他抱怨並指出，「沒有一所醫學院開設關於疼痛的課程。」[15]他還表示，甚至連癌症醫師都不知道該如何處理疾病所引發的身體疼痛。「因為他們從來沒學過如何處理疼痛，所以他們根本不知道該如何治療。」博尼卡認為，正是因為忽視疼痛，未經診斷的疼痛才讓現今美國陷入一場無聲的瘟疫之中，這是一場「疼痛大氾濫」。[16]

博尼卡和理查都認為一部分問題在於，醫生一直都不太願意替受疼痛所苦的患者施打嗎啡。嗎啡是緩解疼痛相當有效的藥物。但理查認為，問題就在於嗎啡已經被汙名化了。[17]理查表示，「因為專業人士和一般人都普遍認為，嗎啡是一種臨終藥物。」所以嗎啡就背負著這種惡名。由於長久以來嗎啡被認為是具有高成癮風險的藥物，因此醫生會將嗎啡保留給病情特別嚴重的患者使用。病患及其家屬往往不希望醫生開立嗎啡，畢竟在一般大眾的觀念中，如同理查所說，使用嗎啡就像是被「宣告死亡」。

美施康定以藥丸的形式為嗎啡提供更容易被接受的輸送機制，彌補了疼痛治療的不足。在多倫多的研討會上，與會者一致認為嗎啡是非常好的治療方法，但卻沒有被充分利用。人們的確可能認為嗎啡有令人成癮的風險，但根據與會醫生的說法，這是無謂的擔心。研討會中一名講者是來自奧地利的艾克哈德・布伯勒（Eckhard Beubler）醫生，他在演說中主張，「藥物成癮的情況不會發生在需仰賴嗎啡來控制疼痛的病患身上。」[18]

那場活動一再重複這個訊息：其實嗎啡被用來治療疼痛時，並不會令人成癮。另一位與會者是來自路易斯安那州的傑羅姆・羅馬戈薩（Jerome Romagosa），他是退休的放射腫瘤科醫師，他表示重要的是要「抵抗諸多迷思」，並駁斥那些關於嗎啡和其他鴉片類藥物的錯誤認知，大家都知道這些藥的原料是罌粟。[19]羅馬戈薩婉惜地表示，「許多此類迷思已在醫學界和護理界專業人士之間口耳相傳。」[20]理查親自邀請羅馬戈薩參加研討會，這聽起來有點像是反對煩寧具有危險性的亞瑟・薩克勒的說法。羅馬戈薩肯定地表示，人們對於嗎啡成癮的恐懼過於誇張了，因為成癮「是一種心理上的疾病」，只有在嗎啡被「沒有使用嗎啡需求的人」濫用時，才會發生成癮的狀況。

這對薩克勒家族來說是個好消息。這場研討會維持著亞瑟會欣賞的那種不會令人起疑的假象，就像是一群醫生在醫學院裡談論著醫學相關的話題。然而，與此同時，每位與會的人都知道普度佛雷德里克公司準備在美國推出自家的嗎啡產品——美施康定。多倫多大學醫學院院長在開幕致詞時就指出，美施康定已經「顛覆了加拿大的麻醉性鎮痛劑市場」，[21]而普度公司則提供資金協辦整場活動。閉幕式的講者是一位英國的藥物科學教授約翰・W・湯普森（John W. Thompson），他說了一個關於美施康定的雙關梗，與這款專利藥品的持續釋放機制有關，他在致詞中感謝普度佛雷德里克公司「大方且持續釋出的善意」。[22]

亞瑟・薩克勒早在一九五〇年代就明白，一個精明的製藥公司主管可以請表面上獨立的開業醫生來為他的產品背書，而這場研討會正是他所設想那種精心策劃過的背書保證。會議結束後，一些與會的醫生就他們的發現發表了一份聯合聲明，表示「嗎啡是控制嚴重慢性疼痛最安全且最有效的藥物。」[23]

普度佛雷德里克公司在美國推出美施康定，而這款藥品取得空前的巨大成功，並改變了公司的未來。這對普度公司來說是個機會，讓公司按理查・薩克勒所希望的那樣成長發展，亦即成為一間舉足輕重的大公司。普度在完美的時機搭上了首波對疼痛醫學重新思考的浪潮。這款藥品的利潤高漲，當年的通便樂和必達定完全不能比。然而，時間也不斷倒數。薩克勒家族取得專利權，並將控釋劑型的嗎啡藥錠賣到全世界，但他們終究會失去專利所帶來的獨家銷售權，那一天無可避免總會到來。理查向來都相當重視細節，而現在他著了魔似地關切公司的最新銷售數字。「希望上週的銷售數字沒出差錯。」羅伯特・凱伊克開玩笑說，「一旦事情發展不順利時，理查就會進辦公室來，說要節省開支。」[24]

一九九〇年凱伊克寄了一份備忘錄給理查，「美施康定最終可能面臨來自學名藥的強力競爭，所以必須考慮生產其他控釋劑型的鴉片類藥物。」他寫道。[25]如果普度公司將要失去自家主打止痛藥品的銷售壟斷權，那或許公司能利用康定（Contin）的控釋系統作為其他鴉片類藥物的輸送機制，設法取得新的專利。

幾十年後，理查的堂妹凱西．薩克勒聲稱，她是第一個提議使用羥二氫可待因酮（oxycodone）的人。凱西也有醫學學位，一九八四年她在紐約大學取得學位。她在某些地方和理查很像，他們都非常聰明、直率、為所欲為且不善社交。最後她和一位名叫蘇珊．夏克（Susan Shack）的女人結婚，還有了兩個小孩。凱西是以一名德國的左派藝術家凱西．珂勒維茨（Käthe Kollwitz）來命名，她的作品多以無產階級為主題，或許這個名字也和莫蒂默早期對共產主義的興趣有關。不過凱西倒是相當享受自己坐擁的財富，她喜歡佩戴一條愛馬仕的皮帶扣，上面有著大大的招牌英文字母H。凱西投注於公司的時間與精力隨著時間有所起伏。有些員工回憶她經常出現在公司大樓裡，但有些人認為她根本不怎麼參與公司事務。她在普度公司中投入的程度，似乎就和她做其他事情一樣，只是一時興起就去做了。

在亞瑟生前，莫蒂默曾與雷蒙德合作組成同一陣線對抗他。但在他去世後，這兩個弟弟之間出現重大的分歧。在董事會會議上，董事會眾人看著誓不兩立的兩兄弟隔著一張桌子激烈地爭論、咒罵彼此。莫蒂默能言善辯，而雷蒙德在溫和的表面之下卻也相當固執。有一次，兄弟倆就在董事會會議中氣得開始大吵，他們發生肢體衝突，彼此揮拳相向（其中一人還失手打到一名在場的律師）。[26]

由於莫蒂默大多數時間都待在歐洲，凱西自然就成了他在普度公司的耳目。在諾瓦克總部，她爭取並維護莫蒂默和其家族成員的利益。莫蒂默及其繼承人在公司內部是A派，這是以他們在普度公司中所持有的股份而命名的正式名稱，雷蒙德及其繼承人則是B派。作為莫蒂默的代理人，凱西會定期與眾人聯繫，「為莫蒂默醫生」提供最新情報。她與父親筆跡相似，因此有時很難辨別紙上的簽名是出於何人之手。[27]與此同時，雖然雷蒙德本人仍待在大樓裡並掌控著公司，但理查也開始代理他父親的事務。薩克勒家族內部這兩派勢力，從莫蒂默和雷蒙德的對立，到凱西和理查的對立，關係依舊緊張。雖然老一輩有時看似養尊處優且不食人間煙火，但下一代卻不若他們那麼善良。「雷蒙德和莫蒂默都被認為是溫和且仁慈的人，」一名前員工回憶道，「凱西和理查卻相當妄自尊大。」

至於凱西，她抱怨自己在辦公室中感到被排擠，「他們每天午餐時間都會見面，是那種一起吃頓飯的非正式會面。」她日後說道。在主管餐廳裡，雷蒙德．薩克勒身邊總圍著理查、霍華德律師和其他受信任的顧問。「我並沒有被邀請參與這些午餐聚會，」凱西指出，「他們還是得找我一起，畢竟我們是對等的合作夥伴，而且我也就在那裡，但僅此而已。」[28]凱西表示，待在公司對她來說「並不好過」。理查顯然渴望取得領導地位，但凱西卻會質疑他的決定，一般的員工（即非薩克勒家族的人）可不敢去質疑理查，畢竟那有可能危及他們的飯碗。凱西說話直接又尖刻。她表明，「我認為公司的大小事未必都是理查說了算，也不該都按照他的想法行事。」

美施康定的專利壟斷權進入最後的倒數計時之際，某晚凱西和理查在康乃狄克州共進晚餐。理查一直從事聚焦於疼痛的研發工作，最大的挑戰是要找出能夠銜接美施康定的藥品。美施康定的創新之處不在於嗎啡，而是其控釋機制，因此研發人員一直在研究其他能利用此一機制的藥物。在無數場會議中，他們不斷討論各種可能的方案，理查也會拋出各式各樣的點子。[29]就在那天的晚餐席間，凱西建議使用羥二氫可待因酮，羥二氫可待因酮是一九一七年在德國被合成出來的鴉片類藥物。[30]

根據凱西的說法，當時理查根本不知道羥二氫可待因酮為何物。[31]於是她告訴他，那是另一種鴉片類藥物，在化學成分上與嗎啡和海洛因相近，但羥二氫可待因酮的藥效遠比嗎啡強。這種藥物在一些溫和的藥物治療中被當作止痛藥廣泛使用了，如配可登（Percodan）和配可西（Percocet）。但這些藥物中只有少量的羥二氫可待因酮成分，因為配可登混合了阿斯匹靈（aspirin），而配可西則混合了乙醯胺酚（acetaminophen），如果服用過量，這兩種化學物質都具有毒性。然而，如果利用控釋機制來讓純羥二氫可待因酮發揮功效，或許就能施用更大的劑量，讓藥劑慢慢滲入人體的血流之中，病患就能攝取更大劑量的藥物。

對於這個公司歷史上的重大轉捩點，理查有不同版本的說法。[32]他表示，「這項計畫從一九八〇年代末期就開始了。」據理查所說，這是羅伯特・凱伊克提出的點子，並不是凱西想出來的。事實上，在一九九〇年的備忘錄中，凱伊克的確曾建議使用羥二氫可待因酮，並說它「不太可能一開始就要面對學名藥的競爭」。[33]

雖然普度公司總部搬到諾瓦克，但普度在揚克斯仍有個分部，即位於鋸木廠河路（Saw Mill River Road）的普度佛雷德里克研究中心（Purdue Frederick Research Center）。雖然普度公司是個氣派的大公司，但這個研究機構卻非如此。這裡的工作在一個由地毯工廠改建的地方進行，工廠被布滿有刺鐵絲網的高聳圍欄包圍著，周遭環境的治安也不太好。一九八〇年代末的某天，在研究中心附近的涵洞中還發現了一具屍體。「這裡偶爾會有人來面試，他們會開車進入停車場、環顧四周，然後調頭就走不再回來。」一位曾在那工作的員工回憶道。「不管怎麼看，這裡都很不吸引人。」

一九九二年，化學家賴瑞・威爾森（Larry Wilson）曾在該研究中心工作，接下來十五年都在該公司任職。最終他被分配到當時名為「羥二氫可待因酮計畫」的工作。起初嘗試研發配方的工作屢屢失敗，威爾森加入時，研發團隊正焚膏繼晷地研究這款新藥品。威爾森回憶道，「隨著美施康定專利權到期的日子逼近，團隊投注愈來愈多的精力在該計畫上。」凱伊克成天盯著該計畫。威爾森很喜歡凱伊克。[34]在利用麻醉劑治療病人方面，凱伊克的經驗相當豐富，他對控釋型羥二氫可待因酮藥品的醫療潛力也充滿信心。

理查・薩克勒經常參與該計畫，而且威爾森很喜歡他。或許理查有些傲慢，但在威爾森看來，他似乎沒有「階級意識」，不論對方在公司的級別高低，他都樂意與所有人交談，他還會記住對方的名字，並仔細詢問關於他們工作的大小事。他不是那種想知悉並掌握工作上的所有狀況，但卻對第一線工作絲毫不感興趣的那種高階主管。

理查本人也身處羥二氫可待因酮計畫的第一線。「他工作很認真，我覺得他可能都沒在睡覺，」威爾森表示，「我不是唯一一個在凌晨三點收過他電子郵件的人。他總會有各式各樣的新點子。」[35]

但並非所有人都喜歡理查的微觀管理風格。他很早就開始使用電子郵件了。他的在場令會議上的眾人坐立難安。他總是盯著他那台巨大的筆記型電腦，好像都沒在聽其他人說話，但又會突然抬起頭，拋出一個犀利的問題。他隔一段時間就會站起來，走到有室內電話插孔的牆邊，接上他的筆記型電腦。然後每個人都得忍受他發送電子郵件而產生的嘈雜撥接聲響。對於那些在他手下工作的人來說，理查的工作態度可能是個沉重的負擔。如果你在工作了一個漫長的夜晚後，在大半夜寄給他一封電子郵件，他會馬上回信給你，並丟出一堆相關的問題。如果你無法交出令他滿意的工作成果，他還會直接打電話到你家。[36]他也知道很多員工都討厭他，但某種強烈的力量又驅使他做出這樣的行為，他一心一意想讓全新推出的羥二氫可待因酮產品順利銜接美施康定，成為公司的招牌商品。[37]

薩克勒家族年輕一代的成員逐漸更投入公司事務。理查在一九九〇年正式加入董事會，同時加入的還有他的弟弟喬納森、凱西和她的姊姊艾琳。[38]隔年薩克勒家族創立了一間新公司，也就是普度製藥。普度佛雷德里克公司仍然存在，負責傳統的非處方藥物市場。然而，這個新企業法人的創立就代表理查這一代薩克勒家族成員的抱負與野心。[39]「普度佛雷德里克公司是我父親和伯父於一九五二年收購的初代公司，」理查解釋，創立普度製藥是為了「承擔開發新產品的商業風險」。[40]

這又是另一間薩克勒家族的公司，但其中有些許微妙的差別。然而，這間公司代表著理查極力推動的公司發展方向。他表示他的目標是「利用更多元的技術和更豐富的資源，來更頻繁地推出更多創新產品」。現在普度公司不再止步於當個緩瀉劑和耳垢清除劑背後無所作為的製造商。理查認為，現在公司需要的是「煥然一新的積極態度」。[41]一九九三年理查榮升副總裁之位。[42]薩克勒家族也即將推出看起來很可能大賣的新藥品，這款新藥最終被命名為疼始康定。在一份一九九三年十二月疼始康定專案團隊的備忘錄中寫道，這款新藥將在市場上「成為配可西的競爭對手」，如果學名藥無法保持競爭性，這款藥最終很可能會「取代我們的美施康定產品線」。[43]它極有潛力成為有效對抗癌症疼痛的藥物。

然而，一個更誘人的想法出現了。理查一直都對行銷很感興趣，一九八四年他還聘請一位新的行銷主管麥可・佛里曼（Michael Friedman），他身材高大又氣色紅潤，出身布魯克林，曾在長島擔任中學教師，後來才從推銷電動工具轉而跨足行銷領域，之後再重回校園攻讀商學碩士學位。[44]理查在某次班機中剛好坐在佛里曼旁邊，他採取十分特殊的招募手段聘雇了他。[45]佛里曼的雙親是納粹大屠殺的倖存者，他們在戰後一個難民營中相遇。結婚時他們甚至沒有錢買婚紗，於是他的父親以兩磅咖啡換來一個降落傘，他的母親再用兩包香菸請人將它縫成一件連衣裙。〔這件衣服最終在位於華盛頓特區的美國大屠殺紀念博物館（Holocaust Museum）中展出。〕[46]佛里曼是個話多又熱情的人。「理查醫生會聽麥可・佛里曼說的話，而麥克・佛里曼會聽其他人說話。」一名曾與兩人共事過的普度高階主管回憶道。因為佛里曼高大的身材和赤黃的膚色，理查還開玩笑地稱他為「大紅仔」（Big Red）。[47]

一九九四年，佛里曼寫了一份標有「最高機密」的備忘錄給雷蒙德、莫蒂默和理查。[48]他指出癌症疼痛的市場很大，每年有四百萬張處方箋。事實上，只有七十五萬張處方箋上開了美施康定一種藥品。佛里曼寫道，「我們認為，食品藥物管理局會將我們剛發售的疼始康定限制在癌症疼痛的藥物市場上。」但隨著時間過去，要是該藥品的應用範圍不僅止於此呢？其他類型的疼痛（如背痛、頸痛、關節炎和纖維肌痛）有更大的市場潛力。根據從摔跤選手變成疼痛科醫師的約翰・博尼卡的說法，每三個美國人就有一人承受未經治療的慢性疼痛之苦。如果這是真的，那就表示還有這個尚未開發的龐大市場。要是能夠設法向所有疼痛的病患兜售疼始康定這款新藥呢？這項計畫必須先暫時保密，但在佛里曼寫給薩克勒家族的備忘錄中，確立了公司未來目標是要「將疼始康定的應用範圍，從癌症擴展到慢性的非癌症疼痛」。

這是個非常大膽的計畫。亞瑟・薩克勒在一九四〇年代見證了拖拉寧的問世。拖拉寧是「重」鎮靜劑，用在精神病患者身上特別有效。然而，薩克勒家族發家致富之道卻是亞瑟所投入銷售的「輕」鎮靜劑，如利彼鎮和煩寧。拖拉寧被視為解決嚴重問題的最後手段，因此這種藥物的市場自然只限於患有重大疾病且必須使用重鎮靜劑的病患。輕鎮靜劑的好處在於它適用於所有的人，這些藥物之所以如此成功，是因為吃一顆就能緩解各種常見的心理和情緒上的疾病。現在，亞瑟的兩個弟弟和他的姪子理查同樣也將為止痛藥帶來重大變革：他們透過美施康定取得了巨大的成功，但這種藥只被當作癌症的重症藥物使用，而癌症只是一個有限的市場。若能想辦法讓疼始康定不只應用於癌症治療上，而是應用於各種類型的疼痛上，那麼就能獲取數不清的龐大利益。佛里曼向薩克勒家族表示，「當務之急是要建立一份宣傳資料，」支撐藥品的市場定位，將疼始康定定位成「應用範圍極為廣泛的藥品」。[49]

儘管如此，他們仍要面對一個重大關卡。羥二氫可待因酮的藥效大約是嗎啡的兩倍，因此疼始康定的藥效遠比美施康定還強。長久以來美國的醫生對強效鴉片類藥物的成癮性感到擔憂，因此在使用這類藥物時總是相當小心謹慎。多年來，美施康定的支持者認為，在與癌症拚死相搏的生命末期，仍擔心病患可能會嗎啡成癮是一件有點愚蠢的事。然而，普度公司若想要在市場上銷售如疼始康定這類的強效鴉片類藥物，供民眾用於治療沒那麼嚴重且更長期的慢性疼痛，其難處在於醫生普遍認為鴉片類藥物很容易令人成癮。要讓疼始康定完全發揮其商業潛力，薩克勒家族和普度公司就必須消除這種想法。

第十五章 睡夢之神

罌粟是纖細而誘人的植物，長長的莖上有個小花苞，輕輕搖曳於微風中。深紅或淡粉色的罌粟花極為豔麗，看起來很柔和，又給人一種近乎虛榮的冷漠感。罌粟是天然存在的植物。它們在風中擺動時撒下種子，將其散播出去，如同用鹽罐撒鹽一般。數千年前，在人類歷史的開端，有人發現將罌粟的花頭切開，會流出乳白色的糊狀物，這種物質具有藥用價值。[1]美索不達米亞人採收罌粟，蘇美人也是如此。西元前七世紀的亞述醫學石碑上也曾提及罌粟的花蜜。[2]在古希臘時期，希波克拉底建議將白罌粟汁和蕁麻籽混合飲用，作為許多疾病的療方。[3]攝取這種物質能夠促進睡眠、安撫神經，並讓人產生一種特殊的感覺，感到極度愉悅並彷彿置身繭中的舒適感，最不可思議的是，罌粟可以讓疼痛感消失。

罌粟看似擁有神奇的效用，但即使是古代的人也知道，它的效果伴隨著某些危險。[4]罌粟的力量如此之大，令使用者著魔，造成過度依賴的狀況，甚至陷入永久的睡眠中。這種植物可能置人於死地，它會創造一種令人極其放鬆的狀態氛圍，可能讓你在某一刻停止了呼吸。罌粟能被製作成藥物，但它也能被當作毒藥和自殺的工具。在羅馬人的語言中，罌粟一詞的象徵意義有睡眠及死亡。

小小罌粟的效力大到不僅能夠挾持個人，甚至可挾持整個社會。罌粟在十九世紀成為帝國的工具。英國為了利潤豐厚的鴉片貿易，曾兩度向中國發起血腥戰爭。在歐洲部分地區，將鴉片當作娛樂性用藥蔚為風潮，提供浪漫主義詩人不少靈感，如山繆・泰勒・柯勒律治（Samuel Taylor Coleridge）和珀西・比希・雪萊（Percy Bysshe Shelley）的詩作就有賴鴉片帶來靈感。[5]醫生和化學家也使用鴉片治療各類疾病，從發燒到腹瀉都能使用。[6]十九世紀初，一名普魯士藥劑師助手進行了一連串的實驗，設法分離出鴉片中一種化學物質——生物鹼（alkaloid），並合成出一種新藥物。[7]他以希臘神話中的睡夢之神摩耳甫斯（Morpheus）之名，將這種新物質命名為嗎啡（morphine）。

馬丁・布斯（Martin Booth）在其著作《鴉片：一段歷史》（*Opium: A History*）中指出，一旦涉及從罌粟製成的產品時，「歷史就會重演。」[8]在美國南北戰爭時期，嗎啡被廣泛應用於緩解可怕的戰場傷害，但也造成一整個世代的退伍軍人，在戰後回到家鄉後對這種藥物成癮。[9]據估計，美國在一八九八年有二十五萬人對嗎啡成癮。[10]十年後，羅斯福總統任命漢彌爾頓・萊特醫生（Dr. Hamilton Wright）為鴉片專員，負責打擊鴉片濫用的禍害。萊特警告，鴉片是「人類所知最有害的藥物」[11]。

然而，當時正巧德國的一個化學家團隊才剛成功將嗎啡提煉成一種新藥物——海洛因。[12]德國製藥公司拜耳（Bayer）把它當作仙丹妙藥，作為比嗎啡還安全的替代藥品，開始在市場上大量銷售。海洛因是由發明阿斯匹靈的同一個研究團隊所發明。拜耳公司將這款藥物裝在小盒子裡販售，盒子的標籤上印有一頭獅子。[13]同時也宣稱海洛因的分子結構與嗎啡不同，所以並不像嗎啡那樣具有危險的成癮性。這種說法相當誘人。在人類的歷史中，鴉片的優點和缺點似乎密不可分，就像DNA的雙股螺旋一樣緊密。但現在拜耳公司卻聲稱，這個密不可分的螺旋已透過科學手段解開了。[14]有了海洛因，人類就可以無後顧之憂，盡情享受罌粟的正面療效。事實上，甚至有人提倡利用海洛因來治療嗎啡成癮的狀況。

但這些說法都缺乏事實根據。其實海洛因的藥效大概是嗎啡的六倍之多，而且同樣會讓人上癮。醫療機構在幾年內就發現，事實證明海洛因是具有成癮性的藥物。[15]服用海洛因的人通常都會產生對海洛因的渴望，而且由於人體隨著時間會對藥物有更強的耐受性，使用者往往需要更高劑量的海洛因才能感到平衡，所有的鴉片類藥物都是如此。隨著身體逐漸習慣藥物，就必須施用更高劑量的藥物，才能舒緩疼痛、提供愉悅感或僅免於受戒斷症狀之擾。有時，醫生會描述這種體驗就像是擺盪於「高峰和低谷」之間。當藥物進入體內時，用藥者會感到無與倫比的快樂，當藥物在血液中消散時，則會感到一種消沉感和壓倒性且近乎動物般的需求感。身體上的依賴往往會導致一陣陣令人虛弱無力的戒斷症狀。如果成癮者無法服用鴉片、嗎啡或海洛因，便會出汗、扭動身軀以及噁心乾嘔，也會全身顫抖或激烈地抽搐，就像在地面上彈跳掙扎的魚一樣。

到了一九一〇年，那些曾建議將海洛因列為醫學用藥的醫生和化學家都意識到，這很可能是個非常嚴重的錯誤，於是大量減少將海洛因用於醫療用途。[16]拜耳公司也於一九一三年停止生產這款藥品。[17]但仍有許多人認為海洛因消費終究是值得做的重要交易。拜耳公司內部一名德國化學家海因里希・德雷澤爾（Heinrich Dreser）在海洛因的發明上厥功甚偉，但據傳他自己也對這種藥物成癮，一九二四年死於中風。[18]海洛因的風險或許大得可怕，但帶來的興奮高潮卻又令人感到無比愉悅。即使只有短短幾分鐘，鴉片類藥物能將人們從身體或情感上的痛苦、不適、焦慮或渴求之中解脫，沒有其他人類體驗能像食用鴉片類藥品一樣。「或許我會很短命，」喜劇演員萊尼・布魯斯（Lenny Bruce）曾談到自己的毒癮時說，「但那（譯按：指用藥）感覺就像是親吻上帝一樣爽。」[19]（他也的確英年早逝，他裸身在自家浴室地板上死於嗎啡過量，享年四十歲。）[20]

理查・薩克勒終其一生帶著熱情追尋自己的志趣所在。理查萌生了一個新點子，將普度公司新款的控釋型鴉片類藥物疼始康定打造成銜接美施康定的下一個明星商品，於是他就帶著充沛的精力，全心全意地投入這項新計畫。「為了讓疼始康定成功大賣，你一定不相信我是多麼投入，」他向一位友人寫道，「我為了這件事幾乎豁出了性命。」[21]

理查拚了命地工作，也把他底下的員工逼得很緊。負責行銷的副總經理麥可・佛里曼在某次寫給他的信中寫道，「你得放個假休息一下，我也需要從你的電子郵件海中起身喘口氣。」[22]佛里曼是普度公司中少數真正能像這樣與理查溝通對話的人，但他身分比較特殊，畢竟就是理查把他帶進公司的。

談到疼始康定，由於佛里曼負責的是產品行銷，而理查又對這款新藥的行銷和推廣有些大膽的計畫，因此對理查來說，他的看法有特別的影響力。普度公司將採取激進的策略來應對美施康定專利權到期日的倒數計時：普度將推出疼始康定這款藥效更強的新型止痛藥，並在市場上與美施康定競爭，也就是和自家藥品打對台，藉此徹底顛覆當時疼痛治療的典型作法。理查宣稱，這將是「我們公司首度選擇要汰換掉自家的產品」。[23]

然而，理查想汰換掉的可不只是美施康定，他對疼始康定的未來有更宏大的願景。嗎啡仍被大眾認為是極端的藥物，如果醫生告訴你，你的祖母必須施用嗎啡，那就表示你的祖母剩下的日子不多了。「我們一直聽說，醫療保健的專業人士礙於嗎啡的惡名，所以沒有告知病人美施康定的成分是嗎啡，」一名曾與理查和佛里曼共事的前普度公司主管回憶道，「家庭成員甚至是藥劑師會告訴病人，『你不能吃這個，這是嗎啡！』」一份一九九二年公司內部的市場調查公文中指出，舉例來說，骨科醫師似乎「很怕」或「不敢」開嗎啡給病人，因為嗎啡幾乎就是「嚴重的藥物／垂危的病人／成癮」的同義詞。[24]那份公文同時也寫道，這些外科醫師會樂於接受非嗎啡的長效止痛藥。那位前主管就指出，羥二氫可待因酮「名聲清白」。

麥可．佛里曼很喜歡說，不同的藥物有不同的「特性」。他和理查在試圖決定疼始康定的市場定位時，有了一個驚人的發現。顯然嗎啡是一種在萬不得已時才使用的強效藥物，嗎啡一詞本身可讓人聯想到死亡的氣息。然而，正如佛里曼在寫給理查的一封電子郵件中所指出的，羥二氫可待因酮的特性和嗎啡大相逕庭。[25]佛里曼指出，在市場調查的過程中，普度公司的團隊得知，許多醫生認為羥二氫可待因酮的藥效「比嗎啡還弱」。羥二氫可待因酮的知名度比較低，人們也不太了解這種物質，而且它的特性似乎不那麼危險，也更平易近人。

從行銷的角度來看，這是一個重要的機會。普度公司能將疼始康定在市場上，定位為一種更安全且不那麼極端的嗎啡替代品。一個世紀以前，拜耳公司曾將海洛因塑造成沒有令人不適副作用的嗎啡，儘管事實上海洛因的藥效遠比嗎啡還要強，而且同樣容易令人成癮。現在，在普度公司諾瓦克總部的內部討論會上，理查和幾位同事提出類似的行銷策略想法。事實上，羥二氫可待因酮的強度也完全不比嗎啡弱，其效力甚至大約是嗎啡的兩倍強。普度公司的行銷專家不解為何醫生們普遍有這個錯誤的認知。可能的原因是，多數醫生主要是透過配可西和配可登這兩種藥物接觸到羥二氫可待因酮，而這兩種藥物中僅含低劑量的羥二氫可待因酮，還混合了乙醯胺酚或阿斯匹靈。不論確切原因為何，現在理查和他手下的高階主管想出了一個狡詐的策略，他們在一連串的信件往返中勾勒出這項計畫的輪廓。[26]如果美國的醫生們對羥二氫可待因酮的真正特性有錯誤的認知，那麼普度公司也不會去糾正這種誤解。相反地，他們會善加利用這種普遍的錯誤認知。

與美施康定一樣，疼始康定對飽受嚴重疼痛之苦的癌症患者很有效。然而，正如佛里曼向理查所指出的，公司應該盡可能在推銷疼始康定時謹慎小心，不要太過明確地將其功效侷限在治療癌症疼痛上，否則很可能讓這種藥物較不危險的「特性」變得複雜。「雖然我們希望看到這款藥品銷售給更多癌症患者，」佛里曼寫道，「但在產品剛推出的早期階段就操弄這種『特性』，讓醫生認為這種藥物的效力等同於或甚至是大於嗎啡，這種作法相當危險。」當然，疼始康定的藥效的確比嗎啡還要強，在化學上這是個無庸置疑的事實。但普度公司必須小心翼翼地掩蓋這點，畢竟癌症患者也就只有那麼多。「我們最好擴大疼始康定的使用範圍。」佛里曼寫道，真正的頭獎是「非癌症疼痛」。普度公司早期的團隊會議紀錄證實了，疼始康定不會只是用於治療癌症疼痛的「小眾」藥品。[27]根據公司內部的估計，有五千萬美國人深受不同形式的慢性疼痛所苦，而那正是公司想要接觸的市場。疼始康定將成為所有人的藥物。[28]

薩克勒家族開始研發疼始康定時，醫界看待疼痛治療的方式出現了重大的反思風潮，事後證明這對薩克勒家族有所助益。早在一九八四年理查協助籌辦的多倫多研討會上，普度公司就不遺餘力培養這個以修正主義思維思考的醫生群體。這場新運動中最突出的一位新星正是羅素．波特諾伊（Russell Portenoy），他是位認真的年輕醫生，臉上掛著修剪過的鬍鬚，舉止從容自信。當時波特諾伊三十幾歲，曾在康乃爾大學擔任神經病學和神經科學教授，後來又被招聘到紐約的貝斯以色列女執事醫療中心（Beth Israel Medical Center），創立疼痛醫學部和緩和療護部。[29]波特諾伊聰明機警、上鏡而且說話極具說服力，是優秀的代言人。他就是疼痛治療這個新興領域的代言人。他認為，長期以來醫療機構從未認真看待疼痛。在撰寫的文章中、參加研討會以及在晚間新聞亮相時，波特諾伊都一再指出主流醫學界忽視了數百萬美國人的苦痛。[30]在他的辦公室裡，一本雜誌的版面編排突出地被展示出來，上面寫著他的稱號——「疼痛之王」。

對波特諾伊而言，鴉片類藥物是「大自然的贈禮」。[31]他曾開玩笑說他治療病患的方法可以用一句話來概述：「來，這是六個月分量的藥。下回見。」[32]波特諾伊很早就與普度製藥和其他藥廠建立了長久而穩定的關係。在理查的多倫多研討會舉辦兩年之後，波特諾伊與凱瑟琳．佛莉（Kathleen Foley）合寫了一篇影響深遠的重要論文，[33]凱瑟琳是推動重新看待疼痛的第一線醫生。他們在文中探討持續使用鴉片類藥物來舒緩疼痛。日後波特諾伊解釋，他們寫這篇論文是為了強調「透過鴉片類藥物治療舒緩長期疼痛的可能性，而身體也不會出現嚴重的不良反應，包括藥物濫用的狀況。」[34]這並不是一個嚴謹的學術研究，文中所提出的多數證據都不可靠。然而，事後看來這種文章對普度這樣的公司來說非常有用。

波特諾伊和理查都認為鴉片類藥物因大眾對其成癮性的疑慮，而有了不公正的汙名，也使得幾個世代以來的醫生都不願採用這種可能是治療疼痛最佳且最有效的療法。[35]波特諾伊認為美國的醫生嚴重低估鴉片類藥物的益處，而且過分高估了其風險。他也承認，有些人的確在服用這些藥物後出現了一些問題，但疼痛病患若依照醫生處方箋服藥，往往不會出現藥物成癮的問題。更準確地說，波特諾伊認為會成癮的人通常背後都有其他「社會、心理與生理上的先天因素」。有些人就是有容易成癮的性格，他們無法控制自己。給這種人服用嗎啡，他就很有可能會濫用嗎啡，但這是個人的傾向造成的，並不是藥物本身的成癮性所導致的結果。波特諾伊將這種對鴉片類藥物的恐懼描述為一種情緒疾病，還取了一個名稱——「鴉片恐懼症」（opiophobia）。[36]

在波特諾伊與其同一陣線的疼痛治療擁護者持續的推動與支持下，到了一九八〇年代末，醫學界的觀點開始轉變。從一九九〇到一九九三年這段期間，美國的嗎啡用量增加了百分之七十五。[37]理查・薩克勒認識波特諾伊和凱瑟琳・佛莉，也密切關注他們的研究工作。在一個優秀出色且實質獨立的臨床實驗環境中，這些疼痛專家正在驗證理查與其同事在普度所做的一切商業研究和開發都是正確的。一九九一年，當時公司正處於疼始康定的研發初期，「我們認為高劑量的羥二氫可待因酮很可能是高劑量嗎啡的完美替代品，在上週之前這還只是我們的推測想法。」[38]某天理查興奮地告訴同事們，「不過就在今年七月，凱瑟琳・佛莉醫生告訴我『這個想法很可能實現，但是否能使用高劑量的羥二氫可待因酮來治療癌症疼痛仍沒有答案，畢竟沒有人這麼做過。』」理查解釋，但佛莉一直在研究液態羥二氫可待因酮，她為病患施用大量的羥二氫可待因酮，這個作法「效果非常顯著」，而且也「沒有任何預期外的副作用」。理查再補充道，她給病患施用的劑量很大，多達「每天一千毫克」。（數十年後，理查的堂妹凱西・薩克勒看到這個數字時表示，「這實在太嚇人了，一千毫克。我的天啊，這劑量真是大得可怕。」）然而，當時理查眼中卻只看到無限的商機。從佛莉的研究結果看來，他驚歎道，即使是那麼大的劑量也仍未達到「真正的極限用量」。

莫蒂默和雷蒙德與亞瑟一樣總是行事低調，即使他們在慈善界的知名度愈來愈高，但仍堅決拒絕被大肆宣傳報導。理查接管家族企業後也走相同的路線。一九九二年夏季，普度佛雷德里克公司一反常態地接受當地報社《哈特福德新聞報》（*Hartford Courant*）大篇幅的新聞報導，此舉令人相當意外。報紙上的標題大大寫道：「諾瓦克的公司在藥廠巨頭間的強力競爭中找到了自己的利基市場。」[39]薩克勒家族一直將他們的醫學學位當作一種榮耀的動章，其不僅彰顯了他們家族的成就，更為其正當性背書。報上文章指出，該藥廠是由「醫生經營」，但除了提到薩克勒家族「仍積極經營公司」之外，文中幾乎未提及薩克勒家族的事。對理查而言，他已從他父親和伯父那裡承繼了一部分公司經營權，也令他的堂妹兼假想競爭對手凱西失勢，此時似乎正是個合適的時機，讓理查成為聚光燈的焦點，但他的名字卻完全未出現在文章中。薩克勒家族反而推霍華德・烏德爾出來，現在他不只是家族的軍師兼公司的律師，也是普度公司對外的代表人。

烏德爾與公司一系列非處方藥品合照並誇耀道，普度公司「在巨頭林立的製藥領域中取得成功了。」普度公司仍保留著其發跡致富產品的些許痕跡（那篇報導文章提及數十年前公司所取得的佳績：美國太空總署使用自家生產的必達定，並爽快地提到普度公司「最近開始發售一款治療生殖器疣的藥品」。）美施康定的成功讓公司的年銷售額上看四億美元，烏德爾也表示普度公司著眼的是未來的發展。

其實那篇文章見報的時間點正是普度公司的重要轉捩點。公司正試圖為疼始康定爭取美國食品藥物管理局的核准。[40]先前公司發售美施康定時，甚至未申請核准銷售許可證，就直接匆匆地讓藥品上市，而這正是霍華德・烏德爾鼓勵做的大膽冒險之舉，不過這次的情況不可同日而語。美施康定或許是款創新的產品，但疼始康定代表的是公司更大膽激進的新嘗試。公司需要美國食品藥物管理局的幫助，不僅需要該單位核准藥品銷售許可，還要核准該藥品各方面的銷售方式和行銷策略。理查和他手下的高階主管若要執行他們的計畫，將這款藥包裝行銷成不僅能用於治療癌症疼痛，而且能用來治療近乎所有類型的慢性疼痛，那麼他們就得讓該單位滿意。獲得美國食品藥物管理局新藥核准的整個過程，數年來已演變成一種經過精心設計的官僚斡旋任務。在美國，這個過程相當繁瑣，遠比其他國家的藥物核准程序還要複雜繁瑣。現今美國食品藥物管理局的核准制度是在一九六〇年代的基福弗聽證會之後建立的，這套制度對於確認新藥的療效和安全性有相當詳盡複雜的要求。該機構有一小群審核員，手握監管藥品的大權，能決定一個價值數十億美元商品的命運。

理查・薩克勒不是很有耐心的人，他野心勃勃且急於求成。「局勢變化得很快，我們開發新產品的速度必須比以往還快，才能實現我們的成長願景，」他對員工說，「更快速地開發新產品意味著我們的產品能更快地得到核准。」[41]理查的意思是他受夠了過去那種困乏的安穩度日心態，現在正是普度公司加緊油門衝刺的時候了。但現實情況是，他仍需要美國食品藥物管理局核准疼始康定上市，而他特別需要柯蒂斯・萊特（Curtis Wright）的核准，此人在該單位負責審核止痛藥，將是負責疼始康定銷售核准程序的醫學審核員和首席調查員。

萊特在美國國家心理衛生研究院（National Institute of Mental Health）擔任化學家的同時，在夜校取得醫學學位，之後他加入了海軍，在那裡擔任一般軍醫官。他離開該單位後，從事一項關於鴉片類藥物的行為藥理學博士後研究。後來他的妻子告訴他，他最好找份真正的工作，不然他們就得搬出去睡公園了，於是一九八九年他在美國食品藥物管理局任職了。在審核疼始康定的案件之前，萊特曾參與過其他幾種鴉片類止痛藥的核准程序，而普度公司正需要讓這位主要監管者滿意才行，他們必須向他證明疼始康定是安全且有效的藥品。[42]

根據一九七〇年的《管制藥品法》（Controlled Substances Act），疼始康定將被當做一種「列管麻醉劑」來銷售。就和所有的強效鴉片類藥物一樣，屆時疼始康定可能有令人成癮的問題待解決。或許你認為普度公司會針對其新藥的成癮性進行相關測試，但他們卻沒這麼做。他們反而辯稱，疼始康定藥丸上的專利控釋塗層能消除成癮的風險。[43]鴉片類藥物成癮的整體原則是以體內藥物濃度「高低起伏」的概念為前提，也就是用藥和停止用藥，在用藥所帶來的興奮快感結束後，緊接而來的是一股難以抑制的渴望。然而，由於控釋劑型藥物的塗層讓藥劑在十二小時內緩慢地滲入血液中，病患不會感受到速釋劑型藥物那一陣立即的感覺。因此，身體的感受也就不會在興奮快感和戒斷症狀這兩個極端之間來回拉扯。

事實上，普度公司認為疼始康定不僅成癮的風險低，這種藥物的獨特性質還讓它比市面上其他鴉片類藥物還安全。拜耳公司的化學家可能會以為，他們在推出海洛因時，解決了鴉片根本上的治療矛盾，但事實證明他們大錯特錯。但這一次，普度公司認為他們真的解決了問題，徹底分開了罌粟的醫學療效與伴隨而來的成癮危險。他們認為自己已經破解了這個難題。

然而，並非所有美國食品藥物管理局的人都被成功說服。普度公司聲稱疼始康定比其他市售的止痛藥還安全，但柯蒂斯．萊特提醒，普度公司的說法或許有些言過其實，並警告該公司「應該謹慎地限制其競爭性促銷活動」。[44]他還對普度公司的主管表示，他在食品藥物管理局的一些同事「強烈認為」鴉片類藥物「不應該被用於治療非癌症疼痛」。[45]

然而，這正是普度公司為疼始康定擬定的整體計畫，因此該公司持續竭力要求通過此案。一九九四年麥可．佛里曼在給理查、雷蒙德和莫蒂默的備忘錄中寫道，食品藥物管理局很可能會將疼始康定的初售限制在癌症疼痛的市場。「然而，我們也相信，醫生會把疼始康定當作控釋型的配可西（但不含乙醯胺酚成分），並擴大其施用範圍。」[46]

在揚克斯的普度研究中心從事疼始康定開發工作的化學家賴瑞．威爾森回憶道，「這款藥最初被建議針對慢性的癌症疼痛來施用。」最初威爾森及其同僚們在研發這款藥時，將之視為美施康定之後的接班商品，但他「從未聽聞有人提及任何癌症之外的施用範圍。」然而，正如威爾森指出，「一旦公司得到藥品的銷售許可，醫生就可以隨意開這種藥來治療所有的病症。」[47]

為了讓疼始康定成功，普度公司的高層需要食品藥物管理局核准所謂的藥品說明書，也就是那些附在每瓶藥的小冊子，上面寫著密密麻麻的藥物資訊。理查．薩克勒喜歡形容藥品說明書是「產品的聖經」，而上面所寫的一字一句都必須小心仔細地與食品藥物管理局協商討論。[48]疼始康定的藥品說明書前前後後修改了三十次以上，普度公司的專家與政府方爭辯數回，針對說明書上的文字討價還價。據理查所說，公司的目標不僅要讓消費者了解藥品的風險、益處及正確的服用方式，還要創造「一種更有力的銷售手法」。[49]

理查的團隊與柯蒂斯．萊特愈走愈近。起初，萊特看到普度公司所提出的疼始康定藥品說明書初稿時，他說他從未見過有那麼多宣傳行銷資料的說明書。萊特告訴普度公司，所有擺明是宣傳文字的內容都必須刪除。然而，這些內容最後都留下來了。[50]

在正常情況下，為了確保公正公開的透明度，並防止任何不當的影響或貪腐情形，食品藥物管理局官員與審核公司之間的互動會受到嚴格管控。這種制度上的預防措施始於一九五〇年代一樁醜聞，當時薩克勒家族和菲利克斯．馬蒂－伊巴內茲賄賂了亨利．韋爾奇。但這次普度公司一位高階主管在監督疼始康定的申請程序中扮演了重要的角色。此人是羅伯特．雷德（Robert Reder），一九九二年他參加一場舉辦在華盛頓的醫學研討會時，正巧在會上遇到了柯蒂斯．萊特。他們聊起了疼始康定，而普度公司的一份備忘錄也記錄了這次的互動。雷德寫道，萊特「同意之後再進行更多像這樣的非正式往來」。[51]普度能與萊特和食品藥物管理局「建立良好的關係，這樣的進展」令理查不禁沾沾自喜。[52]

有時萊特會指示普度公司將某些資料直接送到他的居家辦公室，而不是送到食品藥物管理局。根據一份日後由聯邦檢察官撰寫的機密公文，有一次，由普度公司高層組成的一個小型代表團前往馬里蘭州，並在萊特的辦公室附近租了一個房間。之後，這個公司團隊就花了幾天時間，幫萊特整理編寫臨床研究報告的審查報告，並為他們自家的藥品做出了兼具療效和安全性的總結，這種作法極度不尋常。[53]

有時萊特似乎放棄了自己客觀公正的聯邦檢察員身分，並可說是成了普度公司的內部代言人。藥品說明書經過無數次反覆修改，一行新的文字被悄悄加進去：「疼始康定能延緩人體吸收藥劑的速率，據信這可以降低藥品被濫用的可能性。」[54]這種說法顯得相當奇怪。據信？又是相信誰的說法呢？這似乎一點也不科學，反而像是一廂情願的說法。很久之後，當被問起究竟是誰寫下這段文字，卻沒有人願意承擔責任。柯蒂斯．萊特堅稱他並沒有把這句話加到藥品說明書上，這暗示一定是普度公司的人所為。[55]羅伯特．雷德卻認為事實恰恰相反，是萊特加了這段文字。[56]在一次庭外採證中，萊特承認或許是他寫了這段文字。有可能，但他本人卻不記得自己有這麼做，所以這段文字仍找不到它的作者。[57]

然而，當時這段文字也立刻引起了食品藥物管理局內部的懷疑。萊特的同事黛安・施尼茲勒（Diane Schnitzler）在寫給他的一封電子郵件中寫道，「我覺得這聽起來完全是胡扯。」[58]

「黛安，其實這說法沒有錯。」萊特回信寫道，「決定藥物是否會被濫用的一個重要因素，就是藥物的『作用』來得有多快。」[59]

關於疼始康定的塗層如何「據信」能減少濫用可能的說法，最終仍被留在藥品說明書中。一九九五年十二月二十八日，食品藥物管理局核准疼始康定上市。「這件事並不僅僅就這麼『發生了』，這一切都經過了巧妙的安排和計劃。」理查對他手下的員工表示。「這次的作業時間和其他卡在食品藥物管理局的申請案件不同，疼始康定僅花了十一個月又十四天就獲得當局的核准。」[60]理查承認，因為他個人對藥品說明書的品質「貢獻良多」，所以他感到相當滿意。[61]但他也認為普度製藥與食品藥物管理局之間「天衣無縫的合作」功不可沒。[62]

至於柯蒂斯・萊特，最近他一直在考慮離開聯邦政府組織。在疼始康定的審核通過之後，他就從食品藥物管理局辭職了。離職後他先加入一間位於賓州的小型藥廠阿度勒（Adolor）。但他沒有待很久，僅待了一年，就轉到諾瓦克的普度製藥擔任新職位，而他第一年的薪酬待遇就將近有四十萬美元。[63]

在萊特之後的證言中，他否認自己在接受這份工作之前曾向普度公司毛遂自薦，也堅稱是在他離開食品藥物管理局之後，獵頭公司才與他接觸。[64]他辯稱公司想要雇用他是很合理的，這並不是因為他曾對普度公司有恩，而是因為他是個「非常公正且有效率的食品藥物管理局審核員」。

事實上，萊特在阿度勒上工後第一通電話就是打給普度公司，探詢他們可能發展合作的領域。[65]而理查・薩克勒也在之後的庭外採證中立誓堅稱，是萊特先與公司接觸，詢問到普度任職的可能性，而且他在尚未離開食品藥物管理局時就這麼做了。[66]理查回憶道，「他計劃要離開食品藥物管理局時，就曾與普度公司內部的人談過了。」但當時理查覺得這或許對公司形象不太好。他與一名同事討論過此事，他們「一致認為公司不該雇用曾審核自家產品的人」。理查總結道，因此萊特「到另一間公司」待了一年。對理查而言，這一年的冷卻期，顯然足以消除他對表面上利益衝突的擔憂了。

第十六章　氫彈

天還沒亮，卡利斯托．里維拉（Calixto Rivera）就醒了。[1]那是一九九五年四月一個潮濕的清晨，外頭很冷又下著雨。卡利斯托與妻子和孩子住在一間位於紐澤西州紐華克（Newark）的公寓。他們的兒子才三個月大，這可能令人相當疲憊不堪。那天清晨卡利斯托睜開眼睛看到外面的天氣如此地糟，於是想乾脆請個病假，不要去上班了。與其他在洛迪（Lodi）的納寶化工廠工作的人一樣，他整個人累壞了。由於工廠即將進行為期數週的整修工作，為了趕在週末工廠關閉前完成幾項大型專案，他一直加班。卡利斯托尋思要回到床上睡回籠覺，於是他打了電話給一名與他共事的女人，似乎在尋求她的默許。但她力勸他撐下去。「這段班只要上八個小時就好了，帕波。」她用卡利斯托從小就有的綽號來稱呼他，並說，「只要熬過接下來這八小時，你就可以有兩個星期的時間在床上躺到爽了。」於是卡利斯托向家人低聲說了句再見，就冒著雨出門上班去了。[2]

洛迪是哈肯薩克（Hackensack）附近一個藍領區，那裡有好幾間化工廠散落在安靜的住宅區。長久以來，化工業和製藥業是紐澤西州的發展重心：在一九九五年，化工業是該州占比最大的產業，每年約莫兩百四十億美元的營收。[3]紐澤西州大約有一萬五千間化工廠，洛迪這區有十四間。[4]納寶藥廠在馬鞍河（Saddle River）岸邊就有一個占地廣闊的雙層建築。[5]在十九世紀末此處本來是個染廠，而且工廠的周圍盡是廢棄工業廠房的殘破建物。[6]一九七〇年，納寶公司為了大量生產自家藥品的化學原料而於買下此地。[7]近來，洛迪市的市長一直試圖勒令這些工廠停工，他希望能找到商業開發商來投資，這樣他就可對納寶公司發動土地徵用程序。[8]當地的居民對於自家後院有那麼一個老舊的化工廠感到不快，這也令他們相當擔憂不安。[9]

卡利斯托．里維拉在納寶公司工作了九年。[10]他們家來自波多黎各，後來搬遷到美國的紐澤西州。他不僅身材壯碩、相貌堂堂，工作勤奮認真，穿搭也很講究，他有著八字鬍和濃密的眉毛，像標點符號一般的眉毛讓他的臉部表情更為鮮明突出。[11]他在寒冷的雨中艱辛地走到工廠。這天將會是不一樣的一天。幾年前納寶公司才進行改組，從前那些混合化學物質的工作只為納寶公司與其母公司普度佛雷德里克公司而做，但現在也開始接單為其他公司做一批批化工攪拌工作。[12]這意味著卡利斯托和他的同事們並非成天只為納寶公司處理相同的化學原料，現在他們每天都得要處理各種他們不熟悉的新化學製品。[13]

這週他們受一間羅德島州（Rhode Island）的公司之託，為他們混合一系列特別容易揮發的化學製品，這些化學原料會用來給家用電子產品上金鍍層。[14]早在幾天前，二十罐鐵桶就送到工廠了，桶子側邊還貼有警告標語，提醒內容物很危險。因為沒有人特別想去處理這些化學製品，所以這些鐵桶就這樣被放在角落好幾天。

卡利斯托到了工廠門口時，發現狀況顯然有些不大對勁。[15]工廠分成三段八小時的班，夜以繼日地持續運作，而現在是早上換班的時間。夜班的人一直在混合那些鐵桶裡的化學製品。如同卡利斯托抵達工廠時所想的一樣，真的出問題了。

事實上，納寶的工廠稱不上特別安全的工作場所。這座工廠曾多次因違規而被傳訊。[16]納寶公司付給工廠員工的薪水未達市場的合理薪資，低於該區域其他化工廠開出的薪資，而且大家都知道，公司常雇用那些在其他地方被解雇的人。[17]洛迪有個公開的秘密：若你已經走投無路，而且不論多低薪的工作都願意做，那麼納寶公司會很樂意雇用你。正如一名員工所說，「只要你手腳健全，它們就會雇用你。」工廠有個傢伙是個大酒鬼，他偶爾會醉醺醺地來上班，處理危險的化學品。這些員工也都沒經過什麼訓練。工廠為了替老闆賺更多錢而開始承接外包業務，所以底下的工廠員工就得成天處理新的化學品，此時就更突顯了員工經驗不足的問題。公司似乎並不看重安全訓練。另一個問題是員工的組成複雜：工廠的勞工來自許多不同的國家，不是所有的人都會說英語，但又沒有一個像是西班牙文之類的共同語言可以溝通。因此，一涉及要混合化學製品時，化學品的劑量和調配比例偶爾就會出錯，這是個相當危險的狀況。

為了混合化學品，工廠員工使用一台帕特森凱利（Patterson Kelley）的雙葉攪拌機，這台十英尺高的機器由不銹鋼製成，形狀像個巨大的心型。[18]他們前一天就開始混合羅德島那間公司的化學品，加了八千磅的亞硫酸氫鈉和一千磅的鋁粉到攪拌機裡。[19]鋁粉這種物質容易引發爆炸，因此有時會被用作火箭的燃料。銀白色鋁粉沉澱在攪拌機中時，有一名主管就站在工廠的貓道上看著。接下來員工應該要加入一種叫做苯甲醛的無色液體，使用管嘴將之噴灑進攪拌機中。但閥門堵住了，他們必須進行檢修和清洗。前一晚夜班人員上工時，攪拌機已經開始散發出一股可怕的氣味。[20]有些沒什麼經驗的員工根本分不出化學品的氣味，分不清那味道是正常的或是有問題。[21]但有些員工就聞出了那股明顯的蛋臭味，那是亞硫酸氫鈉分解時所發出的氣味。

一般來說，化學品不應該接觸到水。混合室也有標語寫著：請勿在混合室內或附近用水。[22]即使只是小小一滴水也有可能引發致命的結果。當亞硫酸氫鈉碰到水時，更是會產生劇烈的化學反應。現在還不清楚事情究竟是怎麼發生的，但在工人試著清理乾淨攪拌機的老舊給水閥時，一定有水跑到機器裡面。負責清理閥門的維修工人沒受過處理化學品的訓練，所以他們可能未充分了解到其中的危險性。碰到水的硫在高濃度時的毒性比氰化物氣體還強。因此，當臭味飄散出來時，值班經理叫員工不要管攪拌機了，先去做其他工作，於是他們打開了攪拌機頂部的閥門，讓裡頭的氣體排出。他們還表示一切都沒有問題。然後就放著攪拌機在那裡好幾個小時。

攪拌機的溫度和表壓力開始逐漸上升，[23]裡面的化學品也在悶燒冒泡，像是地獄裡的大油鍋一樣，還散發出一股難聞的有毒氣味，[24]有些工人覺得那聞起來像是動物的屍臭。[25]卡利斯托仍在雨夜中睡覺時，攪拌機壓力表上的數字就一直攀升。[26]離工廠大約一百碼外就有一間消防站，但工廠的員工並沒有警示他們。[27]納寶藥廠喜歡像這樣暗自在私底下處理所有的問題。

當天早上卡利斯托到工廠準備換班上工時，整間工廠員工正在進行疏散。[28]他在門口遇到了他的朋友荷塞·米蘭（Jose Millan），他也正準備要上工。荷塞和卡利斯托一樣是工廠的老鳥，他已經在那工作了八年。[29]工廠所有的人都站在附近，在寒冷的細雨中瑟縮發抖並嘟囔抱怨著。[30]他們趕著撤離，沒時間從衣物櫃裡拿出外套，因此都覺得很冷，同時也相當忐忑不安。從攪拌機散發出來的臭味相當濃烈，那股惡臭從工廠屋頂的通風口飄出來，在外面就可以聞到，味道聞起來就很危險。[31]卡利斯托和荷塞與其他撤離出來的工人在雨中聚在一起，一名值班負責人向眾人宣布說，有人和一位納寶公司的化學工程師談過了，並提議找人回到工廠裡，嘗試倒出攪拌機裡的東西。[32]一個七人小組被選出來執行這項任務，卡利斯托和荷塞並不在其中。於是荷塞提議走去附近一間熟食店喝杯咖啡。然而，卡利斯托注意到這個被主管指派去清除化學品的臨時清潔小隊中，有個年紀很大的老頭，已年近七十了，卡利斯托也認識他。

卡利斯托和他說別去了，我代替你去。[33]

納寶公司事後堅稱，在場的主管並沒有命令這些人再度進入工廠，但當天在場的十幾名工人卻說他們的確下達過命令。[34]卡利斯托請荷塞幫他帶杯咖啡回來，然後就戴上有炭濾器的面罩，和其他六人一起走進工廠裡。

工廠內部安靜得令人害怕，那股惡臭也重得令人難以忍受。[35]但這些員工還是穿過重重惡臭，朝著臭味走去。他們看不見也不知道的是，水不知不覺地進入攪拌機裡，導致亞硫酸氫鈉開始分解，進而產生熱能，熱能再生成蒸氣，蒸氣又與鋁粉起化學反應，生成氫氣。在攪拌機巨大的外殼內，已經開始一連串的連鎖反應，內部的壓力隨著時間不斷地增加。正如日後一名化學家所言，當時那鐵桶裡的東西已經差不多是一個氫彈了。[36]

但回到工廠裡的這些人沒有一個是化學家。他們抵達混合室後，就打開桶子，將悶燒中的化學品倒到較小的桶子裡。[37]接著忽然間出現一陣巨大的嘶嘶聲響，那是氣體快速逸出的聲音。然後整個空間只剩一陣寂靜，包含卡利斯托在內的六人都站在那裡僵住了，而另外一人拔腿就跑。然後就——「砰！」

那鐵製的攪拌機就像氣球一樣爆開，金屬碎片和白熱的化學物質朝各個方向噴去。[38]這場爆炸大到直接將支撐攪拌機的混凝土從地面連根拔起，然後把它像飛盤一樣丟到五十英尺之外，那塊混凝土有十噸之重。[39]大爆炸產生的火焰吞噬了整片地面，數條凶猛的火舌衝下走廊並直接衝破防火門。[40]猛烈的橘色火柱撕開了屋頂，主要大道（Main Street）上店面的櫥窗被震碎了，仍在燃燒的碎片如雨點般落在洛迪的房屋上。[41]當時荷塞・米蘭正拿著要給卡利斯托的咖啡走回工廠，這場爆炸也把他震飛了。工廠被炸毀的屋頂朝天空噴出嗆人的刺鼻化學煙霧。荷塞看著大火，他知道自己的朋友就在火場裡，但他不知道能做什麼，感到相當無助。[42]

卡利斯托立即當場死亡，他的頭骨被爆炸的力量壓碎，身體也嚴重燒傷，[43]後來只能透過牙科紀錄來辨別他的屍體。[44]還有三個人和他一樣直接在爆炸中身亡，另外一人全身燒傷面積超過九成，幾天後在醫院去世。[45]總計有四十人受傷。[46]當天在工廠內看見火球並倖存下來的人表示，當時像直視著太陽一樣。[47]

爆炸後好幾天工廠都一直冒著煙。家園毀於一旦。一條有毒的綠色逕流從毀壞的工廠中流出，沿著主要大道流入馬鞍河裡。[48]汙染的廢水又再注入帕塞伊克河（Passaic River），附近的水鳥都因此生病了。[49]還有數千條魚翻了白肚，漂到岸邊，一排排死在河岸上。[50]最後聯邦調查指控納寶公司違反了一系列的安全規範，並對其處以十二萬七千美元的罰款，這筆罰款顯然不痛不癢。檢察官曾考慮提出過失殺人的起訴，但最後沒有這麼做。[51]當時普度佛雷德里克公司的資深員工溫斯羅普・朗格（Winthrop Lange）說，納寶公司不應該讓工廠轉型，去接其他公司的單，為他們製造化學品，因為納寶並沒有「設備與技術人員，去做客製化的混合工作」。[52]另一位前納寶主管理查・邦查（Richard Bonczа）是出生於波蘭的化學家，他總結道，公司在分配具有危險性的工作給缺乏經驗的員工時過於輕率。他表示「公司從未向員工詢問一些相關問題，看他是否具備從事化學工作的能力」。[53]納寶公司面對自家員工和洛迪百姓的情緒和激烈反對，宣布未來不會重建工廠，這也意味著現在所有在爆炸中倖存的員工都失業了。一名公司發言人引述了老闆所說的話：「我們公司不會待在不歡迎我們的地方。」[54]

該發言人盡量不指名道姓，但他言中所指的老闆正是薩克勒家族成員。如果是其他公司，或是其他家族，或許他們口頭上還會意思意思，表示自己責無旁貸，或是大談一些企業社會責任的漂亮話，或是至少向死者表示哀悼與同情。薩克勒家族卻是竭力推卸該為這場悲劇所負的一切責任，更不願與這起意外扯上任何關係。[55]薩克勒家族從未發表任何道歉聲明或公開弔唁，也沒有出現在任何一場葬禮上，完全不出面發表言論。公司的律師霍華德・烏德爾負責為薩克勒家族提供法律應對措施，他所奉行的一項原則就是反對發表任何道歉聲明，也不要承認任何個人過錯。最初由理查・薩克勒本人親自聘雇的波蘭化學家理查・邦查表示，[56]公司下達嚴格的命令，要求所有的人都不准談論此次事件是哪裡出問題了。[57]他表示這感覺是在「掩蓋真相」。[58]

同時，博根郡（Bergen County）當地報社《紀錄報》（*The Record*）的記者很快就揭發了納寶公司老闆的真實身分。「他們是一個美國的商業大亨和慈善家庭，」該報的報導寫道，「他們在全球的人脈很廣，包括英國的黛安娜王妃、許多諾貝爾獎得獎人和有影響力的企業家——大體上就是社會中的上層階級。他們不是洛克菲勒家族，他們是薩克勒家族。」[59]

數月以來，《紀錄報》的記者試圖徵求雷蒙德・薩克勒或理查・薩克勒對此事的看法，但這對父子隻字未提。[60]他們的態度相當堅定，顯然是完全無動於衷。最後，在一九九五年秋天某日，也是爆炸意外發生的七個月後，一名記者冒險進入曼哈頓，在六十八街的英國領事館外成功堵到了雷蒙德・薩克勒。那裡是上東區，正是雷蒙德平時的活動範圍，離薩克勒家族六十二街的聯排別墅只有幾個街區遠。那天下著雨，雷蒙德為了出席重要場合而穿著正裝，正要進入領事館。但這名記者攔住了他，並向他詢問爆炸事件的相關問題。

「我們在這領域耕耘四十幾年了，」雷蒙德表示，「我們當然了解安全的重要，我們也非常在乎人們的性命——所有人的性命都一樣。」

記者問道，但你不覺得自己該為這起悲劇負任何責任嗎？

雷蒙德回應道，「我完全不那麼認為。」

然後轉身走進大樓裡。對雷蒙德而言，那天是令人興奮的一天，他並不打算讓那些咄咄逼人的紐澤西記者破壞這好日子。為了表彰他在藝術和科學領域的慈善捐贈，伊莉莎白女王要授予他榮譽的騎士爵位，英國總領事將在一個正式的典禮上頒發一枚特殊勳章給他。[61] 雷蒙德倒是相當樂於談論這項殊榮，他表示能得到女王的表揚，他深受感動。

「這是我的榮幸」，他表示，「這對我而言意義重大。」

第十七章　推銷、推銷再推銷

一九九六年第一週，美國東岸地區籠罩於強烈的暴風雪之下，[1]大量的降雪淹沒了附近的小鎮與大城市，癱瘓所有的交通方式，強風颳起的濃密白雪蓋住一切，幾乎什麼都看不見，數千名旅客因而被困在機場、轉運站和公路沿線的休息站。在紐約市，無家可歸的流浪漢在城市各個角落找尋可遮風避雪的地方，否則就得在街上凍死。在康乃狄克州的格林威治，設計典雅的住宅窗上掛滿了霜。暴雪終於停了，全身裹得溫暖緊實的孩子大膽地跑出門扔雪球。好幾車拉丁裔的男人像變魔術一般出現在街區，這些臨時工人開始挨家挨戶地剷除車道和門前走道上的積雪。

在美國兩千四百英里之外的另一頭，此時陽光才正燦爛。一場派對正在維格沃姆（Wigwam）舉行，那是位於鳳凰城外高原沙漠地帶的一個豪華度假村和鄉村俱樂部，以三座高爾夫球場和矯揉造作的美國原住民風格而聞名。或許紐約仍在下雪，但這裡的氣溫有華氏七十五度（約為攝氏二十四度）。現場的氣氛歡快，酒香瀰漫於空氣之中，普度製藥的銷售團隊也因準備要正式推出的疼始康定而集結於此。[2]

幾週前美國食品藥物管理局正式核准該藥品，[3]因此這場聚會不僅是慶祝活動，也是團隊建設的好機會：在美麗的五星級環境中進行數日培訓課程和精神喊話。公司員工都參加了競賽，看誰能把各式大獎帶回家（為了呼應美國原住民的主題風格，獎品還被稱作貝殼串珠（Wampum）。）[4]在主屋的一場慶祝晚宴結束後，數百名業務代表鼓掌恭迎理查．薩克勒走上演講台。[5]

理查一開始便說，「數千年來，人類知道地理環境和天候的劇變，預示了文明和偉大事業的命運將迎來重大轉變。」他並不是天生具有魅力的領導者，而且對公開演說也並不怎麼得心應手。不過他讀著無疑是竭盡心力準備好的演講稿，那模樣顯得相當興奮。[6]他向眾人解釋，自己被迫延後從康乃狄克州出發，現在也還有些公司上層主管仍被困在東岸。但他向眾人宣告，這場暴風雪就是「改變的預兆」。接著又說了一個不著邊際的警世笑話，內容是說他和幾名公司高層主管前往喜馬拉雅山，向一位預言家問卜。他們的開場白是「噢，智者。我們是業務。」這個笑話有點長，但底下還是有群不得不聽的聽眾（畢竟理查可是公司老闆），他也真的很認真地在講這個笑話。他甚至想方設法在中間加入了一些他從大學時期就常掛在嘴邊的老套感嘆詞，像是「胡說八道！」（Balderdash）「胡扯！」（Poppycock）「廢話！」（Twaddle）

二、三十年前，亞瑟．薩克勒幫助輝瑞公司將利彼鎮打造成一款熱銷藥品時，輝瑞公司就是透過招募一個積極的銷售團隊來達成此事。現在普度公司也要為疼始康定做同樣的事，而理查宣稱康乃狄克州的暴風雪將被銘記為公司成功的神奇預兆。「大量開立的疼始康定處方，就像一場席捲市場的暴風雪，埋葬其他競爭對手，」他預測「這場白色風暴又大又強，會讓你根本看不見其他人高舉的白旗。」他又進一步比喻，「市面上的其他藥將會滯銷。」理查告訴台下的業務代表，疼始康定會是一款「革命性的」藥品。「你們將徹底顛覆慢性癌症疼痛和非癌症疼痛的治療方法。」

此時正是理查．薩克勒最意氣風發的時刻，也是他宏大事業的頂峰。過去他試著以自身形象來重塑家族企業，將這間販售平凡日用品的可靠且高獲利供應商，變得更積極、更創新、更有競爭力，並且不那麼固守傳統觀念。他很有耐心地建立起疼痛專家和倡議者組成的社群，努力勸說食品藥物管理局的監管官員，並且制定了相關策略，去說服不太願意開強效鴉片類藥物給病患的美國醫生重新考慮此事。現在，隨著這款新型止痛藥推出，他蓄勢待發。他不僅要帶領公司衝出新的獲利高度，還要讓自己的父親和伯父們都相形失色。

「疼始康定藥錠是公司歷史上最重要的市售產品，」理查表示，「未來的我們將回首此週，回顧我們公司和家族的這個新時代起點。」他也談到「薩克勒家族會投注更多心力在公司上」，他還大力讚揚疼始康定的產品團隊和銷售團隊，前者在創新紀錄的短時間內獲得了食品藥物管理局的核准；而他認為後者是掌控了藥品未來發展的關鍵團隊：「為了讓這個史上最重要的銷售團隊更成功，我們公司將在合乎道德與法律的範圍內，竭盡一切努力！」

理查就站在講台上，沉浸於他手下員工、他的商業帝國以及他的偉大願景所映照出的光輝之中。接著他脫口說，「我愛這間公司！」

業務代表不是醫生，他們就是銷售人員。他們聰明、通常也很年輕（有些還是職場新鮮人）、有能力、外型出色且平易近人。藥廠業務代表的外型通常也是出了名地有魅力。或許這些特質不是必備條件，但卻在某些面向上對極具挑戰性的工作很有幫助。藥廠的業務成天都在四處拜訪醫生、藥劑師和任何能決定處方藥怎麼開的人。業務拜訪的對象通常都很忙碌且操勞過度，因此在相當忙碌的一天中，他們可能很不樂見這種不請自來的打擾。他們也都是受過專業培訓的專家，而藥廠業務並沒有受過任何醫學培訓，也沒有藥學學位，但他們的工作就是要說服那些負責開處方箋的人開出不一樣的處方箋。業務就像是挨家挨戶拜訪的傳教士。好的業務天生就很會說服人，他們的工作就是要說服別人。

理查・薩克勒認為普度製藥最寶貴的資源並不是醫學人員或化學家，也不是薩克勒家族的智囊團，而是他們的銷售團隊。[7]「我們公司有極具潛力的產品，」日後他回憶道，「要讓我們的藥品被使用的首要方法……就是說服醫生使用我們的藥品。」普度公司的一些業務代表已經在公司工作了數年、甚至是數十年了，他們也很支持公司轉而主打止痛藥商品。現在止痛藥似乎是最新潮且重要的藥品：持續釋放型的鴉片類止痛藥是會大賣的熱門商品，對長期任職於普度公司的業務而言，這代表一個令人耳目一新的轉變。「我推銷過必達定殺菌劑、通便樂通便劑、用來清除耳垢的瑟露梅及通便用的艾克斯匹（X-Prep），」一名資深的銷售員回憶道。「不用說，我肯定不是在雞尾酒會上受歡迎的傢伙。」[8]

然而，疼始康定這種劃時代產品的銷售推廣工作將是件浩大的工程，因此普度公司又招聘了一批新的銷售人員，來加強現有的銷售團隊。所有業務代表都做好了準備：經過講師的反覆培訓、針對談話要點進行訓練，還用看似認真嚴肅的醫學文獻來為疼始康定的革命性地位背書。他們身負重大的任務，一名普度的主管告訴他們：「你們的首要之務就是去銷售、銷售、再銷售疼始康定。」[9]

如果醫生已經使用其他止痛藥來治療病患，那麼業務代表就會說服醫生改用疼始康定。就算醫生本來使用的止痛藥是普度自家的美施康定，業務還是會建議改用疼始康定。薩克勒家族投入一切心力與資源在這款新產品上，所以他們已經準備好要汰換掉自家的舊產品了。

業務說，疼始康定是「一試成主顧」的止痛藥，這是一句精心設計過的廣告詞，也被他們當作咒語般一再複誦。這句廣告詞的意思是，疼始康定不應該被當作只在疼痛病患接受輕度治療方式失敗後，才升級使用的某種極端手段。對於「中度到重度的疼痛症狀」，疼始康定應該成為第一道防線。它既適用於急性的短期疼痛，也適用於慢性的長期疼痛；這種藥可以讓你「成主顧」好幾個月、好幾年，甚至是一輩子。從銷售的角度來看，這實在是個相當誘人的賺錢方程式：及早開始使用且永不停止使用。

當然，理查和他手下的高階主管都知道許多醫生可能仍持保留的態度。在該藥品正式發售之前，他們組織了數場焦點團體訪談，參加的醫生表示對強效鴉片類藥物潛在的成癮風險感到擔憂。但普度的業務代表都被明確教導，要去挑戰這種疑慮。在培訓課程中，他們做了「解決異議」的角色扮演練習。如果臨床醫師對於藥物濫用和成癮的危險表示擔憂，業務就會機械式地複誦藥品說明書上的文字，[10]也就是經過美國食品藥物管理局的柯蒂斯・萊特核准的那段文字：「疼始康定的藥劑輸送機制據信能夠降低藥物被濫用的可能性。」他們制式的回覆就像是背誦某種教義問答一樣。

但業務代表的所作所為卻遠超過說明書上無聊的保證。普度公司指示他們告訴醫生，在服用疼始康定的病患中，「只有不到百分之一」的病患會成癮，他們解釋導致成癮的原因是體內藥物濃度「高低起伏」的現象。[11]因為疼始康定逐漸地將其麻醉物質的有效劑量釋放到血流中，這種高低起伏的現象就不會那麼明顯，也降低了成癮的可能性。理查・薩克勒也深信不疑。普度公司的諾瓦克總部流傳著一個故事：據說理查在一場會議中親自服用了一顆疼始康定，藉此證明它不會讓他太過興奮，也不會以任何形式影響他的活動力。

業務代表拜訪客戶時會將每次遇到的狀況記錄在筆記本中，再交由公司主管審查。這些實戰筆記就像是小型俳句一般，在約訪客戶的空檔，於車上匆匆寫下，充滿著隱晦難懂的速記和追求方便的縮寫。但都提及普度公司對疼始康定的安全性所做的保證：

> 討論了濫用的副作用，還有與配可西和維可汀（Vicodin）相比，疼始康定被濫用的可能性較低。[12]
>
> 擔心會再對疼始康定成癮……疼始康定藥效持續時間長，體內藥物濃度高的時間較短……較不容易成癮。[13]
>
> 似乎較常聽說，疼始康定比較不會讓他過嗨。[14]

艾蜜莉（肯塔基州一間沃爾瑪的藥品部經理）告訴我，甘迺迪醫生狂開疼始康定的處方箋。[15]她翻了翻白眼和我說，銷量超級超級的好。

業務代表在說服醫生開更多的疼始康定處方箋時，經常提及醫學文獻，特別是某一項研究。[16]他們會說，「事實上，針對超過一萬一千名使用鴉片類藥物的病患調查了數年後，發現只有四例成癮的個案紀錄。」他們還會解釋，這項研究被發表在頗具聲望的《新英格蘭醫學期刊》（*New England Journal of Medicine*）上，其標題即闡明內容：〈使用麻醉藥品進行治療的病患很少有成癮的狀況〉。[17]事實上，這段內容根本不是經過同行審查的研究，而只是兩名波士頓大學醫學中心（Boston University Medical Center）的醫生寫給期刊主編的五句話短信。內文描述的研究根本一點也不完善，其研究基礎是短暫待在某間醫院並短期追蹤一批病患。許久之後，這封短信的其中一名作者赫歇爾·吉克（Hershel Jick）表示，普度和其他公司用這小小的學術成果，來為強效鴉片類藥物鋪天蓋地的行銷手段背書，他對此感到相當「訝異」。他表示，這個產業借鑿挪用了自己的學術工作成果，把它「當作廣告」來使用。[18]

但對銷售員來說，這項研究令人無法抗拒，[19]因為它傳遞了一個如此有利的訊息：或許鴉片類藥物在大眾眼中與成癮問題息息相關，其實只要在醫生的照看下使用，病患對麻醉性止痛藥成癮的情況可說是少之又少。普度公司令大眾覺得，這種對鴉片類藥物的全新認知已成為愈來愈主流的觀點。銷售團隊手上有普度公司稱作「非冠名」的文獻：[20]是一些由表面上獨立的團體整理製作的資料，但實際上是由普度公司製作或資助。公司還成立了一個講者部門，[21]負責支付費用給好幾千名參加醫學研究會的醫生，讓他們在演講中談論關於強效鴉片類藥物的優點，也會邀請醫生到亞利桑那州的史考茲谷（Scottsdale）和佛羅里達州的博卡拉頓（Boca Raton）等地參加「疼痛管理研討會」，並為他們支出一切所需費用。[22]在疼始康定上市發售後的五年間，普度公司就資助了七千場這類研討會。[23]

疼始康定的行銷策略仰賴非醫學專業的宣傳：透過由公司資助請來的醫生撰寫文獻，來讓其他醫生相信這款藥品的安全性。[24]被稱為疼痛之王的羅素·波特諾伊正是這種利益衝突的代表人物。[25]他在位於紐約的貝斯以色列醫療中心擔任疼痛醫學與緩和療護部門的主任，同時也和普度公司有金錢上的往來。他還是美國疼痛學會（American Pain Society）的主席以及美國疼痛基金會（American Pain Foundation）的會員，表面上這兩個團體都是獨立運作，但其實都接受了普度和其他藥廠的資金援助。[26]波特諾伊走到哪都大肆主張鴉片類藥物受到不公正的汙名化。現在問題不在於波特諾伊和其他疼痛醫學專家收了藥廠的錢，宣揚那些連自己也不相信的說法。波特諾伊是真的深信鴉片類藥物是安全無虞，應該更廣泛開立給病患使用。這更像是一種利益上的巧合：他和普度公司相互幫助，強化了相同的訊息。日後波特諾伊也承認，在疼始康定問世之前，「沒有一家公司會如此積極地推廣鴉片類藥物。」[27]

普度公司在醫學期刊上為疼始康定打廣告，資助關於慢性疼痛的網站，並發送五花八門的疼始康定小贈品，如漁夫帽、絨毛玩具和行李箱吊牌。無論公司的業務代表走到哪都會留下這些贈品的痕跡，如此一來無論醫生走到哪都會被一再提醒該產品的存在。一般情況下，業務會想方設法來占用醫生忙碌行程中的幾分鐘空檔，[28]像是在中午帶著普度公司買單的外帶午餐出現在醫生眼前。

「醫生開立藥物的習慣可能受到藥廠的美言話術左右。」醫界常對這種說法感到嗤之以鼻，而此觀點一直都是亞瑟．薩克勒個人的思考基礎：醫生是牧師般的人物，不受奉承、誘惑或是貪慾的影響，嚴格要求自己只專注於給予病人適當的醫療照顧。「一則彩色廣告或一頓牛排大餐」就足以影響醫生的臨床判斷的說法，亞瑟認為這種影射說法簡直是個笑話，甚至是種侮辱。他認為醫生根本不可能被收買。

當然，現在看來並非全然如此。醫生也是人，白袍能為他們抵抗誘惑，那只是一種幻想罷了。一項二〇一六年的研究發現，即使藥廠只是為醫生付一頓價值二十美元的餐費，就足以影響他開處方箋的方式了。[29]儘管薩克勒家族矢口否認，但其實他們都心知肚明，並不需要研究來告知他們這個事實。有幾年普度公司還撥出多達九百萬美元的資金來替醫生支付飲食費用。[30]理查．薩克勒是極其注重細節的人，除非他確定這項投資能獲取良好的報酬，否則他絕對不會同意這樣的經費支出。一九九六年他在寫給麥可．佛里曼的一封電子郵件中指出，根據普度公司的內部資料，「與對照組相比，參與餐會活動和週末聚會的醫生，所開出的疼始康定的新 Rx 多了不只一倍。」[31]（「Rx」為處方箋的英文縮寫）他指出，「週末聚會的效果最好。」

事實證明，即使是那些沒有接受普度公司餽贈的醫生，也很容易受到他們所宣揚的訊息影響。「行醫的主要目的是減輕痛苦，而醫生在臨床上最常遇到的痛苦就是疼痛，」多倫多大學臨床藥理學暨毒理學部的負責人大衛・朱林克（David Juurlink）指出。[32]「現在有個飽受疼痛的病患，還有個真心想幫上忙的醫生，突然間我們又被告知說也有個安全且有效的方法。」從一些普度公司的行銷資料來看，該公司真正在販售的是「瓶中的希望」。[33]

普度公司的經理麥克・伊諾納多（Mike Innaurato）告訴銷售團隊，「所有的跡象都顯示，我們手上的產品極具潛力成為明星商品！」[34]他也指出，對業務代表來說，或許這是有利可圖的大好機會：「現在正是利用疼始康定業績獎金賺大錢的好時機。」普度仍是一家中型企業，公司的交易規模仍不比上市的大藥廠，但卻以優良的工作待遇而廣為人知。薩克勒家族給薪大方，而且很照顧員工，他們鼓勵業務對自己要有期待。「薩克勒家族真心相信，為他們工作的每一個人都是家族的一份子，」一名前公司高階主管回憶道，「他們給予報酬的方式相當特別。早在疼始康定發售之前，他們就採用同一套報酬制度了。大多數藥廠都會為銷售員可獲得的額外獎金定一個上限，但普度卻沒這麼做。」其實這是亞瑟・薩克勒自己在行銷煩寧時訂定的那套獎金機制。如果銷量增加，那麼業務就能得到更多的獎金，而且沒有上限。「普度希望能激勵底下員工，」那位高階主管還說，「因此公司從不設立任何上限。」

史蒂芬・梅（Steven May）是一位住在維吉尼亞州羅阿諾克（Roanoke）的前警官，他在一九九九年進入普度公司之前，曾在普度的競爭藥廠擔任業務代表。梅聽說過普度公司，大家都知道這裡的薪資比其他公司還高，而且疼始康定又是一款熱銷商品。業界普遍認為普度公司在做正確的事，而且執行得非常成功——提供創新的產品幫助人們，也讓自己賺得盆滿缽滿。「我們覺得自己在做好事，」梅回憶道。[35]「有幾百萬人飽受疼痛之苦，而我們有解決方法。」梅前往諾瓦克的一間總部辦公室，接受為期三週的培訓課程。[36]某天晚上在一間牛排館的慶祝活動中，他與雷蒙德・薩克勒在一座寫著「普度」的冰雕前合照。在晚餐席間，他又碰巧和理查・薩克勒同桌共餐。「我超級開心，」梅回憶道，「我見到他的第一想法是：『這就是那位讓這一切成真的大人物，他掌管整個家族企業，而我希望自己有天也能成為像他一樣的人。』」

梅是普度公司大約七百名業務代表之一，[37]他們受命在全國各地推銷，讓醫生盡可能地為各式各樣的病況開立疼始康定處方箋，他們共拜訪了近十萬名醫生。正如梅所言，「普度做得很成功的一點就是以醫生為行銷目標，例如不是疼痛專科醫師的那些全科醫師。」[38]如此一來，業務代表便獲得一樣強而有效的工具。早在一九五〇年代，亞瑟・薩克勒與其好友比爾・佛洛利克就創立了艾美仕市場研究公司，這間公司正是在佛洛利克去世後造成薩克勒兄弟間不和的根源，當時雷蒙德和莫蒂默拒絕提供亞瑟應得的公司股份。艾美仕公司仍持續運作，並在幾十年後發展成為一間大數據公司，掌握醫生開方習慣的詳盡資訊。史蒂芬・梅和其他業務代表利用艾美仕所提供的數據資料，就可以事先做好調查，決定要拜訪哪位醫生。他們看準某些特定地區，[39]也就是那些有許多家醫科醫師的地方，那裡的居民有勞工賠償保險，身上也有在工作中受的傷或造成的殘疾。「我們將業務代表的注意力集中在那些……開出大量鴉片類藥物處方的醫生身上。」理查解釋，會開大量止痛藥處方箋的醫生可是無價之寶。[40]就像賭場員工會私下討論那些揮金如土的賭客，公司的業務代表也將這些醫生稱為「大鯨魚」。[41]

普度公司還明確指示業務代表，要以那些「對鴉片類藥物的認識很少」（用公司的話來說）的家醫科醫師為推銷目標，他們鮮有開這類處方藥物的經驗。[42]梅認為似乎對這類醫生中的一些人而說，關於利用鴉片類藥物來進行疼痛管理的主要資訊來自普度公司。[43]公司總部建議銷售團隊避免使用「諸如『強效』這類的字眼」，因為「這可能讓一些人覺得這種藥物是有危險的，應該留給更嚴重的疼痛來使用」。[44]在一九九七年與理查・薩克勒的一次交談中，一名公司主管指出，許多醫生都誤以為羥二氫可待因酮的效力比嗎啡還弱，但其實它的藥效比嗎啡強一倍。他還表示「重點是我們要小心，不要改變了醫生的這種認知」。[45]

梅所負責的推銷地區包括維吉尼亞州西部和西維吉尼亞州南部的部分地區。普度公司發現，有些地區對此商品的需求幾乎是無窮無盡的。「一開始銷量就立即有所增長，」梅回憶道，「而且是相當驚人的成長。」一旦某個地區的銷量達到一定數字，公司就會切分該地區，並另外加派新的業務代表。「我們相信自己能讓產品銷量不斷成長，」梅解釋道，「如果那兩個地區的銷售表現很好，就再將那兩地區分割，派出更多業務代表，讓銷量持續增長。」

梅和他的同事認為，這款藥品能如此成功的部分原因在於它真的很有效，藥效奇佳無比。位於諾瓦克的公司總部開始收到令人意想不到的來信，[46]內容是關於這款藥如何幫助了病患。那些飽受慢性疼痛折磨的病患證實了疼始康定改變了他們的生活：在記憶中，這是他們首次能夠整夜好眠、回到工作崗位，或是接自己的孫子回家。

得知這些消息的理查・薩克勒也更有底氣了。「或許我們需要發起一場運動，」他在一九九七年提議，「把目標放在那些未經治療但仍能活動自如的嚴重疼痛病患身上，以我們的產品賦予他們全新的生活。」[47]公司一絲不苟地按照理查的指示，製作了標題《重拾美好生活》（*I Got My Life Back*）的宣傳影片，[48]其中有許多病患現身說法，這些患有類風溼性關節炎、纖維肌痛症和各種病痛的患者在影片中，講述自己與未經治療的疼痛共同生活的恐懼。強尼・蘇利文（Johnny Sullivan）是個身材魁梧的建築工人，他慢聲說道，「那感覺就像有人拿著一根冰錐一直鑿我的脊椎。」一名普度公司的付費給講者協助這段影片的錄製，這名講者是艾倫・史班諾斯（Alan Spanos）醫生，他在北卡羅萊納州經營兩間疼痛診所。影片中提到史班諾斯在「英國的牛津大學」接受過醫學培訓。他身材纖瘦，留著一頭遮禿髮型，身穿淺綠色襯衫並繫著綠色的領帶。影片中，史班諾斯身旁是一堆醫學教科書和裱框的學位證書，他對著鏡頭說，「最好且最有效的止痛藥毫無疑問就是鴉片類藥物。」他還說，或許這類藥物「據說會導致成癮和其他可怕的狀況」，但這是錯誤的想法。「事實上，在接受醫生治療的疼痛患者中，出現成癮症狀的患者比例遠低於百分之一。」根據史班諾斯的說法，鴉片類藥物有奇蹟般的功效。「它們不會失效，會持續不斷地發揮作用，也不會產生任何嚴重的藥物副作用。」

麥可．佛里曼在總部看到這些病患的現身說法後感到非常高興，[49]表示這些影音素材「非常有力」，並指示他的下屬及時完成影片製作，以便在一月份的全國銷售會議上使用。薩克勒家族也對《重拾美好生活》這部影片相當感興趣；理查的弟弟喬納森也與佛里曼和其他高階主管討論了這支影片。[50]影片正式完成後，公司在一九九八年發送了兩萬份以上的影片拷貝。[51]

在普度公司內部，人們有時會說，疼始康定好到不用推銷就能「自己賣出去」。[52]這當然只是一種誇大的說法，也不是公司正式的行銷策略，但薩克勒家族卻相當認真看待這個看法，於是公司就實施了一項所費不貲的計畫：免費發送疼始康定試用包給疼痛患者。[53]這是製藥業的老招。二十世紀初拜耳公司在推銷海洛因時，就提供免費試用包給潛在客戶使用。一九七〇年代羅氏公司試圖在加拿大市場為煩寧爭得一席之地時，也在一年內免費送出八千兩百萬顆煩寧藥丸。[54]如果你銷售的產品會讓人感覺良好（而且或許很容易令人上癮），那麼後續銷售獲得的利益往往會遠大於第一次免費宣傳藥品的成本支出。

普度公司為疼始康定制定了一個「優惠券計畫」，公司發送三十天免費處方藥物的優惠券給病患使用。麥可．佛里曼解釋，這些免費試用品是用來讓病患「熟悉」疼始康定。如果疼始康定真的是那種會讓人一試成主顧的藥物，那麼許多人用了第一次就很可能會想繼續服用這種藥。到二〇〇一年該計畫終止之前，普度公司已自掏腰包送出三萬四千份免費處方藥。[55]

市面上能買到各種劑量的疼始康定：十毫克、二十毫克、四十毫克和八十毫克，在二〇〇〇年更推出了極大劑量的一百六十毫克藥錠。雖然普度公司負責疼始康定研發的化學家賴瑞．威爾森認為「一百六十毫克有點過量」，[56]但根據普度公司的說法，「並沒有任何每日的最高劑量或『上限』劑量。」疼始康定發售的第一年，普度公司就賣出價值四千四百萬美元的疼始康定。隔年銷售額更增加了一倍以上，隔年又再次翻倍成長。[57]

「在此開心地回報，從一九九九年九月至今，公司的銷售額為六億一百萬美元，」麥可．佛里曼在寫給理查、雷蒙德和莫蒂默的信中寫道，[58]並指出，「開立疼始康定處方的風潮持續流行。」普度公司將這驚人的成長幅度歸功於「一直存在但未得到滿足的廣大市場」。有數百萬美國人活在未經治療的慢性疼痛中，輕效的藥物無法真正解決他們的疼痛問題。因此當公司大力宣傳疼始康定，並發送免費試用品給飽受疼痛之苦的人時，銷售量節節高升也只是理所當然的結果。二〇〇〇年理查對公司的一個業務團隊說，「銷量還沒有任何成長減緩的跡象！」[59]

理查持續專注於這款藥品上。此時他和貝絲有三個孩子：大衛（David）、瑪莉安娜（Marianna）和蕾貝卡（Rebecca）。理查是個嚴格的父親，他直率的態度和直話直說的個性，讓他有時顯得根本不是在管教小孩。日後大衛．薩克勒表示，「他就是不知道自己的話會對其他人造成什麼影響。」[60]以前大衛會打冰上曲棍球，理查若去看他比賽並對他的表現不滿意時，他就會讓大家都知道。後來大衛也坦承，父親不假思索說出的那些尖刻言語，讓他心裡很受傷。

但在這幾年理查並未特別關注自己的家人。「在疼始康定初次發售階段之後，我得重拾我的私人生活。」他在寫給一位友人的電子郵件中寫道，那時已經是疼始康定發售三年後了。[61]隨著疼始康定帶來的利潤飆升，理查著魔於那些銷售數字。現在疼始康定正在其他國家上市。有次理查想知道是否有可能在德國以「非管制」藥物的方式來銷售這款藥品，[62]也就是說，讓疼始康定成為不需醫生開處方箋就能取得的非處方藥物。說好聽一點，這是相當大膽的想法，大膽到讓那位被認為是疼始康定發明者的普度員工羅伯特．凱伊克回應道，這將成為錯誤的一步。凱伊克在一封電子郵件中表示「我很擔心」，並建議「不要執行」這項提案。[63]或許普度公司的業務代表會向全美的醫生保證，疼始康定幾乎不存在任何被濫用的風險，但凱伊克私下卻提醒理查，公司並沒有「足夠有力的證據來證明疼始康定沒有或幾乎沒有任何造成藥物濫用的可能性。」

但理查仍不死心，還問道，「這樣能提高多少銷量呢？」[64]凱伊克與理查共事多年，相當了解他老闆固執的個性了。因此，他不以公共安全為理由，而是用理查更容易接受的方式來解釋，概述了這種作法可能對銷售造成的所有影響。「如果疼始康定在德國被當作非處方藥來銷售，那它最終很可能會被濫用，然後受到管制，」凱伊克寫道，「這麼一來，會讓疼始康定在國際市場受挫，以非處方藥物銷售帶來的短暫高銷售額也無法彌補其所帶來的損失。」[65]

最終凱伊克成功說服了理查放棄這個點子，但理查讓大家都知道他仍對此結果感到不滿，還抱怨道，「我還以為這會是個好主意。」[66]

基於疼始康定的定價原則，愈高的劑量意味著普度公司更高的獲利。因此，理查或許非常在意天花板效應的概念。史蒂芬·梅和他的業務代表同事不斷受到來自公司總部的壓力，要力勸醫生「慢慢增加施藥劑量」，也就是加開處方劑量。[67]疼始康定是鴉片類藥物，這點更為重要，因為人體會對鴉片類藥物產生耐受性：一開始病人每天服用兩次十毫克的疼始康定，起初可能會覺得這樣的劑量就足以止痛了，但經過一段時間，十毫克的劑量就沒有效用了。理論上，一系列不同劑量的疼始康定藥丸可以解決這個問題，病患只要從十毫克的劑量升為二十毫克，以此類推，一直到使用一百六十毫克的劑量。但有些醫生似乎對開出如此大量的疼始康定仍抱持懷疑的態度，認為或許這種藥物有個上限，也就是劑量大小上某個實際療效的限制。這惹惱了理查·薩克勒，他向佛里曼抱怨，有些腫瘤科醫師似乎認為疼始康定有個上限劑量，一旦超過上限，藥物就會失效。他還問，「我們可以收集哪些資料來消弭這個嚴重的錯誤看法呢？」[68]

「普度真的是間相當特殊的公司。」史蒂芬·梅認真地表示。[69]他開始為公司工作時，他覺得自己似乎成了「菁英中的菁英」，覺得這裡是個「一流且成功的企業環境」。疼始康定巨額的銷售量提振了公司上下人員的士氣，也為公司積攢了大量的財富。

「有種擁有了全世界的感覺，」一名在此時期與薩克勒家族密切合作過的高階主管回憶道，「有數不盡的錢可以花，有好幾億的錢在眼前晃啊晃。我們會跑去康乃狄克州的達里安（Darien）吃一頓要價一萬九千美元的晚餐。所有的人一直在花錢，搭乘的航班座艙也都升等了。」亞瑟・薩克勒在搭乘交通工具上是出了名的吝嗇，即使他富可敵國，卻仍選擇擠在經濟艙裡。而現在有些普度公司的高階主管搭乘的是協和號客機（Concorde），這種造型俐落、奢華的超音速飛機，可以在四小時內飛越大西洋。「你們都是造就傳奇的一份子，」理查在二〇〇〇年一月的年會上對公司的銷售團隊這麼說。[70]在一封電子郵件中，他審視了對疼始康定快速成功的評估，並指出這款藥品的推出「遠遠超出公司的預期和市場調查的數據，這是做夢也想不到的成果。」[71]

對銷售人員來說，這是極其興奮的時刻。一名田納西州的銷售經理在備忘錄上寫道，「錢錢錢錢錢錢錢錢錢。現在正是賺業績獎金的好時機！」[72]普度公司有個鑽石級業務（Toppers）的獎金制度，[73]用來表揚全國各地最頂尖的業務代表。公司會邀請他們到百慕達等地，享受免費的度假行程，作為他們努力工作的獎勵報酬。各個銷售地區之間競爭相當激烈，而公司也很鼓勵這樣的競爭。[74]「現在正是大賺業績獎金的時候，」一名經理告訴其手下的業務代表，「你們知道該怎麼做，也具備所需要的工具。要做的就只是拚命成為鑽石級業務。」

在散布全國的業務之間，開始流傳各種誇張的傳聞，內容關於誰又賣了多少疼始康定、拿了多大筆傳說中的高額獎金。有傳聞說某些業務代表在一季內就賺了六位數的錢。也有傳聞是關於一名南卡羅萊納州美特爾海灘（Myrtle Beach）的業務代表，據說他三個月就賺了十七萬美元。[75]在那場於亞利桑那州維格沃姆舉辦的上市慶祝會之後的四年間，疼始康定的銷售額就達到了十億美元，遠遠超過那個時代最熱銷的藥品威而鋼（Viagra）。[76]疼始康定問世後五年間，普度公司業務代表的人數增加了一倍多。[77]公司在二〇〇一年單單在業績獎金上就支付了四千萬美元。[78]業務代表的平均年度獎金攀升到接近二十五萬美元，那些最頂級的業務代表拿得更多。[79]最後，麥可・佛里曼告訴薩克勒家族，現在公司要提高銷售額所面臨的最大困難是「產品供應」，生產疼始康定的速度無法跟上銷售的速度了。[80]

對史蒂芬・梅來說，成為疼始康定的業務代表感覺就像是美夢成真一般。[81]他努力工作，也賺了很多錢。他負責推銷的地區有間退伍軍人事務部底下的大醫院，他在那裡以及維吉尼亞州和西維吉尼亞州附近的幾個小社區積極做他的推銷工作。他受過培訓，學會如何堅持不懈地說服醫生慢慢加開疼始康定的使用劑量，而他也被鼓勵這麼做，因為他的額外獎金並非視處方箋數量而定，而是由交易金額來決定。因此，醫生開出的疼始康定劑量愈大，他能得到的獎金也就愈多。他的業績非常好，有一年公司還免費送他到夏威夷去度假。

二〇〇〇年某一天，梅開車前往西維吉尼亞州的一個小城市路易斯堡（Lewisburg）。那裡有位醫生是他極大的客戶之一，所以他想去拜訪她。不過，當他抵達時，那名醫生面如死灰。她解釋自己有個親戚剛過世了，那個女孩的死因是服用了過量的疼始康定。[82]

第十八章　安・喜多尼亞

二〇〇一年初某一天，《紐約時報》的調查記者巴瑞・邁爾（Barry Meier）得到了一個有意思的內部消息。五十歲的邁爾身型瘦小、髮量日漸稀疏、戴著無框眼鏡，還有著不安的雙眼，渾身散發著一種極度敏感的感覺，這種特質在頂級的揭弊者（muckraker）身上並不少見，他總能嗅出任何一絲報導線索。邁爾在紐約市一帶長大，他的父親是一九三〇年代逃亡到美國的猶太裔德國人。邁爾是個老派的新聞工作者，說話口吻相當粗俗，言語間充斥著不雅字詞（fucks）。照《紐約時報》的標準來看，他並非遵循傳統的方式爬到新聞業的頂尖地位。邁爾大學時在雪城（Syracuse）就讀，但就在即將畢業時休學了，當時正值越戰戰況最激烈的時期。後來他浪跡全國各地，四處打零工，最後偶然在一家產業雜誌社工作，那本雜誌有個相當吸引人的名字——《地板面材週刊》（*Floor Covering Weekly*）。邁爾喜歡這份新工作，他發現自己很擅長寫作。在他仍是個披頭族（beatnik）的時期，他曾想過要成為小說家。他報導地板面材產業的表現優異，不久後跳槽到另一家更大也更好的產業雜誌——《化學週刊》（*Chemical Week*）。

正是巴瑞・邁爾在《化學週刊》工作的這段時期，他開始有調查的衝勁。事後看來，他的確在報導上很有天分。《化學週刊》是一份產業雜誌，主要讀者都是業內人士。然而，邁爾並不滿足於寫些誇誇其談的無聊內容，他想深入探究這行業背後那些骯髒的秘密，就像伍德華（Bob Woodward）和伯恩斯坦（Carl Bernstein）[1]一樣。他回憶道，「我不斷寫報導文章，其中的內容把那些讀《化學週刊》的公司都搞瘋了。」然而，他的編輯約翰・坎貝爾（John

Campbell）相當支持他，坎貝爾認為他們的刊物不應該只是當企業的傳聲筒。邁爾表示，「我一直很喜歡翻閱文件和舊檔案之類的鬼東西。」有一次，他在華盛頓的國家檔案館（National Archives）做與陶氏化學公司（Dow Chemical）有關的報導時，無意間發現一些舊檔案，內容指出越戰期間陶氏化學公司在密西根州的密德蘭（Midland）製造橙劑（Agent Orange）落葉劑時，化學物質滲入了當地的地下水中。邁爾著手準備撰寫報導文章，但他說當時陶氏化學公司「整個氣炸了」。一大群公司的高階主管直接搭飛機到紐約與約翰·坎貝爾會面。他們用盡一切手段來阻止這篇文章被刊登出來，但坎貝爾由衷支持他的寫手且堅決不退讓。邁爾的爆料文章刊載在《化學週刊》上，《華爾街日報》（*The Wall Street Journal*）隨後也轉載報導，日後還開給他一個職位。

在邁爾寫了幾年關於環境浩劫和消費者安全醜聞的大型專題報導後，最後他到《紐約時報》任職。一九九〇年代末，他被派去報導人們因吸菸對健康造成負面影響而向大型菸商提起的相關訴訟。[1]好幾個世代的美國人都飽受吸菸所造成的癌症和相關疾病之苦，甚至因而喪失生命，而現在浮上檯面的事實是菸草公司已經清楚知道其產品的相關風險，卻還計畫性地淡化這種危險。一九九八年，這些菸草公司同意與提出訴訟的各州進行大規模的和解，賠償兩千零六十億美元。這是一次史詩級的重要報導，也是一則費盡千辛萬苦才完成的報導。[2]但邁爾卻總覺得他發現得太晚了。「這是那種榮譽盡失的報導，」他回憶道，「唯一剩下要做的就是別搞砸了。我並不打算當第一個點破此事的人，這件事早就破爛不堪了。」

在邁爾終於結束菸草訴訟案報導之後，有天他正坐在四十三街《紐約時報》新聞編輯室的辦公桌前，有個編輯帶著一條線報來找他。他接到一通中西部地區線人打來的電話，電話那頭說街上有一種「熱門的新式毒品」。那是當時最流行的毒品，但最不可思議的是，其實它是一種處方藥，還被宣傳說不可能被濫用。

那個編輯說，「它叫做疼始康定。」

邁爾對製藥業所知甚少，他查出這款藥品製造商的名稱，就是普度製藥。過去他從未聽過這間公司。他與另一位同事合作，開始打電話。邁爾發現似乎許多人都在濫用疼始康定。當時這款藥物已經是相當成功的產品，它為許多病患舒緩嚴重的疼痛，但也被用於娛樂用途，據說能帶給使用者強烈且非常純粹的興奮感。理論上來說，藥丸上的膜衣應該是要防止服用者立即感覺到藥物完整的麻醉效力。但人們發現只要把藥丸壓碎，即使用牙齒來咀嚼也行得通，就能破壞這種藥物的控釋機制，並釋放出純羥二氫可待因酮的強力效果。不需要經過多少次嘗試就能發現這點。事實上，每罐藥瓶上都有警示標語，現在看來這無意間變相成為某種用藥教學：「服用破碎、咀嚼過或壓碎的疼始康定藥錠，可能造成有潛在毒性的羥二氫可待因酮劑量快速地被釋放並被人體吸收。」[3]

邁爾與在執法部門的線人聊過，他們說疼始康定的地下黑市交易相當熱絡。他也與藥劑師和醫生談過，他們證實普度製藥銷售團隊採取相當積極的行銷策略。「他們到醫院或診所，宣傳疼始康定並不會造成藥物濫用，」一名藥劑師告訴他，「但這和我所看到的實際狀況不同。」[4]

二〇〇〇年十一月，麥可・佛里曼警告同事，有個記者正在「四處打探疼始康定的相關濫用情形」。[5]莫蒂默・薩克勒將這顯然是個威脅的問題排入下一次公司董事會的議程中。[6]在麥可・佛里曼想方設法應對所有可能引發的爭議時，他提出一個策略：「轉移被放在公司老闆身上的注意力。」[7]

二〇〇一年二月九日，邁爾和另一名同事法蘭西斯・克萊恩斯（Francis X. Clines）在《紐約時報》刊載了一則頭版報導──〈癌症止痛藥構成新的藥物濫用威脅〉。[8]這篇報導文章並未提到薩克勒家族，但卻仍描繪出令人驚恐擔憂的狀況：「東部各州數十個農村地區的警探正忙得不可開交，正在抑止他們口中那日益增長的藥物濫用風潮，其中涉及為癌症末期患者和其他嚴重疼痛患者開的一款止痛藥。」事實證明，疼始康定不僅是款在合法市場上成功大賣的藥品，也是黑市中很流行的非法藥物。邁爾和克萊恩斯在報導中寫道，「把這種藥物壓碎，成癮者便可以用鼻子吸食，或將之溶解後再注射到體內。」他們在好幾個州都發現了濫用、服用過量和非法交易疼始康定的情形，包括緬因州、肯塔基州、俄亥俄州、賓夕法尼亞州、維吉尼亞州、西維吉尼亞州和馬里蘭州。

巴瑞・邁爾開始寫關於普度公司的報導時，普度就已經搬到新的辦公大樓了。由於公司的規模成長得太大，諾瓦克的總部也不夠用了，於是薩克勒家族便在康乃狄克州的史丹福買了一棟可以俯瞰九十五號州際公路的現代化建築。這棟建物被設計成由大小不一的寬廣樓層組成，外層以深色玻璃包覆，層層疊加的大樓外觀讓人聯想到古代的神殿——金字形神塔（ziggurat）。

普度公司內部的氣氛相當歡愉。「我認為，我們都沒想到疼始康定會變成這樣的產品，」一位前普度高階主管回憶道，並表示公司向醫生宣傳推銷的效果遠超預期。這位主管繼續說，「我們必須擴大生產。」各組工作人員在普度公司位於紐澤西州托托瓦（Totowa）的工廠裡，日以繼夜地工作，快速生產疼始康定藥丸。[9]「我們藥品的定價很高，」那位主管得意地說，「但還是賣得出去。」

如果說一開始疼始康定所獲致的成功及帶來的大量財富都遠遠超過理查・薩克勒當初的預期，那麼他很快就設下了更遠大的目標。一九九〇年某日，麥可・佛里曼寄了一封電子郵件給理查，告訴他現在這款藥品每週能創造兩千萬美元的收益。理查在午夜立刻回了信，表示這成果「差強人意」。他們還可以做得更好。[10]「呸，胡說八道，」他寫道，「真的別開玩笑了！」

理查也在同年被任命為公司的總裁，[11]他的弟弟喬納森、堂妹凱西和小莫蒂默則擔任副總裁。[12]老莫蒂默和雷蒙德（公司內部人士稱他們為「莫蒂默醫生」和「雷蒙德醫生」。這是因為有太多「薩克勒醫生」了，所以必須稱呼名字來區別）還是會參與公司營運事務及收到公司電子郵件副本，也仍廣受眾人尊敬。當時一位公司的主管就驚嘆道，「他們還是如此地機敏且跟得上時代。」[13]然而，現在薩克勒家族年輕一代握有的公司經營權愈來愈大。在史丹福廣場一號（One Stamford Forum）的新大樓中，薩克勒家族選了九樓整層當作高級辦公室。大樓的其他樓層就和一般的辦公大樓一樣，但九樓就只有某些員工可以進入，是截然不同的特殊領域。地毯的顏色是皇家紫，整體環境的氛圍像是個俱樂部。「那裡的燈光很不一樣，」一名曾去過九樓的前普度公司員工回憶道，「充滿著藝術氣息，整層樓的助理都是女性。那空間讓人彷彿回到了過去。」

理查的辦公室就在九樓，凱西、喬納森和雷蒙德的辦公室也是在九樓。二〇〇〇年時雷蒙德也八十歲了，但他仍然每天開著他那台捷豹（Jaguar）去上班，[14]也請人送午餐到主管餐廳給他。喬納森偶爾會和他父親臨時一起吃午餐，但理查卻更忙碌而且沒那麼隨和，他會請他的行政助理打電話給雷蒙德的行政助理，事先安排好兩人的午餐行程。即使現在理查貴為公司老闆，但有時他的行事作風仍像個富家小少爺一樣，也不太受公司行政人員的歡迎。他來上班時會把車子交給公司的一位泊車員，要他把車子的油加滿。

公司的律師霍華德・烏德爾在九樓也有一間辦公室。這時烏德爾已經為薩克勒家族工作了近四十個年頭，套用他一位同事的話來說，他被當作「普度公司的心臟與靈魂」。[15]烏德爾變得極度肥胖，在疼始康定發售後，他還一度心臟病發作。但他仍一如既往地對薩克勒家族和普度公司盡忠職守，也相信著疼始康定。在烏德爾身體狀況不太好的那段時期，他就服用這款藥。[16]當這個大大改變了公司命運的非凡產品受到抨擊非議時，他擔起做損害控制的責任。

在烏德爾辦公室外的走廊上，有個我將稱作瑪莎・韋斯特（Martha West）的女人坐在那裡，她從一九七九年開始就一直在普度公司工作的資深法律秘書。一九九九年某日，烏德爾請她研究關於疼始康定的濫用問題。日後韋斯特回憶道，「他要我上網並加入一些新聞群組。」有許多線上的討論版專門在討論娛樂性藥物的使用，而烏德爾要韋斯特特別留意這些討論版，並「研究他們是如何濫用疼始康定的」。被要求使用用戶名稱登入討論區時，韋斯特使用了一個化名：安・喜多尼亞（Ann Hedonia）。這名字是以 anhedonia 一詞的雙關語義[ii]為基礎而想出來的，意思是無法感受到快樂。韋斯特在討論群組中潛水調查，他發現人們在討論壓碎疼始康定藥錠、吸吮藥物的緩釋膜衣、用鼻子吸食藥物、烹煮藥物以及用皮下注射針頭注射藥物。她在一份備忘錄中概略寫下她的發現。根據日後瑪莎・韋斯特所提供的證詞，後來這份備忘錄被傳給許多普度公司的資深高層以及當時所有積極參與公司事務的「薩克勒家族成員」。[17]

在普度公司內部，許多人不僅認為霍華德．烏德爾是一心保護薩克勒家族的忠誠份子，更把他當作道德典範。「我愛霍華德．烏德爾，」一名曾參與疼始康定發售的資深高階主管回憶道，「霍華德．烏德爾是我認識最有道德感的人。」當時烏德爾的一個兒子是紐約的聯邦檢察官，他曾說，對他的父親而言，與其說當律師是一份工作，不如說是「一種生活方式」。[18]但隨著疼始康定的利潤高漲，媒體開始寫些關於濫用這款藥物的報導，瑪莎．韋斯特發現她的老闆變得愈來愈躲躲閃閃的，[19]烏德爾似乎也開始擔心未來會有涉及疼始康定的官司訴訟。普度公司已數次從嘗試挑戰其藥物獨家專利權的棘手訴訟中獲勝，理查．薩克勒和烏德爾在面對這種法律爭議時，都帶著某種大男人的神氣自信，他們都自詡相當善於反擊對手。一九九六年，理查曾提議花錢請一間公關公司來宣揚他們打贏官司的偉業，「如此一來，我們公司就會像隻有著尖牙利爪且膽壯氣粗的老虎一樣令人心生畏懼。」[20]

在一段烏德爾傳給同事的訊息中，他承認公司「在網路上發現了濫用我們家鴉片類藥品的相關資訊」，[21]但他似乎盡量不讓公司內部留下任何關於這款神奇藥品被濫用的書面紀錄。當全國各地的業務代表開始在他們訪問紀錄上，寫到他們與醫生和藥師談到藥物成癮和濫用的話題，烏德爾下令所有的訪問紀錄應該簡短扼要：如果遇到任何問題，也不用記錄下來。[22]大約在這個時期，他還向韋斯特提到，他正在開發一個新的電子郵件程式，能夠自動銷毀所有三個月之前的電子郵件，他將此程式稱為「會消失的墨水」。[23]這個想法聽起來有點荒唐，甚至多疑。烏德爾是名律師，不是發明家。但可以確定的是，最後他為這個「文件檔案和電子郵件自動銷毀系統」申請專利。[24]（根據凱西．薩克勒的說法，「這程式根本沒什麼用。」[25]）

烏德爾和薩克勒家族一樣堅定不移地相信疼始康定有神奇的化學效果。他根本無法說服自己這款藥品或許真的具有危險性。事實上，他由衷相信疼始康定是款很棒的止痛藥。某天烏德爾注意到瑪莎．韋斯特在辦公室一跛一跛地行走，得知她一直在對抗某次因車禍受傷而導致的背部疼痛後，他說，「我們得讓你服用疼始康定才行。」[26]他為她安排從普度醫療部門某位醫生那裡轉診，去找康乃狄克州當地的疼痛專科醫師接受治療，那名醫生開了一瓶疼始康定給她，於是她也開始服用疼始康定了。

事實上，早在瑪莎．韋斯特撰寫那份備忘錄之前，某件事就發生了。沒有人說得準那是在哪裡或怎麼發生的，但事發跡象突然出現在緬因州的鄉間，賓夕法尼亞州西部和俄亥俄州東部的鐵鏽地帶（rust belt）以及維吉尼亞州、西維吉尼亞州和肯塔基州的阿帕拉契地區（Appalachian areas）。藥物濫用的情況就像病毒透過空氣傳播般迅速蔓延，從一個小社區傳到另一個。[27]這些第一波出現藥物濫用情形的地區往往有大量的失業人口、從事辛勞體力活的勞工、殘疾人士、長期患病者以及飽受疼痛之苦的人。洽巧的是，這些地區也正是史蒂芬．梅和其他普度業務代表鎖定的推銷目標，艾美仕市場研究公司的數據告訴他們，這些地區會是能讓疼始康定成長茁壯的肥沃土壤。[28]在某些情況下，這些社區剛好也存在長期的處方藥物濫用問題。[29]在阿帕拉契地區的某些地方，人們會將疼始康定和煩寧配著一起服用（一個是理查．薩克勒的藥，另一個是他伯父亞瑟的藥），他們稱此為「凱迪拉克（Cadillac）等級的快感」。[30]

疼痛患者很快就開始「逛醫院」，找多位不同的醫生預約掛號，將拿到的處方藥囤積起來，再出售或是分享給朋友使用，有時也透過交易非法藥品來滿足自己藥物濫用的習慣。黑市中這種藥每毫克可賣一美元，突然間，所有的人都成了藥販，這支地下的疼始康定銷售團隊讓普度公司的正牌銷售團隊相形失色。[31]殭屍電影裡的劇情彷彿被搬到現實的某些社區中上演，藥物濫用的現象奪走了一個個公民的理智，讓過去心智正常且正常生活的成人被捲入依賴和成癮的漩渦之中。[32]常可見到那些毒蟲在小型購物商場外用藥，或於停在路邊的車中打瞌睡，後座甚至還有正在嚎啕大哭的幼童。儘管普度公司要求銷售團隊在推銷疼始康定時，避免使用一些像是「強效」的字眼，但這款藥仍是一種藥效非常強的麻醉劑，而這正是它之所以吸引人的原因之一，也是具有危險的部分。服用過量可能會引發呼吸衰竭：會讓人陷入深沉且幸福的睡眠之中，然後停止呼吸。在小醫院中，那些被送來的病人已經瀕臨死亡。警察和緊急救護技術員在抵達旅行拖車、骯髒的公寓和偏僻的農舍時，一再看到重複的景象，也就是服用過量疼始康定的人，並開始試圖挽救這些用藥者的性命。

二〇〇〇年二月，緬因州的首席聯邦檢察官傑．麥克洛斯基（Jay McCloskey）寄了一封信給全州數千名醫生，警告他們疼始康定濫用和流用的情形帶來日益增長的危險。[33]霍華德．烏德爾聽說麥克洛斯基的這封信後，卻不屑一顧。他嘲笑麥克洛斯基是「那種帶有政治抱負且熱中過頭的檢察官」，說他只是「想登上新聞頭版」。[34]然而，這可是一位美國的聯邦官員在對一款現在每年能賺進十億美元的藥品發出警告。因此，幾個月後，烏德爾和麥可．佛里曼一同乘機飛到緬因州，親自與麥克洛斯基會面。這位檢察官對日益猖獗的疼始康定濫用現象表示擔憂。他說孩子們都在服用這款藥品，那些前途一片光明的孩子們也是。疼始康定正在毀滅他們的生活。現在他所在的小州已經成為全國人均消費疼始康定最多的其中一個州，他對此感到有些納悶。[35]麥克洛斯基還提到了一百六十毫克的巨型藥錠，「這裡的一位醫生對我說，吞下這一粒藥錠就能導致一名孩童的死亡，」他說，「真的是這樣嗎？」

「有可能。」烏德爾和佛里曼承認。[36]

這次會面的氣氛相當凝重。結束後，烏德爾對佛里曼說，「我們得好好想辦法解決這個問題。」[37]

普度公司選擇應對麥克洛斯基的一個方法是，聲稱在麥克洛斯基於二〇〇〇年寫了那封信後，公司內部才有人注意到關於疼始康定濫用的問題。日後理查．薩克勒本人在宣誓時作證說，他第一次聽說疼始康定被濫用和使用於娛樂用途是在「二〇〇〇年初」，[38]但事實並非如此。其實普度公司早在一九九七年（也就是在疼始康定剛發售不久後）就收到來自公司內部業務的回報，告知公司藥物濫用的問題正在發生。這些銷售員分散於全國各地的疼痛診所、家醫科診所、藥局和醫院，所以他們就像一種早期警報系統，也是薩克勒家族的耳目。就像史蒂芬．梅聽說西維吉尼亞州那個女孩服藥過量的消息一樣，各地的業務代表也都會聽聞各種這類事件。多年以後，調查人員在翻查普度公司業務代表於一九九七年至一九九九年間提交的現場報告時，就發現了內容提及了像是「黑市價值」、「用鼻子吸食」和「壓碎」這類的字眼多達數百次。[39]一九九九年十一月，一名佛羅里達州的業務代表寫了一封信給公司內部的主管說，「我覺得我們的產品有可信度問題。現在許多醫生都認為『疼始康定』顯然就是那些毒蟲在找的街頭毒品。」[40]同一年，一名普度公司的主管轉發了一封信給理查，信件內容是關於人們濫用疼始康定的各種方法：「最適合拿來吸食的是四十毫克的藥丸，因為這樣你就不會吸入一堆填充劑。」[41]

對理查而言，一開始這些關於藥物濫用和成癮問題的說法都很容易反駁。「我被訓練成一名醫生，」日後他解釋，「就我對統計的理解，單人交叉臨床試驗（N of 1）又被稱作索引病例（index case），它會讓你提高警覺並去尋找更多病例，或讓你變得更敏感。但我接受過的訓練教我不要去追尋那些可能是隨機事件的病例。」[42]這就是典型的理查式回應，表面上賣弄他客觀且理性的專業知識，同時也隱藏他更深層的情緒反應。理查如此認真地投入在疼始康定上，因此對於暗指這款藥品可能導致成癮的說法，他感到相當敏感且在意。[43]他早在一九九七年就意識到這款止痛藥的成癮性問題，並警告，或許醫療保險機構會以成癮性問題為由，「藉此對疼始康定『說不』。」而這樣的反對意見必須被「抹除」。

因此，理查或其他普度的資深高階主管無論如何都不是因為麥克洛斯基二〇〇〇年的那封信，才首次意識到這個問題。相反地，當時麥克洛斯基的發聲介入代表著問題已經鬧得太大，普度公司不可能再假裝不知情了。二〇〇〇年的春天，麥克・佛里曼寄了一封電子郵件給理查，內容是關於一個「疼始康定賊」正在襲擊俄亥俄州各地的藥局。「緬因州和佛羅里達州也有類似的事件發生，不過那還只是各地的獨立事件，」佛里曼寫道，「但俄亥俄州的狀況幾乎每個月都會發生。」

「這真是令人討厭，」理查回應道，「這種事會愈來愈多。」[44]理查也納悶，為何這傢伙就只想要疼始康定呢？為什麼他不偷「其他的鴉片類藥物」？

為了「埋葬」競爭對手，普度公司將自己的藥品行銷包裝成優於其他出品的止痛藥，而現在它們就在面對這麼做的後果。幾週後，一名普度公司的銷售主管在一封內部電子郵件中指出，「每一州最後都會發生這樣的狀況。」[45]二〇〇一年一月，一位名叫羅素・蓋斯迪亞（Russell Gasdia）的高階銷售主管參加了在阿拉巴馬州加茲登（Gadsden）一間高中所舉行的集會，這場集會是由一群失去孩子的母親們舉辦，她們的孩子都死於服用過量的疼始康定。後來他向理查報告，「有人說疼始康定的銷售量是犧牲孩童的性命換來的。」[46]一些與會者還說，「疼始康定與海洛因唯一的不同之處在於，你可從醫生那裡合法取得疼始康定。」

隔月，小莫蒂默和理查分享了一篇媒體的報導文章，文中指出在單單一個州內就有五十九起死亡案例和疼始康定有關。[47]理查以電子郵件回應這篇文章並表示，「這還不算太糟，狀況還可能變得更不可收拾。」[48]

疼始康定剛發售的那段時間，普度公司收到病患的大量來信，[49]他們感謝公司的崇高之舉：讓飽受疼痛之苦的他們重獲舒適且能自主活動的新生。薩克勒家族和公司的高層主管對這些信感到自豪也是合情合理，[50]但現在這封內容完全不一樣的信被寄到了史丹福普度總部的九樓。「我兒子在新年的第一天因疼始康定而死，他才二十八歲，」一位失去至親的母親在給普度公司的信中寫道，「我們都很想念他，他的妻子在情人節那天特別想他。為什麼一間公司明知產品可能會害死年輕人，還要生產藥效那麼強的產品（八十毫克和一百六十毫克劑量的疼始康定）呢？我兒子的背不好，本來可以吃美林（Motrin）就好，但他的醫生讓他開始吃維可汀，又改成疼始康定……結果現在他死了！」[51]

即使是理查・薩克勒，最後也不得不承認，個別的悲傷故事都不僅是單一案例。普度公關部門的一位高階主管表示，「（我們）必須擬定一個策略來遏制這個狀況。」而理查有個想法。[52]

讓亞瑟・薩克勒發家致富的鎮靜劑引發了成癮和濫用問題，但他一向甚少談及此事，不過一旦談起，他就會將這兩件事分得很清楚。[53]亞瑟承認，人們的確有濫用這些藥物，但並非藥物本身的成癮性造成這樣的現象。相反地，是使用者自身的成癮性人格導致此結果。當疼始康定被濫用的證據出現，理查・薩克勒也持相似的觀點。他為這個世界創造了前所未有的藥品，這種藥能讓數百萬人的生活以某種形式回歸正常狀態，同時也為薩克勒家族賺進數不盡的財富。現在疼始康定正導致一些人服藥過量並且死亡，這點不可否認，但理查堅決主張藥物本身並非問題所在，問題出在那些濫用者身上。他下達命令，普度公司應該做的是「以各種可行的方法打擊濫用者」。[54]他們才是真正的「罪魁禍首」，他宣稱，「他們是做事不顧後果的罪犯。」

在理查的帶領之下，這觀點成為了公司對外界宣傳的官方說法，也是對內部員工宣揚的訊息。隨著媒體更加大力報導關於疼始康定釀成的禍害，普度公司告訴員工，這些說法都只是媒體錯誤的陳述。「大多數員工認為我們做的是正確的事，對那些尋求從疼痛中解脫的人們來說，這也是最好的作法，」一九九三年至二〇〇三年間曾在普度公司擔任科學家的蓋瑞・里奇（Gary Ritchie）回憶道，「藥物濫用問題是源自於那些相信能以此藥品替代其他非法藥物的用藥者。」[55]

根據這個論點，這場新危機的真正受害者並不是那些成癮者，他們是出於自身的自由意志，選擇壓碎並吸食這款食品藥物管理局所核准的合法藥品。真正的受害者是普度製藥。「醫生因新聞報導而害怕畏縮，所以我們的藥品銷量正在下滑。」二〇〇一年麥可・佛里曼向《哈特福新聞報》抱怨。[56]但事實上，公司的產品銷量正在飆升。當普度公司的高層談及他們家產品的「流用」時，指的其實是從醫生開的處方藥合法市場流入地下的藥物市場。但其中並未涉及非法製造疼始康定的情形，所有在二手市場上流通的四十毫克和八十毫克劑量的疼始康定，起初都是由普度製藥生產並販售。

在某種程度上，理查對於疼始康定的看法與槍火製造商的自由派立場有異曲同工之妙：他們堅持自己無須對槍枝所造成的死亡負任何責任。槍枝不會自己殺人；只有人才會殺人。你可以製造危險的產品，並透過將責任推到消費者個人身上，來免除一切因產品造成的傷亡所帶來的法律責任，這正是美國經濟的獨有特點。「藥物濫用者並不是受害者，」理查表示，「他們是加害者才對。」[57]

其實這種假說有很多問題，其中最大的問題在於，並不是所有對疼始康定成癮的人一開始就是娛樂性藥物濫用者。事實上，許多人是因為真的有疼痛疾病而得到合法的處方藥物，也完全遵照著醫囑服藥，後來卻發現自己深深地成癮了。二〇〇二年，一個來自紐澤西州二十九歲的婦女吉兒．史柯萊克（Jill Skolek），她因背部受傷而拿到疼始康定處方藥。在服藥四個月後的某天晚上，她在睡夢中停止呼吸死去，留下一個年僅六歲的兒子。她的母親瑪麗安．史柯萊克（Marianne Skolek）是名護士，她感到焦慮不安且不知所措，並開始認為疼始康定是相當危險的藥品。她寫信給食品藥物管理局的官員，要求他們對普度公司積極行銷此藥的行為有所應對。有一次她參加哥倫比亞大學所舉辦的成癮問題研討會，普度公司的公關人員羅賓．霍根（Robin Hogen）是會中講者之一。霍根有著一頭淺棕色的頭髮和常春藤聯盟人的特質；他穿著細條紋的西裝並打著領結，帶著從容的自信告訴史柯萊克，她似乎對於她女兒死亡的狀況有所誤解。霍根表示藥物並非問題所在，問題出在她的女兒吉兒身上。「我們認為她濫用藥物。」他表示。[58]（霍根隨後致歉了。[59]）

一些患者對疼始康定成癮的原因之一可能是，普度公司宣稱這款藥會舒緩疼痛十二個小時，事實是疼始康定本質上就具有危險性，而普度公司也知道這點。有緩釋機制的藥物就代表，原則上病患可以每十二小時攝入一次大劑量藥劑，這樣也不會有危險。但從普度公司的內部文件看來卻是另一回事：甚至是在獲得食品藥物管理局的核准之前，公司就知道並非所有服用疼始康定的患者都能舒緩十二小時的疼痛。事實上，第一批使用疼始康定的患者是參與一項由普度公司監督並資助的研究，在波多黎各進行術後恢復的九十位婦女，研究結果顯示大約有一半的人在服藥後，不到十二小時就需要更多的藥物來舒緩疼痛。[60]

對普度公司來說，掩蓋這研究結果的商業目的相當明顯，他們宣稱的舒緩疼痛十二小時是很有效的推銷話術。公司還圍繞著兩個紙製小量杯的意象，做了完整的廣告宣傳，表示那些飽受疼痛之苦的人若服用疼始康定，就不必像吃其他止痛藥一樣，每四小時得服用一次，便能夠舒舒服服地睡上一晚好覺。然而，許多病患的處方是每十二小時吃一次藥，但結果藥效卻只能維持八小時，這就是戒斷症狀出現的原因，也正是體內藥物濃度「高低起伏」的成因，而普度公司的業務代表還聲稱疼始康定能避免這種狀況發生。換言之，這就是藥物成癮的成因。

許多領了疼始康定的人發現自己在兩次服藥的間隔期間便出現戒斷症狀。事實上，如果普度公司有人好好看過他們從病人那裡收到的感謝信的話，或許他們會注意到，許多人都在信中提到了一天服用超過兩次疼始康定的情形，[61]正如一封信中指出，這是因為這種藥物似乎「服用八小時後就沒什麼效用了」。業務代表拜訪醫生時，也聽說有些醫生開給病患一天服用三次的處方。「身為銷售員，我心想，天啊，應該是十二小時吃一粒才對。」陶德·戴維斯（Dodd Davis）回憶道。[62]他曾在一九九九年到二〇〇二年擔任普度公司的路易斯安那州業務代表。「但那可是一天多一顆藥，他們吃更多藥對我來說就是賺更多的錢。所以我會這樣說，『醫生，你懂的，我不能談論藥品仿單標示外的開藥方式。但我可以告訴你，你不是第一個必須這樣開藥的人。』」

到了二〇〇一年，普度公司得知有五分之一的疼始康定處方箋是以短於十二小時的服藥週期來開立的。[63]一份公司的內部文件也凸顯了這個現象，文中指出，「這些數字相當可怕。」[64]同年的三月，一名普度公司的員工寄了一封電子郵件給主管，信中談到一些關於戒斷問題的數據資料，並詢問是否要將這些結果記錄下來，因為這麼做很可能「增加當前的負面新聞量」。[65]結果那名主管回應道，「我不會在這個時間點把這結果寫出來。」食品藥物管理局在七月宣布，當局已指示普度公司修改疼始康定的包裝，加上一個所謂的黑盒警示，即食品藥物管理局最嚴重的警告，表示該藥品有危及生命的風險。[66]

一名對抗疼始康定中的病患是霍華德·烏德爾的法律秘書瑪莎·韋斯特。在二〇〇四年的庭外採證中，韋斯特解釋，她因為背部疼痛而開始服用這款藥物後，「我發現它的效力並無法維持應有的藥效長度。」[67]她本來只需要十二個小時吃一粒藥丸，但她發現在下一次服藥時間的幾小時前，疼痛感就再次出現了。「如果我想要得到足夠的疼痛舒緩，也就是立即緩解疼痛，讓我能正常去工作，並整天都不受疼痛問題的侵擾，我就得讓藥劑立即在我體內釋放。」她說。她以安．喜多尼亞的身分在網路論壇上做了一番研究，清楚知道該怎麼做到這點。於是，在前往普度公司總部有著貴氣紫色地毯的九樓上班前，她的辦公桌就在霍華德．烏德爾的辦公室外，她會將一粒疼始康定藥丸壓碎，然後用鼻子吸入體內。

巴瑞．邁爾在他第一篇關於疼始康定的大篇幅報導刊登後，仍持續關注此事。全國各地的小型報社也開始報導疼始康定帶來的負面影響，那些受到嚴重影響的地區更是大肆報導此事。邁爾讓全國都開始關注這個過去從未如此受到關注的議題。或許他太晚才開始做關於菸草的報導，所以來不及當第一個踢爆的人。但這次他很早就報導疼始康定的問題，他也對自己所挖掘並瞭解到的狀況感到震驚。「普度製藥與許多上市的藥廠不同，它是私人持有的，而且是由亞瑟、莫蒂默和雷蒙德三兄弟建立的關係企業之一，」邁爾在二〇〇一年三月的一篇後續報導中寫道，[68]「現在該公司是由雷蒙德．薩克勒醫生的兒子理查．薩克勒醫生經營。」他要求與薩克勒家族的人談論有關他們公司藥品造成的危機，但被拒絕了。

作為替代方案，普度公司推派他們的公關羅賓．霍根和一位為公司效力的疼痛專家大衛．哈多克斯（David Haddox）代表公司發言。哈多克斯曾是牙醫，後來又接受培訓成為疼痛科醫師。他是個相當古怪的發言人，也是個嚴肅、刻薄又傲慢的男人，戴著眼鏡並留著花白的鬍子。他很喜歡告訴別人自己來自阿帕拉契一帶，此舉似乎是為了建立值得信賴的形象。「我在西維吉尼亞州的採礦社區裡長大，」他會說，「我根本不用上醫學院就知道何謂疼痛，我從小就看多了疼痛是如何影響受傷的礦工和他們的家庭。」[69]

與理查・薩克勒和霍華德・烏德爾一樣，哈多克斯是疼始康定虔誠的信徒，他認為疼始康定根本不該受到批評，而是薩克勒家族賜給人類的美好餽贈，但現在卻被一群奉行虛無主義的鄉巴佬毒蟲玷汙了。哈多克斯曾將疼始康定比喻為蔬菜，「如果我給你一根芹菜，然後你把它吃了，這樣很健康。但如果你把它放到果汁機裡，再注射進靜脈中，這樣就不好了」。[70]他向巴瑞・邁爾表示，所有被歸因在疼始康定上的服藥過量死亡案例，「通常都牽涉許多其他因素，像是酒精。」[71]他還警告，所有對濫用問題的「誇大說法」都很可能讓真正的疼痛患者在取得藥物時遭遇不應存在的困難。如果有疼痛患者正好發現自己成癮了，哈多克斯也不會致歉。「很多成癮的人會說：『我只是照著醫生囑咐正常服用藥物』，然後他們就開始愈吃愈多、愈吃愈多，」二〇〇一年他向美聯社表示，「我不認為這是我的問題。」[72]

哈多克斯在面對各種質疑時，總有一套說詞來回應。他承認吃疼始康定處方藥的病患確實容易對藥物產生耐受性，也有一些病患在十二小時的藥效週期結束前就出現戒斷症狀，如搔癢、噁心或顫抖，這類狀況並不罕見。哈多克斯主張這並非真的是成癮，只不過是身體上的依賴，兩者不能混為一談。其實他還為此創造了一個新詞彙——「偽成癮」（pseudo-addiction），而普度公司也開始將這個詞加入宣傳印刷品中。[73]正如普度公司發送的小冊子說明文字上所寫的，偽成癮「看似與成癮狀況相似，但其實是因未受緩解的疼痛而造成的」[74]。若誤解了這種微妙的現象，可能會導致醫生「不當地使用『成癮者』的標籤來汙名化患者」。那本小冊子還補充道，一旦疼痛得到緩解，偽成癮的狀況通常也會停止，「通常是透過增加鴉片類藥物的劑量來緩解疼痛。」普度公司建議，如果在兩次服藥間出現了戒斷症狀，解決方法就是增加用藥劑量。哈多克斯的臨床解決方案也恰巧與普度公司給銷售團隊的指示一致：敦促醫生增加用藥劑量。

如果區分「成癮」和「偽成癮」可以理解成是為了公司自身的利益，很顯然兩者之間也只有語義上的不同，而非臨床醫學上的差別。假如你在兩次服藥間陷入了痛苦難受的戒斷狀態，該怎麼稱呼這種掌控你全身的痛苦依賴性，就不是那麼重要了。「兩者並沒有差別，」瑪莎・韋斯特在談及自己對疼始康定逐漸加劇的成癮狀況時說，「一旦你停止服用疼始康定，身體就會出問題……不論你要稱之為『成癮』或『依賴』，其實都是一樣的問題。你就是無法停止服用藥物。」[75]

邁爾的第一篇報導發布後，某天他收到來自普度公司內部人士的訊息，對方表示想要和他談談，他們安排在曼哈頓北邊不遠處的白原市（White Plains）共進晚餐。[76]這位內部人士是個業務代表，即使邁爾保證消息來源會得到保護，但他仍對於要和邁爾談話而感到相當緊張，不過他也對自家公司發生的事感到不滿。這個業務沒有透露自己的姓名給邁爾，至今過了幾十年，邁爾甚至連消息來源者的性別都不願透露。這位內部人士從一個袋子中拿出了一張有橫隔線的筆記紙，上面有一份手寫的名單，共有十個名字，全部都是普度公司的業務，這張紙的最上頭還寫著「鑽石級業務」，所以這是公司全國前十名的業務代表名單。每個業務代表的名字旁邊都有一個地名，代表他們所負責的推銷地區。那名線人要邁爾看看這些地區：名單上那些地區正是疼始康定濫用的「重災區」。

邁爾對此感到相當驚訝。[77]但靜下來仔細一想，這結果也不那麼令人意外了，他也想通了：普度公司清清楚楚地知道他們家的藥在哪裡賣得最多、最好。整個「鑽石級業務」的獎金計畫，包含鉅額獎金及免費的熱帶國家度假，就是建立在公司這張詳細的銷售熱點地圖上。然而，執法部門和公共衛生官員也開始繪製各鄉鎮地圖，主要資訊包含急診室就醫人數、藥局盜竊案以及用藥過量和死亡人數，如果將這些地圖拿去做交叉比對，又會發現什麼呢？

邁爾決定寫一篇關於名單上冠軍業務代表負責的銷售區域報導，[78]此人是艾瑞克・威爾森（Eric K. Wilson），他負責的銷售地區是南卡羅來納州的美特爾海灘。事實證明，美特爾海灘正是許多「非法藥物診所」（pill mills）的大本營。這種在全國各地冒出來的疼痛診所，由那些不是道德淪喪、就是太過天真的醫生所經營，並且透過近乎有求必應的方式開處方箋給求診的病患，滿足他們對疼始康定或其他止痛藥物的需求。艾瑞克・威爾森負責經營當地的綜合照護醫院，這間位於商店街的診所門口經常大排長龍，有十五到二十人等著要領處方藥，也有許多掛著其他州牌照的汽車從早到晚擠在停車場裡。

在一次出差前往美特爾海灘的報導行程中，邁爾得知當地的藥劑師和執法官員曾警告普度製藥公司這間診所的狀況，但普度公司對此毫無作為。相反地，普度公司在該地區的銷售額還於一個季度內飆升了超過一百萬美元，是全國漲幅最大的地區。普度公司針對邁爾的詢問發表聲明：「疼始康定和其他止痛藥物的處方箋量，在不同季度間有巨大變化也是常有的事。」[79]邁爾聯繫到普度公司的發言人羅賓・霍根，並向他詢問有關該地區正在銷售的大量藥物時，霍根對此表示不以為然。「噢，有很多老人住在美特爾海灘，他們又受疼痛所苦，」他告訴邁爾，「他們有關節炎，所以這很正常。」[80]普度公司不認為有特別需要關注綜合照護醫院的理由，但美國緝毒局（Drug Enforcement Administration）卻不這麼想，他們勒令關閉了這間診所，並暫時吊銷該診所六名醫生的麻醉藥品使用許可證，原因是他們「對公共健康和安全構成了直接的威脅」。[81]邁爾認為有個相當諷刺的現象開始浮上檯面。[82]名義上，普度公司是照著理查・薩克勒的指示在「打擊藥物濫用者」，然而，對於像是在美特爾海灘發生的這種事，唯一的解釋是：正是因為藥物濫用的情形，當地的銷售額才會如此地高。

在二〇〇一年九一一恐怖攻擊事件後，一名普度公司的銷售主管錄了一段語音訊息，寄給普度全國的銷售團隊。[83]他在語音內容中說這是不幸的一天，但他也指出，從好的一面來看，這至少讓疼始康定暫時從各大新聞頭版脫身。巴瑞・邁爾就住在離世界貿易中心五個街區外的地方，他親眼目睹第一架飛機撞上世貿大樓北棟的那瞬間，目擊此般場景令他留下創傷。然而，當各家報社集中火力準備報導這起災難的後續結果時，邁爾還想繼續寫關於疼始康定的報導。他發現，這報導讓他感興趣的點並不是揭露非法弊端：藥頭、毒蟲和警方的臥底行動固然重要，但不是最重要的部分。真正讓邁爾想繼續深入報導的原因是，現在有很多人正在死去，但這似乎不僅僅是地下藥物市場釀成的後果，被認定合法經營的普度公司也推了一把，而這家企業就在史丹福那棟時髦的大樓裡數著藉此賺進的數十億美元。他開始調查薩克勒家族，後來得知了這家族在慈善界的地位，而且在藝術圈和科學界，薩克勒之名也成為了慷慨大方的代名詞，他對此大感震驚。他寫了一封信給普度公司，內文點出了一些關於該家族的犀利問題，卻收到了一封語帶威脅的律師函作為回覆。

隨著圍繞疼始康定的負面報導持續出現，理查・薩克勒暗自氣憤不滿。「這全都是子虛烏有的指控。」一位同情他的朋友安慰他說。[84]如果人們真的因為濫用疼始康定而死，「那也只能說一路走好。」

「很遺憾的是，當我被《六十分鐘》（*60 Minutes*）的人堵到時，我無法簡單地把這想法說清楚。」理查回應道。他很清楚當時所發生的事，但這並不意味他能夠直接這麼說出來。他抱怨道，「說那些藥物成癮者是『人渣』的話，我肯定就成了典型的自由主義者，」他們總想著「找人一起分擔罪責」。

理查以一種帶有仇恨的言語談論那些藥物成癮的人，但他自己的堂弟鮑比・薩克勒也身陷毒癮而終究釀成悲劇，理查從未把他的那套論調和這件事連在一起，至少表面上沒有。然而，其中一位他詆毀醜化的藥物成癮者，平時就在離理查幾英尺遠處工作，就在霍華德・烏德爾位於普度總部九樓的辦公室外。

「從某個時刻開始，我就對疼始康定成癮了，」後來瑪莎・韋斯特作證說，「我的世界開始崩解了。」[85]她早在八年前就已戒了酒，但現在卻又開始酗酒了。「一旦體內的疼始康定消失了，我就會開始進入麻醉藥品的戒斷狀態，」她繼續說，而其中一個戒斷症狀是背痛。「我不知道是疼始康定造成這種狀況，」她說，所以她只能服用更多的藥物。「我覺得自己的身體狀況愈來愈差，但其實不然。只是藥物的作用讓我感覺如此。」

她的判斷力逐漸開始下降，她做了一些蠢事和危險的事。她開始嘗試其他藥物。有一次，她發現自己在橋港市（Bridgeport）買古柯鹼。最終她被普度公司解雇了，在公司待了二十一年的她因「工作表現不佳」而被解雇，還被保全人員押送出公司大樓。她問公司的一名律師，她是否能回來從自己的電腦中取回一些私人文件，對方卻說她硬碟中的資料都已被清除了，所以找不回任何東西。

最後瑪莎．韋斯特還是控告了普度公司，[86]不過這起訴訟沒有任何進展。二〇〇四年她在檢方對普度提出的一起獨立訴訟中宣誓作證，她訴說霍華德．烏德爾如何要求她準備備忘錄，內容是關於疼始康定被濫用的方式。她清楚記得自己曾寫過這份備忘錄，但在庭前證據交換的環節，律師卻遲遲無法從普度公司呈交的文件中找到它。不過，司法部的一項調查和普度製藥公司隨後，都證實了該備忘錄的確存在。[87]韋斯特寫那份備忘錄的日期是一九九九年六月一日，內容談及「許多關於誤用和濫用普度公司藥品的討論，其中又特別側重疼始康定這款藥」。在她的證詞中，她回憶起她得知普度公司正計劃生產一百六十毫克劑量疼始康定藥丸那時的事。[88]「八十毫克的藥丸就會讓他們害死自己了，」韋斯特在給烏德爾的信中寫道，「為什麼我們還要生產一百六十毫克的藥丸？」

根據韋斯特的說法，烏德爾一收到她的電子郵件就立刻衝出他的辦公室，對她說，「妳在幹什麼？如果這件事被人發現，我們公司就完蛋了。」[89]於是她刪除了那封電子郵件，烏德爾大概也刪了那封信。（普度公司最終於二〇〇一年的春天從市場下架一百六十毫克劑量的藥丸。[90]）

普度公司對瑪莎．韋斯特的處理方式，正好反映了理查．薩克勒對於疼始康定濫用問題的總體態度。雖然普度並未否認她對這款藥物成癮，但公司的律師仍暗指她是個有問題的人。普度取得了她的健康紀錄，有個律師質疑她過去的成癮史，疼始康定不就只是一連串她所濫用的物質中最新的一款而已嗎？公司拿她的就醫紀錄在庭外採證時與她對質，大聲地唸出她的院內紀錄：「病患一心專注於為被解雇一事報復，她大聲叫喊著要如何報復，計劃數百種讓公司顏面盡失的方法，包括對公司提出訴訟、買下公司以及抨擊所有她認識的人。」

韋斯特承認自己是個受損的、不穩定的人，而現在普度公司要把她塑造成一個不負責任且企圖報復的騙子——也正是理查．薩克勒會形容成「人渣」的那種人。

「當時我氣壞了，」韋斯特承認，聽到自己的私人醫療紀錄被大聲唸出來，她感到驚愕又尷尬，「人在憤怒時會脫口說出一些蠢話。」[91]普度製藥以為這個有藥物成癮問題的低階法律秘書有機會對抗薩克勒家族和普度公司，這想法顯然是相當愚蠢可笑。「是啊，我要買下這間公司，」她嘲諷地說，「當然我不認為我做得到。」

■

i．譯註：兩人為揭穿水門事件醜聞的《華盛頓郵報》記者。

ii．譯註：An（音近表示否定的字首un）加上hedonia（快樂、喜悅的意思），合起來即為無法感受到快樂／喜悅的意思。

第十九章　新千禧年的帕布洛・艾斯科巴

二〇〇一年八月最後一個星期二，美國眾議院一個小組委員會在賓州巴克斯郡賓沙林鎮（Bensalem）的市政大樓，召集了一場非比尋常的聽證會，[1]這場聽證會的召集人是賓州的眾議員詹姆士・格林伍德（James Greenwood），他是眾議院能源與商務委員會（House Energy and Commerce Committee）的小組委員會主席，負責監督和調查的工作。他要他的同事在勞動節週末前從華盛頓過來，在一個已經深受疼始康定影響的社區中討論疼始康定所帶來的衝擊。當地一位名為理查・保利諾（Richard Paolino）的整骨醫生最近才因被發現在其執業場所經營大型非法藥物診所而遭逮捕。普度公司的麥可・佛里曼被要求列席作證，他與霍華德・烏德爾和普度的醫療總監保羅・戈登海姆（Paul Goldenheim）一同在聽證會到場，戈登海姆是個身材纖瘦、留著小鬍子的男人，渾身散發一股教授風範。

對這三人來說，這種場合早已司空見慣。[2]或許理查・薩克勒一直主導著普度公司，也對疼始康定的成功感到相當自豪和滿意，但他並不想代表公司在外拋頭露面，他不接受採訪、不發表聲明，也不公開露面，而是讓佛里曼、烏德爾和戈登海姆出面代表他對外發言，應付那些憂心忡忡的官員、糊里糊塗的警察局長和痛失至親的家長。這三人總能善用反覆排練過的一套說詞，也從未脫稿演出。事實上，誰來說這些話根本一點都不重要；他們的公開聲明都是可以隨意互換的，因為他們經常就只是在照本宣科同一套說詞。「我們的產品為那麼多人提供莫大的幫助，聽到產品被人濫用，我們比誰都還要痛心難過，」那天佛里曼向眾議院小組表示，「這場討論會上的各方聲音都相當重要，但我們必須特別留意傾聽患者的聲音。如果沒有像是疼始康定這樣的藥物，他們就得承受未經治療或是未得到充分治療的疼痛之苦。」佛里曼繼續說，大約有五千萬美國人患有慢性疼痛。「他們不是成癮者，也不是罪犯，」他說，「他們是因為癌症、鐮刀型貧血症、嚴重背傷或其他身體病痛，而被無止境的疼痛奪走生活的人。」

在佛里曼與霍華德·烏德爾共事的十七年間，兩人成為親密的好友，他們經常帶著各自的妻子一起去度假，工作時也經常保持聯絡，以他們的黑莓機（BlackBerry）互發電子郵件。自二〇〇〇年末以來，他倆就一直四處奔波，為他們的藥品辯護，並說服政府官員不要做任何讓疼始康定變得不易取得的事。而戈登海姆的加入又讓這個團隊更加完整，他有一張出色的履歷，曾在哈佛大學醫學院接受教育，也曾擔任麻省總醫院（Massachusetts General Hospital）胸腔內科的臨床主任醫生。（理查·薩克勒親自招聘他；根據他的前同事巴特·柯柏特的說法，理查「很中意他哈佛大學的學歷」。[3]）普度公司想建立希波克拉底式美德的形象，而戈登海姆的醫學經歷對此大有助益。在藥物成癮危機爆發之際，普度公司於各報刊登廣告，在那則廣告的照片中，戈登海姆身穿一件白色大衣，活像個在化妝舞會上扮演醫生的人。[4]

這就是理查·薩克勒的智囊團，這三人私底下相互吹噓說著那些大男人的玩笑話。戈登海姆會對佛里曼說些這樣的話：「現在我們騎虎難下了，我在想是不是要再投注更多資源。還是我們邊吃新鮮壽司邊討論吧！」[5]但他們在公眾場合公開談論有關疼始康定的事情時，他們的態度就截然不同：他們表情嚴肅且面色凝重，展現出認真且鄭重的態度。他們強調普度公司知道問題在哪，事實上，在解決這問題所做的努力上，沒有人比普度製藥的這些好員工出更多力。這毫無疑問是一場危機，但正如普度公司主管的說法，其實這是個執法問題。濫用藥物的罪犯將普度公司的產品用在娛樂用途並加以濫用，而公司正與執法單位密切合作，公司做了一種新的「防竄改」處方箋，[6]並免費發送給醫療機構，理論上這樣可以防止有心人士透過竄改合法的處方箋，不顧後果取得大量的藥物。佛里曼、戈登海姆和烏德爾還指出，疼始康定不應該被單獨挑出來。[7]濫用處方藥是個廣泛的全國趨勢，而死於服用過量疼始康定的人數也只是此趨勢的徵兆之一。普度公司還贊助一系列廣告活動，勸青少年不要跑去搜刮他們父母的藥櫃。[8]

佛里曼在委員會上的證詞中堅稱，普度公司沒有任何責任，那些濫用、犯罪和死亡數的遽增絕對不能歸咎於公司替鴉片類藥物「去汙名化」和推廣疼始康定的相關行動。「無論用什麼標準來看，普度公司的疼始康定行銷策略都是相當保守的。」佛里曼強調。普度公司並不接受「積極的行銷策略造成疼始康定被濫用和流用」這種假設說法。

這就是普度公司為自己辯護的核心論點：正如藥物本身的性質與人們對藥物成癮並無關連，理查．薩克勒為銷售疼始康定所做的大力行銷決策也和隨後出現的一連串社會弊病無關。佛里曼作證說，普度公司事前無法預料到疼始康定可能會衍生出藥物濫用的問題。在行銷美施康定（疼始康定之前的公司主打商品）的十七年間，他表示，「普度公司並未察覺到任何不尋常的藥物濫用或流用的狀況。」即使是在疼始康定於一九九六年發售之後，起初的四年間也都沒有看到任何問題的跡象。「到了二〇〇〇年四月初，普度公司才因緬因州報紙上的報導，而首次注意到關於疼始康定被濫用和被當作娛樂性用藥的狀況。」佛里曼表示。

這同樣成了普度公司自我辯護的標準說詞，也完全是謊言。二〇〇〇年初，美國緬因州的聯邦檢察官傑．麥克洛斯基發信警告醫生疼始康定的危險性後，普度還假裝不知道這個問題就行不通了。其實早在這封信出現前，多年來普度公司就知道這款藥物被大量濫用。[9]一九九九年，瑪莎．韋斯特寫了一份關於藥品濫用的備忘錄給霍華德．烏德爾，而佛里曼聽證會上作證時烏德爾就坐在他旁邊，他也曾收到那份備忘錄。但早在此之前，許多普度公司自家的業務代表就不斷向公司通報他們聽到的那些關於成癮和濫用的可怕事件，也透過訪問紀錄向公司發出危機信號。普度公司顯然清楚知道出了問題，而且幾乎是從一開始就知道。早在一九九七年十月，一位普度公司的高階主管就寄了封電子郵件給另一位高階主管，這封信同時也副本發送給了麥可．佛里曼，內容談到疼始康定在各網站上和網路聊天室中被提及的次數「多到得花一整天來瀏覽」，還補充說，公司請了「三個人」負責監管這些網路流量。[10]

然而，當天來賓州參加聽證會的國會議員卻對此毫無所知。看來普度位於史丹福的公司總部已做了內部決定，要改寫事件發生的先後順序，聲稱公司在二〇〇〇年之前完全不知道這些問題。而且在二〇〇一年二月十六日佛里曼寄給理查・薩克勒的一封電子郵件中，他寫道，「我認為我們必須統整出一致且清楚的說詞。」[11]佛里曼在發表關於時間先後順序的聲明時，仍在發誓說真話的情況下作偽證，但那些議員都未察覺到。戈登海姆在由泰德・甘迺迪（Ted Kennedy）擔任主席的美國參議院委員會上作證時，似乎也在立誓後說了同樣的謊言。[12]

他們不只在時間先後順序上撒了謊，普度公司自我辯護中反覆出現的一個主題是，他們家的美施康定也從未遇到任何問題，但這同樣也非事實。一九九六年五月，一位員工送了一份新聞報導給理查・薩克勒和霍華德・烏德爾，內容描述了使用者從美施康定藥錠中提取嗎啡這種可能的藥物濫用方式。[13]一九九七年三月，羅伯特・凱伊克寄了電子郵件給莫蒂默・薩克勒、理查・薩克勒、佛里曼、戈登海姆和烏德爾，告知他們美施康定在紐西蘭已成為「透過非口服方式濫用嗎啡和海洛因最常見的藥物來源」。[14]一九九八年三月，烏德爾送了一份備忘錄給佛里曼、莫蒂默、雷蒙德、理查及其他薩克勒家族成員，[15]文中附上一篇《渥太華公民報》（*The Ottawa Citizen*）的文章，指出美施康定是如何在加拿大成為一種街頭毒品，還流行氾濫到有了個代稱——「紫色剝皮藥」（purple peelers）。（根據另一篇也在普度公司高層間傳閱的新聞報導，這種藥丸之所以被稱為剝皮藥，「是因為成癮者會剝下本來被設計來減緩藥劑釋放的膜衣，」接著藥丸會被「壓碎、與水混合、放在匙子上加熱，然後再被注射到體內」。[16]）在一份一九九九年一月的內部備忘錄中，烏德爾向佛里曼和其他人坦承，公司一直在追蹤網路上關於濫用美施康定和疼始康定的討論。[17]

不過，目前眾議員格林伍德仍對此一無所知，他沒理由去懷疑普度公司代表團會對他有所隱瞞，而且他為人親切和善，盡力不讓佛里曼或其他人感覺到委員把他們當作罪犯對待。「聽著，我們認定——我認定——你們公司是間擁有長期優良紀錄的好公司，」格林伍德表示，「所以我相信你們公司的產品和作為，從影響的程度來看，比起造成苦痛，你們肯定為這個國家的人舒緩了更多的疼痛。」他一再向佛里曼保證，「你並不是在這裡被當作罪犯受審。」[18]

然後格林伍德問了一個其實很簡單的問題：「你們公司對於每位醫生開的疼始康定數量有多少了解呢？」

「我們確實如你所述得到了一些數據資料，」佛里曼表示。「艾美仕市場研究公司透過各藥局的電腦，搜集出這些數據資料。」他解釋。

「好的，現在你們有了這些數據資料，我想你們會做的一件事就是整理這些數據，藉此為這些醫生進行排序。你們會知道誰開了最多藥，誰開的藥最少，而誰開的藥量在兩者之間，」格林伍德說，「你是否就是用這樣的方式來檢視這些資料呢？」

「是的。」佛里曼回答。

接著格林伍德提到了理查・保利諾，這位鄉下地區的整骨醫生才剛因為開了數千張疼始康定的處方箋而被逮捕。格林伍德指出保利諾一定是個「例外」，他經營一間這麼小的診所，「他完全不考慮病患的身體狀況，純粹為了牟利，而以最快的速度開出那些處方箋。」但難道普度公司都不知情嗎？難道他們不會在艾美仕的數據資料中發現那異常大量的處方箋量嗎？「我會希望當時他曾引起你們的注意，而且你們也會注意到，這個國家肯定還有其他像保利諾的醫生在做一樣的事，」格林伍德表示。他又補充說，「你們公司會知悉這些資訊。」他對佛里曼說，他想知道普度公司是如何應對此事。當你們發現一個「在賓沙林鎮執業的小小整骨醫生，開出了那麼大量的疼始康定處方，你們公司是如何處理此事？又如何處理那些資訊呢？」

「我們不會去衡量或是評價一名醫生行醫的水準高低，」佛里曼顧左右而言他地說，「我們並未在診間觀察醫生檢查病患狀況，也沒有涉入這個過程。我們只知道，像是——」

「好吧，那為什麼你們會想要得到那些資料？」格林伍德打斷他的話問道。然後又自己回答，「你們想要看公司的行銷策略有多麼成功。」

「的確如此。」佛里曼回應道。

然而，格林伍德指出，如果普度公司利用這些數據資料來調整公司的行銷策略，那麼也就能利用這些資料來追蹤藥物濫用的情形。「為何你們不利用這些數據資料，確保所有像保利諾那樣的醫生不會破壞你們家產品的聲譽？」

佛里曼亂了陣腳，於是霍華德·烏德爾介入談話。他並不是舉止優雅的人，但現在他把座椅拉到麥克風前，接過麥克風。「你不能單單只看處方箋，」烏德爾表示。他強調，我們無法從處方箋的原始數量看出醫生是否以適當的方式行醫，「你必須看醫生在診間中到底做了些什麼。」

格林伍德回應這並非事實。一個賓州當地的藥劑師大致看過這些粗略的數據資料，「他從他的角度檢視這些資料——他看了資料然後說，『天啊，有個叫保利諾的人在賓沙林鎮開超大量的處方箋！』」

「是的。」烏德爾說。

「他有了這些數據，然後他揭發了這件事。」

「沒錯。」

「而你們也有那些資料數據，那你們又做了什麼？」

或許薩克勒家族在早期一度能選擇以不同的方式來應對這場正在展開的疼始康定危機，他們本來可以暫停積極行銷這款藥，停止追求新客源。他們本來可以承認有個嚴重的問題即將發生，而且公司在行銷上做的努力很可能就是其中一條導火線。有個奇怪的脫節情況：在推出疼始康定的最初規劃階段，薩克勒家族和普度公司都很清楚知道，美國醫療機構對強效鴉片類藥物的危險性有所忌憚，這款藥物能取得多大的成功視其能扭轉多少這種看法而定，而他們為此所做的努力得到了回報。普度公司掀起了一場劇變，變動程度大到連薩克勒家族都對此感到相當驚訝。一夕之間，家醫科醫師，即公司口中的那些「對鴉片類藥物一無所知的人」，也在開這種處方藥了。他們的努力得到莫大的回報，連其他藥廠也趕緊開始研發推廣自家的長效鴉片類止痛藥，也正因為其他公司很快就加入了他們的行列，或許這就是薩克勒家族之所以認為他們沒做錯任何事的原因之一。

即使如此，薩克勒家族和普度製藥仍是業界的先驅。「疼始康定的藥效更強，」一名曾從事疼始康定研究的前普度公司化學家回憶道，「其他產品可能做到同樣的事，但它就是第一個以它那樣的方式成功發揮作用的產品。或許其他產品有卓越效果，但這是那種帶來革命性改變的產品。」有段時間薩克勒家族和普度公司都樂於接受世人為疼痛管理的變革而給予的讚揚。這也正是製藥業的本質：成為改變遊戲規則的第一人，就能得到豐厚的回報。

然而，當人們開始喪失生命時，普度公司又避而不想被稱為先驅。而且薩克勒家族並未做出任何讓步，而是選擇起身反抗，這樣的作法幾乎可以說展現了理查・薩克勒的人格特質——他的固執、對自身想法全心全意的投入，以及那知識份子的冷漠優越感。但公司的運作仍須經過董事會的投票；不是理查一個人獨斷的決定。普度公司一直是間家族企業，家族中沒有特立獨行的例外或異議份子。

現在公司採取毫不認錯的態度，這也反映了霍華德・烏德爾的行事作風，他將他的職涯都壓在了對薩克勒家族不遺餘力的忠誠上，而現在他也成了戰期的軍師了。烏德爾的戰鬥守則是絕不讓步且毫不留情。現在有數十億美元的金流仍在進入公司，後面還有數十億美元的進帳，他著手組織了一流的律師團隊，準備為公司攻城掠地。在賓沙林鎮的那場聽證會上，格林伍德議員詢問烏德爾，普度公司是否會考慮捐獻出「部分的公司獲利，用於幫助那些對你們公司產品成癮的人恢復健康」。這並不是一個無理的問題，特別是考慮到薩克勒家族精心建立了樂善好施的響亮慈善聲譽。

但烏德爾並不喜歡這個提議。「那些最終去了治療中心的人需要幫助，」他承認。但他強調這與普度製藥毫無關連，公司沒有義務要幫助這些人。他們早在服用疼始康定之前就把自己的人生搞砸了，他指出，「這個社會體系早就無法幫助這些人。」

這是他們不斷重複的一致託詞。「幾乎所有報告案例都和那些濫用藥物的人有關，而與那些有正當醫療需求的病患無關，」保羅．戈登海姆在參議員面前作證時說，「雖然在此議題上，各方的聲音都很重要，但我們必須特別用心傾聽那些病患的聲音，沒有了像疼始康定這樣的藥物，他們就會深陷痛苦之中。」[19]這個口號始終堅定如一。「他們並不是藥物成癮者，」戈登海姆緩慢而嚴肅地說，「他們也不是罪犯。」

在那個夏天更早的時候，普度公司總部所在地康乃狄克州的檢察長理查．布魯門塔（Richard Blumenthal）寫了一封信給理查．薩克勒，他在信中對疼始康定相關成癮和濫用的問題表達關切，還指出普度公司所做的努力——防止竄改的處方箋以及對年輕人的教育——「未能解決藥物本身既有的重大風險。」[20]布魯門塔承認，的確有其他處方藥物也被濫用了，「但疼始康定的狀況不同。」它「藥效更強、更容易令人成癮、更廣泛被販售、更容易以非法手段取得且更廣為人知。」

全國各地的檢察官和原告律師都開始關注疼始康定所帶來的災情，以及仍流向普度公司的利潤，他們開始展開調查和法律訴訟。但霍華德．烏德爾與普度公司的律師團誓言要對抗這些控訴。「雖然我們相當欣賞您在執法行動上的領導能力，但我們希望您多少能認可我們的經驗，」烏德爾在給布魯門塔的信中，帶著高人一等的姿態寫道，[21]「關於什麼樣的策略能夠或不能夠成功解決這個問題，我們有相當豐富的經驗。」他輕蔑地斷言。然後又繼續將此爭議歸咎於媒體、原告的律師以及那些「聲稱對疼始康定成癮的人」。

普度公司的發言人羅賓．霍根在與這位康乃狄克州的檢察長交涉時，採取了一套截然不同的策略。起初布魯門塔質疑普度公司的行銷手段，而霍根打了通電話到他的辦公室，並留下語帶威脅的語音訊息，[22]他指出普度公司是「民主黨的重要支持者」，還說「真是遺憾你們民主黨的主要資助公司發生這種事」。霍根有著自視甚高的自信心，敢用語音訊息威脅一名州檢察長。他提醒布魯門塔選舉就快到了，然後語帶威脅地補充說，「我可以向你保證，你這麼做不會有任何好處。」

二〇〇二年，烏德爾宣布普度公司已經花了四千五百萬美元在處理這些官司。[23]普度公司讓眾人知道，烏德爾在打官司上擁有「無限的預算」；為了打贏官司，他被賦予絕對的自主權，而且可以不計任何代價。所有人都在日以繼夜地工作，每個夜晚和週末都要加班。烏德爾的策略就是不惜一切代價也要贏下官司。「我讀完了這些廢話，這些關於什麼『故意這樣』和『不小心那樣』的說法，」他氣急敗壞地說，「我們不會賠任何一毛錢在這些官司上，而且我們也不打算這麼做。」

面對烏德爾強硬的手段，許多訴訟被提出又撤回。[24]但其實有個隱憂是，這場爭論可能會遵循大菸商的訴訟模式，也就是各州和各郡會與民間原告律師合作，對該產業提出訴訟案。薩克勒家族一直自豪負擔得起頂級的法律服務。而烏德爾也建立起一個強大的法律部門，在史丹福的辦公室就有十八名公司內部的律師，他還聘請了幾間外部的律師事務所來協助，其中一些還是曾打過菸草訴訟案的老手。他還找了訴訟地律師，一旦有新的訴訟案在其他司法轄區中成立，普度就聘用當地最好的律師來替他們打官司。不久之後，烏德爾每個月就花三百萬美元在這些訴訟案上，但這錢花得很值得。

律師就和醫生一樣，喜歡告訴自己，他們宣誓遵循規則，他們是不會受到任何不當影響的專業人士。烏德爾自己也喜歡對職業操守的重要性說教一番，但他也承認，在現實中來自權謀手段的微妙壓力，很可能會嚴重影響到法律的實踐，[25]而如果他的委託人擁有能買到這種影響力的錢，那就足以令官司對他有利。在華盛頓，烏德爾聘請了前司法部副部長艾瑞克・霍德（Eric Holder），當時他是柯文頓與柏靈（Covington & Burling）律師事務所的合夥人。

在紐約，他聘請了前美國聯邦檢察官瑪麗・喬・懷特。如果要向現任的檢察官求助，那派一位他們認可的人、一位曾經待在同個位置上的人、一位他們認識的人，或是一位他們景仰的人，這樣或許很有幫助。就如同當時羅賓・霍根所說，「我們經常必須得在權力關係中不擇手段，才能夠得勝。」[26]

魯道夫・朱利安尼（Rudolph Giuliani）剛卸任紐約市長不久就開始當顧問，而普度公司就是他的第一批客戶之一。朱利安尼進入私部門時，希望能快速地賺大錢。二〇〇一年，他的淨資產有一百萬美元，而五年後，他申報了一千七百萬美元的收入和大約五千萬美元的資產。[27]當時普度公司正努力將疼始康定的濫用問題歸結於執法問題，與藥物本身或其行銷方式無關。對普度公司來說，這位曾帶領紐約市挺過九一一事件餘波的前檢察官，正是解決問題的理想人選。麥可・佛里曼認為朱利安尼是「夠格」來幫助公司的「不二人選」。[28]「政府官員知道朱利安尼在替普度公司提供諮詢，也會感到更放心，」烏德爾指出。[29]他堅稱，朱利安尼「不會接受一間他認為行為不當的公司的委託」。[30]

有時普度公司運用手上的資源，不只是招募了好幾位人脈很廣的前檢察官，還請來了一直在調查公司的那些檢察官。[31]早在二〇〇一年，負責肯塔基州東部的美國聯邦檢察官喬・法穆拉羅（Joe Famularo），就將疼始康定稱作一場在他州內肆虐的「蝗災」。同年過了一段時間後，他開始無償擔任普度公司的「顧問」，但普度仍支付研討會的演講費用給他。幾經思考後，法穆拉羅宣稱他並不認為疼始康定是一場蝗災，反而是「一款優良的產品」。同年，緬因州的檢察官傑・麥克洛斯基卸任了，他是首位對疼始康定提出警告的官員，而他也開始受雇於普度公司擔任顧問。某種程度上，這和前美國食品藥物管理局審查員柯蒂斯・萊特的情況相同：這些政府官員的工作職責本來是要監管普度公司並追究其應負的責任，但最終他們都受到普度公司新職缺的誘惑。麥克洛斯基日後說，當他開始「瞭解公司的企業文化」，他被普度公司高層「所展現出的那份投入公益的決心深深打動」。[32]

薩克勒家族對於自己培養政界人脈的能力相當自豪，「我們幾乎能在七十二小時內找到我們想要對談的參議員或眾議員通電話。」理查於二〇〇一年吹噓道。[33]然而，普度公司提出一個極具說服力的論點是，他們並不是一意孤行的大企業，也不會受自私的慾望所驅使，持續透過危險的藥物來攫取數十億美元的收益。相反地，普度公司的出發動機完全來自於一份誠摯且真正無私的責任——幫助受慢性疼痛之苦的病患。早在約二十年前，理查投身參與於多倫多舉辦的疼痛研討會時，普度公司就已推廣疼痛照護是未來趨勢的概念。的確有數十萬、甚至數百萬病患的疼痛透過疼始康定和其他鴉片類藥物而得到舒緩，現在他們擔心如果政府對這藥物實施任何形式的控管，他們或許會失去了緩解疼痛的方法。烏德爾、佛里曼和戈登海姆總是強調，討論的重點應該放在疼痛患者的「聲音」，而不應該被一群做事不經思考的毒蟲混淆焦點。

然而，如果疼痛患者群體表達了眾多美國國民的基本醫療擔憂，普度公司也確實準備好以一種顯然是在利用這份擔憂的方式，來爭取這一群人的支持。與疼痛之王羅素・波特諾伊合作過的凱瑟琳・佛莉醫生，曾是推動廣泛使用鴉片類藥物的旗手，她在二〇〇一年寫信給理查・薩克勒，向他保證現在普度公司收到的批評都是「廢話」。[34]她建議他不要「浪費太多時間處理這些反對聲音」。她還告訴理查，她一直在考慮「一個將整個製藥業團結起來的替代策略」，或至少團結所有販賣止痛藥的公司。佛莉建議，他們需要做的是「團結發聲」。但還有「一段你們必須走過的鋼索，」她提醒理查，「因為你們是一間藥廠，如果支持聲音是來自普度外部，那效果會更好。」

諸多新團體開始積極主張自身立場，它們名義上都是獨立的倡議團體，代表佛莉口中那些「疼痛社群」患者的權益，包括美國疼痛基金會、美國疼痛醫學會（the American Academy of Pain Medicine）和疼痛照護論壇（the Pain Care Forum）。[35]疼痛照護論壇是由一些藥廠、商業團體和幾十個非營利倡議團體組成的鬆散聯盟，而且由一個名叫伯特・羅森（Burt Rosen）的人創立並管理，他在華盛頓特區工作，也恰巧是普度公司的全職說客和政府關係主管。[36]這是在化石燃料產業先行採用、效果也非常好的策略——資助那些看似由基層群眾組成的組織，但其實這些組織內部充斥著企業的資金；它們有時也被稱作「偽草根」（astroturf）組織。這些組織產出研究報告，並遊說各機構和立法者。實際上這意味著一旦當局有可能考慮採取任何具體措施，來控管疼始康定不斷擴大的銷售範圍時，普度公司就不僅能將這樣的可能視為公司潛在的挫敗，而且等同於攻擊長期受疼痛所苦的社群。美國緝毒局討論要限縮普度公司能取得的合法羥二氫可待因酮額度時，「我們正處於一場真正的戰爭之中，」理查．薩克勒宣稱，「這很顯然是對疼痛運動的一次打擊，沒有其他可能的解釋。」[37]

理查告訴保羅．戈登海姆，他的策略是要「讓這些組織和我們公司連結得更緊密」，緊密到普度的產品「與疼痛運動的發展方向密不可分」。[38]對外普度公司嘴上會說這些團體都是獨立運作的，但私底下就不演了，關於這些組織的董事會成員，以及組織整體行動方向都應該由背後的企業金主來決定，普度高層對此都直言不諱。「如果他們想要拿到我們的錢（老實說，他們沒有來自業內資助的錢，根本就撐不下去），就得接受他們董事會中的『業界』代表，」羅賓．霍根在一封內部電子郵件中指出，「我不認為他們在自主運作的情況下，還妄想能得到巨額贊助款項。」[39]美國參議院最終發表了一份報告，內容是關於這些疼痛組織的創立和影響力，還詳細說明了它們以什麼方式成為製藥業的「台前傀儡」。[40]該報告的結論是，雖然許多公司都生產鴉片類止痛藥，但普度製藥是這些「第三方倡議團體」單一的最大資助者。

為了扭轉媒體報導的風向，烏德爾還雇用了艾瑞克．戴森豪爾（Eric Dezenhall），他是外部的一位公關專家，從操弄政治的人變成「危機管理」雇傭兵的他學習到一套暗黑兵法，能夠抹除不利的負面媒體報導，並將之「替換成」有利的正面報導。戴森豪爾是出了名地不會透露其客戶資訊，他更喜歡在幕後工作，而且做事不會留下任何痕跡。然而，根據《彭博商業週刊》（*BusinessWeek*）的一篇報導，[41]在此期間戴森豪爾手上的另一個客戶是埃克森美孚（ExxonMobil），而他的服務包括策劃一場在國會山莊支持埃克森的遊行，那場遊行中有數十名示威抗議人士揮舞著牌子，上面的標語寫著「停止全球抱怨」（global whining）和「支持資本主義」（capitalism rocks）。

「我們為普度公司工作的頭一個月忙得不可開交。」戴森豪爾在二〇〇一年末寫給霍華德．烏德爾的信中寫道。他特別自豪的是，他設法在《紐約郵報》（*New York Post*）安排一個意見專欄，[42]用來指責「鄉村地區的藥物濫用者」和「自由派人士」在疼始康定的議題上捏造虛假的爭議。文章在報上發表後，戴森豪爾就把文章寄給烏德爾、霍根和佛里曼，並保證他能扭轉不利的報導風向。「相反版本的報導要來了。」他寫道。[43]

戴森豪爾和一位名為莎莉．薩特爾（Sally Satel）的精神科醫生密切合作，[44]她是美國企業研究院（American Enterprise Institute，一個保守的智庫）的一員。薩特爾在《紐約時報》的健康版上發表了一篇文章，她在文中主張對鴉片類藥物的狂熱反對情緒使得美國的醫生害怕開立病患所亟需的疼痛藥物處方。「當你撕下一個止痛藥成癮者的偽裝時，」薩特爾寫道，「你通常會看到一個老練的藥物濫用者，以及他過去那豐富的成癮史，包含藥物、酒精、海洛因和古柯鹼。」在這篇文章中，她還引述一個不具名同事的話，以及《分析毒理學期刊》（*Journal of Analytical Toxicology*）的一項研究。但她並未提及這位同事其實就在為普度工作；未提及這項研究是普度公司資助並由普度的員工撰寫；未提及她事先將這篇文章的副本給一位普度公司高層看過（他很喜歡這篇文章）；也未提及普度公司每年捐贈五萬美元給她所屬的美國企業研究院。

在戴森豪爾交給烏德爾的進度報告中，也提到了他正在與「一些調查資源」合作，特別是與一間名為克羅爾（Kroll）的公司合作，處理「該計畫的訴訟層面問題」。[45]克羅爾是一間成立於一九七〇年代的私家調查公司，後來轉型成一間鮮為人知的國際公司，專為高端客戶提供「企業情報」。[46]這時，每個月都有十幾起對普度公司提出的新訴訟案，而烏德爾相信預先阻止這些案子的不二法門，就是嚴重打擊所有膽敢發起訴訟的人。[47]他警告那些可能要提出訴訟的大膽律師，他「在每一起案件和每一個司法轄區中」都絕不會放過他們。一般情況下，當原告的律師起訴一間上市公司時，他們會握有一個「把柄」，烏德爾解釋，這讓他們能夠「持續施加壓力」，煽動媒體的憤慨情緒到足以影響上市公司股價的程度。這通常也意味著，對一間上市公司來說，解決一樁訴訟要付出的成本遠比打贏訴訟還低，這也就創造了強大的和解動機。但烏德爾洋洋得意地表示普度公司並不是一間上市公司，普度由薩克勒家族擁有，而他們顯然沒有被針對他們產品的負面報導所動搖，所以「這種手法對普度公司起不了效用」。[48]

普度公司對於這般鬥士的姿態感到相當自豪。二〇〇三年，烏德爾以「六十五比零」為標題發布了一份新聞稿，大肆宣揚讚頌普度公司在鴉片類藥物死亡和成癮相關案件上的訴訟結果統計，彷彿那是某間高中籃球隊的戰績一樣。「這些撤銷的訴訟大大加深了我們挺身奮力且徹底抵抗這些案件的決心。」他表示。[49]

對於像烏德爾這樣一個善於防守再伺機反擊的人來說，克羅爾公司私家偵探的幫助大有助益。就像普度公司找出瑪莎・韋斯特的病歷紀錄那樣，對於任何試圖追究普度公司責任的人，他們都竭盡全力挖掘對方的醜聞汙點。二〇〇二年，一位名叫凱倫・懷特（Karen White）的前業務代表在佛羅里達州對普度公司提出訴訟，聲稱她在拒絕參與有法律疑慮的疼始康定行銷行動後，就被非法解雇了。[50]普度公司嚴正否認了她的指控，並反駁懷特被解雇的真正原因是她的「銷售額度」沒有達標。

銷售額度正巧是懷特這起訴訟的重點，當案件進入審判階段，懷特的律師告訴陪審團，在她拒絕拜訪兩名她認為在經營非法藥物診所的醫生後，普度公司便對她展開報復手段。[51]其中一名醫生因為有個護理師在他的診所非法開立處方，而放棄了開立麻醉藥品處方的聯邦執照。另一位醫生則是在被控告以藥物換取性行為後，失去了他的執照。然而，根據懷特的說法，她向她在普度的主管訴說這些醫生的行為後，那位主管還說她應該繼續登門拜訪，就因為他們還有可能開立高劑量的疼始康定處方箋。在這起訴訟案中，懷特堅稱她對向醫生施壓以開出「極大量」疼始康定的公司要求猶豫再三，「我們應該去拜訪……那些不當開立麻醉藥品的醫生。」她在一份證詞中解釋，因為這些醫生正是能讓業務代表成為鑽石級業務的關鍵。[52]「如果有普度公司的業務代表知道了……有個醫生在不當開立處方箋並經營非法藥物診所，很多時候他們不會向公司舉發這些醫生，因為他們可以利用這些醫生賺進大把鈔票。」

據懷特所說，普度製藥整個企業是由一個一致的銷售目標所驅動。「普度公司的一切都與錢有關，」她說，「去賣疼始康定，就這樣。」[53]

有一次懷特在做庭外採證時，她正在談論她業務工作的相關工作規範，這時有位普度公司的律師突然話鋒一轉問道，「女士，妳是否曾經服用非法藥物呢？」[54]

這個問題殺得懷特措手不及。「我有沒有怎樣過？」她問道。

「服用非法藥物。」

「沒有。」懷特回應。

「這輩子從來沒有？」

「沒有。」她重複道。

「有沒有用過安非他命？」

「沒有。」

「有沒有用過一種叫做快克（crank）的東西？」

「沒有，」她說，然後補充說，「至少我不記得有過。」

「所以今天妳的證詞是，妳從未用過藥，」那名律師說，「沒錯吧？」

懷特的語氣已經變了調。「我並不記得我有沒有用過藥，」她說。接著她澄清，「或許我曾在大學時期用過。」

普度公司一直在調查凱倫·懷特的過去。「妳是否記得曾在大學時服用過又被稱為快克的快速丸（speed）？」

那名律師問道。

「是的。」懷特說。

「快速丸是非法的，對吧？」

「沒錯。」

「妳可以向我描述那種藥嗎？」那名律師追問，「它是藥丸狀的嗎？」

「我想它是藥丸狀的沒錯。」懷特表示。

當這起案件進入審判程序時，懷特的律師提出一項動議，要求排除這份年少輕狂時輕率行為的證據，因為普度公司可能會利用這來試圖讓她作為證人的身分受到懷疑。[55]然而，這正是霍華德．烏德爾的一貫手法，就如同對瑪莎．韋斯特採取的手段，對於那些對公司行徑提出正當質疑的人，普度公司試圖將他們抹黑成不可靠且不可信任的藥物濫用者。

凱倫．懷特沒有向普度公司索取任何形式的高額鉅款，她要的只是十三萬八千美元的薪資和福利損失，[56]與普度公司為了打場官司而付給律師和調查人員的錢比起來，這只是一筆微不足道的小錢。在法庭上，一支一流的律師團隊就坐在普度公司的桌子後方，而另一邊的桌子只有懷特和一名孤立無援的律師。「這個行銷制度腐敗，」那名律師告訴法庭，「它已經被金錢腐化、被貪慾腐化，但這位女士拒絕隨之沉淪。」然而，最終陪審團站在普度的一方。

「當時我肯定是處於弱勢。」懷特後來說。[57]但她並沒有做錯。在那場訴訟案中，最後她確切點出了十三個她在普度工作時就已懷疑的醫生，其中十一人最終都因不負責任地開立處方而被逮捕或是吊銷執照了。[58]

薩克勒家族和普度公司在應對媒體的嚴格審查時，也採取同樣強硬的態度。羅賓．霍根負責管理公司對這場危機的公關回應，他應對記者時就採取相當明確的敵視態度，並警告那些記者小心處理他們的報導，因為「我們會好好看著」。[59]二〇〇三年十月，《奧蘭多前哨報》（*The Orlando Sentinel*）發表了一系列重要報導，〈備受熱議的疼始康定：止痛藥留下的死亡痕跡〉是關於疼始康定及其引發的不滿情緒，撰寫該系列報導的《前哨報》調查記者多莉絲·布拉茲沃思（Doris Bloodsworth）表示，並非所有服用過量疼始康定的人都是普度所聲稱的「濫用」慣犯。相反地，她的報導指出一些「意外成癮」的例子，也就是患者完全按照醫生處方指示服用藥物，卻還是成癮了。

布拉茲沃思花了九個月撰寫一系列報導，當她試圖從傳喚普度公司的州調查員那裡獲取普度的行銷計畫時，普度公司出庭阻止他們洩露任何資訊，聲稱那些計畫有「商業機密」。[60]系列報導登上版面時，看起來是那種能夠重擊普度公司的報導。布拉茲沃思關注的重點是普度公司辯詞的核心主張，也就是從醫生那裡取得疼始康定處方的病患，是否只要遵循藥囑服用藥物，就不會發生成癮的狀況。她覺得這論點並不可信。

而普度公司則讓他們的危機顧問艾瑞克·戴森豪爾負責處理這件事。戴森豪爾為他客戶提供的其中一項服務是，仔細審視檢查所有反對立場的媒體報導。[61]就如他所指出，這是因為即使再優秀的記者偶爾也會有「馬虎」的時候。戴森豪爾和他同事開始調查後就發現，布拉茲沃思的報導有機可乘。她文章中兩位被描述成「意外」成癮的人，其實過去就有藥物濫用的歷史。[62]細探布拉茲沃思提供的服藥過量死亡人數統計資料後發現，雖然許多服藥過量死者的體內有疼始康定，但往往也還有其他種類的藥物存在，為何要特別挑疼始康定出來說呢？烏德爾討論要對《前哨報》提出誹謗訴訟，[63]也指出他手上這件案子「幾乎是鐵錚錚的真實惡意行為」。最後，普度爭取到該報大規模撤回報導。[64]

想當然耳，《前哨報》這一系列報導的核心論旨是事實：疼痛病患的確對疼始康定成癮了，在其中一些案例中，他們還服藥過量而死了。然而，布拉茲沃思論述中的瑕疵漏洞，[65]為對普度公司唯命是從的公關部門提供了他們所需的反擊彈藥，於是他們反過來向她大力反擊。一位支持普度公司目標的記者在網路雜誌《石板》（*Slate*）上，寫了一篇關於意外成癮「迷思」的文章，指控布拉茲沃思散播不實資訊及煽動大眾的狂熱情緒，並且指出實際上死於疼始康定的那些人「就只是單純的毒蟲」。[66]布拉茲沃思最終辭了那份報社的工作，並徹底退出新聞界。

普度公司一位發言人表示，有機會「釐清真相」，公司感到相當滿意。[67]

普度公司另一個要對付的目標是巴瑞・邁爾，他一直在為《紐約時報》寫些關於普度公司的報導文章，而且他的報導頗具殺傷力。到了二〇〇一年底，他決定將他寫的文章集結成冊出一本書。有一次，他搭火車去史丹福，在普度公司的辦公室裡與佛里曼、戈登海姆和烏德爾會面，這三人都表現得熱情友好，但又給人一種刻意營造的輕鬆感。「直到二〇〇〇年初，我們才意識到有個問題。」佛里曼告訴他。[68]針對美施康定的問題，戈登海姆表示，「我沒聽說任何有關成癮者尋找這種藥物來使用的消息。」邁爾對當時普度公司仍在積極實施的一項計畫頗感興趣，該計畫是發送「入門」禮券給病患，讓他們能免費換取一個月份量的疼始康定。

「現在我們身處一個不一樣的時代，」邁爾表示，「全國上下都知道疼始康定如何被濫用了。」想通了這點，他就納悶，「為何你們還想要繼續發送免費的試用藥品呢？」

「我們公司投身的事務是教導醫生如何治療疼痛及如何使用我們的產品，」佛里曼說，「而且我們覺得我們應該要勝任這件事。」

當邁爾開始寫他的書時，烏德爾在書出版之前寫了一封用詞嚴厲的信給他，建議他在交稿給出版社之前先將手稿交給普度公司，這樣烏德爾就能先看過。[69]當邁爾拒絕這項提議後，烏德爾就直接寫信給羅代爾（Rodale）出版社（替邁爾出書的出版社）的總裁，表示他「嚴正關切」該書作者的偏見，並再次要求審查這本書。「我們兩間公司和創建公司的兩間家族，長久以來都非常認真工作，才獲得了當之無愧的良好聲譽，」烏德爾語帶威脅意味寫道，「如果這本書沒有經過仔細審查，並確保書中內容正確無誤就出版的話，我們兩間公司都會受到嚴重傷害。」[70]

由邁爾和其他記者撰稿的疼始康定相關報導幾乎從未提及薩克勒家族，但這並不表示薩克勒家族完全不擔憂這些報導的影響。或許大眾不會將薩克勒之名與疼始康定連在一起，但薩克勒家族的友人和熟人讀到這些負面新聞時，他們都清楚知道是誰在經營這間備受討論的公司。「理查，撐下去，」一位名叫傑．韋勞佛（Jay Wettlaufer）的友人在二〇〇一年讀到一篇負面的新聞報導後，於是寄電子郵件給他，「只要別忘了你是個心懷善意的偉大人物就好，沒有任何記者或律師能否定你這點。」[71]

「感謝你的支持，」理查在某個星期六的午夜回信寫道，「這種誹謗說法真是狗屁不通。」[72]

隔天，理查又繼續寫道，「我想試著用一種說法說服你。我相信媒體已經惡劣地將藥物濫用者當作受害者，而不是加害者。」對認識理查的人來說，或許現在這一再重複的說詞已經變得有點令人厭煩了，但韋勞佛仍挺身當個富有同情心的傾聽者，「這些人是罪犯，」理查繼續寫道，「為什麼他們有資格得到我們的同情？」[73]

「我不相信大多數藥物濫用者都是窮凶惡極的罪犯，」韋勞佛回應道，「而且我很確定你沒那麼生氣時，也不會這麼想。」[74]那些人過的生活「遠比我們還要不容易」，韋勞佛指出，「他們值得同情。」儘管如此，他向理查保證，「你沒—有—做—錯—任—何—事，這才是最重要的……深呼吸，理查，你會帶著絲毫無損的仁慈挺過這難關的，在最後的時刻，這就會是你所擁有的一切。」

理查從未在爭論中讓步，尤其是在這場爭論中，他還想再爭論一輪。「我明白你說的話，但我們並不認同，」他寫道，「濫用者也知道他們的不當行為是嚴重的罪行，但他們還是做了，完全不顧自己對於社會、家庭和自身的責任。」[75]

此時，韋勞佛也開始對他這位朋友失去耐心了。「住在市中心貧民區和肯塔基州偏遠地區的窮困人民，幾乎都沒有餘裕思考他們『對社會的責任』，他們每天都拚命活著。」他寫道。[76]他們的「犯罪動機」並不是「受到貪婪或仇恨所驅使，而是被一股強大的癮頭給推動。我敢賭上一切保證，絕大多數的藥物濫用者並不希望落入成癮的狀況」。

「別做那樣的保證。」理查回應道。他宣稱成癮者就是想要成癮，「他們一而再、再而三地讓自己成癮。」[77]

對理查如此聰明的人來說，他在情感面和認知面上都能保持脫離現實的狀態到驚人的程度。二〇〇二年，理查的另一位麻醉科醫師友人聯繫上他，對方告訴理查，現在在他女兒就讀的昂貴私立學校中，疼始康定被當成「一種高級的毒品，有點像是海洛因」。[78]那位麻醉科醫師說，「我不想這樣講，但你可能成為新千禧年的帕布洛・艾斯科巴（Pablo Escobar）[i]。」

理查不是薩克勒家族中唯一一個認為沒有什麼好道歉，也沒有什麼需要改正的人。薩克勒家族中對立的兩派（A派和B派）經常為了取得共識而大力爭論，但他們在這點上想法一致。這是一種集體的否認，不僅存在於家族上下，也充斥於公司內部。普度公司的高階主管羅伯特・雷德曾負責監督疼始康定的食品藥物管理局銷售申請程序，他有次寄了一封電子郵件給其他高階主管，告訴他們銀山醫院（Silver Hill Hospital）的狀況，[79]銀山醫院是位於康乃狄克州的一間精神科醫院，專攻物質濫用疾患的治療，也離普度公司的總部很近。雷德建議普度公司或許應該派人加入該院的董事會，這是一招巧妙的公關手法，展現普度公司雖大力抨擊那些在對抗藥癮的人，但並不表示薩克勒家族或普度公司完全沒有同情心。雷德詢問道，有興趣試試嗎？

「雖然我認為那是個很棒的機構，但現在我手上還有很多事要做。」麥可・佛里曼回應道。

接著霍華德・烏德爾也用一模一樣的一段話回應：「雖然我認為那是個很棒的機構，但現在我手上還有很多事情要做。」

「我也是。」保羅・戈登海姆寫道。

雷德發現沒有人對此感興趣，他直接向凱西・薩克勒求助，「凱西，你希望公司有人加入銀山醫院的董事會嗎？」

「羅伯特，」她回應道，「除非對我們公司有所助益。」

二〇〇三年秋天，巴瑞・邁爾出版了他的書——《疼痛殺手：一種「神」藥的成癮與死亡之路》（*Pain Killer: A "Wonder" Drug's Trail of Addiction and Death*）。這本書是一部具開創性的新聞作品，也是對疼始康定的影響與普度公司的罪責所做的殘酷評判。「就麻醉劑的火力來說，疼始康定可說是核武等級。」邁爾寫道。[80]普度公司的高階主管「似乎無法或不願意採取大動作，直到事態或負面關注逼得他們不得不採取行動之後，他們才慢慢開始動作。」[81]然而，到了那時，就「為時已晚了」，他寫道。這款藥品已經引發「一場大災難」。

邁爾的書問世時，碰巧他所屬的報社也正面臨創社一百五十二年以來極大的挑戰之一。[82]《紐約時報》發現，一位名叫傑森・布萊爾（Jayson Blair）的年輕記者一直在偷偷違反所有新聞界的職業規範：布萊爾捏造了一些人物和語錄，他謊稱去了一些自己根本沒去過的地方，還剽竊他人的報導。這對報社來說是一項巨大的醜聞，也促使他們在制度層面上進行深刻的自我反省。這是個挺有趣的公司文化對比。普度製藥從不承認錯誤，更別說負荊請罪了。然而，《紐約時報》並未掩蓋布萊爾的罪過，也沒有把這件事推成一隻害群之馬惹出的獨立罪行，他們突然開始擔憂報社的存亡，進而影響到了社內的核心群體，於是兩位《紐約時報》的主編請辭了，[83]其中一人認為這整段經歷就像是「踩到地雷」。[84]

一夕之間，原本久負盛名的《紐約時報》就與「不可靠」畫上等號，淪為深夜電視節目的笑柄。在之後《紐約時報》的自我反省期間，他們召集了一個由二十五位記者組成的委員會，就報社該如何確保未來不會再發生類似事件，編列整理出一連串的建議。其中一項建議是，由發行人指派一位新聞公評人作為內部的仲裁者，負責把關並制止記者和編輯的狂熱衝動。二〇〇三年十月，該報社委派一位名為丹尼爾・奧克倫特（Daniel Okrent）的資深記者擔任首位「公共編輯」。[85]

奧克倫特並不是新聞圈的人，他來自雜誌界。但他的工作正如他所說的，是嚴格檢查《紐約時報》的報導文章，並釐清文章「是否誠實面對讀者」。[86]

巴瑞・邁爾在撰寫《疼痛殺手》的那幾個月裡，他都沒有在報上刊載有關疼始康定的文章。然而，電台主持人拉什・林博（Rush Limbaugh）在二〇〇三年秋季承認，他對疼始康定和其他止痛藥物成癮了，這些藥物本來是開給他治療背部疼痛用的，之後邁爾就寫了一篇關於此事件的文章。[87]隨著那本書完稿與出版，他似乎又回歸到原來的工作上。

普度公司的高層對此感到擔憂，多年來他們一直控訴邁爾及他對疼始康定的報導，咬定他利用「聳人聽聞且扭曲事實的報導」來抹黑普度公司。[88]二〇〇一年烏德爾就試圖越過邁爾，直接找他的上級，他帶著一小群普度公司的主管到《紐約時報》新聞編輯室，向邁爾的老闆申訴。然而，令烏德爾大失所望的是，《紐約時報》的編輯都很支持他們的記者。該報「根本不把我們當一回事」，一名烏德爾的同事抱怨道。而邁爾也未放棄這個報導。

現在，隨著《紐約時報》的氣勢低落，而且奧克倫特正在為扮演好他的新角色而尋找炮灰，烏德爾和他的緊急委員會便看到這個機會，他們直接向奧克倫特提出申訴，[89]預約時間與他開會，擠進他那位於《紐約時報》總部十五樓的狹小辦公室。他們主張，因為現在巴瑞・邁爾出版了一本以普度公司和疼始康定為主題的書，所以他不應該被允許繼續寫關於相同主題的新聞文章，否則就會產生利益衝突。烏德爾主張，其實所有邁爾刊登在報上的文章都只是在為他的書打廣告。

這是個似是而非的論點——是那種當你沒有其他論點可以提出來時，才會提出的論點。但我們有理由相信，如果普度公司能讓邁爾無法繼續寫這些報導，或許事態的發展會對公司而言更加有利。《紐約時報》內部並沒有一個大型團隊負責貶斥疼始康定的深入調查報導，就只有邁爾一人。如果普度公司能夠把他趕走，就可讓他們獲得更大的自主權。

烏德爾堅稱，[90]《疼痛殺手》的出版代表一個大錯特錯的矛盾衝突。[91]他引用了該報社的書面守則：「員工絕對不能讓人產生他們可能透過新聞報導獲得經濟利益的印象。」並要求邁爾不可再報導這個主題。會議結束後，奧克倫特交給邁爾一份他報導的問題清單，而邁爾相當氣憤，在他看來，顯然是布萊爾醜聞事件的影響對《紐約時報》產生了陰影，讓他們感到畏手畏腳，而普度公司便不擇手段地利用這一點。

邁爾在收到奧克倫特的問題清單不久後，就被叫到《紐約時報》高層編輯艾爾・席格（Al Siegal）的辦公室，討論他在撰寫止痛藥報導的同時，市面上也有一本相同主題的書，這樣的狀況是否妥當。邁爾大聲說這當然沒有任何問題。他非常瞭解這個主題！也對此報導瞭若指掌！他有相關的專業知識！他有消息來源！而且他也沒有在寫拉什・林博的那篇報導文章中無謂地提及他自己的書，他甚至是在第十一段才初次提及普度公司。「這令我相當挫敗，」數年後邁爾回憶道，「我覺得很不公平。」[92]

奧克倫特發表了一篇題為〈在堅守原則的情況下還是可能會出問題〉的專欄文章，文中提到他發現邁爾的報導「大致上都是正確且公正的」，但他認為確實有利益衝突的狀況。奧克倫特承認，或許有些人會認為普度公司「小題大作」，但他的結論是，「哪怕是極其輕微的衝突跡象都得被消除掉」，報紙的「聲譽」才能得到最大的保障。

「你不能再繼續寫鴉片類藥物的相關報導了。」艾爾・席格告訴邁爾。《紐約時報》決定停止他的系列報導。過了很久之後，奧克倫特指出，在他寫與普度公司相關的專欄文章時，他也才初任《紐約時報》這個新職位不久，並承認在那之後的幾年間他經常在想，「我是不是做了錯誤的決定。」邁爾非常生氣——「簡直是氣瘋了。」奧克倫特表示。邁爾認為奧克倫特被「耍得團團轉」，而且《紐約時報》的高層也因為擔心報紙的聲譽受損而畏手畏腳，讓他們被使用強硬手段威逼他們的無賴公司給控制了。[93]普度公司參與了令人震驚的不當行為，邁爾認為這些不當行為幾乎等同於犯罪。這兩年來，烏德爾和其他薩克勒家族的爪牙不斷試圖壓制他，阻止他報導普度公司的所作所為，不讓他揭露真相。現在看來，他們終究還是得逞了。

i．譯註：帕布洛·艾斯科巴為哥倫比亞知名的毒梟，也是拉丁美洲跨國毒品集團麥德林集團的創始人和領導者。他靠生產並向美國境內走私古柯鹼賺取巨額財富，在極盛時期壟斷了八成的美國古柯鹼走私量。

第二十章　替死鬼

約翰．布朗利（John Brownlee）是個有政治抱負的年輕檢察官，[1]他在維吉尼亞州長大，父親是曾在越南服役的步兵軍官。布朗利在威廉與瑪麗學院學院（College of William & Mary）讀法學院，並在軍中服役四年。二〇〇一年九月十一日的幾週前，小布希（George W. Bush）任命他為維吉尼亞州西部司法轄區的美國聯邦檢察官，這是一份很好的工作。但當時認識布朗利的人卻說，他只把這份工作當作一塊敲門磚，他真正想要的是躋身共和黨高位，競選州檢察長。然而，誰知道他的野心到底有多大呢？或許他的目標是州長？參議員？

布朗利上任之際，他所負責的州充斥著疼始康定的濫用。他到職不到一個月，他的辦公室就宣布一個毒品集團成員的認罪答辯。[2]這場疼始康定危機讓檢察官們忙得不可開交，似乎每兩週他們就會起訴醫生、毒販、藥劑師和搶劫藥局的搶匪。隨著這些案件愈發層出不窮，一個共同點浮現出來了——這款藥對社區產生如此巨大的影響力。布朗利想知道，幕後的黑手是誰？[3]這場麻煩的風暴幾乎是一夕之間席捲他的州，但它究竟是從哪來的？

他手下的人告訴他，答案是康乃狄克州。布朗利初上任美國聯邦檢察官的那幾個月，他起訴了當地一位名叫賽西爾．諾克斯（Cecil Knox）的醫生，原因是非法開立疼始康定。在某種程度上，這是一個典型的情況：一個幾乎不問病況的診所成為鴉片類止痛藥的大型經銷商。然而，布朗利的團隊深入調查諾克斯後，他們發現他還兼職當講者賺錢。「我們知道他發表了一些宣傳演講，」布朗利在一場記者會上表示，「為普度公司宣傳。」[4]

布朗利喜歡開記者會。事實上，他就是霍華德．烏德爾喜歡譏笑的那種人，他認為他們是「帶有政治抱負又過於一頭熱的檢察官」。布朗利顯然很享受宣布起訴書和認罪答辯所帶來的關注。當布朗利在州內移動時，會在汽車的後車廂裡放置一個可折疊的攜帶式講台，以便他隨時向媒體發表即席演講，此舉有點滑稽可笑。

與此同時，布朗利手下兩名檢察官藍迪・拉姆賽爾（Randy Ramseyer）和瑞克・蒙卡索（Rick Mountcastle），以藍嶺山脈（Blue Ridge Mountains）阿賓頓（Abingdon）小鎮上一個外勤辦公室為工作據點，展開了針對普度公司的調查。[5]這起任務的人力與資源相當精實：他們的辦公室就設在一個小小的鄰街店面裡，旁邊是開在商店街裡的一間牙醫診所。但負責任務的是兩位個性強硬且經驗老到的聯邦檢察官，他們在此親眼目睹了疼始康定為社區帶來的苦痛。

所有的檢察官都受到道德準則與慾望的驅使。對一些檢察官而言，追尋正義是最重要的準則；對另一些檢察官而言，最重要的是獲得關注。但一想到能參與重量級任務，所有的檢察官都有滿滿的幹勁。「當時我們坐著討論哪裡會有最轟動的新聞，」瑞克・蒙卡索回憶道，[6]「我們便決定來看看普度公司。」這家總部遠在康乃狄克州史丹福的家族企業藥廠，透過販售疼始康定一夕致富，看起來是個重要角色。確實也有些沒那麼好的藥廠，還有其他賣鴉片類藥物的藥廠。但普度似乎就是當時的罪魁禍首。處方藥濫用在阿帕拉契地區一直是個重大問題，然而，疼始康定的出現改變了整個環境。蒙卡索和拉姆賽爾不斷耳聞普度公司的業務代表有多麼積極且咄咄逼人，以及他們如何強硬迫使當地的藥劑師開處方。[7]小鎮上的藥劑師往往相當了解他手上的病患，知道誰有可能對大量的鴉片類止痛藥有正當的需求，也知道誰顯然沒有這樣的需求。什麼樣的商業模式會驅使普度公司的業務代表向當地的藥劑師施壓，讓他們一直為那些他們明知不應該拿藥的病患開藥？

當兩位檢察官向布朗利提及以普度為目標的想法時，布朗利立刻表示支持，並要他們「竭盡全力」去做。這次就不是民事問題，不是過去普度數次面對且成功勝訴的那種官司。這將會是一次刑事調查行動，檢察官的行動將從採證、訊問相關人士以及要求普度公司提供內部文件開始。

「如果我們什麼也沒找到？」拉姆賽爾說出內心的疑惑。

「至少我們嘗試過了。」蒙卡索說。

二〇〇二年十二月三日，身在阿賓頓的蒙卡索和拉姆賽爾向康乃狄克州發出傳票，要求普度製藥提供所有與疼始康定製造、行銷和經銷有關的公司紀錄。[8]當時蒙卡索已當律師二十年了，他曾在美國司法部任職，負責審理全國各地的案件。兩名在維吉尼亞州偏遠地區商店街的外地辦公室工作的檢察官，對一間巨頭公司提出新的刑事訴訟，蒙卡索完全不認為這有何不可。

但如果他們這麼做，就需要更大的辦公空間。在距離商店街大約一英里遠的高速公路另一側，有人建了一棟與周遭環境完全不相稱的現代化辦公大樓，這棟大樓在阿賓頓可謂極為奢華，蒙卡索還將之稱為「泰姬瑪哈陵」（Taj Mahal）。兩位檢察官在此設了一間辦公室，他們就能處理這起案子的工作。由於人手不足，他們還從其他單位借人來湊成一個團隊，包括一個來自州檢察長辦公室的聯邦醫療補助詐欺案調查專家、兩個來自食品藥物管理局的刑事調查員和一個來自國稅局的調查專員。[9]

如果普度被迫交出相關文件，蒙卡所認為該公司很可能使用一個行之有年的訴訟小技倆：把檢察官們埋葬於紙張中。[10]普度公司的律師會應傳票的要求，交出非常大量的文件，多到檢察官根本不可能全部看完。如果真的有讓公司看起來有罪的相關文件紀錄，那麼普度就會盡可能讓它們難以被發現。果不其然，裝滿文件的箱子陸續被送達「泰姬瑪哈陵」，都是由聯邦快遞（FedEx）的貨車送來，一箱接著一箱，數萬頁、數十萬頁，最終有數百萬頁的文件，根本就是一片紙張海。文件的量遠超一個人甚至是一群人，一輩子所能閱讀的量。有人拍了一張證據室的照片，可以看到大約一千個文件箱整整齊齊地排放在鐵架上，堆成九乘二十的文件箱堆。[11]

不過，調查團隊早已預見這項挑戰，於是他們以系統化的方式來應對。每當一份新文件被送來時，他們就會掃描它並將之輸入進資料庫中。隨著他們查閱普度公司的內部文件，並開始了解公司內部的運作情況後，調查團隊又發出更詳細的新傳票。最終，他們仔細搜查普度公司的機密紀錄，將目光瞄準在特定的範圍內，身在阿賓頓的檢察官前前後後向普度發出了近六百張不同的傳票。[12]

為了打這場官司，霍華德・烏德爾聘請了一位名叫霍華德・夏皮洛（Howard Shapiro）的王牌律師，他曾擔任聯邦調查局的首席法律顧問，而現在是威凱平和而德律師事務所（Wilmer Cutler Pickering Hale and Dorr）的合夥人。瑞克・蒙卡索在其職涯早期曾在美國聯邦政府內部工作，他對一種有時被稱作「旋轉門」的現象抱持質疑的態度。[13]在像是威凱律師事務所這樣的公司，許多合夥人都曾在美國司法部擔任要職，而司法部的許多高階政治官員也曾待過（而且可能希望未來某天再度回鍋）像威凱律師事務所這樣的地方。因此，這些私人律師事務所的高階合夥人與司法部的政府官員無可避免地相互熟識。在平日走進白宮附近的高級餐廳，或許偶爾就能看到司法部的官員在餐桌上與法庭上的敵人親近。蒙卡索可能對此現象耿耿於懷，他喜歡語帶諷刺地開玩笑，他自己只是個「來自鄉下無名小鎮的檢察官」。然而，如果說普度公司請到像霍華德・夏皮洛這樣的律師，蒙卡索就擔心普度可能不想在訴訟中取得上風並打贏官司，而是想透過聘請索價昂貴的律師來越過他，甚至越過他的上級約翰・布朗利，直接說服司法部的高層來解決這案子。

而這正是普度公司的作法。在檢察官發出傳票時，普度的辯護律師團隊就直接向司法部最有權力的其中一位官員尋求協助，也就是司法部副部長詹姆士・柯米（James Comey）。他們向柯米傳達的訊息很簡單：這些在阿賓頓的檢察官已偏離正確的方向，套用霍華德・夏皮洛的話來說，司法部必須要「管好維吉尼亞州西部司法轄區的這個檢察官辦公室」。[14]因此，柯米就命令約翰・布朗利到華盛頓開會。在會議開始之前，蒙卡索和藍迪・拉姆賽爾已先簡略地向布朗利彙報了狀況，詳細說明了他們至今所找到的證據，並闡述這是一次合法調查的理由。然後布朗利就驅車前往華盛頓。然而，當他踏入副部長的大辦公室時，柯米甚至根本不想看相關證據，他要求布朗利總結調查的大致結果。布朗利還得向柯米解釋這起案子是針對普度公司，也就是疼始康定的製造商，而不是做雞肉加工的寶雕農場（Perdue Farms），當時場面一度相當混亂。布朗利澄清了這一點後，柯米說，「你就回維吉尼亞州繼續你的案子吧。」[15]他並不需要聽完整的簡報。

這令人相當欣慰。維吉尼亞州的檢察官取得了柯米的信任與支持，他們在華盛頓時說這是柯米的「高空掩護」，於是他們又繼續進行工作了。瑞克．蒙卡索明白他們所面對的對手是一支律師團隊，就蒙卡索所知，夏皮洛手下或許有二十名律師在他的律師事務所做這個案子，因此蒙卡索會使些小技倆來讓他的對手保持警覺。[16]有時他會在星期天凌晨四點設個鬧鐘，然後起床、穿好衣服、走進辦公室，再發送一份傳真給普度公司的律師團隊。如此一來，當他們看到傳真上的時間標記時，肯定會以為在阿賓頓的這些檢察官也有一整個團隊，而且還日以繼夜地不停工作。

調查團隊除了收到數百萬頁的文件資料外，他們還進行了大約三百次訊問，[17]而他們發現的結果相當驚人。普度公司的領導層一直在向有關當局和大眾宣揚自家公司的說法，這也和他們向醫生兜售疼始康定一樣十分有效。霍華德．烏德爾的法律秘書瑪莎．韋斯特在被解雇之前注意到，烏德爾似乎對普度公司的文件保存和公司員工的書面聲明疑神疑鬼。[18]事實證明，烏德爾確實有充分的理由感到緊張。布朗利的調查團隊透過傳票，從普度公司那裡收集到電子郵件、備忘錄、會議紀錄和行銷計畫。除此之外，他們還得到像史蒂芬．梅這樣的業務代表所寫的訪談筆記，內容記錄他們與醫生或藥劑師的每一次互動。調查團隊在檢閱這些資料時發現，普度公司對於自身所作所為的主要描述與說法幾乎都並非事實。

普度公司的主管聲稱，公司沒理由事先預測疼始康定可能會被濫用，但這套說詞卻被他們自己的文件紀錄打臉。那些曾作證表示沒有任何跡象顯示美施康定被廣泛濫用的高階主管們，曾多次透過電子郵件討論此問題。「我還是中西部地區的主管時……我一直會收到來自各地這類關於美施康定的消息，」公司主管馬克．艾方索（Mark Alfonso）在二〇〇〇年六月的一封電子郵件中寫道。[19]「有些藥局甚至不會存備美施康定的貨，因為他們害怕會被搶劫。」（麥可．佛里曼轉發了這封電子郵件給霍華德．烏德爾並問道，「你想在電子郵件中看到這些內容？」）

普度公司應該能預見這款藥物被濫用的另一個原因是，普度自己的內部研究就顯示，疼始康定的療效並不如廣告宣傳的那麼好。[20]在普度一項針對骨關節炎患者的臨床研究中，七名受試者中有兩人回報，即使只是服用低劑量的藥品，一旦他們停止服用，就會出現戒斷症狀。然而，疼始康定最終版本的藥品說明書卻宣稱，服用六十毫克劑量以下藥品的病患可以「隨時停藥，也不會出現任何狀況」。[21]布朗利手下的檢察官也發現，銷售團隊被指示發送一篇文章，其內容聲稱停止服用低劑量的藥物並不會讓人出現戒斷症狀。

二〇〇一年巴瑞．邁爾採訪佛里曼、戈登海姆和烏德爾時，他們告訴他，當他們得知人們可能將疼始康定溶於水中再以靜脈注射的方式用藥時感到非常驚訝，他們未曾想過藥品有這種用法。[22]然而，正如檢察官所發現的，普度公司早已研究過此狀況，他們進行了所謂湯匙與注射實驗[i]，[23]以確認將一粒疼始康定藥丸溶解於液體中，一個人能攝取多少羥二氫可待因酮。這項研究發現，疼始康定藥丸內絕大部分的麻醉劑成分都能透過此方式獲得。（檢察官的調查結果指出，儘管如此，普度公司還是培訓銷售團隊，要這些業務代表告知醫生不能以注射的方式使用這款藥。[24]）

或許人們期待食品藥物管理局會對這些藥物危險保持警覺，但身在阿賓頓的調查團隊卻發現，普度公司與食品藥物管理局審查員柯蒂斯．萊特之間的關係呈現出令人擔憂的跡象。[25]檢察官的結論是，萊特與普度公司高層的往來「在本質上大多為非正式的」。布朗利的團隊找到了一封一九九五年三月的電子郵件，[26]信件內容顯示，負責監督食品藥物管理局核准申請程序的普度公司高階主管羅伯特．雷德，在藥品實際獲得核准前九個月就告知霍華德．烏德爾，萊特已經「確定」疼始康定會獲得核准。瑞克．蒙卡索開始懷疑萊特根本在離開食品藥物管理局之前，就與普度公司達成了共識，說好之後能到普度工作。「我認為有個交易在私下被談成，」蒙卡索表示，「我永遠無法證明這點，因此這只是我的個人看法。若仔細審視整體情況，就會發現沒有其他解釋說得通。」[27]

普度公司明明沒有任何證據能證明，疼始康定比其他止痛藥還不容易被濫用，但食品藥物管理局卻允許該公司如此聲稱，然後普度的業務團隊又進而策劃一個龐大的騙局。銷售團隊的現場紀錄顯示，業務一再向醫生和藥劑師表示疼始康定不會讓人產生快感、也較不會出現體內藥物濃度「高低起伏」的狀況，而且只有不到百分之一的藥物使用者會對藥物成癮。檢察官分析這些筆記後得到的結論是，這是一個經過策劃且合作達成的行動。「這類案件中的常見託詞是『我們之中有些老鼠屎』，」布朗利指出，「但你仔細檢視拜訪紀錄後，便會開始覺得這根本就是公司的政策。」[28]調查團隊手上有張美國地圖，每當他們在拜訪紀錄中找到詐欺行銷說法的證據時，他們就會在地圖上將發生此狀況的州塗成紅色。「突然間所有的州都成了紅色的。」布朗利回憶道。

「這些傢伙已經過訓練。」他總結道。業務並不是自己憑空想出那些關於藥品安全性的浮誇說法，而這一點也有證據能夠解釋。從普度呈交的錄影帶就能看到他們為銷售團隊準備的培訓課程，公司的主管在培訓課程中明確鼓勵業務說那些他們明知是謊言的說法。布朗利相當激動，「他們根本就是訓練人們在推銷產品時撒謊。」

調查團隊發現的證據顯示，業務代表即使在知道醫生的執照已被暫時吊銷的情況下，仍持續去拜訪那些醫生。[29]他們找到了俄亥俄州一個業務的文件紀錄，他在一九九九年向普度公司彙報他拜訪一位醫生的過程，該位醫生只想著討論「疼始康定的地下價值」。[30]他們找到了一份麥可・佛里曼在一九九九年與一位公關專家聯絡所留下的文字紀錄，在其中佛里曼說，「我的意思是，我們有一種每顆劑量八十毫克的疼始康定藥丸。而這其中的羥二氫可待因酮劑量等同於十六顆配可西加起來的劑量……這正是為何那些成癮者想要取得我們家的藥丸。」[31]

普度聲稱自家產品在舒緩疼痛上做出卓越的貢獻，結果後來這也在許多情況下被證明是不實的說法。早在一九五〇年代，亞瑟就為聖黴素做了宣傳廣告，還附上看似真的偽造醫生名片，當時這些醫生可能曾為該產品背書，但《週六評論》的記者約翰・李爾卻發現那些醫生根本就不存在。在理查・薩克勒建議彙整製作一份推薦文集後，普度公司找上了北卡羅萊納州的疼痛專家艾倫・史班諾斯，並安排宣傳影片《重拾美好生活》的拍攝工作。但結果這些推薦並不如看起來的那般有說服力。建築工人強尼・蘇利文曾說他在服用疼始康定後，身體狀況有多好，但他最終也停止服用疼始康定。「為了省錢，現在他服用美沙冬，而不是疼始康定。」史班諾斯在一封調查團隊找到的信中承認。[32]然而，即使如此，史班諾斯還是希望強尼能在普度公司的宣傳影片續集《重拾美好生活：第二部》中出鏡。「強尼在影片中給人的印象相當好，」史班諾斯興奮地說，「我希望這不會阻礙他再次參與拍攝！」而強尼確實也出現在第二部宣傳影片中，[33]即使他不再服用疼始康定了。他說到現在他能夠「騎摩托車」和「搬動重物」。他大加讚譽疼始康定沒有副作用，還說「服藥後也不會讓人昏昏欲睡」。

宣傳影片《重拾美好生活》帶來的影響甚至遠比調查團隊所想的還大。對薩克勒家族而言，他們一向表示有個簡單的二分法，能將服用疼始康定的人分成病患和濫用者，而真正的病患並不會對疼始康定成癮。但有些病患的確成癮了，甚至連出現在普度宣傳影片中的病患也有人成癮。《密爾瓦基前哨報》(*Milwaukee Journal Sentinel*) 的一篇報導指出，在首部《重拾美好生活》宣傳影片入鏡的七名病患中，有三人大大受益於疼始康定，幫助他們控制長期疼痛，但其他人卻碰到了更大的困難。[34]其中一位病患勞倫 (Lauren) 在影片中談到她嚴重的背痛問題，最終她使用的疼始康定劑量被增加了一倍又一倍。她失去了工作，再也無法負擔每個月買疼始康定所需的六百美元。她試著減少使用劑量時就出現了嚴重的戒斷症狀。勞倫沒有錢支付她的房貸，而是把錢花在購買疼始康定，她因而失去了車，然後是她的房子，最終只能申請破產。後來，她終於成功讓自己戒掉了這款藥物。她總結說，「如果我不戒掉這款藥，最後我很可能會死。」

另一位在影片中入鏡的病患伊拉 (Ira) 患有纖維肌痛症，他曾說疼始康定讓他能夠做運動和物理治療。幾年後，他被發現死在自家的公寓裡，享年六十二歲，死因為高血壓和心血管疾病。但根據毒物學報告，他的血流中有兩種鴉片類藥物，其中一種是羥二氫可待因酮。當時伊拉才剛離開戒毒中心。他死亡時口袋裡還有一些藥丸。[35]

那位建築工人強尼也在與止痛藥物抗爭，他對疼始康定成癮了。他的妻子瑪麗．盧 (Mary Lou) 曾對他們的孩子說，「那款藥會殺了他。」他曾不只一次因意外服藥過量而住院。隨著時間過去，他對疼始康定和嗎啡的依賴愈來愈深，[36]瑪麗．盧被迫像照顧病人一樣照顧他，為他穿襪子和鞋子，幫他刮鬍子和洗頭髮。強尼有個放在他小貨車座位下的藥袋。某天他在打獵完開車回家的路上翻車了，他當場死亡，享年五十二歲。

維吉尼亞州的調查團隊開始調查案子時，薩克勒家族正在康乃狄克州籌劃一場大型慶祝活動，紀念薩克勒家族擁有普度公司五十週年。[37]二〇〇二年距離亞瑟．薩克勒為其兄弟們買下這家格林威治村小型專利藥廠已五十年。莫蒂默和雷蒙德後來創立的公司經過理查的現代化改革，現在是間獲利雄厚的公司，每年營收遠超十億美元。[38]莫蒂默和雷蒙德逐漸不插手公司事務，把注意力放在他們的各種慈善事業上。最近莫蒂默被授頒法國榮譽軍團勳章（Legion of Honor），這是由法國政府授予的最高榮譽，用來表揚他的慷慨解囊。[39]一九九九年，莫蒂默獲英國女王冊封騎士稱號，[40]雷蒙德也在數年前獲封同樣的稱號。（據某個認識這兩兄弟的人表示，莫蒂默對此感到不開心，因為他弟弟甚至根本不住在英國，卻比他先獲得這個殊榮。）一名英國評論家在《哈潑與女王》（*Harpers & Queen*）雜誌中指出，現在這兩兄弟主要從事的是大手筆捐贈文化和教育機構，而這種作法是一種「購買不朽聲名」的方式。[41]

二〇〇三年，當維吉尼亞州的調查團隊在「泰姬瑪哈陵」的檔案室整理應傳票要求而呈交的文件時，理查．薩克勒卸下了普度公司總裁的職務。「直到二〇〇三年我都是積極參與公司事務的高階主管，」日後他作證說，「之後我就只是董事會的成員之一。」[42]事實上，這只不過是正式職稱的改變，他實際扮演的角色並沒有改變，理查仍密切參與公司的日常營運。每每涉及疼始康定時，他還是會深深認為那是他個人的畢生心血，而且他仍相當投入於監測該藥品的表現，並要求定期得到最新的消息彙報。「理查醫生必須放手。」一位高階主管在一封內部郵件中抱怨，當時理查據稱已經「離開」公司多年了。[43]「他在各方面都不放手，還添加一大堆額外的工作，製造員工的緊張和壓力。」薩克勒家族為了接替理查的位置，成為名義上的普度公司領導人，他們委任麥可．佛里曼，也正是他負責監督疼始康定的行銷推廣工作，現在進而引發如此嚴格的審查。理查聘雇了佛里曼。「理查和麥可關係非常親近，」羅賓．霍根回憶道。[44]「他們形影不離，佛里曼就像個顧問、批評家、教練和啦啦隊員。」但理查從未將主導權交給他。有一次，佛里曼埋怨理查「經常和他的下屬互動」，[45]還說，「你那些信件影響了事情的優先順序，還打亂了我安排給員工的行事方向，讓我的行事效率變差。你不會停止這麼做，但這並不表示你做的事是正確的。」

最後，理查的弟弟喬納森及他的表弟妹凱西和莫蒂默也將卸任副總裁。[46]然而，正如後來一位檢察官所解釋的那樣，「這些舉動都只是做秀，薩克勒家族仍然掌控著公司。」[47]儘管疼始康定帶來一片死亡潮、一波民事訴訟潮以及維吉尼亞州的聯邦調查，但這一切都絲毫無損於薩克勒家族對疼始康定的自豪感。事實上，隨著五十週年紀念慶祝會的到來，凱西．薩克勒最大的擔憂是她在家族裡的競爭對手理查會搶走她的功勞，奪去她首先發想利用這款藥物的風采，她認為自己功不可沒。薩克勒家族正計劃製作一本特殊的冊子來紀念這次週年紀念日，而凱西擔憂這本冊子會如何在家族歷史的部分介紹此一重大事件。在她檢視過草稿文案後，她發了一封言語激烈的電子郵件給她父親：「我嚴正反對任何像這份草稿一樣的文案獲得批准，還明示或暗指開發控釋劑型疼始康定產品的想法出自理查．薩克勒。你也知道我在一九八〇年代中向理查提出我的點子時，他還問我羥二氫可待因酮是什麼。」[48]

或許一開始普度的法律團隊向詹姆士．柯米提出的上訴失敗了，但這並不會讓薩克勒家族感到驚慌擔憂。他們有霍華德．烏德爾、有身在華府的霍華德．夏皮洛以及瑪麗．喬．懷特罩。如果這陣容還不夠強大，還有個大咖能幫他們，也就是前紐約市市長魯迪．朱利安尼。普度原先之所以請來朱利安尼，是因為當時他是全美家喻戶曉的大人物，還常被認為很可能是二〇〇八年美國總統大選的候選人，許多人預測共和黨會推他出來選總統。朱利安尼在華府享有的那種影響力和知名度，是像約翰．布朗利檢察官這種懷有政治抱負的人無法企及的。最終，朱利安尼表示有興趣與布朗利會面討論此案件。在兩人見面前，布朗利買了一本朱利安尼的書，並讀完這本才剛出版的《決策時刻》（*Leadership*）。[49]

「朱利安尼很擅長做這種事，」布朗利觀察到，這位前市長似乎不怎麼了解全案的細節，但普度請他來也並不是為了這個。「他相當討人喜歡、很有政治手腕，人也很隨和，」一同參與會面的瑞克．蒙卡索回憶道。[50]「他們希望抹除這件事情，而朱利安尼的工作就是擺平此事。」

布朗利很有禮貌，但他並沒有退讓。「他不是魔術師，」他回憶道，「他無法改變事實。」[51]他手下的檢察官收集了一些惡行的證據，他們認為不僅要對普度公司提出重罪指控，還要向薩克勒家族所推出的三位高階主管提出重罪指控，他們就是大眾眼中的疼始康定代言人：麥可．佛里曼、保羅．戈登海姆和霍華德．烏德爾。

在阿賓頓，瑞克．蒙卡索整理了一份檢方備忘錄秘密文件，[52]其中匯集了檢察官搜集到的所有犯罪證據，並釐清了案件脈絡。這份文件的完成時間為二〇〇六年九月二十八日，整份文件超過一百頁，是五年調查工作的成果，還附上詳盡的註解。這份備忘錄整理了煽動性的企業瀆職行為，不僅清楚指出一連串可被起訴的罪行，還以法醫鑑識的細節證實了普度高層對於這些不法行為的了解與指示。該備忘錄指出，「同謀人士訓練普度公司的銷售團隊，並提供他們培訓與行銷的相關資料。」藉此提出欺詐式的行銷主張。報告也指出，佛里曼、戈登海姆和烏德爾經過正式宣誓做出的證詞與公司自身的文件完全相互矛盾。檢察官們毫不客氣地表示：普度公司的高階主管向國會做出了「虛假且欺詐的」證詞。

根據五名熟稔此議題的前司法部官員的說法，布朗利想要對這三位高階主管提出多項重罪指控，包括標示不實（一種涉及藥品標示內容不實的欺詐指控）、電匯詐騙、郵件詐騙和洗錢。檢察官通常不願意對上市公司提出刑事訴訟，因為他們擔心如果該公司的股價暴跌，很可能會讓對公司有爭議的犯罪行為毫不知情的股東蒙受經濟損失。但在普度的這個案子中並沒有一般的股東，擁有公司股份的都是薩克勒家族成員。檢方的備忘錄描述了一個錯綜複雜、歷時多年且獲利龐大的共謀犯罪故事。普度公司的紀錄顯示，公司至今已售出價值超過九十億美元的疼始康定。因此，除了對公司與其高階主管提出重罪指控之外，檢察官還會要求罰款。他們討論過合理的罰款數字，而且所有的要求都得經過與被告方的激烈談判。他們最終決定提出的罰款數字為十六億美元。[53]

薩克勒家族得知自己似乎並不是這起刑事訴訟的直接目標，或許他們會得到一些慰藉。正是在這種情況下，數十年來薩克勒家族掩蓋與各企業之間關係的詭計才真正派上用場。然而，聯邦檢察官向一間公司提出刑事訴訟時，他們很少會從執行長或董事長開始起訴，反而常會先以比最高層低一兩階的管理高層人士為目標。[54]其中一個合理的解釋是，針對此層級人士的蒐證工作通常較為容易，而且比起公司的最高層，這些高階主管其實更深入參與公司的不法行為，也留下更多的檔案紀錄成為證據。然而，在白領刑事犯罪事件中，這種被告人顯然也是較為容易下手的目標。這些人通常是嬌生慣養的中年男子，性情溫和且名聲清白。如果他們以刑事罪名被起訴，一看到可能真的被關押的未來，光是想到會被監禁就足以將他們嚇得半死。因此，他們往往能被說服翻供，出面證明執行長或董事長也涉案，藉此換取自己從輕判刑。

理查．薩克勒的名字一再出現在檢方的備忘錄上。他曾擔任普度公司的總裁，還與佛里曼和其他高階主管保持幾乎未間斷的聯繫，因此他理所當然成了重點調查目標。在檢方的備忘錄中，蒙卡索將薩克勒家族稱為「該家族」，並指出佛里曼、戈登海姆與烏德爾都「直接向該家族回報」。[55]如果檢方能夠對這三名高階主管提出重罪指控，並以實際監禁作為威脅，那麼似乎很可能誘使至少其中一人或全部三人都背叛薩克勒家族，成為檢方的證人。

然而，在對這三名高階主管的刑事訴訟通過之前，該案被送到華盛頓的司法部審查。這起案子到了司法部刑事部門一位名叫柯克・歐格洛斯基（Kirk Ogrosky）的年輕律師手上。他與維吉尼亞州的檢察官談過之後，又花了十天仔細看過那份備忘錄，然後他自己也準備了一份關於此案的備忘錄。[56]他的結論是這件案子罪證確鑿。「或許從沒有任何案件像我們維吉尼亞州西部司法轄區專業檢察官負責的這起案子那樣，對公共衛生與安全造成如此大的影響，」他寫道並指出，「疼始康定的濫用已經嚴重影響到數百萬美國人民的生活。」套用該部門的行話來說，這是一起「正義的訴訟案」，而歐格洛斯基建議他的同事繼續對公司的高階主管和普度公司提出多項重罪指控。他強調應該立刻著手進行這件事，並指出考量到普度在疼始康定販售上做的「欺詐式銷售與行銷」，每個月仍持續為公司賺進一億美元，因此普度有「尋求延後訴訟的直接經濟動機」。

如果這起案子真的進入審判程序，又有著海量的相關證據，並在維吉尼亞州西部司法轄區（該處有如此多可能成為陪審團成員的人，他們認識其人生被疼始康定毀掉的人）的法庭進行審判，那麼被告方要被定罪就不是件難事了。[57]事實上，如果這三名高階主管真的被起訴，他們很可能會數數自己的勝算，然後爭相簽署合作協議。正如一名在此案中扮演關鍵角色的律師所言，「我的直覺告訴我，如果這三人中有一人這麼做，那麼薩克勒家族就完蛋了。」

但他們並沒有這麼做。二〇〇六年十月某日，約翰・布朗利接到一通電話，告知他有一場會議已經安排好了，讓被告方的團隊到司法部助理部長的辦公室做簡報。布朗利和他的團隊對此感到驚訝，因為並非所有刑事案件的被告方都有能力越過提出訴訟的檢方，直接向司法部的高階官員提出非正式上訴，但擁有足夠財力的美國公民能花錢得到這樣的特權。然而，即使是在一個有利於權貴富人的司法體系之中，在高層與被告方會面之前，依照慣例檢察官至少有機會先向其上級彙報案件的細節。

布朗利、蒙卡索和拉姆賽爾前往華盛頓。那場會議在附屬於助理部長辦公室的一間大會議室裡舉行，助理部長是一位名叫愛麗絲・費雪（Alice Fisher）的女士。那間會議室中有張長長的橡木桌，四周擺放數張皮椅，牆上放了許多法律書籍，營造出一股嚴肅公正的氛圍。霍華德・夏皮洛、瑪麗・喬・懷特及普度公司所聘請的其他律師和三位高階主管陸續走進會議室。[58]這場會議是由費雪和幾位小布希政府任命的資深官員主持，包括費雪的副參謀長羅伯・考夫林（Rob Coughlin）。日後考夫林在另一起與此案無關的案件中自首認罪，承認了一項重罪指控，他在司法部內部為觸法的遊說人士傑克・阿布拉莫夫（Jack Abramoff）的客戶提供協助，以換取昂貴餐廳的餐點、體育賽事的門票和其他好處。[59]但在會議召開的那個時間點，他似乎還是個可信的美國聯邦政府官員，他和費雪給普度公司的律師團足夠的時間來說明他們的狀況，普度方的律師強而有力地陳述，布朗利和其手下的檢察官是如何過於熱中於緊追普度這起案子。[60]他們尤其認為對佛里曼、戈登海姆和烏德爾提出重罪指控是極不恰當的。這些人並沒有真正的個人刑事責任。就算說普度真的在行銷疼始康定時曾出現任何不當行為，而那只是少數不當業務代表的個人行為。如果這些高階主管知道（他們並不知道）有這些狀況，是絕對不會容許（更別提縱容）這種行為。

那場會議結束後，布朗利被告知，儘管他和他手下檢察官花了五年收集證據，但司法部不會支持他們對這三位高階主管提出重罪指控。普度公司可能會被指控標示不實的重罪，而佛里曼、戈登海姆和烏德爾三人可能分別會被控單一的輕罪。「布朗利氣炸了。」一位當時曾與他談過話的前司法官員回憶道。瑞克・蒙卡索和藍迪・拉姆賽爾則是「氣死了」。

多年以後，這個由司法部關起門磋商的決定將成為一個長久的謎團，因為沒有任何牽連其中的官員願意出面承認。似乎是助理部長愛麗絲・費雪決定撤銷對佛里曼、戈登海姆和烏德爾的重罪指控，但當時與費雪共事的幾位檢察官卻強調，她無權否決像布朗利這樣的美國聯邦檢察官，因此她肯定是在執行她的上級，也就是司法部副部長保羅・麥克諾提（Paul McNulty）的命令。費雪甚少談及她待在司法部期間所參與的內部協商，但她破例堅稱，「在這起案件中，我並沒有推翻或做出任何起訴的決定。」[61]這似乎表示，這一定是麥克諾提的決定。約翰・布朗利回憶道，他曾直接與麥克諾提見面討論這個案子。[62]但麥克諾提在一次訪談中聲稱，他並沒有做出減輕對普度高階主管起訴罪名的決定，而且也沒有人透過任何方式來與他協商。[63]這成了一項孤兒命令：這些前公職人員都不願意承擔起這次密室談判的責任。

一名曾牽涉此案的前司法官員表示，這是「普度公司花錢買下的政治結果」。另一名曾在司法部審查過檢方備忘錄的前官員保羅・培列提耶（Paul Pelletier）表示，「我們起訴這種案件，這正是司法部存在的原因。我看到這些證據後深信，如果我們成功起訴這些人，而且這些人都被關起來，那麼人們就會用不同的方式來做藥品生意。」[64]

但普度公司有其他看法。對瑞克・蒙卡索而言，這正是他所擔心的情況：待在阿賓頓小小的衛星辦公室中的檢察官，將他們職涯的大把時間花在普度準備得無懈可擊的案件上，但華府裡一些高層人士卻能操弄權力，直接越過他們而找到上級磋商，來阻饒他們的工作。根據之後霍華德・夏皮洛提供的證詞，普度公司為了這起案子，支付他的事務所超過五千萬美元的費用。[65]

即使在普度公司成功減輕起訴罪名後，普度的律師團還不斷爭取更多有利條件。雖然沒有人會被判刑，但布朗利希望普度至少願意認罪，承認公司犯下的重大罪刑。[66]他希望這三名高階主管繳納巨額罰款，並承認輕罪。但瑪麗・喬・懷特和其他律師最終確定布朗利的權力相當有限後，仍不聲張地繼續工作，以進一步阻礙此案的偵辦。普度公司的律師團認為，檢方還是要求太多了。普度公司並不急著簽署認罪書，即使只是輕罪，他們也反對讓佛里曼、戈登海姆和烏德爾認罪的作法。[67]

布朗利下了最後通牒。[68]普度公司與其高階主管若不簽署認罪書，就等著面對刑事訴訟。普度有五天的時間決定該怎麼做。但就在時限將到的那天晚上，布朗利依舊未得到普度的回應。那天晚上他待在維吉尼亞州的家中，他的電話響了。來電者是一位名叫麥可・艾爾斯頓（Michael Elston）的年輕男子，他是副部長保羅・麥克諾提的參謀長。艾爾斯頓告訴布朗利，普度公司的律師抱怨檢方太快提出訴訟。他對普度的同情是如此顯而易見，布朗利因而甚至覺得他「幾乎就是代表普度來詢問」。[69]而這傳遞的訊息也是相當明確：就此停手。放慢行動。普度公司並不想簽這份認罪書，別逼他們。

當時艾爾斯頓並沒有向布朗利明說，他是代表他的上司來干預此事。保羅・麥克諾提曾接到瑪麗・喬・懷特打來的私人電話。「是瑪麗・喬・懷特，」麥克諾提說，「那人自認為能直接找到」副部長。[70]對於像懷特這種地位的律師來說，他指出，「這種大膽的推測不見得出人意料。」於是麥克諾提告訴他的參謀長「瑪麗・喬・懷特打電話來了」，並要他和約翰・布朗利談一談，看看他是否能給些方便滿足她的要求。

就連約翰・布朗利自己手下的檢察官也認為他是個政治人。他是個善良且誠實的人，但又剛好對權力有明顯的野心。他是共和黨員，而眾所周知的是小布希的政府非常重視忠誠。這群人脈很廣的政府任命官員默默地都站在普度那一邊，而這些人正是像約翰・布朗利這種人需要培養的權力掮客人脈。理查・薩克勒曾吹噓自己能找到任何一位參議員與他通話，而對普度公司來說，這是一個優雅又極有效的手段：瑪麗・喬・懷特打通電話給司法部的麥克諾提，然後由艾爾斯頓打第二通電話給布朗利，也就是負責起訴的主事檢察官。有鑑於他的個性和生涯規劃，他很可能特別容易受這種最後一刻才提出的要求所影響，應要求而停止執行起訴，畢竟這可是一位政治要人的要求。

但布朗利拒絕延後起訴的要求。[71]他向艾爾斯頓表示，身為美國聯邦檢察官，他有權提出這些指控，所以艾爾斯頓最好「不要插手此事」，反正這次訴訟還是會繼續進行下去。一些認識布朗利的人認為，他只是受夠了一直受人擺布。[72]也有些人認為，或許是因為疼始康定在他所管轄的州造成巨大的傷亡，所以他覺得自己必須堅守道德原則。無論如何，瑞克・蒙卡索說，「那天我對他充滿敬意。」

布朗利向艾爾斯頓表明他不會讓步，就掛斷了電話。當天晚上，他就聽說普度公司及其三名高階主管將簽署認罪書的消息。[73]然而，布朗利拒絕參與華府那套政治遊戲一事並不會被政客忘記。在那天晚上通話過後不到兩週，麥可．艾爾斯頓就準備了一份名單，是小布希政府出於政治因素要解雇的美國聯邦檢察官。由於聯邦檢察官這職務理應不受政治影響，所以這是非常不尋求的舉動，也將在華府引起軒然大波，並引起國會介入調查，最終讓艾爾斯頓丟了工作。他所準備的這份打擊對象名單被認為是取決於政治「忠誠度」，而在名單上的這些聯邦檢察官顯然對小布希政府不夠忠誠。艾爾斯頓將布朗利的名字加到名單裡。在布朗利真的被解職之前，此一醜聞就先曝光了。但日後布朗利作證說，他確信自己的名字最後會出現在名單上是因為他拒絕在普度製藥的案子上停手。[74]

隔年春天某日，當時巴瑞．邁爾正在紐約，他從在布朗利手下工作的人那裡得到一個消息：普度公司很快將在聯邦法院上認罪。普度要求聽證會上不要有任何記者出現。當然，最後的結果對普度來說可能更糟。但對普度公司，尤其是對佛里曼、戈登海姆和烏德爾而言，這仍舊是相當令人難堪的一天。

「布朗利希望你能出席。」邁爾的熟人告訴他。檢方在拼湊此案全貌時，邁爾的書《疼痛殺手》和他在《紐約時報》上刊載的相關報導都派上了用場。因此，檢方基於禮貌而向他透露案件的相關消息。

自從三年前《紐約時報》管理層應烏德爾的要求，將邁爾的相關報導撤下後，邁爾就再也沒發表過任何與普度公司有關的文章了。但最近他換了一個新的編輯，他向編輯表示想到維吉尼亞州做一篇關於普度公司認罪的報導。

「一切都沒問題了，」那位編輯說，「你就寫吧。」

在庭審的前一天，邁爾搭火車到華盛頓，然後租了一輛車，一路開到羅阿諾克，並在那裡與約翰．布朗利共進晚餐。雖然案件的審判結果也許會不如檢方所願，但布朗利看得很開。最後，普度公司同意承認標示不實的重罪刑事指控。佛里曼、戈登海姆和烏德爾分別承認標示不實的輕罪，並且在二十年內被禁止與任何使用公帑的健保相關計畫（例如聯邦醫療保險）有商業關係。（後來這罰則執行時長又被減少至十二年。）這些人要接受三年緩刑和四百小時社區服務的判決，[75]而普度公司要支付六億美元的罰款，[76]這對普度來說是個不小的金額。

隔天早上，邁爾很早就起床並開車前往阿賓頓，在那裡與一位自由攝影師見面。他知道佛里曼、戈登海姆和烏德爾昨晚就搭飛機來了，並在法院附近的瑪莎華盛頓飯店（Martha Washington Inn）過夜。這三位高階主管免於戴手銬的屈辱，但他們還是得像遊街示眾似的從飯店走到法院，邁爾希望能拍到一張照片。他和攝影師一起蹲在街道邊的一排汽車旁，然後他們看到三人走了過來，他們三人都穿著深色西裝，並帶著嚴肅且憂鬱的表情。佛里曼似乎失去了一些他平時那副趾高氣昂的樣子，而烏德爾還是瘦不下來。看到巴瑞・邁爾從車子間突然出現，還有攝影師在拍照，這三名高階主管感到驚訝而且顯然相當不爽。[77]五年前他們曾在史丹福的普度公司總部開會，自從那時之後他們就再也沒見過邁爾了。在那次會議上，他們恬不知恥地對邁爾撒了一個彌天大謊，而現在這三人什麼話也沒說，就匆匆走進法院。[78]「普度製藥在今天的法庭審判中承認，公司『有意以欺騙或誤導的方式』來行銷推廣疼始康定，將其包裝成較不容易令人成癮或被濫用，而且是較無可能產生其他麻醉劑副作用的止痛藥物。」邁爾在《紐約時報》如此寫道。[79]但他這篇報導的潛台詞相當清楚明瞭：我早就說過了。去你的。

在那年夏末某個下雨天，佛里曼、戈登海姆和烏德爾被迫回到阿賓頓接受審判，這將是個更公開的法律程序。眾多人群從全國各地湧來見證此次開庭，其中許多人都因疼始康定而失去所愛的人。本案的法官是詹姆士・瓊斯（James Jones），滿頭白髮的他年約六十幾歲，臉上掛著和藹的笑容，並給予這些受害者在庭上發言的機會。

「先生們，」一位名叫琳恩・洛卡西歐（Lynn Locascio）的女士轉向佛里曼、戈登海姆和烏德爾說道，「你們要為一場現代瘟疫負責。」[80]法庭內座無虛席。洛卡西歐從佛羅里達州的棕櫚港（Palm Harbor）遠道而來。她陳述她的兒子是如何因一場車禍而開立的疼始康定成癮。其他家長也一個接一個站起來講述簡短卻令人痛心的悲痛故事。「請不要再允許這種認罪協商繼續存在了，」一個名叫艾德・比什（Ed Bisch）的男子向法官懇求，他失去了年僅十八歲的兒子。[81]「這些罪犯應該被抓去關。」一位母親還帶著一個裝著她孩子骨灰的骨灰罈來到法庭。

有些家長直言不諱地說，一開始他們的孩子在派對上服用疼始康定當作娛樂性用藥，然後就逐漸成癮並死去。但有些家長則表示成癮問題是在遵循醫囑用藥的情況下仍形成的習慣。一個名叫肯尼・基斯（Kenny Keith）的男人講述他自己成癮的狀況，他是在接受醫生開給他治療慢性疼痛的藥物後才成癮。「我是疼始康定成癮的患者之一，而我活下來了，」他說。「每當我試著停止用藥，出現的戒斷症狀都遠比我原來的疼痛還更嚴重。」[82]他失去了他的房子，也失去了他的家庭。「我是隻失去控制的動物。」他說。

瑪麗安・史柯萊克是名護士，她的女兒吉兒因服藥過量而死亡，她也特地來到維吉尼亞州。自從吉兒死後，她就成為草根運動的活躍成員，活動目標是要普度公司負起責任。史柯萊克談到她的女兒如何在二〇〇二年一月被開立了疼始康定，然後在四個月後死亡。「她留下她的兒子，她過世時兒子才六歲，」史柯萊克說。「今天布萊恩也和我一起來到法庭上，因為他必須看見，壞人也會得到報應。」史柯萊克轉向佛里曼、戈登海姆和烏德爾，說這三人「根本是惡魔」。

那天有個人並未到場作證，就是霍華德・烏德爾的前法律秘書瑪莎・韋斯特。布朗利手下的調查團隊曾與她面談過，也在檢方的備忘錄中納入了一九九九年她針對疼始康定所做的研究報告，他們甚至還安排她在阿賓頓的大陪審團前出庭，但並沒有發生，因為在出庭作證的前一天晚上，瑪莎・韋斯特消失了。隔天早上，她的律師在當地醫院的急診室裡找到她，她在那裡向醫護人員乞求止痛藥。

普度公司在認罪時承擔了一連串不當詐欺行為的責任。檢方和辯方律師合作擬定一份「意見一致的事實陳述」（Agreed Statement of Facts），普度公司也同意認罪並且不會再提出異議。除了六億美元的罰款，佛里曼、戈登海姆和烏德爾還同意支付三千四百萬美元的罰款。[83]（儘管實際上不是他們支付這筆罰款，但普度公司會支付。）

即使如此，普度公司的律師在量刑階段仍辯稱，實際上被告並未承認所有不當行為的罪名，而且整件醜聞都是一些身分不明的壞人所為。「某些員工自己或要求他人向一些醫護專家針對疼始康定說了一些話。」霍華德．夏皮洛在庭上表示。[84]但他堅稱，「這些錯誤陳述並非普遍存在的現象。」

在聽證會之前，法官瓊斯收到了來自高階官員友人和同事的大量來信，懇求他從寬量刑，並表示對於這樣的社會支柱竟然沾染罪行指控的汙名感到相當憤慨。麥可．佛里曼的弟弟伊拉表示，這些其實都是莫須有的指控，麥可沒做錯任何事。他還說，「媒體的報導對他非常不公平。」[85]戈登海姆的妻子安（Anne）回憶起，保羅早在一九七六年醫學院畢業典禮上，舉起手宣誓希波克拉底誓言（即醫生誓言）時，就體認到一份「沉重的責任」。[86]

「簡單來說（在此先向我父母致歉），霍華德．烏德爾是我所認識最好的人。」普度公司法律部門的律師理查．西爾伯特（Richard Silbert）寫道。[87]普度公司的高階主管偶爾會表現出一種傾向，暗示鴉片類藥物危機的真正受害者並不是那些在與毒癮爭鬥的人，而是普度公司本身，那些支持信重複著這同樣的論調。霍華德．烏德爾的兒子傑佛瑞（Jeffrey）寫道，他的父親「承受著媒體的各種攻擊」，並抱怨他被描繪成「和毒販差不多的人」，而傑佛瑞認為這是「一個錯得離譜的描述」。[88]

這些高階主管被指控的法條，載明了他們並不需要自己做任何錯事：只要公司違反條例，身為公司高階主管就該負責。這點對為三人辯護的人而言相當好用、方便，因為他們可以主張，雖然三位主管確實認罪了，但其實他們是完全無辜的。然而，對瑞克．蒙卡索與其他參與此案的人而言，這些人所表現出的那種自以為是的正義感令人相當惱火。[89]畢竟他們已收集了這些人具體犯罪行為的充分證據，而且做好了萬全準備來指控這三人所犯下的多項重罪。

然而，這些支持信也暗指出一個潛在的想像，也就是富裕的白人高階主管，即那些擁有家庭和優秀教育背景的男人，那些會投入慈善事業並在地方社群中扮演重要角色的男人，就他們的性格而言不可能會犯下那種會被關押的罪行。一封封信如此表示，他們並不是那種屬於監獄的人。緬因州的前聯邦檢察官傑・麥克洛斯基是第一個為緬因州鴉片類藥物危機敲響警鐘的人，他在離開政府機關到普度公司工作之前，曾責罵他的檢察官同僚，「這案子的起訴裁量權限不尋常、甚至可說是史無前例。」[90]他對霍華德・烏德爾經歷了如此長且「完美無瑕」的職涯，如今卻要承擔「惡名」而感到惋惜。

「根本沒有證據顯示烏德爾先生有任何不當的個人行為。」瑪麗・喬・懷特在判決前的聽審上宣稱。[91]她將她的委託人形容成一個「高尚」且「非常有道德」的人。「這裡發生的事，」法庭上滿是在鴉片類藥物危機中失去親人的家庭，她仍在此表示，「對烏德爾先生個人而言是場悲劇。」

約翰・布朗利充分利用他手上的牌，他宣布「普度公司及其高階主管已被繩之以法了」。[92]最後他在二〇〇八年卸任美國聯邦檢察官，[93]並幾乎立刻宣告他將競選州檢察長。（他並未勝選，而是回去當私人開業的律師。）

就某方面而言，這起案子可說是普度公司的一次挫敗，但實際上，這根本不算什麼挫敗。幾十年前，薩克勒兄弟以不同的名字創立了許多企業法人，當時他們成了公司命名把戲的高手。[94]現在，普度公司就可善用這種名稱遊戲。如果普度製藥作為一間公司承認了一項刑事指控，這將對企業造成毀滅性的影響，因為像是聯邦醫療保險這類的政府資助計畫都會被禁止與普度有生意往來。因此即使普度製藥被認定有罪，它仍不會對任何指控認罪，而是普度佛雷德里克公司，也就是薩克勒家族一開始買下的公司（供應販售耳垢清除劑和緩瀉劑），將進行認罪答辯。普度佛雷德里克公司將接受指控並死去，[95]以便讓普度製藥得以存活並繼續蓬勃發展。

至於薩克勒家族的成員，他們都未前往維吉尼亞州進行認罪答辯或參加庭審，他們的名字也都沒出現在意見一致的事實陳述中。布朗利在此案的記者會上並未提及薩克勒家族，此案判決或罰款的相關新聞報導也都沒提到他們。擔任普度公司董事會成員的九名薩克勒家族成員曾投票決定，佛里曼、戈登海姆和烏德爾應以個人身分認罪，藉此來保護薩克勒家族和普度公司。[96]普度的律師理查・西爾伯特在寫給法官的信中提及了霍華德・烏德爾的崇高道德操守，他指出烏德爾別無選擇，只能「為他人的不當行為承擔責任」。[97]但在所有的法庭紀錄或新聞報導中，都沒有人指稱這些高階主管們是透過認罪來保護薩克勒家族。

然而，在公司內部，這樣的看法相當普遍。佛里曼、戈登海姆和烏德爾「自己認罪並承擔起責任。」日後凱西・薩克勒說道。[98]他們這麼做是為了確保薩克勒家族不會受到牽連影響。「這三人基本上是替薩克勒家族擋下攻擊，因為這個家族會好好照顧他們，」曾在普度擔任十一年化學家的蓋瑞・里奇回憶道。[99]「『別讓自己進監獄；我們會在私底下好好照顧你，』這就是他們做生意的方式。」他說。三人認罪後不久，薩克勒家族就投票決定支付麥可・佛里曼三百萬美元，[100]霍華德・烏德爾則拿到五百萬美元。[101]這樣的作法就像黑幫電影的劇情一樣。正如戈登海姆的一位友人所言，這三人被選定當「替死鬼」。

在薩克勒家族支付烏德爾五百萬美元的同一個月，他們也投票決定支付家族三億兩千五百萬美元。[102]參與庭審其中一位悲痛的家長，是剛失去兒子不到一年的佛羅里達人，他將美國政府與普度公司共跳的這支雙人舞比喻為一場遊戲。他說，懲罰「只是另一步棋」，「他們什麼也沒有改變，他們還是像過去一樣為所欲為，他們就從戶頭裡拿錢出來。把錢付了，繼續像以前一樣。」[103]

理論上這次定罪應該是改革普度公司的重要一步，但在公司內部，大家不過把這當作一張超速罰單般的小事。在之後的國會聽證會上，約翰・布朗利就此案作證時，賓州的共和黨參議員阿倫・史佩克特（Arlen Specter）表示，政府對公司課徵罰款，而不是將高階主管送進監獄，這樣的作法就等同於「販賣昂貴的犯罪許可證」。[104]薩克勒家族和公司的高階主管似乎也是這麼看待法律的制裁。在普度認罪後不久，新的行政助理南西・坎普（Nancy Camp）就無意間聽到普度的財務長艾德・馬洪尼（Ed Mahony）談到那六億美元的罰款。「那些錢放在銀行裡好幾年了，」他說，「對我們公司來說只是小錢。」[105]

在維吉尼亞州的這起案子結案後不久，薩克勒家族就投票決定要增聘一百名業務代表，來擴編普度公司的銷售團隊。[106]是再繼續販售疼始康定的時候了。至於那份列舉了普度公司一系列違法行為的意見一致的事實陳述，是普度公司的律師團隊與司法部的檢察官用心協商討論出來的成果，其目的是為了普度公司能在未來的端正行為中奠定基礎，現在被放在史丹福的公司總部九樓，它並沒有被認真看待。

說來古怪，日後理查在宣誓作證時被問及該文件內是否有任何公司的不當行為時，他感到意外，而他似乎沒準備好答案。[107]

「我不知道。」理查回應道。

「今天我們都坐在這裡，你還沒讀過整份文件？」一名檢察官問道。

「還沒。」理查說。

i・譯註：一種藥物濫用實驗。將藥品置於盛著水的鐵湯匙上進行加熱，待溶解後再注射進體內。

EMPIRE OF PAIN

第三部

後果

第二十一章　土克群島

土克凱可群島（Turks and Caicos）是英國渺小的海外領地，一群珊瑚礁島猶如一把麵包屑，散落在巴哈馬（the Bahamas）和多明尼加共和國（Dominican Republic）之間波光粼粼的海域上。土克群島中大多數島嶼無人居住，群島擁有清澈的水域和細緻的沙灘，保有《魯賓遜漂流記》（*Robinson Crusoe*）中的隱世氛圍，相比加勒比海其他地方滿布建築物，可謂十分難得。因此，土克群島成為超級富豪遠離塵囂的熱門度假地，其中就包括布萊德・彼特（Brad Pitt）和大衛・貝克漢（David Beckham）這樣的電影明星和運動員。音樂家王子（Prince）便在主要島嶼普羅維登西列斯（Providenciales）坐擁私人園地，直至他在二〇一六年死於服用過量鴉片類藥物。聖誕節到新年期間是島上的旅遊旺季，豪華私人客機起降頻繁，普羅維登西列斯的小型機場因此顯得繁忙許多。

二〇〇七年，一處嶄新的度假村沿著海風吹拂的狹長海岸線建造起來。度假村的名字叫安縵涯瀾（Amanyara），[1]隸屬於一個極度奢華但低調的小型飯店集團，這個集團是從東南亞起家。度假村的獨棟別墅一晚要價一萬美元，其中也有許多豪華私人居所待售，價格坐落在一千一百萬至兩千萬美元。居所的其中一位投資者是小莫蒂默，也就是莫蒂默・薩克勒仍在世最為年長的兒子，他購置一棟居所供自己和家人使用。

老莫蒂默的第二任妻子是奧地利人潔莉・威默，兩人短暫的婚姻吵吵鬧鬧，還育有兩名子女，其中之一是小莫蒂默，他從小在曼哈頓長大。老莫蒂默和潔莉離婚之後，大多是潔莉扶養子女，潔莉也開創自己的短命事業，開發草本乳霜和化妝水，她表明自家產品會是「市面上定價最高的美容產品」。（潔莉含糊稱說自家乳霜源自於「十八世紀義大利修道院中」修道士的皮膚療法。[2]）

小莫蒂默就讀道爾頓學校（Dalton School），這是一所位於上東區的高級私立學校。他是個嬌貴的小孩，有一雙大眼和一頭凌亂的深色捲髮，一些同學總是在取笑他，因為即使在一九八〇年代，莫蒂默這個名字仍然像是卡通裡的有錢老頭。一位和他是道爾頓學校的同期學生回憶道，「他很天真，時常被捉弄，就是個沒朋友的有錢人家小孩。」道爾頓本來就是貴族學校，「在這個前提下，你得要有錢得不得了才會被排擠。」最後莫蒂默在艾克斯特中學（Exeter High School）完成高中學業，[3]這是一所新罕布夏州的菁英預科學校，之後他進入哈佛大學（那裡有一間博物館以他的伯父命名），接著在紐約大學攻讀商業學位（這裡則有一間研究所以他的父親為名）。

莫蒂默在紐約大學認識一位上流社會的苗條女學生，名叫賈桂琳・普伊（Jacqueline Pugh），[4]她也在曼哈頓長大。兩人在二〇〇二年結婚，並且在切爾西（Chelsea）的無隔間公寓安頓下來，這裡是由建築師彼得・馬里諾（Peter Marino）所設計。「莫蒂默和他的家族在城裡參與多個團體，」[5]賈桂琳語帶保留地向《時尚》雜誌表示，當時是一場採訪，主題是她為「青年慈善家」成立的非營利組織。「不過我們竭盡全力社交，還要每天進辦公室，真是太累人了，」她說，「我們可是拚命在工作。」

在原先的薩克勒三兄弟之中，莫蒂默的父親非常獨樹一格，他熱愛四處遊歷，也傾心積聚許多獨具魅力的房產。莫蒂默和賈桂琳在新婚年間，喜歡前往昂蒂布角的家族幽靜居所度假，不過最後他們在漢普頓地區的阿瑪根塞特（Amagansett）購置占地遼闊的地產，[6]那裡曾經是鄉村草地網球俱樂部，後來改建成豪宅。兩人也在曼哈頓添購居所，[7]花費一千五百萬美元購置五層樓的布雜藝術風聯排別墅。這處房產位於七十五街，也就是中央公園附近，短暫步行便能抵達大都會藝術博物館的薩克勒側廳。

普度在維吉尼亞州拍板認罪答辯之時，土克凱可群島上的度假居所也終於剛好能入住。[8]這樣的不幸事件要是讓莫蒂默感到過度焦慮，安緩涯瀾正好能提供極佳的慰藉。這時他和賈桂琳育有兩子。一家人從紐約乘坐飛機不出幾小時便抵達土克凱可群島，一輛攬勝（Range Rover）接他們前往度假村，車上備有香氛濕毛巾，讓他們在航程後消除疲勞。度假村的景色充滿禪意，植被茂密生長，緊鄰遼闊的自然保護區。安縵涯瀾這個名字就是要喚起平靜和解脫之感，[9]建築本體的亞洲風格和寶塔式亭閣，也有撫慰人心的效果。這裡沒有嘈雜的音樂，也不見水上摩托車和遊艇，更不會有聲名狼藉的旅行團在此煞風景，畢竟他們已經糟蹋加勒比海其他門檻較低的地方。入住安縵涯瀾能夠真正地遠離塵囂、享受平靜。其實薩克勒家族的別墅更像是一處園地，其中包含幾棟建築物和一座私人游泳池。這裡的設計簡單卻又不失雅緻，採用印尼的手刻石材、泰國的絲綢和大量柚木。（每棟別墅的建材都是由三十九個國家運送至土克凱可群島。）[10]薩克勒家族享有私人主廚全天待命，還有一群「男管家」和其他服務人員隨侍在側，他們眼明手快地端上餐飲和擦拭桌面，就像是凡爾賽宮裡的侍臣一樣。安縵涯瀾員工和賓客的比例大約是五比一。[11]

度假村裡有各式促進健康的設施，水療就是其中之一，還有一流的瑜珈和皮拉提斯教練從美國遠道聘請而來。這些設施對於莫蒂默非常實用，他的年齡漸長，因此出現背痛的症狀。莫蒂默不像失勢的律師霍華德・烏德爾那樣服用疼始康定，莫蒂默不使用自家藥品，而是依賴按摩療法、針灸或其他另類療法。一位瑜珈教練多次受聘和薩克勒一家前往安縵涯瀾，他提到有一次前往別墅，莫蒂默的背痛得非常厲害，因此賈桂琳吩咐兩名男管家充當「人形枴杖」支撐著莫蒂默，伴隨著莫蒂默緩步前行（員工間都知道賈桂琳總是指派難纏的任務）。

這樣的要求在其他度假村可能就過分了，不過安縵涯瀾的宗旨是，服務富有賓客不應該有任何限制。[12]度假村為了迎合亞洲主題，大部分員工不是來自當地或附近島嶼，近半數員工來自菲律賓。若是沙灘在日正當午溫度太高，員工便會灑水降溫，賓客才能隨心溜達，不必擔心燙傷雙腳。群島與海地（Haiti）隔海相望只有幾百英里的距離，偶爾會有亟欲逃離本國的移民，搭乘著輕薄船隻朝著土克群島的大致方向航行。偶爾會有屍體被沖刷上岸，也就是那些無法撐過航程的可憐人，夢想破滅、肺部浸滿海水。然而，員工都已經特別受到指示，必須對於這種事件提高警覺，若有屍體在夜間沖上岸，全體員工便會動員，[13]以確保海灘上能夠不見痕跡，而且得在賓客隔早起床之前完成。

我們總是說，在創造可觀財富的豪門中，第二代的表現往往不如前一代。只要是有機會和小莫蒂默．薩克勒在社交或專業場合交流，便會對此深有體會。隨著年齡愈長，莫蒂默的髮際線步步後退、下巴曲線漸失。他的眼神散發幾分緊張神情，每次和賈桂琳進城參加慈善拍賣會或其他社交場合，他的五官便會排列成一抹尷尬的笑容，就好像是要求三年級學生擺好姿勢拍班級照一樣。莫蒂默延續家族的傳統，他總是慷慨解囊，並加入古根漢博物館的董事會，同時捐款給其他穩當的文化團體。賈桂琳也躋身成為社交名媛，[14]加入其他年輕名流的行列，一同擔任美國自然歷史博物館（American Museum of Natural History）冬季舞會的「贊助人」，還有其他年輕名流如伊凡卡．川普（Ivanka Trump）。

賈桂琳身穿無肩帶的菱格紋印花聖羅蘭（Yves Saint Laurent）禮服，闊步穿越閃光燈，進入古根漢博物館的青年收藏家協會（Young Collectors Council）盛典，裡面有上千朵長梗玫瑰點綴著大廳，還有六具實體大小的機械公牛。（「這些機械公牛真是不錯。」[15]賈桂琳高興地說。）她的身旁跟著莫蒂默，他們每一場宴會都是這樣出場，莫蒂默看起來嬌生慣養、眼神空洞，這樣的臃腫年輕男性，似乎不在意自己唯一的特別之處可能只是富有。

「莫蒂默好似電視角色一樣，」一名前普度員工如此評論莫蒂默，這名員工和莫蒂默有所來往，「他就是億萬富翁的孩子。」莫蒂默進入家庭事業擔任副總裁，就和凱西一樣。（「雖然我們並非同母所生，」[16]凱西曾經說，「但他仍是我的弟弟。」）他倆擁護A派，也就是莫蒂默．薩克勒派系，理查和他弟弟喬納森（喬納森同樣擔任副總裁）則是擁護B派，也就是雷蒙德派系。不過，其實莫蒂默比堂哥理查年輕二十多歲，也不是一名醫生。他極力參與公司事務，但普度對他來說也許不像對理查來得有切身之感。莫蒂默在其他事業也有投資和規劃，他在慈善圈也比理查活躍許多。他似乎體認到，疼始康定的相關負面新聞，可能多少會損及他和賈桂琳的保守社交生活，因此他在言談中不會太著墨普度。他那些上東區的朋友會私下議論他家族的骯髒錢。一位在社交場合認識莫蒂默的人士提到，「我認為他大多時候只是覺得，『天啊，我們很有錢，他媽的太酷了，其他事就不用追究了。』」

莫蒂默偶爾會表現出想要完全離開製藥業。「現在製藥業既不穩定，風險又高，不適合我們家族，畢竟我們有百分之九十五的財產都投注在這個產業裡。」[17]他在二〇〇八年認罪答辯後不久，寫信給理查和喬納森提到，「鑑於未來必定面臨的風險，繼續投身製藥業絕非上策。」薩克勒家族曾經討論把公司賣掉，但只要有這樣的想法，就會有聲音表示，「只要雷蒙德醫生還在世，這種事就是免談。」老人家不想要看到自己和哥哥打造的公司就這樣被賣掉。因此薩克勒家族決定繼續在製藥業發展，只不過莫蒂默認為留在製藥業「不是太好的經驗」（這樣說很委婉了）。

儘管如此，他在認罪答辯之後認為「事情已經再次有所好轉」，事情也確實是這樣。事實上，薩克勒家族不可能放棄鴉片類藥物生意，單純因為利潤實在太過豐厚。疼始康定的年營收持續暴漲，而在維吉尼亞州的刑事官司之後，數字更是來到三十億美元的新高。[18]疼始康定克服存亡危機，之後便是銷售長紅，不只是因為普度持續銷售這種藥物，更是因為普度曾經保證終止強硬的行銷策略，現在卻繼續採用相同的手法。

普度在認罪答辯之後，簽署協議承諾改善其作為，[19]也同意接受獨立監督。普度表面上吹噓公司一步步革除過去所有問題，[20]他們額外雇用法令遵循人員、向業務代表強調他們不應就藥物做出任何沒有根據的主張。然而，實際上薩克勒家族和普度高層卻是迅速重拾舊方法來銷售疼始康定。[21]業務代表為了刺激銷售，依然聲稱疼始康定是安全的鴉片類藥物，不會造成成癮問題。普度也持續發送文宣，[22]提出關於鴉片類藥物安全性的不實主張，並且表示用藥者出現依賴和戒斷症狀僅僅是「偽成癮」。普度在田納西州培養業務代表熟練「ABC原則」，也就是「一定要成交」（Always Be Closing），[23]這句話引自出自一九九二年的電影《大亨遊戲》（*Glengarry Glen Ross*）裡亞歷・

鮑德溫（Alec Baldwin）所飾演角色的一句台詞，這部電影裡的業務員使用騙術讓買主不疑有他，進而投資毫無價值的房地產。新進業務代表在筆記本上認真地寫下，「一定……要……成交。」

六億美元的罰款似乎沒有讓薩克勒家族有所節制。相反地，整個家族和他們的左右手依然遵循理查的觀念，也就是問題不是出自於自家藥品。二〇〇八年五月，普度公司認罪答辯過後一年，公司職員發送給薩克勒家族一系列的「實用關鍵標語」，[24]用來推廣強效鴉片類藥物。「沒有成癮，只有濫用，」其中一則標語寫道，「人人都得負起用藥責任。」普度在同一年發送手冊給醫生，[25]提到成癮「並非藥物造成」，而是因為「敏感個案接觸藥物，其中藥物濫用最為經常造成成癮」。普度在另一次宣傳活動中建議，[26]疼痛病患要是對於成癮有所擔憂，就必須「戰勝」這樣的感覺。當年秋季的董事會會議中薩克勒家族就獲知，[27]其實普度自身的銷售數據顯示了「全美各地」出現濫用和流用疼始康定的情況。這項產品容易取得，加上對其「開立習慣」，一併助長了這種現象。公司職員在同一場會議也向薩克勒家族通知，全新的鑽石級業務競賽已經開始，這一項競賽的宗旨是要激勵業務代表讓這項藥物更容易取得，也更大量開立。

二〇〇八年，美國面臨鴉片類藥物危機的全面爆發，大眾開始將之視為公衛危機。成癮的禍患已經不再侷限於鄉村地區。當年一月，演員希斯・萊傑（Heath Ledger）死於過量服用各種止痛藥，[28]其中就包含羥二氫可待因酮，這一議題因此得到全國上下空前的關注。隨著死亡人數節節攀升，參議員喬・拜登（Joe Biden）也在國會山莊召開聽證會，[29]處理這個「蔓延到全國國人家中和社區的事態」。

疼始康定上市已經十二年了。普度的業務代表在外推銷，可說是荒唐地能輕易發現不當開立藥方的種種行為。二〇〇八年，洛杉磯的犯罪集團吸收一名上年紀的醫生，[30]她名為艾蓮娜・聖地牙哥（Eleanor Santiago），她的健康狀況欠佳，還為債務所逼。犯罪集團和她在麥克阿瑟公園（MacArthur Park）附近設立一間「掛羊頭賣狗肉」的診所，名為湖景健康中心（Lake Medical）。聖地牙哥開始開立大量疼始康定，九月的一個星期當中，她就開立了一千五百顆藥丸，許多藥局一個月的銷售量都沒有這麼多，次月的數字更是躍升至一萬一千顆。聖地牙哥的開藥量多得不合理，而且都是開立八十毫克的疼始康定藥丸，這是市面上的最大劑量，當時在黑市稱作八十仔（80），也是這裡最為熱門的劑量，一顆藥丸轉手價高達八十美元。二〇〇八年年底為止，聖地牙哥總共開立七萬三千顆藥丸。[31]

也許這樣的操作見不得人，[32]不過其中有如生產線的效率還是讓人嘖嘖稱奇。犯罪集團的成員會湧入洛杉磯市區的遊民區（Skid Row）吸收遊民，以廂型車接送他們，並且支付每人二十五美元前往湖景健康中心接受造假的身體檢查。接下來，犯罪集團成員會伴隨這些假病患前往藥局，出示聖地牙哥醫生開立的處方，獲取一罐疼始康定八十藥丸，接著犯罪集團便會大批量向藥販銷售這些藥物，讓他們分銷至黑市。這些黑市遍布西岸，最遠還到芝加哥。

普度一直在史丹福使用艾美仕的細粒度數據來追蹤這些訂單。公司主管發覺湖景健康中心開立驚人的藥量，卻沒有採取行動加以干涉。普度一名地區經理名為蜜雪兒．林格勒（Michele Ringler），[33]她在九月時和一名業務代表造訪湖景健康中心。診所的外觀呈現廢棄狀態，然而，他們發現裡面的小型辦公室擠滿人。之後林格勒描述，她認為裡面的一些人好像「剛剛從洛杉磯郡立監獄釋放出來」，她和業務代表擔心自身安危而決定離開，來不及和聖地牙哥醫生談話。

「我非常確定這件事牽涉販毒集團，」[34]林格勒寫信給普度的法令遵循主管提到，「我們不該通報美國緝毒局嗎？」[35]

「我們正在審慎考慮是否通報緝毒局。」[36]史丹福總部的法令遵循主管傑克．克勞利（Jack Crowley）回覆。當時已經有十多名洛杉磯藥師向普度反應，[37]表示懷疑湖景健康中心的所作所為，公司卻沒有向當局通報該診所的狀況。最後普度斷定，多家藥局向湖景健康中心提供貨源，至少其中一家藥局本來就行事貪腐，而且也是犯罪集團的一環。然而，普度卻沒採取任何行動來停止供應藥物。之後克勞利便會得知，[38]自己花費五年在普度調查行事可疑的藥局，公司卻沒中斷任何一家藥局的藥物供應。

普度暗地編列名單，記錄可能有問題的開藥單位。這份名單在公司內部稱為「零號地帶」。[39]普度主管標記了聖地牙哥醫生，並且把她納入名單之中。然而，普度卻沒有將這樣的疑心通報執法單位。[40]事實上，普度只在二〇一〇年向當局通報過湖景健康中心的情況。那時，診所已經勒令停業，聖地牙哥醫生和犯罪集團的其他成員也遭到起訴。（聖地牙哥承認犯下醫療詐欺罪，遭判刑入獄二十個月。）調查人員終於注意到湖景健康中心，不過並不是受到普度的幫助，而是因為當地社區提供消息才提高警覺。傑克．克勞利在一封電子郵件中若有所思地寫道，政府花費「好長一段時間才逮住這些壞蛋」。[41]

普度的律師為公司的作為辯解，[42]他們提到不當開立藥方的通報通常是「道聽途說」而且「未經證實」，也指出普度若是雷厲風行停止供應藥物，便可能造成其他真正的疼痛病患無法取得藥物。然而，普度處理這個問題，一向以保持緘默作為策略，這樣的策略其實相當有利可圖。《洛杉磯時報》（*Los Angeles Times*）的調查報導就指出，[43]普度的地區經理蜜雪兒．林格勒在公司內部敲響警報，一直到湖景健康中心被勒令停業，中間經過兩年。在這期間普度向該犯罪集團供應超過一百萬顆疼始康定。

薩克勒家族被迫處理日漸頻繁的悲劇和死亡事件，他們往往將這些事件視為商業問題，也就是自家公司面臨的其中一種「難題」。凱西．薩克勒在二〇〇八年寄送電子郵件給全體職員，要求他們列舉各種難題，並且「量化這些難題對於預計的銷售額會有什麼負面影響」。[44]普度仍在對付因為疼始康定而起的多起民事訴訟，也投入大量經費平息這些官司。霍華德．烏德爾在維吉尼亞州的認罪答辯之後，仍然在公司效力了一段時間。[45]不過，因為烏德爾和另外兩位被告保羅．戈登海姆和麥可．佛里曼，同意提出認罪答辯，往後任何公司只要是和聯邦政府有商業往來，都不會有他們的容身之處，最後烏德爾別無選擇，只得永久離開普度。（他對於公司逼退自己大力抗議，戈登海姆和佛里曼也是如此。三位高層甚至告上法庭，就這項處置提出異議，[46]但以失敗收場。）

三位高層獲得緩刑，但必須完成數百小時的社區服務，換取免除牢獄之災。烏德爾選擇服務退伍軍人，最後在康乃狄克州成立法律服務機構，[47]提供退伍軍人社群亟需的協助。在此期間普度製藥也著手打入退伍軍人社群，例如邀請醫生出席特別活動，鼓勵他們開立鴉片類藥物，提供美國軍人在伊拉克和阿富汗經歷戰爭之後返國服用。[48]普度贊助出版了一本書，書名為《穿透傷：返國退伍軍人和其家人的疼痛管理生存指南》（*Exit Wounds: A Survival Guide to Pain Management for Returning Veterans and Their Families*），作者德瑞克．麥金尼斯（Derek McGinnis）先前是海軍醫務兵，他在二〇〇四年的費盧傑戰役（Battle of Fallujah）中失去一條腿。這本書的出版方是公認獨立的美國疼痛基金會（「團結對抗疼痛的希望和力量之聲」），這本書只有在版權頁以小型字體感謝普度製藥提供「慷慨贊助」。

「許多參與『持久自由行動』（Operation Enduring Freedom）的退伍軍人可能都看過罌粟花，」[49]麥金尼斯寫道，說明這種植物在阿富汗大量種植。「鴉片類藥物的止痛效果是無出其右的，」他接著寫道，斷言這類藥物「是疼痛管理的『金本位』」。他很訝異即使鴉片類藥物效果卓越，卻「未受到廣泛應用」。[50]也許負傷的退伍軍人對於成癮抱持疑慮，但《穿透傷》對此持寬慰立場：「作者長期觀察鴉片類藥物，[51]證明若是原先沒有成癮傾向，便不易成癮。」書中聲稱。

最後霍華德．烏德爾在二〇一三年死於中風，享年七十二歲。先前瑪格麗特．密道頓（Margaret Middleton）和烏德爾一同成立退伍軍人法律服務中心，她形容烏德爾的慈善事業是「最好的贖罪」。[52]不過事實上，烏德爾從不認為自己需要贖罪，[53]因為他個人並沒有做錯事。烏德爾死後，《哈特福新聞報》有一篇文章持同情立場，認為烏德爾對於普度扭曲事實並不知情，「只是幾位業務代表在外對醫生講了一些話。」[54]

四十年來烏德爾代表薩克勒家族，最後選擇為這一家人承擔後果，因此薩克勒家族對於烏德爾同樣持友善態度。普度的總部位於史丹福廣場一號，薩克勒家族將八樓的小型法律圖書館重新命名為霍華德・烏德爾紀念圖書館（Howard Udell Memorial Library），並且懸掛他年輕時的照片以表感念。普度面臨聯邦罪名，而後提出認罪答辯，這位首席法律顧問也就被迫退休，現在卻有一個角落對他長久表達紀念，些許員工便會隱約存疑，薩克勒家族或公司的高層承諾對抗鴉片類藥物危機，只是陳腔濫調的嘴上功夫而已。「這個人可是承認有罪。這樣做是什麼意思，不用多說了吧？」一名前普度高階主管就指出。員工都瞭解企業文化和不成文的規定，知道哪些行為恰當與否，而此舉表達對霍華德・烏德爾的長久尊敬之意便是其中之一。

烏德爾退休而後死亡，普度似乎因此出現職位懸缺，不過薩克勒家族握有一群能力出眾的律師，早就準備好取而代之的人選。其中最出色的是史都華・貝克（Stuart Baker），貝克是典型的公司內部操盤手，外界對他幾乎毫無認識。不過他在幕後作為薩克勒家族的律師，可說是沉著冷靜又工於心計。貝克名義上是查德本和帕克律師事務所的合夥人〔後來該事務所重新命名為諾頓羅氏富布萊特律師事務所（Norton Rose Fulbright）〕，這一家紐約事務所代表薩克勒家族已經長達數十年，之前薩克勒兄弟和比爾・佛洛利克的結盟合約是由律師理查・雷瑟擬定，他也是該事務所的合夥人，這間事務所長期以來替菸草業強力辯護。不過，貝克看似奉獻幾乎所有時間代表其中一方客戶。其實他在普度總部的九樓有自己的辦公室，也有全職的行政助理。凱西・薩克勒曾經形容，貝克的職責是「聯繫」董事會和普度的高階主管，[55]不過他也經常負責聯繫家族中的兩派系。A派和B派經常鬧不合而吵得沸沸揚揚，因此董事會會議時不時淪為人身攻擊大會。貝克會試圖維持和氣，以肉身擋在爭吵雙方之間。凱西有時在董事會會議就一些事情破口大罵，她的堂弟喬納森便會打斷她，表示她很難相處，還是閉上嘴巴比較好。貝克會默默試著讓會議回到正軌，但凱西會說，「史都華，不必了。喬納森得向我道歉，否則會議不用繼續了。」

「我才不會為了你的行為道歉。」喬納森會接著說，場面便會演變成貝克試著平緩氣氛，而其他二十多位與會者只能避免眼神接觸，試著隱藏尷尬的神情。「他扮演多個角色。」[56]凱西談起史都華・貝克。公司的一些高階主管稱他為「看門人」。

「史都華在公司握有大權，沒有人比得過他，執行長也不例外。」一名前普度員工回憶道。貝克負責聯繫薩克勒家族和公司領導層，因此可說是「咽喉點」(choke point)，他也在薩克勒家族全球的多個企業擔任董事會成員。「他就像是膠水一樣，讓一切不會分崩離析。」最後這名前員工這麼說。貝克有次在公司的會議中提到烏德爾、戈登海姆和佛里曼提出認罪答辯，「那些人必須承擔後果，才能保護這家族。」他說。他提到公司的策略就是「不計代價保護薩克勒家族」。（兩名前員工記得自己目睹這段對話，之後其中一人說，「我還記得回到家後心想，『我到底在什麼鬼地方工作啊？』」）

也許理查．薩克勒沒有想要賣掉普度，但他對於堂弟莫蒂默的擔憂也有同感，也就是薩克勒家族集中投資普度，造成風險過度集中。因此，理查提出另一個選項。二〇〇八年，理查在寫給親戚的備忘錄中提議，[57]應該在普度安插一位對於薩克勒家族「忠心耿耿」的執行長。接著，與其賣掉公司，他們只需要向家族「分配更多自由現金流量」，這樣一來，在實務上便會是頻繁分配現金給雷蒙德和莫蒂默的多位繼承人。董事會中除了兩兄弟，最後總共有八名家族成員，橫跨三個世代，[58]包括莫蒂默的英國妻子特瑞莎、他的子女艾琳、凱西和小莫蒂默，還有雷蒙德的妻子貝弗莉和兒子理查和喬納森，最後加上理查的孩子大衛。董事會召開會議非常頻繁，[59]通常是在奢侈的外地，例如百慕達、葡萄牙、瑞士或是愛爾蘭。

理查．薩克勒出席董事會會議時，行為舉止總是捉摸不定。他通常會無視是誰在報告，一心盯著筆記型電腦，喬納森便會出聲喝止，「理查，別再用電腦了，趕快收起來。」無論是哪個會議環節，小莫蒂默總是特別關心財務細項，理查則是更關心科學問題。「他會提問，」一名高階主管偶爾會向董事會報告，他回憶道，「你回答之後，他會再次提問，你再回答，他就會再提問。他會一直提問，直到你答不出來，這樣就是他贏了，因為他就是會議室裡最聰明的人。如果他得提出一百個問題才能考倒你，他是真的會這麼做。」這位主管接著說，「理查要是問了問題，別人答不出來，凱西也會提問。」這位主管也提到凱西似乎總是想要贏過理查，不過理查對她只會表現輕蔑，「董事會會議大部分時間感覺像是家族的兩派系想證明自己那一派比較聰明。」

喬納森・薩克勒認為問題出自於整個家族分為「莫蒂默陣營」和「雷蒙德陣營」，[60]家族一分為二也反映兄弟間「關係失和」。「我們繼承了這樣的關係，也多少展現在我們的日常生活中。」喬納森這麼認為。

通常董事會會議最後的時間是保留給家族成員，除了史都華・貝克之外，其他高階主管都無法參加。薩克勒家族在每一次會議都會投票，決定如何付錢給自己，這裡拿一億，那裡收一億。小莫蒂默要是覺得自己沒有準時收到錢，或是金額不如預期，他便會出聲抱怨，「為什麼同時要降低分配金額，又要延後並且分成兩次分配呢？」[61]他在二〇一〇年得知，公司每季支付家族的金額得從三億兩千萬美元降低至兩億六千萬美元，還得分兩次撥款，他便語帶怒氣地說。老莫蒂默歷經三段婚姻，總共育有七名子女，而當時雷蒙德還與貝弗莉是夫妻，只有兩名子女，因此當時的態勢便是A派的家族成員總是要求要得到更多收益分配，[62]這樣他們才能養活比較多人。幸好普度公司不缺金流，在二〇一〇年六月普度公司向薩克勒家族提出一項十年計畫，[63]也就是接下來十年，每年提供薩克勒家族七億美元。

普度採取這樣的策略有一個缺點，就是沒有太多資金能夠再投資。這樣的情況對於一間公開上市公司來說，可說是潛在的存亡危機，不過普度是薩克勒家族所有，他們能夠為所欲為。莫蒂默親自指示公司大幅減低研發支出。[64]普度的科學家面對這樣的事情，深感灰心：疼始康定仍然創造大量收益，但薩克勒家族看似更想要把資金挪出普度，而不是擴大公司規模或研發不同產品。也許薩克勒家族認為，把所有籌碼押在製藥業造成風險過度集中，不過當下普度卻正在面臨風險過度集中的風險，因為公司把所有籌碼押在疼始康定。喬納森・薩克勒形容公司的策略比較像是在「榨乾公司而不是發展公司」。[65]

任何藥品達到獲益高峰後終究會走下坡，屆時專利權期滿失效，學名藥便會挑起競爭，這是製藥業不爭的現實，因此普度採取的計畫毫無謹慎可言。就在幾年前，薩克勒家族也驚恐地發現這件事。遠藤（Endo）是普度的其中一家競爭者，他們在二〇〇〇年就提出專利權申請，想要生產疼始康定的學名藥版本。普度的專利權仍未期滿，因此控告遠藤，[66]避免他們販售更為便宜的替代產品。破除這樣的挑戰對於普度來說非常重要，因為其他兩家公司正在密切觀察這起案子，並且準備生產自家的疼始康定學名藥。不過在二〇〇四年，曼哈頓的法官裁定原先的疼始康定專利無效，原因在於普度在申請過程中誤導美國專利商標局。普度之所以取得專利，是因為宣稱疼始康定是獨一無二的，九成的病患據稱服用相對小的劑量就能得到成效。不過保羅．戈登海姆經宣誓後承認，[67]雖然當時普度向專利商標局這樣宣稱，但公司的研究人員卻是苦無證據。戈登海姆表示，這樣大膽的斷言一直是羅伯特．凱伊克的「願景」，而非立足於科學。普度的前景突然面臨學名藥的競爭，銷售額似乎要一落千丈，公司也進行一輪慘烈的裁員。現在看來疼始康定這一招玩完了，[68]情勢這樣逆轉會讓普度和薩克勒家族損失數十億美元。不過霍華德．烏德爾耗資聘用出色的專利律師，這些律師說服上訴法院撤銷二〇〇四年的裁定，因此普度又能再次壟斷疼始康定。[69]他們又重回這門生意，但相比先前也無比小心，必須盡其所能收穫疼始康定這個失而復得的意外之財，[70]免得之後再也無法獨享。

薩克勒家族在二〇〇七年的認罪答辯之後，開始與顧問公司麥肯錫（McKinsey）接洽，[71]麥肯錫便開始建議普度應該如何持續擴大疼始康定的市場，之後麥肯錫的分析師團隊也移地進駐普度總部的一間會議室。當時疼始康定的銷售額是史上新高，但美國醫生開立的羥二氫可待因酮成長開始趨於平緩。[72]艾德．馬赫尼是普度的財務長，[73]他警告薩克勒家族，當下的預測顯示疼始康定的銷售額可能會進入停滯期。只要發生這樣的事情，一年七億美元款項的承諾幾乎不可能兌現，薩克勒家族因此非常擔心。理查在二〇〇九年的夏天召開會議，[74]目標是制定策略「扭轉下跌的頹勢」。他要求公司每週就疼始康定的銷售額提供最新資訊。[75]（這樣的要求讓員工驚慌失措，他們通常沒製作過理查要求的報告類型。他們深思熟慮是否該告訴理查沒有這種報告，但最後選擇創設新制的一週銷售額報告，[76]就為了達到理查的要求。）麥肯錫向薩克勒家族提供一系列建議，[77]使得普度得以讓疼始康定的銷售額有如「渦輪增壓」一般成長。顧問們提出，其中很重要的一點是要說服醫生，讓他們相信鴉片類藥物能夠給予病患「自由」和「絕佳機會在往後享受充實又積極的生活」。[78]

這項任務對於這些外部顧問來說，[79]是一門奇特的速成課，能讓他們一探究竟普度難以理解的企業文化。麥肯錫的顧問訪談普度的員工，發現雖然當時薩克勒家族正式來說只是董事會成員，實際上卻瘋狂地指揮普度每天的運作。普度員工向顧問表示，董事會「參與太多決策，但他們不應該這麼做」。一名麥肯錫主管的評估報告中提到，「兩兄弟創立這家公司，他們認為員工就像是『園丁』一樣，聽命行事就好，不要有多餘的疑問。」

現在老莫蒂默．薩克勒九十多歲，仍然過著充實又積極的生活。他出席董事會會議總是戴著方形眼鏡，垮著一張臉，因此讓現場氣氛十分不悅。普度的員工覺得他不如雷蒙德溫暖和慈祥。然而，比起工作，莫蒂默更享受休閒活動。他仍會搭機往返多個宏偉的居所。[80]他喜愛雙陸棋，也一直到八十多歲都還在打網球。莫蒂默在二〇〇九年的跨年夜，[81]邀請他的大家族和幾百名賓客，前往他偌大的鄉間莊園豪宅。這處豪宅名為鴉巢居（Rooksnest），位於倫敦市郊的伯克郡（Berkshire），周圍是十英畝修剪整齊的花園和遼闊起伏的林地。莊園裡架設了大帳篷，舉辦他女兒索菲的婚禮。新娘今年二十七歲，[82]明眸皓齒，她在倫敦長大，[83]就讀牛津大學，校園裡有一處圖書館以她父親為名。索菲就是在牛津大學遇見年輕的板球手傑米．達林普（Jamie Dalrymple），之後這位板球手會加入英格蘭國家隊。薩克勒家族在音樂設計中安排七十人的合唱團，[84]一路從威爾斯的斯旺西（Swansea）遠道而來，他們演唱的讚美詩是〈偉大的救世主，願祢引導我〉（*Guide Me, O Thou Great Redeemer*）

清澈泉源現開啟，治癒流水永不息

莫蒂默始終喜歡開派對，他會熬夜狂歡到午夜都不停歇。[85]他在三個月後就過世了，比哥哥亞提多活幾乎二十五年，他的商業成就更是讓哥哥相形見絀，對於全世界的影響力也可以說是如此。哀悼莫蒂默的人們橫跨大西洋兩側，認識他的人想起他，主要都在讚賞他在慈善上的貢獻。「莫蒂默．D．薩克勒，藝術贊助人。」《紐約時報》上的訃聞標題這麼寫道，[86]文中也提到他向「牛津大學、愛丁堡大學（Edinburgh University）、格拉斯哥大學（Glasgow University）、倫敦泰德美術館（Tate Gallery）、皇家藝術學院（Royal College of Art）、羅浮宮、柏林猶太博物館（Jewish Museum in Berlin）、薩爾茲堡大學（Salzburg University）等眾多機構提供大量捐款。」這一篇文章一直到第九段才提到疼始康定，其中寫道：「此種街頭藥物受到大量濫用，造成數起用藥過量死亡的案例」，接著補充「薩克勒家族並無成員遭到指控犯下任何不法行為。」另外一則大篇幅訃聞是刊登在《泰晤士報》，[87]主要提到莫蒂默的善行不只造福大學和美術館，更是惠澤「園藝界」，例如薩克勒渡橋（Sackler Crossing），這是一座黑色花崗岩曲橋，在倫敦的邱園（Kew Gardens）裡跨越湖水。之後特瑞莎．薩克勒（當時她已經是特瑞莎「女爵士」，並且仍然是普度董事會成員）在一次慈善拍賣會上得標，因此能夠命名新品種的玫瑰，女爵士特瑞莎對園藝深感興趣，選擇以丈夫的名字為玫瑰命名。訃聞引述她的話，將莫蒂默．薩克勒玫瑰和名字原主相提並論。「這種玫瑰擁有優雅和柔軟之感，」她說，「不過事實上卻非常堅韌，幾乎不受壞天氣影響。」這篇訃聞完全沒有提及疼始康定。

第二十二章　防濫用設計

普度製藥量產疼始康定藥丸並分銷到全美各地，已長達近十五年，不過就在二〇一〇年夏季的某一天，普度毫無張揚和預警，便停止運送原先的疼始康定藥丸，並以微調劑型生產新一代疼始康定取而代之。[1]新一代藥丸在同年八月開始出貨，外觀乍看和先前幾乎一樣，仔細觀察外觀只會發現新一代藥丸稍厚一些；另外，之前每顆藥丸都壓有「OC」的字樣，現在則改為「OP」字樣。新一代藥丸在成分上毫無更動，同樣是純粹的羥二氫可待因酮，只是外層膜衣經過重新設計。

許多普度的員工早在二〇〇一年就討論，是否有方法能夠立竿見影解決疼始康定所面臨的難題。若他們能夠開發無法壓碎的新一代藥丸呢？如果說濫用者都會壓碎藥丸，意圖破除藥效緩釋的機制，進而完全釋放藥物的麻醉效果，也許普度的科學家就可發明無法濫用的藥丸，使得「成癮犯罪份子」無法得逞，理查．薩克勒看待這些成癮者就是這樣的鄙視。

普度必須謹慎執行這樣的計畫，因為薩克勒家族其中一條原則就是，不願承認犯下任何過失或不法行為，甚至連假設都不行。（這項原則也因此成為家族企業的內部文化。）當時普度在開發疼始康定的抗濫用劑型，件事一旦傳揚出去，外界就會解讀成公司承認，這些年一直在銷售的藥品其實極易受到濫用而造成危險，也就和批評聲浪始終的論述一樣。

不過普度也許能夠開發另一種疼始康定藥丸，只能吞食服用，這樣就能夠遏止任何人從這種藥品得到立即的致幻效果。這樣的想法實在是極具誘惑力，普度一些人員開始相信這個計畫是最終的凌霄之志。前後的研究歷時數年，也經過大量試驗及無數次的失敗。一名核心高階主管參與了這個過程，提到雖然普度的研發預算吃緊，公司仍投注「極大比例」的預算追求成果，[2]其中的動力無庸置疑是普度引領期盼想要保護公司的明星商品免於遭到濫用。然而，另一個原因可能是普度的一些競爭對手也在全力開發防壓碎的羥二氫可待因酮藥丸。一旦其他公司搶先普度推出這種藥丸，就能夠宣傳自家藥品相比疼始康定是更加安全的選擇。「普度應該是這類研究的領頭羊，」[3]小莫蒂默．薩克勒在二〇〇八年向理查表示，「怎麼會是我們在追趕其他公司的腳步呢？」

許久前理查就卸下公司名義上的領導人頭銜，不過他依然極其積極參與公司事務，堅持每天都到辦公室報到。理查養有一隻鬥牛犬，並且時常帶在身旁。小狗名為昂區（UNCH），也就是股市「平盤」（Unchanged）的縮寫，意思是一家公司的股價在交易日開盤和收盤呈現持平。公司職員有時得和理查開會，因此會穿上自己最高檔的西裝，但到達老闆放滿書本的辦公室，只會發現昂區在辦公桌的玻璃辦公桌下，口水滴滿才剛燙好不久的長褲褲管。昂區經常在走廊上拉屎，理查也不太會撿拾起來，因此任何人前往九樓走在高貴的紫色地毯上，都知道要迂迴前行，閃躲小狗偶爾遺留下的排泄物。

理查自己也在研究防濫用劑型，還以發明人的身分取得數項專利。[4]普度有一個團隊負責向美國食品藥物管理局提交這一項新產品的申請資料，理查也和他們保持密切聯繫。他甚至就這項藥品的命名提出意見。[5]（最後只是命名為疼始康定 OP。）普度在接近二〇〇七年年底向食品藥物管理局申請核准，不過當局一直到二〇一〇年才核准普度開始銷售新一代「抗濫用」的疼始康定。[6]

新一代藥丸是科學上的成就，就算輾壓藥丸，也不會破裂成碎塊或粉碎成細粉，這樣也就無法吸食或溶解於液體中再透過靜脈注射。這種藥丸輾壓之後反而和糖果一樣呈現扁平狀，就算是用鐵鎚敲擊藥丸，也只會出現裂痕卻不會粉碎。雖然使勁點還是能夠把藥丸撬成小塊，但只要試圖吸食，藥丸剝落下來的部分就會卡在鼻孔裡。

這樣小而美的奇蹟，遠比疼始康定的原劑型來得更加創新。一名前普度高階主管提到，要是試圖利用疼始康定新劑型胡作非為，藥丸只會變成「小熊軟糖」。

普度製藥一向大搖大擺地向食品藥物管理局提出大膽的主張，想當然也大肆吹捧新一代藥丸的安全性是前所未見。在過去食品藥物管理局對普度極度通融，而且接受普度言過其實的行銷主張，這一次到最後也送給普度另一份大禮，那就是許可普度在新劑型疼始康定的仿單上，主張該藥品擁有「遏止濫用」的特性，[7]這種事情可是史無前例。疼始康定一開始上市，理查・薩克勒便自吹自擂，當時食品藥物管理局核准普度在藥品標示上載明這種數量的行銷主張，之前從未發生過，現在當局又再次許可普度主張公司的新產品相比其他競爭藥品更加安全。這一次的情形和起初疼始康定上市一樣，普度主張新產品擁有遏止濫用的優點，在當下大致上都還只能算是憧憬。食品藥物管理局的一份新聞稿指出，普度會依要求進行「上市後」研究，蒐集數據瞭解「新劑型是否有效減少鴉片類藥物的濫用和不適當用藥情形」，[8]也就是確認食品藥物管理局已經核准的主張符合現實到達什麼程度。不過同時，普度卻已經得到批准，任何人只要想了解該藥，公司都能向他們表示疼始康定新劑型相比市面上其他鴉片類藥物，更不容易遭到濫用。

多年來坊間有許多行動在抑制普度止痛藥導致的災難性衝擊，這些行動都會受到薩克勒家族百般阻撓，一般人乍看之下會認為疼始康定推出新劑型，也許說明薩克勒家族終於認知到自己的手段並不正當。然而，新劑型推出的時機卻是耐人尋味，也說明普度這麼做也許是出於其他考量。一開始普度是在一九九〇年代取得疼始康定的專利，因此得到該藥品的獨家銷售權。這一項專利的持續排他權，代表普度能夠避免競爭藥廠生產疼始康定學名藥。這些年疼始康定創造極為可觀的收益，不過專利權效期也一直默默在倒數。原廠藥在未來會面臨「專利權期滿」，對於藥廠來說是一場惡夢，但狡猾的大型企業能夠使出一些操作手法，延長專利權效期。這些手法通稱為「長青樹策略」（evergreening）。[9]這些企業通常會等待原先的專利權近乎期滿，接著進行產品微調，從而重新取得專利，專利權效期也會重新計算。在幾乎十年前，也就是二〇〇一年一月，麥可．佛里曼和另一名普度高階主管馬克．艾方索商討開發抗濫用疼始康定的計畫，他們形容這項計畫為「產品線延伸」（line extension）。艾方索寫道，推出新劑型是「杜絕競爭」的良方。[10] 疼始康定 OP 推出之前，原劑型的專利權預計在二〇一三年到期。[11]

「一切都是為了保護和疼始康定相關的智慧財產，」一名高階主管回憶道，這位主管是在這個期間加入公司。其實普度也銷售其他產品，不過沒有人對這些產品抱持不實幻想。「疼始康定是故事的唯一主角，畢竟疼始康定就是財源，」這位高階主管接著說，「普度沒有一般整合藥廠的能力，公司採取的策略是『不計代價捍衛專利』，因此公司的投資和人才都是高度環繞在捍衛和維護疼始康定。」普度的領導階層一心一意延長疼始康定的壽命，這位高階主管有時覺得普度事實上根本不是藥廠，而是「一家智慧財產法律事務所，只是剛好進行一些研發又擁有銷售部門而已」。

公衛危機在這十年多愈演愈烈，薩克勒家族和普度卻始終目空一切，認為疼始康定的原劑型既安全又有效。霍華德．烏德爾一直到死前也都對此深信不疑。然而，普度因為疼始康定原劑型的專利權即將過期，在二〇一〇年推出疼始康定新劑型，之後居然厚顏無恥地徹底改變立場。普度向食品藥物管理局遞交文件，[12]要求當局拒絕核准疼始康定原劑型的學名藥，理由是這種學名藥並不安全，然而這些年，普度卻都在銷售這種藥品，普度則是表示因為「安全性」考量自願下架原劑型。原劑型的專利權到期當天，食品藥物管理局史無前例地熱心宣布，疼始康定原劑型的效益「已經不敵」風險。[13]「食品藥物管理局判定，疼始康定持續藥效錠出於安全考量必須下架，普度對此深感慶幸。」[14]普度在一則新聞稿中提到，其中還強調任何學名藥的申請，食品藥物管理局一概「不會通過或核准」。

普度並非完全沒有在開發其他產品。事實上，普度開始販售疼始康定 OP 不久後，便推出另一種鴉片類止痛藥，也就是「疼全失」丁基原啡因穿皮貼片劑（Butrans）。薩克勒家族面對廣大批評聲浪，又遭遇刑事起訴和多起官司，也許會因此開始實踐多角化經營，而不是只依賴鴉片類藥物。然而，薩克勒家族卻選擇加碼，把普度定位為「疼痛管理整合公司」。

這些年理查．薩克勒和妻子貝絲逐漸疏遠，最後在二〇一三年離婚，理查便搬到德州的奧斯汀（Austin），並且在市郊購置時髦的山頂別墅，這個區域十分受到科技業億萬富翁的喜愛。然而，理查仍然會瘋狂地插手自己公司大部分的日常運作，也許是他渴望重回一九九六年北美暴風雪之時的榮光，當時疼始康定上市之後大放異彩，就是在他的監督之下，現在理查則是詳細檢查推出「疼全失」丁基原啡因穿皮貼片劑的每一個細節。他要求普度高階主管羅素．蓋斯迪亞匯報「疼全失」丁基原啡因穿皮貼片劑的銷售「情報」，[15]他想要知道銷售團隊「是否和預期一樣遭遇阻力？我們的應對狀況如何？這款藥品的市場反應和當時銷售疼始康定®藥錠的情況類似還是有所差異？」（即使理查撰寫電子郵件，仍然費心地在疼始康定之後加上註冊商標符號，也許表示他十分重視智慧財產權相關法律。）

理查不只要求近乎隨時得到銷售數額，也要求員工提供原始銷售數據的試算表，他才能自己進行特立獨行的計算。[16]理查對於如何行銷丁基原啡因穿皮貼片劑和向哪一種醫生推銷，抱持許多想法。「我在預算會議隔週會和哪一位業務代表一起跑業務呢？」[17]他在二〇一一年向蓋斯迪亞寫道。理查為了詳細瞭解銷售團隊的狀況，他要求親自陪同個別業務代表四處巡訪。「一天能夠剛好安排兩位業務代表嗎？」他還這樣想。

也許蓋斯迪亞害怕理查醫生會無法克制自己，接著開始隨機向醫生兜售鴉片類藥物，因而悄悄敲響警鐘，[18]將這個問題告知普度的法令遵循主任伯特．溫斯坦（Bert Weinstein）。

「太好笑了。」溫斯坦回覆，[19]這家公司先前面對行銷詐欺的聯邦罪名才剛認罪，公司內部的守門員卻是這樣輕描淡寫，似乎太過輕率。理查終究是理查，每個人在普度都被迫要接受這個不容改變的生存法則。溫斯坦向蓋斯迪亞表明，他絕對不會挺身阻止老闆的行為，不過他也表示理查參與這些銷售巡訪時，「必須保持沉默，也不得張揚身分」，就好像是實境秀的橋段中，執行長會戴假髮又黏鬍子，微服出巡公司的量販店。（最後理查選擇不一起巡訪，[20]不過他在同年的另一個場合還是和一名康乃狄克州的業務代表一同跑業務。）

麥可・佛里曼被迫卸下職務後，由約翰・史都華（John Stewart）接任執行長，「如果您能減少理查直接接觸公司事務的機會，那就太好了，」[21]蓋斯迪亞向史都華寫道，「我瞭解他有權利瞭解公司的運作狀況，他的看法也很明理清晰，但他如此埋頭於公司事務，公司不一定能保持效率。」

「我幾乎每天都在處理這件事情，」[22]史都華回覆，「不過情況時好時壞。」

丁基原啡因穿皮貼片劑是一種管制麻醉藥品，和疼始康定一樣是強效的鴉片類藥物，因此也有相應的成癮風險。然而，只要這項藥品被認為具有潛在風險，銷售額可能就會大受影響，理查對此十分挫折。他抱怨有些論調對於這項藥品的缺點過於警戒，實在是危言聳聽。這些言論「暗指藥物會導致不良反應和危險，事實卻不是這樣」。[23]理查斷言。他也建議普度設法使用「比較溫和」的方式描述自家的鴉片類藥物。

丁基原啡因穿皮貼片劑的上市情況還算成功。薩克勒家族的專長除了捐款以外，便是銷售鴉片類藥物，不過丁基原啡因穿皮貼片劑和疼始康定相比，並不算是滿載而歸。理查和其他董事會成員因此相當苦惱。「你們和我一樣很失望吧？」[24]他在二〇一一年春季向員工拋出這個問題，「我們還能如何刺激銷售，[25]並且讓數字上升得更快速呢？」莫蒂默和他的堂哥一樣擔心這件事情，[26]因此要求獲知更多銷售額資訊。不過就在同年六月，員工向薩克勒家族回報，[27]說明利潤相比先前的預期出現數億美元的差距。理查認為公司錯就錯在沒有瞄準「高潛力」的開方醫師，[28]他要求瞭解「公司的經理怎麼會讓這種事發生」。

蓋斯迪亞私下抱怨薩克勒家族只在乎鴉片類藥物，實在是「短視近利」。「我們一直沒辦法說服同事和董事會，公司在這個市場已經不會有什麼成就了。」[29]他向一位朋友寫道。薩克勒家族在四個月後便將他解雇。[30]

疼始康定新劑型依舊銷售長紅，[31]更是美國最為暢銷的止痛藥，年銷售額超過三十億美元，這樣的數字相比第二名的競爭藥品，也幾乎是兩倍。不過新一代疼始康定真的遏止濫用了嗎？這就是另一回事了。普度內部都知道公司對於遏止濫用的主張，頂多只是個理論。薩克勒家族也瞭解這件事情，因為員工告知過他們，[32]濫用疼始康定的主要方法並非吸食或注射，而是吞食整顆藥丸，因此新劑型也束手無策。約翰·史都華有一次清楚告訴理查·薩克勒，疼始康定新劑型「無法避免患者出現一次吃太多顆藥丸這樣單純的行為」。[33]二〇一一年上旬的一場會議中，員工向董事會呈現一份數據，[34]顯示物質濫用治療中心收治的患者之中，有百分之八十三已經開始以吞食的方式使用鴉片類藥物。

同時也有跡象顯示，許多人原先就對疼始康定成癮，但新劑型使得他們濫用疼始康定比較不容易。疼始康定的長期使用者在網路論壇上互相分享，他們如何竭盡所能從新一代藥丸中提取致幻物質，[35]有人把藥丸放進微波爐、烤箱、冷凍庫，或是浸泡在各種溶劑裡面。然而，如果普度的目標單單是防止人們壓碎藥丸，新一代膜衣似乎起到作用。事實上，普度自身的銷售數據幾乎立即就出現清楚的跡象，顯示疼始康定的一些習慣性使用者確實受到防濫用藥丸阻撓。即使普度屆時會向食品藥物管理局表示，往後原劑型應該視為不安全，但新一代藥丸在美國上市之後，他們仍然持續在加拿大銷售原劑型疼始康定長達一年。根據之後的一份研究，[36]新劑型在二〇一〇年推出後數月，原劑型疼始康定在安大略省溫莎（Windsor）的銷售額突然成長四倍。溫莎和底特律就在美加邊界兩側，代表人們在加拿大購買藥丸，接著走私回美國，並在黑市販售，原因在於與原劑型藥丸相比，新劑型更加受到歡迎。普度早就透過艾美仕的數據，監測到加拿大的銷售額暴漲，並且推論背後原因。（最終普度承認的確發現銷售額大增，也始終強調公司確實通報當局，[37]卻拒絕說明通報時間。）

不久後，在美國過度服用疼始康定的死亡率便開始削減。[38]然而，若要說新劑型確實能夠「遏止濫用」，仍然言之過早，因為許多人濫用疼始康定，直接吞食藥丸，並不一定會造成死亡。美國疾病管制與預防中心的定論會是，[39]目前沒有研究顯示「遏止濫用的技術」是「防止或預防濫用」的有效策略。食品藥物管理局也會承認，也許新劑型可降低吸食或注射疼始康定的人數，「卻缺乏有力的證據，[40]能夠顯示新劑型有效改善整體的疼始康定濫用情形」。相關研究成果一直到二〇二〇年才公諸於世。

儘管如此，新劑型若可讓任何人不再吸食或注射疼始康定，便似乎代表普度的努力方向是正確的。普度不需要進行複雜的研究，只需要檢視盈虧，便能領會新一代藥丸帶來怎麼樣的衝擊。普度的科學家團隊在一份研究摘要指出，[41]新劑型推出之後，八十毫克疼始康定藥丸的全國銷售額降低百分之二十五。

這樣的數字一方面可說是十分亮眼，顯示普度藉著開發防壓碎的新一代藥丸，成功遏止疼始康定的濫用，普度也會自我讚許，表示公司對於新劑型的投資證明自身極力解決鴉片類藥物危機。[42]另一方面，銷售額下降明顯，代表普度在這些年銷售最高劑量的疼始康定，其中有四分之一的營收來自黑市，普度對這個現象進行了研究。理查對於這次「驟降」表示不滿，也想要瞭解公司能夠採取哪些「撥亂反正」的作為。根據多份法庭文件，[43]普度內部的結論指出，收益下降的原因很大一部分可說是因為「醫學上非必要的藥方數量下降」。

批評聲浪持續主張普度不應該因為新一代藥丸而沾沾自喜，因為一切作為實在是杯水車薪而且為時已晚。「他們不應該就此高枕無憂，」[44]史蒂芬．托爾曼（Steven Tolman）在新劑型推出後不久表示，他是麻薩諸塞州的州參議員，並且率領委員會調查疼始康定的濫用情形，「之前這麼多年他們怎麼不這麼做？」

其實這樣對於推出新一代藥丸時間點的質疑，後來證明極其重要，因為普度的新劑型造成重大而且意料之外的後果。薩克勒家族要是早十年以抗濫用劑型取代原先的疼始康定，也許真的有機會遏止濫用，因為不會有這麼多人發現這款藥品的致幻效果。然而，二〇一〇年之際，全國的情況相比二〇〇〇年明顯不同，鴉片類藥物氾濫已經席捲全國。無論是因為娛樂性濫用或是醫生開立藥方，數百萬美國人已經對於疼始康定和其他鴉片類藥物成癮。無論薩克勒家族是自我催眠「這一切並非他們的本意」，還有「這個產業本就如此」，普度的銷售額能夠高居不下確實是因為這樣龐大的成癮人口，數字是不會騙人的。先前普度的行銷口號是「疼始康定一試成主顧」，最後也許出乎意料顯得格外貼切，現在有一大群人依賴疼始康定已經無法自拔。

疼始康定OP上市時，對一些習慣性使用者來說，取得藥物已經變得更加困難了，當局進而關閉非法藥物診所，也起訴醫生。許多醫生開始會多加詢問病患的狀況，才開立疼始康定或其他強效鴉片類藥物。現在除了這些困難之外，他們所服用的藥丸也更加頑強，不再一次性迅速釋放全部的羥二氫可待因酮藥效，許多人因此放棄服用疼始康定。理想的情況是他們會一夕之間戒除藥癮、鼓起勇氣面對戒斷症狀的折磨，或是尋求治療，並且謹慎地逐步減少使用藥物，但事實上許多人早已成癮，甚至成癮多年，回頭為時已晚。這樣的情況之下有一種便宜的物質可成為疼始康定的替代品，這種物質價格更是低廉、藥效更加強勁，而且容易取得，那便是海洛因。

疼始康定的新劑型促使一些使用者轉而使用其他濫用起來較容易的鴉片類處方藥，不過許多人卻是轉而使用海洛因。兩種藥物化學性質上差異不大，海洛因在一些情況中會用來衡量疼始康定的藥效，疼始康定也因為強力的藥效得到「藥丸版海洛因」的稱號。疼始康定起初在阿帕拉契地區成為廣受歡迎的娛樂性藥物，並且得到「鄉巴佬」海洛因（hillbilly heroin）的暱稱。因此，有些人已經患有鴉片類藥物使用疾患，但無法再依賴疼始康定，於是在短時間內轉而直接使用海洛因，事情會這樣發展也許根本不難想像。

記者山姆．魁諾伊斯（Sam Quinones）在《夢境》（*Dreamland*）一書中，[45]形容墨西哥的毒品犯罪集團在同一時期發覺美國出現新興市場，因此開始走私前所未有的大量低價海洛因進入美國。美國各地的社區幾乎一夜之間出現一群群打扮整齊、赤手空拳、高度專業的藥販，他們販賣一包包夾鏈袋的海洛因。墨西哥太平洋沿岸地區的納雅里特州（Nayarit）山區裡種植許多罌粟，便是這些海洛因的源頭。普度曾經發現有許多人患有慢性疼痛疾病，而且沒有得到妥善治療，因此認為這個市場的商機龐大，這些墨西哥的年輕創業家也找到另一個龐大族群，也許對他們稍加勸誘便會嘗試新藥物。這些創業家不像理查．薩克勒一樣有機會到哈佛商學院深造，或是像莫蒂默．薩克勒到紐約大學進修，他們大多是無師自通。這些納雅里特州的走私販採取一系列的銷售策略，試圖為墨西哥海洛因建立穩固的市場，其中些許策略和普度起初行銷疼始康定的一系列手法相像得十分離奇。薩克勒家族瞄準的族群似乎特別無法抗拒普度的藥品，起初他們的行銷主力是在特定社區，這些社區裡有許多人受到職業傷害或是患有殘疾和慢性疼痛疾病。海洛因販售團隊則是時常在美沙冬診所（methadone clinic）[i]附近開發客源，這裡的病患本來就已經在對抗鴉片類藥物使用疾患。普度會提供優待券給病患，讓他們享有一個月的免費疼始康定藥方，這些海洛因藥販也同樣免費提供試用品給客戶。

普度所謂的「克服抗拒」情形也出現了。薩克勒家族從一開始投入鴉片類藥物的生意，就很清楚其中一大挑戰便是消費者的抗拒。這一類產品總會和特定汙名聯想在一起，其中不乏對於鴉片類藥物毫無道理、杞人憂天的恐懼。起初薩克勒家族在英國的公司納寶之所以開發出美施康定，背後原因便是嗎啡藥丸比起任何需要注射的藥物感覺更加安全，使用起來也更加容易。由於人們對於靜脈注射藥物的抗拒，或者說抗拒以針筒使用藥物，也就自然而然限制了美國海洛因市場的成長規模。然而，假如使用者已經對鴉片類藥物成癮，而且開始感到戒斷症狀的第一陣痛楚，即使他們前半輩子都抗拒注射藥物，也會毫不猶豫就變卦，這就是成癮的原理。針頭也許會帶來惴惴不安的感覺，但只要身體感覺再不用藥便會一命嗚呼，有些事情即使之前發誓永遠不會做，當下也只會照做。

這樣的原因造成全國十年來的處方藥氾濫，在二〇一〇年前後轉變為海洛因氾濫。之後的幾年，薩克勒家族的特定成員會把焦點精準轉移到海洛因取代處方藥造成氾濫這件事情上（還會漸漸把焦點轉移到另一種甚至更加危險的替代品之上，也就是吩坦尼），[46]並且藉此作為家族的脫罪壓箱寶。這樣的事情證明對疼始康定成癮的，並不一定真的是疼痛疾病患者，而是來者不拒的藥物濫用者。海洛因是街頭藥物，來源是一些身分不明的年輕墨西哥人士，也不知道他們是否合法入境或居留，他們從後車廂取出海洛因來販賣，然而，疼始康定卻是受到食品藥物管理局這樣的政府機關核准。薩克勒家族的成員都是名正言順的生意人，也是美國社會的中流砥柱。即使普度已確定是重罪判決，疼始康定也始終面臨爭議，理查・薩克勒卻依然是耶魯大學癌症中心的諮詢委員。新劑型即將上市之前，理查和貝絲偕同喬納森和妻子瑪麗・柯森（Mary Corson）捐贈三百萬美元，並且在耶魯大學設置理查和喬納森・薩克勒內科醫學教授職位。[47]「我的父親從小教育喬和我，隨時貫徹慈善這個重要的本分。」當時理查難得發表公開聲明，其中這麼提到。理查也向曼哈頓的洛克菲勒大學提供大筆捐款，因此理查搬到德州之前，還在該校被任命為基因學兼任教授。理查和他的家族持續享有盛名，因為他們體現了美國的崇高傳統價值和醫學精神，理查可不是什麼來自國界南方的海洛因大亨。這些癮君子先前就對疼始康定成癮，現在轉而使用海洛因，這樣的事情讓薩克勒家族深信自己不該背負罵名。

然而，理查一向很自豪自己擁有處理數據的天分，但當時的情況從數據上看來，即使薩克勒家族肯定沒買賣海洛因，但也不能說明他們和海洛因危機完全沒有關聯。接下來幾年之中，學者會細究相關統計數據，檢視海洛因使用過量的事件為何在二〇一〇年開始遽增，他們的結論是，許多美國人一開始是使用疼始康定和其他處方藥，後來才使用海洛因。美國成癮醫學學會（American Society of Addiction Medicine）指出，這個時期開始使用海洛因的每五個人裡面，有四個人都是因為起初濫用處方止痛藥。[48]一份調查追蹤兩百四十四位受試者發現，[49]這些受試者在二〇一〇年疼始康定新劑型推出之後開始治療疼始康定的濫用，三分之一的受試者曾經轉而使用其他藥物，其中又有七成是轉而使用海洛因。陶德・戴維斯是普度在路易斯安那州的前業務代表，現在他則是一名藥物治療諮商師，他曾經以銷售疼始康定維生，現在反倒幫助海洛因成癮者。他認為，「海洛因危機之所以會發生是因為整個疼始康定的生意崩盤了。」[50]二〇一九年有個經濟學家團隊，其成員來自聖母大學（University of Notre Dame）、波士頓大學和美國國家經濟研究局（National Bureau of Economic Research），發布了一份資訊密集的研究報告，當時的時空背景是「海洛因造成的死亡率正在急速上升」，[51]也就是二〇一〇年之後幾年的情形，這份報告的標題是「疼始康定新劑型如何引發海洛因的氾濫」。

i・譯註：或稱物質使用疾患服務診所。

第二十三章　大使

薩克勒家族唯一一個成員進出過監獄，那就是理查·薩克勒的姪女瑪德琳（Madeleine）。瑪德琳是一位纖細的年輕女性，瘦長的臉上有一雙深色眼睛，流露出嚴肅的神情，她的父母親是理查的弟弟喬納森和其妻瑪麗·柯森。喬納森和瑪麗夫妻育有三名子女，分別是瑪德琳、克萊兒（Clare）和麥爾斯（Miles），他們住在田端圓環（Field Point Circle）占地寬廣的別墅裡，一九七三年雷蒙德也在康乃狄克州格林威治這處高級特區購置傍水的莊園，並且和貝弗莉一起居住在這裡。喬納森和哥哥理查的差異頗大，他天生善於社交，也比較好親近，他和瑪麗還養成類似波希米亞氣質和知識份子的眼光。喬納森時常穿著巴塔哥尼亞（Patagonia）服飾，同時友善又健談，他會邀請賓客到家裡，這些賓客來來去去都是有趣的藝術家和思想家。喬納森對於教育改革特別關注，他也透過捐款和撰寫專欄，積極參與特許學校（charter school）活動。「我們為孩子做的還不夠，[1]特別是都市裡長大的小孩，」他會這麼說並且補充，「我很榮幸能夠為當今的重要議題貢獻己力。」他和瑪麗資助一個特許學校網絡，[2]這個網絡在康乃狄克州設立許多學校。

瑪德琳出生於一九八三年，並且在格林威治的公立學校就學。她在疼始康定推出時是十三歲，就在她進入青春期的那幾年，許多美國青少年開始濫用疼始康定，即使是格林威治這樣的地方也不例外。瑪德琳十分聰慧又勤奮好學，因此進入杜克大學（Duke University）修讀生物心理學（只有她的祖父會對這種學門有興趣）。瑪德琳以為自己會追隨雷蒙德或是伯父理查的腳步，進入醫學院就讀，不過她在大學期間發覺自己喜愛的是攝影。[3]最後她沒有朝醫學發展，而是走上電影製作一途，並且在二十八歲完成生涯第一部紀錄長片。這一部紀錄片名為《瘋狂樂透》（*The Lottery*），內容講述哈林區（Harlem）的一所特許學校。（瑪德琳和她的父親一樣非常關注特許教育。）這一部紀錄片在二〇一〇年上映，記錄哈林區和布朗克斯的四個勞工階級家庭，如何為孩子尋求更加優質的教育機會，普度也是在同一年推出疼始康定新劑型。瑪德琳在一次美國有線衛星公共事務網（C-SPAN）的訪談中表示，[4]美國的弱勢族群無法穩定接受良好教育，這件事情「在道德上是無法接受的」。這部紀錄片在翠貝卡電影節（Tribeca Film Festival）播映，並且進入奧斯卡獎的角逐名單。[5]

瑪德琳在製作《瘋狂樂透》時，也開始思考監獄在美國社會所扮演的角色。「其實這個議題是一體兩面，」[6]她說，「人們沒有受到良好的教育，下場就是坐牢，我也知道我國的受刑人人數是世界第一。」瑪德琳決定製作一部虛構劇情片，講述一名年邁受刑人在獲釋前夕的故事，藉此探索大規模監禁這樣費思難解的問題。然而，她終究是一名紀錄片導演，還是希望這部電影能夠立基於現實世界，因此決定在實際運作的監獄裡拍攝這部電影，而且「由受刑人擔任演員」。

也許其他年輕導演會認為這樣的想法充滿藝術野心，但在運籌上卻是天馬行空。然而，瑪德琳．薩克勒在藝術上充分展現家族特質，猶如她的伯公亞瑟和伯父理查分別在醫學廣告和製藥上發揮這樣的特質，也就是無論夢想看起來多麼異想天開，沒有什麼是不可能的，有時只需要問問，「有何不可？」然後埋頭苦幹。二〇一五年，瑪德琳經過多次協商後終於獲准進入彭德爾頓矯正機構（Pendleton Correctional Facility），這是一處位於印第安納州的州立監獄，戒備極度森嚴。與她一起前往的還有一個小型團隊和幾位專業演員，其中包含傑佛瑞．萊特（Jeffrey Wright）這位倍受獎項肯定的舞台劇和電影演員。萊特和瑪德琳一同幾次造訪彭德爾頓，[7]進行行前研究，他認為那裡「十分震撼」。他在幾次造訪中和一些男性受刑人建立良好關係，最後決定加入此項計畫。這處監獄大部分是由受刑人於一九二〇年代建造，裡面氣氛肅殺，「我從來沒有在如此艱困的環境下工作。」萊特說。接下來幾週瑪德琳都在威懾的監獄分區裡面進行拍攝工作。

電影裡面另一個重要角色是由希歐特斯・卡特（Theothus Carter）飾演，其實他是那處監獄裡的受刑人。卡特大部分人生都在進出監獄，多是毒品有關的罪名，這一次則是因為持械搶劫和殺人未遂而正在服六十五年的刑期。然而，卡特受到演員波伊德・霍布魯克（Boyd Holbrook）的指導，最後展現撼動人心的演出，霍布魯克是瑪德琳的朋友，也是《毒梟》（*Narcos*）這部網飛（Netflix）影集的主角，他在這一次製作工作提供協助。（「監獄裡可是不缺性格演員。」瑪德琳開玩笑地說。）演員喬治・克隆尼（George Clooney）一向直言不諱為進步派社會議題發聲，最後以製作人的身分參與這項計畫。電影完成之後定名為《自由在門外》（O.G.），並且由HBO購得發行權。[8]

瑪德琳要製作前述電影已經非常困難，她還同時完成另一部紀錄長片，述說彭德爾頓矯正機構裡面的生活，這部紀錄片名為《看不見的悔過書》（*It's a Hard Truth, Ain't It*）[i]，後來入圍一項艾美獎（Emmy Award）。瑪德琳付出大量心力製作兩部紀錄片，之後因此獲得比爾・韋伯社會服務獎（Bill Webber Award for Community Service），得獎事由為她以自己的作品（她在個人網站上面寫道）「傳達受刑人的聲音」。[9]

瑪德琳的電影即將上映，HBO籌辦邀請制的放映會，邀請民權和種族正義議題記者、社會運動家，還有美國公民自由聯盟（American Civil Liberties Union）這樣的團體。瑪德琳有力地為自己的作品吸引更多目光，雖然她言語低調，但口條清晰又自信十足，這些特質讓她宣傳電影無往不利。瑪德琳的形象就是非常關心結構性社會失靈對一般大眾所產生的影響，因此不太會有人要求她解釋自己之前是什麼樣的人。

以薩克勒家族的標準來說，瑪德琳的人生其實相對樸實無華。她住在洛杉磯，以三百萬元付現置產，[10]入住當地的洛斯費利茲區（Los Feliz）這個文青聚集地。然而，她仍然是疼始康定企業的繼承人。也許她的父親喬納森是個和藹的知識份子，不過依然在普度長期掌事，[11]並且一度擔任副總裁，同時是極度活耀的董事會成員，疼始康定大獲全勝就是在他的指揮之下達成，他也依然緊盯公司高層，要求得到獲利預測和銷售的最新狀況。瑪德琳並未公開和家族斷絕往來，疼始康定的成功留給家族大量財富，她甚至也沒表達什麼意見。她的社交和職場熟人都知道她不屑談論普度這個話題。一旦談論到家族企業，她完全不認為旁人會覺得自己和公司有任何關聯，[12]也會清楚表示自己完全沒參與公司的營運。

印第安納州是瑪德琳拍攝監獄紀錄片的地方，那裡自二〇一〇年開始，不斷有愈來愈多人因過量服用鴉片類藥物而死亡，[13]州內的醫生開立鴉片類藥物藥方，數量遠遠高於全國平均。那一處監獄位於麥迪遜郡（Madison County），電影拍攝當年，當地每一百位居民就得到一百一十六份鴉片類藥物處方，[14]這樣的數字即使在州內也是高得離譜。瑪德琳拍攝電影的監獄裡面，一千八百名受刑人當中，每年有一千名接受藥物或酒精成癮治療。[15]根據監獄的數據，[16]那裡接近八成受刑人有「嚴重物質濫用」的紀錄。

非裔美國人並沒有受到鴉片類藥物氾濫的正面衝擊：[17]醫生比較不會開立鴉片類止痛藥給黑人病患，原因在於醫生不相信這些病患會負責地用藥，或是醫生比較不同情這些病患，於是採取比較激進的疼痛治療方式。因此，統計數據顯示非裔美國人的成癮和死亡狀況比較和緩。這樣的情形非常少見，結構性種族歧視（systemic racism）反而可以說是保護了非裔族群。然而，有色人種卻是過度受到反毒作戰（war on drugs）的影響。普度高層參與推動藥物銷售計畫，並且替瑪德琳的家族賺進數十億財產，也許他們能夠免於牢獄之災，然而，二〇一六年，印第安納州州長麥克·彭斯（Mike Pence）簽署一項法案恢復販毒的強制最低刑期，街頭藥販一旦販售海洛因遭到逮捕，而且先前有判刑紀錄，便必須至少坐牢十年。[18]全國遭到控訴走私海洛因的被告當中，百分之八十二是非裔或拉丁裔人士。[19]

若要公正討論大規模監禁，便一定得提及反毒戰爭。若要公正討論反毒戰爭，便一定得提及鴉片類藥物氾濫。然而，瑪德琳·薩克勒卻有辦法精準地躲避這樣的論述，可說是熟練靈巧。大多數時候，她都能睿智地討論美國受刑人的苦境，不過從來沒有人要求她解釋自己和家族的關係，畢竟她的家族也間接造成這一次危機。她的電影是否或多或少是由疼始康定的營收資助呢？這樣的話題幾乎從來沒有浮上檯面，即使出現這樣的問題，她就會含糊表示自己製作電影都沒有自掏腰包，[20]但不再提供進一步細節。她在開發《自由在門外》那些年，也就是製作計畫得到資金之前，傑佛瑞．萊特一直以為瑪德琳製作這部電影是自掏腰包。

喬納森．薩克勒始終兢兢業業追蹤疼始康定問題的相關新聞，[21]他會仔細審視剪報內容，只要認為報導對於疼始康定的描述不甚公正，便會忿忿不平。他在公司內部曾經表達，自己擔心一些公衛行動為了預防鴉片類藥物成癮，最後可能會打擊疼始康定的銷售額。[22]整個家族對於負面新聞都非常敏感，即使是年邁的雷蒙德，也會徵詢是否有辦法讓《紐約時報》「不要那麼關注疼始康定」。[23]除此之外，喬納森特別想要確保，[24]就算記者提及鴉片類藥物氾濫，甚至是涉及疼始康定和普度，至少不會牽扯到薩克勒家族。公司雇用大批公關專員，採用微妙的公關行動，使得家族姓氏只會出現在慈善或是電影首映會這類正面報導，不會出現在銷售鴉片類處方藥這樣的負面新聞。此舉極其成功，大多數時候薩克勒家族不會出現在關於普度的負面報導中。薩克勒家族的財源依然呈現得模糊又難以理解，彷彿家族財產是好久之前就積攢而來。

瑪德琳在少數場合上會被直接問及，雖然她的電影傳達社會正義的訊息，但為何與自身財富的特定來源明顯言行不一，這時她便會不屑回答。《紐約客》有篇文章稍加介紹瑪德琳，但未採取太過批評的口氣，[25]其中，傑佛瑞．萊特指出彭德爾頓監獄裡許多男性之所以會入獄，其實不是他們的問題。「疏忽、濫用、成癮，」他說，「讓這些人毫無機會可言。」然而，這篇傳略的作者尼克．龐加頓（Nick Paumgarten）向瑪德琳若有所思地表示，也許她的紀錄片是一種贖罪，她默默承認家族的罪孽，所以透過藝術贖罪。瑪德琳對於問題的前提提出異議，她回應說沒有什麼好贖罪的，並且堅稱關於鴉片類藥物氾濫，她不覺得自己得肩負任何道德責任，這件事情甚至和她無關，她也主張自身的家庭背景只會模糊焦點。難道她堂堂一位導演沒有權利讓自己的作品在評價上不受到其他事情左右嗎？「她很痛苦，」龐加頓寫道，「因為她認為對於她的作品，大眾的看法……多多少少會因為自己的家世而沾染上汙點。」

傑佛瑞・萊特在電影拍攝期間得知瑪德琳的家族背景。他曾經向瑪德琳詢問她的背景，但瑪德琳只是顧左右而言他，清楚表現不願意談論這個話題。紀錄片當中有一位受刑人克里夫（Cliff）講述自己的慘澹童年，說他的母親就有「處方藥成癮問題」，萊特看到這一幕時非常震驚。瑪德琳在紀錄片中呈現這一幕，卻沒有揭露自己和這個故事的關聯，這件事情讓萊特難以釋懷。「一旦她不正視真正的自己，而且隱藏自己和這些事件的關聯，如此一來一切就不那麼純真了。」他這麼想。他認為電影裡受刑人的故事都非常重要，一心傳達這些故事很必要甚至是當務之急，「然而，一旦把透明公開的前提從等式移除，並隱藏自身的背景和他們的故事有重大關聯，這就是墮落，而且沒有轉圜的餘地。」萊特說。因此這部電影「從根本就充滿瑕疵，」最後萊特說，「因為其中毫無誠實可言，而且充滿虛偽。」

瑪德琳走上《自由在門外》首映會的紅毯，[26]身穿全黑色的一系列典雅服裝，並且在派對上接受眾人喝采。她擺出照相姿勢，[27]一旁是范・瓊斯（Van Jones），他是歐巴馬政府的前官員，也是美國有線電視新聞網（CNN）的名人，另外一位是「黑人的命也是命」（Black Lives Matter）運動家肖恩・金（Shaun King）。萊特在首映會之前寄了一封電子郵件給瑪德琳，[28]信中讚許紀錄片中的受刑人是多麼「誠實和坦率」。然而，但妳卻對於一個問題「視而不見」，他這麼寫道。「妳給予這些受刑人一份大禮，他們鮮少得到這樣的機會，甚至可說是人生頭一次。」不過他們卻「不知道你的故事」，他指出。「妳從未對我提到那些事情。我意識到這樣的情況，一度嘗試開啟這個話題，不過妳沒有鬆口，於是我也就把注意力轉回到自己的事情。」然而，現在萊特想要處理這個問題。「未來這個話題可能會充斥在這兩部紀錄片的討論當中，妳是否應該好好思考呢？」他問道。

瑪德琳從未回覆那封信。[29]

在某些方面，瑪德琳是典型的薩克勒家族第三代。他們很多人都曾經在普度擔任暑期實習生，[30]不過之後這個世代只有大衛直接參與家族企業的事務，他是瑪德琳的堂哥，也就是理查・薩克勒的兒子。大衛在高中期間便到普度實習，之後他在普林斯頓大學（Princeton University）主修商學，並且成為投資人。在大衛身上也能看見他父親一些惹人嫌的人際傾向，有時他的言語直接又盛氣凌人，他會出席會議，眼睛卻離不開手機，沒有心思考慮其他事情，只是偶爾突然抬頭，並且以艱澀的問題打斷會議。大衛成立了自己的投資集團，辦公室登記在東六十二街十五號，[31]那裡是一處古老的石灰岩聯排別墅，在一九六〇年代大衛的父親和理查・凱彼特就是從這裡弄走許多家具，放到他們大學時期的住處，薩克勒家族至今仍然持有這一處房產。

大衛在二〇一二年取得普度的董事會席位。[32]「我認為我父親的願景就是未來有一天我承繼他的位置。」[33]後來他說，表示理查有一脈相承的想法，也就是理查會把公司交棒給自己的兒子，就像先前從自己的父親手上接棒一樣。大衛對於理查非常忠心，並且和父親一樣一心完全只為公司著想。許多對於普度的批評在大衛眼中只是愚蠢的「挖苦妒忌」。大衛描述二〇〇七年的認罪答辯只是「幾位業務代表」言語不實的小事，公司只是來不及把他們掃地出門。

大衛成為董事會成員之後，也加入家族自行選定的公司管理團隊。「雷蒙德和莫蒂默拚盡全力壯大公司，」一位長年任職於普度的高階主管指出，「他們曾經遭遇許多失敗和挫折，」不過年輕世代「從小到大認為自己是會議室裡最聰明的一群，因為他們一生都受到這樣的觀念灌輸」。他們開著公司的公務車，[34]手機費用也是由公司負擔。（根據一份之後的法庭文件，[35]普度支付薩克勒家族幾位成員的私人電話費用，金額高達四十七萬七千美元。）凱西只要在威斯波特（Westport）的豪宅遇上電腦技術問題，便會打電話到普度要求公司派遣一位技術人員過來。「理查會說，『我兩週後要去歐洲，機票訂好了，不過我看到現在油價比較低，達美航空（Delta Air Lines）也有特價機票，你能不能確認機票是否比較便宜？』」[36]前行政助理南西・坎普回憶道，「大費周章只是為了省兩百美金，我仔細確認之後，最後他卻還是搭乘原先的航班。」

「他們就是盡情壓榨我們，」一位前普度高階主管之前和薩克勒家族成員有公事往來，如此回憶道。「凱西喜歡在很晚的時候把你叫進辦公室，然後說教好幾個小時，」他這麼說，「公司的營運部門沒有人會邀請她加入公司事務的討論，因為她完完全全幫不上任何忙。大家都叫她『凱西醫生』，不過我不知道是否有人真心尊重她的醫生身分。」

一些員工認為薩克勒家族以自我為中心其實很滑稽。「他們喜歡把自己視為正經的生意人，」一名前職員指出，之前這位員工和薩克勒家族成員在公事上有所往來。「他們分不清楚究竟自己是擅長一件事，還是剛好有狗屎運。我發現這個家族，特別是下一代，根本就是在後院挖到黃金。他們就像是你搬到德州的奧德薩（Odessa），然後說，『地底冒出來的黑色東西是什麼啊？』疼始康定推出之前，普度從未那麼成功，這家公司若是沒有發展疼始康定，那就只是一家毫無生氣的藥廠，市值也就區區五千萬美元，你可能壓根兒沒有聽過。」然而，這麼一款藥品的成功，使得薩克勒家族染上自戀心態，以為自己擁有超凡的商業能力，這名職員接著這麼說。薩克勒家族開始覺得自己是「無所不知的聰明億萬富翁」。這個時期有多位員工都認為，他們的經歷就好像是HBO的黑色幽默影集《繼承之戰》（*Succession*）一樣，三個大人從小受到溺愛到現在還長不大，他們別無選擇必須互相競爭，以求從野心勃勃的父親手中接掌家族集團。

莫蒂默向凱瑞．蘇克維（Kerry Sulkowicz）這位精神科醫師和精神分析師尋求諮詢，[37]蘇克維是一位廣受歡迎的「高層傾訴對象」，他也是許多企業高階主管的心理導師。莫蒂默從任何標準來說都非常富有，但他卻發現自己偶爾會入不敷出。莫蒂默在父親還在世時，還能夠向父親要求「過渡性」貸款，不過現在他卻發覺自己手頭甚緊，必須從家族信託尋求緊急現款。他曾經和蘇克維醫生分享自己和受託人的尷尬談話，講稿上有哪些重點。「一開始我就提及我並不快樂，」他寫道，「我的收入遠遠不及支出。」他準備出售「藝術品、珠寶、股票部位」，儘管如此，他還是需要協助，以解決「更加短期的金流問題」。根據莫蒂默的說法，他需要的是「短期之內一千萬美元，可能還需要額外的一千萬美元」。他保證「不會超過」這個數字。

他抱怨這樣的問題有一部分是因為他一直埋首於經營家族企業，而且還得「和理查還有喬硬碰硬」，這些事情都讓自己備感壓力，而且也許事倍功半。「我為了普度努力了好幾年，但我認為這家公司已大大貶值，我的時間反而更值錢，」他寫道，「我投身製藥業，所以賠錢。」他還表示這筆貸款可以「在信託帳目上登記為貸款或是提供家族成員援助金流，但不用寫明是誰」。他不希望家族所有人都知道自己遇上問題。「我不想知道我的手足們對於這件事有什麼看法，我也不想要承受更多壓力，我得解決這個問題，」他寫道，「這個方法一定得成功，唯一的問題是需要多少戲劇性場面才能成功。」他還提到「在過去」，父親總是「心甘情願幫助我」。

大衛．薩克勒看不起自己的堂哥莫蒂默。[38]他所屬的雷蒙德派對於金錢比較謹慎，這也是他們引以為傲的一點。他的叔叔喬納森會炫耀自己很節儉；大衛則是會開玩笑說喬納森「十年來沒有花費半毛錢治裝」。大衛結婚之後想要購置更為寬敞的居所，理查表達反對，於是大衛寄了一封情緒性的電子郵件給父母親。「我知道爸爸不太會使用電子郵件，所以也許他不會讀到這封信，」他寫道，不過他還是想「表達一些看法」。大衛一直很努力「管理家族的財富」，而且這是一件苦差事。「我一直鞭策自己，不過我的老闆（爸爸）卻不瞭解我的努力。」理查並不看重大衛的努力，而是描述大衛的工作成果「『糟糕、欠佳、差勁、沒用、拙劣、徒勞無功，』任何貶低的字眼都曾經向我席捲而來」。大衛認為自己工作的一部分是要「安撫父親」，他也是理查「所有事情的左右手」，並且竭盡一切心力，目的就是「讓家族更為富有」。大衛說，這份工作看似輕鬆，事實上卻「根本是世界上最困難的工作」。

大衛觀察道，薩克勒家族有一個毛病一直代代相傳。他的祖父雷蒙德「發動一系列非常有害的行為。他以金錢作為籌碼，要求大家替家族企業工作，也因此能夠掌握龐大的控制權」。大衛指出，理查也表達過無數次，自己非常討厭這樣的家族關係。然而，現在理查期望大衛全心投入家族企業，同時又試圖控制大衛的花費。大衛抱怨，自己不是想要「和小莫蒂默或他的手足過上一樣的生活」。「我的人生目標不是要買什麼飛機或遊艇這種荒唐的東西。」他只是想要寬敞一點的房子！何況理查自己也坐擁私人客機，卻沒有人因此刁難他。

「我就和爸爸一樣，」大衛寫道，「我為了家族挺身而出，而且擔負隨之而來的壓力。我讓自己受人擺布，這樣才能達到我的目標，然後為家族出一分力。」他提到大部分的薩克勒家族成員都沒有這麼做。事實上，大部分成員比較像瑪德琳：他們跳脫製藥業，追求自己的理想，人生也和鴉片類藥物沒有什麼明顯的關聯，只是從中得到一些資助而已。瑪德琳的弟弟麥爾斯在加州擔任程式設計師，[39]妹妹克萊兒也是電影工作者。理查的女兒蕾貝卡是獸醫，他的另一個女兒瑪莉安娜，[40]她曾經有幾年在普度和萌蒂藥品（Mundipharma）工作，不過最後便離開職場了（「她在職場上沒什麼發展，[41]未來應該也是如此。」大衛說道），現在她住在舊金山太平洋高地（Pacific Heights）社區，房產要價一千兩百萬美元。[42]莫蒂默的其中一個孫子傑佛瑞在紐約開創廣受歡迎的連鎖餐廳品牌，[43]名為史密斯餐廳（the Smith），他的母親艾琳則是持續擔任普度的董事會成員。

然而，莫蒂默的繼承人大部分聚集在倫敦。莫蒂默和潔莉・威默結婚生下女兒莎曼珊，她和一位咖啡業企業家結婚，以兩千六百萬英鎊在切爾西購置房產，[44]這一處房產的前屋主是演員休・葛蘭（Hugh Grant）和電影製片人潔米瑪・汗（Jemima Khan）。莎曼珊非常著迷裝飾藝術設計風格，因此下功夫整修一番，之後家裡便有了寬敞的僻靜花園，處處細節完美貫徹一九三〇年代的風格。莫蒂默和第三任妻子還育有一個兒子麥可・薩克勒，他和瑪德琳還有克萊兒一樣進入電影業，他成立了鴉巢創投（Rooks Nest Venture）這家融資公司，[45]名稱是沿用家族位於伯克郡的莊園，鴉巢創投的辦公室就在蘇活廣場（Soho Square）附近。麥可的姊姊梅麗莎成立她所謂的「非營利創新育成機構」，[46]名為蜂路（Beespace），這個機構資助馬拉拉基金會（Malala Fund）和其他事業。梅麗莎向《W》雜誌表示，她不喜歡「慈善家」這個稱謂，她比較喜歡把自己當作「社會企業家」。她會進行「社會投資」，並且發表專題演講，內容盡是企業界的艱澀行話。

理查・薩克勒正要從醫學院畢業時，菲利克斯・馬蒂—伊巴內茲一直想要讓理查體認到，因為他身上流著薩克勒家族的血，所以一生都能享受旁人對他畢恭畢敬。現在看來更是如此，也許在倫敦最是明顯。薩克勒這個姓氏在英國隨處可見，皇家藝術學院有薩克勒館（Sackler Building）、維多利亞與亞伯特博物館（Victoria and Albert Museum）有薩克勒教育中心（Sackler Education Centre）、英國國家美術館（National Gallery）有薩克勒展間、倫敦博物館（Museum of London）有薩克勒展館（Sackler Hall）、英國國家劇院（National Theatre）有薩克勒樓（Sackler Pavilion），最後是環球劇院（Globe Theater）有薩克勒表演工作室（Sackler Studios）。二〇一三年，蛇形湖美術館（Serpentine Gallery，譯按：因位於蛇形湖畔而命名，另有譯名「蛇形美術館」）更名為蛇形湖薩克勒美術館（Serpentine Sackler），當時《浮華世界》和紐約市長麥克・彭博（Mike Bloomberg，他是薩克勒家族的友人）還一同主辦開幕盛會。[47]西敏寺（Westminster Abbey）的其中一扇彩色玻璃窗戶也用作表揚莫蒂默和特瑞莎，[48]這一扇窗戶呈現漂亮的紅色和藍色，勾勒出眾多學校的校徽，這些學校都接受過薩克勒家族的贈禮，其中包含哈佛大學、哥倫比亞大學、紐約大學等等。「薩克勒家族的莫蒂默和特瑞莎，」窗戶上寫著，「以教育創造和平。」薩克勒家族滿腔熱血地在接受自家捐贈的建築物塗上自己的姓氏，無論建築物大小都不放過，這樣的行為可說是在泰德現代美術館（Tate Modern）達到荒誕的極致。這一處偌大的殿堂收藏許多現代藝術品，先前是由泰晤士河南岸的老舊電廠改造而來，現在館裡有一面銀色匾牌告知訪客他們正在搭乘薩克勒電梯。

莫蒂默和特瑞莎・薩克勒捐贈超過一億美元予英國的藝術和科學機構。[49]莫蒂默離世之後，特瑞莎獲頒威爾斯親王藝術慈善勳章（Prince of Wales Medal for Arts Philanthropy）。[50]這樣的榮譽授予之後，達偉奇美術館（Dulwich Picture Gallery）的薩克勒冠名館長伊恩・迪亞丁（Ian Dejardin）表示，「之後不把她當作聖人都難了。」

大部分的慈善贈禮都是經由倫敦的薩克勒信託（Sackler Trust）執行，雷蒙德和莫蒂默的繼承人也會從其他一系列信託得到收益，這些信託管理疼始康定的獲益，定期數億美元的分配款項就是從這邊來。疼始康定在接近二十年前上市，至此已經創造大約三百五十億美元的利潤。這樣可觀的收入並不是從倫敦或是紐約經手，而是透過百慕達這個避稅天堂，那裡幾十年以來有一處低調的現代辦公室大樓，[51]坐落在狹窄的街道上，街道兩側種滿棕櫚樹，家族的財富就是透過這裡處理，這一棟大樓名為萌蒂藥品大樓（Mundipharma House）。

一名薩克勒家族的前財務顧問表示，[52]他們經由百慕達處理錢財，避稅金額高達數億美元。這麼做並沒有違法，也不是說薩克勒家族都沒有回饋豐厚的贈禮給家族成員的居住國。他們只是偏好自行選擇贈禮的形式，也就是資助藝術和科學活動，而且家族要擁有命名的權利，而非把這些財產交由國家處置。

萌蒂藥品大樓的命名是源自薩克勒家族成員握有的一系列跨國公司，這些公司隸屬於萌蒂藥品，並且在海外銷售公司的各式產品。疼始康定的銷售額在美國開始平緩，薩克勒家族便轉移注意力到世界上其他新市場。董事會會議上時常有員工向薩克勒家族表明，美國的銷售額不太會進一步成長，主要是因為醫生和病患對強效鴉片類藥物的危險愈來愈關注。然而，對於萌蒂藥品來說，未來一片看好。數億拉丁美洲和亞洲民眾正在躋身成為中產階級，他們突然能夠享受更加優質的醫療照護，也有更多錢能夠花在維持身體健康上面。因此，即使普度在美國面對一連串官司，萌蒂藥品還是動身在海外建立止痛藥新市場。公司為了成功便故技重施。萌蒂藥品瞄準一個新市場，便會開始製作數據，表示該地區面臨許多疼痛疾病沒有受到治療的危機。萌蒂藥品在二〇一四年進入墨西哥，公司的代表對外聲稱墨西哥有兩千八百萬人民每天和慢性疼痛為伍。[53]這樣的數字對於巴西來說只是小巫見大巫，巴西的數字可是八千萬人。至於哥倫比亞，公司則是表示有兩千兩百萬人因為這種「無聲流行病」苦不堪言，也就是全國人口的百分之四十七。

二十年前普度便聘用許多醫生代為發聲，讓他們在研討會發表演說、傳播疼痛管理的概念，並且提出最好也是最為安全的方法，就是以鴉片類藥物治療非癌症慢性疼痛。現在，公司在海外如法炮製，有時也尋求先前的醫生，這些醫生在前次就都幫了大忙。公司給予這些支薪代表「疼痛大使」的稱謂，並且讓他們飛往新興市場推廣鴉片類藥物，並且告誡無來由抗拒鴉片類藥物是非常危險的事情。「你到現場、進行簡報、接著就坐上飛機回國。」[54]巴瑞．科爾醫生（Dr. Barry Cole）向《洛杉磯時報》表示，他是一名來自內華達州雷諾（Reno）的疼痛專家。科爾在一九九〇年代就曾經協助普度公司在美國推廣疼始康定，不過現在他有了疼痛大使這個副職，並且造訪世界各國向其他醫生宣導強效鴉片類藥物的好處，他到過哥倫比亞、巴西、南韓和菲律賓。

公司派遣的醫生當中，也許有些不是各自領域的翹楚。舉例來說，其中一位名叫小喬瑟夫．伯格利茲（Joseph Pergolizzi Jr.）的醫生來自佛羅里達州，他一直在有線電視頻道兜售自創的疼痛緩解藥膏，之後受萌蒂藥品之託飛往巴西，就「哪些工具能夠有效解決疼痛的問題」[55]為醫療從業人員提供建議。萌蒂藥品為了推銷這樣的思維，通常依賴同一份可信度存疑的文宣，[56]數十年前普度也是使用一樣的素材，其中引用的一封信件是當時寫給《新英格蘭醫學期刊》的編輯，信中表示不到百分之一的病患使用鴉片類藥物會出現問題，並且向醫生表示「慢性或嚴重疼痛疾病病患幾乎不可能成癮」。

二〇一四年，理查．薩克勒高興地說，公司在新興市場的成長「非常優異，而且超乎預期」。[57]喬納森．薩克勒也是一樣樂觀，當年他在一封電子郵件中提到，如果家族「在新興市場保持機警，並且下足功夫」。[58]他們就能夠「在未來數十年」繼續憑著鴉片類藥物賺錢。薩克勒家族任命拉曼．辛格（Raman Singh）這位高階主管為公司的亞洲營運執行長，並且派駐在新加坡。辛格留有黑色長髮，身穿富有光澤的西裝，臉上則是鬼靈精怪的笑容，他看起來就是在做什麼勾當。「我們要在這裡成長壯大。」[59]辛格宣布。二〇一一年至二〇一六年間，萌蒂藥品新興市場分部（Mundipharma Emerging Markets）的年營收在辛格的管理下成長百分之八百，來到六億美元。[60]萌蒂藥品在印度力推自家的昂貴鴉片類藥物，取代廉價的印度產嗎啡。[61]然而，辛格指出，真正的絕佳機會在中國。「中國是公司發展的重中之重。」[62]他這麼說，並解釋公司在中國銷售五種不同的鴉片類藥物，其中也包含疼始康定。

「我們非常、非常地成功把疼痛商業化。」辛格說。他希望在二〇二五年，[63]中國能夠取代美國成為薩克勒家族產品的首要市場。

鴉片類藥物在中國有不良紀錄，舉例來說，中國在十九世紀就捲入鴉片戰爭，以阻止英國傾銷鴉片到國內，當時這些藥品可是帶來成癮的折磨，因此外界也許會以為萌蒂藥品試圖改變中國的開方習慣，一定會面臨嚴峻的障礙，無法進入市場。然而，公司渴望開發客戶，他們準備採用的行銷策略——即使是以普度的標準來說——仍屬極端。萌蒂中國（Mundipharma China）早在一九九三年就已經成立，賽克勒考古與藝術博物館也在同一年於北京開幕。亞瑟創建《中國醫學論壇報》（*China Medical Tribune*），[64]現在該刊物擁有超過一百萬名中國醫生讀者。萌蒂藥品為了讓中國的醫生和病患相信，鴉片類藥物的成癮性其實沒有這麼可怕，因此成立龐大的銷售團隊。這個團隊承受公司的巨大壓力，必須好好表現，他們也因為競爭激烈的賞罰制度而受到鞭策，[65]薩克勒家族始終崇尚這樣的制度。只要業務代表超越公司的季度銷售目標，薪水就會加倍；一旦沒達到目標，那就可能得打包走人。萌蒂藥品提供業務代表許多行銷素材，這些素材主張疼始康定安全又有效，但這些論述早就已經遭到推翻。公司聲稱疼始康定是世界衛生組織（World Health Organization）優先推薦的癌症疼痛療法（事實並非如此）。[66]根據美聯社的調查報導，[67]萌蒂藥品的業務代表會在醫院披上白袍，假裝自己是醫生，這些業務代表會直接和病患討論他們有什麼身體問題，並且抄寫病患的病歷機密資料。

萌蒂藥品推出一系列光鮮亮麗的宣傳影片，[68]內容盡是公司的產品和未來的全球布局，同時還會出現不同種族、笑容滿面的病患。「我們才要大展身手。」其中一部影片說道。

二〇一三年，普度職員告知董事會的薩克勒家族成員，[69]服藥過量造成的死亡人數自從一九九〇年起已經增加超過兩倍，而且這樣的死亡人數只是「冰山一角」，因為只要有一人死於服藥過量，就代表有一百人患上依賴或濫用鴉片類處方藥。山姆．魁諾伊斯在二〇一五年出版《夢境》一書，內容就是這一次危機，他清楚指出薩克勒家族上下狼狽為奸，就如同巴瑞．邁爾十二年前在《疼痛殺手》一書中所述。然而，這樣的批評聲浪貌似沒有糾纏薩克勒家族太久，他們持續在全世界走跳，絲毫沒有因為和鴉片類止痛藥危機有所關聯而受到阻撓。塔夫茲大學幾十年以來接受薩克勒家族的慷慨捐款，學校的生醫科學研究學院也是以薩克勒家族為名，學院的委員會曾經投票否決把《夢境》列為醫學新生的閱讀書目，因為學院認為應該對捐贈者表示「尊敬」，[70]而非現在有一本書可能會詆毀薩克勒家族的名譽，學院還為其背書。《富比世》把薩克勒家族列入美國最富有家族的名單，並且形容他們是「疼始康定一族」（OxyContin Clan），財富皆是由此而來，但沒有任何大學或美術館對於接受薩克勒家族的捐款感到一絲不安。「我很高興他們選了一張好照片。」[71]理查談到雜誌裡的附圖說道。當時他正在歐洲的一場頒獎典禮，照片上面是他的父母親。那篇文章標上薩克勒家族的資產是一百四十億美元，但理查卻說不上來這個數字是否精準。從來沒有人「坐下來……清點財產」。[72]他這麼說。

像《富比世》富豪榜這種新聞報導，也許會讓薩克勒家族有些掛不住面子，但他們還算可以接受。普度的員工費盡力氣，即使偶爾會出現比較煽動的報導提到疼始康定，他們也能確保薩克勒家族的名聲不會受到玷汙。「我對於成果很滿意，」[73]勞爾．達瑪斯（Raul Damas）在一封公司內部的電子郵件提出這樣的結論，他是負責公關事務的高階主管，當時正好有一篇報導提到疼始康定的官司。「報導幾乎沒提到薩克勒家族，可以說是少之又少、毫不顯眼。」公司已經對於這樣的情形習以為常。女爵士特瑞莎．薩克勒還是出席剪綵香檳酒會並簡短發言，然後擺出優雅高尚的笑容。而瑪德琳．薩克勒仍然出席影展，對於前科犯的更生歷程及都市貧窮人口的窘境提出尖銳的觀察。即使薩克勒這個姓氏出現在有關公司的負面報導之中，只要不那麼顯眼，薩克勒家族就可安然度過。然而，一切即將風雲變色。

i・譯註：電影名稱直譯為「真相就是這麼殘酷吧」。

第二十四章　真相就是這麼殘酷吧

二〇一五年八月的某一天，一架飛機降落在肯塔基州路易維爾（Louisville），理查．薩克勒步下飛機，身邊環繞著律師。肯塔基州早就對普度提起訴訟，這一起訴訟案起初始於八年前，事由是普度進行欺騙性行銷。訟訴案是由肯塔基州檢察長克雷格．史坦博（Greg Stumbo）發起，他的一位親戚就是過量服用疼始康定因而喪命。整個肯塔基州都受到疼始康定的殘害。

普度採取一如往常的強硬態度來對付這起官司，認為他們在肯塔基州派克郡（Pike County）無法得到公正的審判，因此極力促使在他處進行訴訟程序。派克郡是美國煤礦重鎮的鄉村地帶，肯塔基州原先打算在這裡審理普度一案。普度為使提議受到採納，還委託他方進行一份派克郡的人口調查，[1]並且呈上法庭，藉此說明候選陪審員可能無法保持中立。也許報告揭露的資訊中有許多地方都並非普度的本意。根據文件所示，派克郡民當中有百分之二十九表示，自己或家人認識死於服用疼始康定的人。七成的受訪者形容，疼始康定對他們的社區造成「毀滅性」的影響。

一名法官裁定，審判不能按照普度要求移至他處進行，其實普度看起來就像是被迫在派克郡的法庭上打官司。原告方律師要求對理查．薩克勒進行庭外採證，即使普度是由理查的家族把持，理查也是總裁兼董事長，但先前關於疼始康定濫用的幾百起訴訟當中，從未發生這樣的事情。普度的律師強烈反對這項要求，[2]不然理查可能得飛往肯塔基州這樣的地方，宣誓之後回答關於疼始康定的問題，不過到了最後，普度的辯護團隊無計可施，法官也下令進行庭外採證。

理查一直住在奧斯汀，這座城市明顯住著眾多富有又足智多謀的奇人，因此理查幾乎融入當地了。他和一位溫文儒雅的法學教授成為朋友，這位教授名為菲利浦・巴比特（Philip Bobbitt），他和理查年齡相仿，同樣養尊處優地長大。巴比特身顯名揚，只有理查才會覺得有所共鳴：巴比特擔任數任總統的外交事務顧問，現在則任教於德州大學（University of Texas Law School）法學院、哥倫比亞大學還有牛津大學，他會從一所頂尖學府搭機趕至下一所授課，而且他還撰寫了十冊艱澀難懂的軍事策略和憲法專書。巴比特特別喜愛縐條紋薄織[i]西裝和粗雪茄，[3]他喜歡呼出煙圈，語帶懷念地述說林登・詹森（Lyndon Johnson）的軼事，他稱詹森是「有名的舅舅」，接著煞有其事地談論重要議題。他和理查・薩克勒就是同一種人。

「理查是個奇葩，」一名前普度員工說，形容理查看起來愈來愈像是身處另一個世界，而且這個世界是建築在他難以滿足的想像之上，「他的生活正在分崩離析，同時卻還在推薦有什麼書好讀。」理論上，他離開到接近兩千英里之外的德州，普度的領導層也許會鬆一口氣，不必再受到理查的過度干預。普度在二〇一四年初聘用新任執行長馬克・提姆尼（Mark Timney）。先前提姆尼任職於默克藥廠，這也是普度第一次有外人受雇前來管理公司度，他既不是薩克勒家族成員，也不是他們的長期忠臣。提姆尼一上任便宣布，自己的其中一個目標是改變普度的企業文化。他瞭解過去普度運作上有些問題，也認為公司碰上障礙，一部分是因為公司是以家族企業起家。他的一位工作夥伴就提到，他想要「讓普度有一般公司的樣子」，也就是更像默克。為了達到這樣的目標，提姆尼希望減少薩克勒家族直接干涉公司事務的機會。然而，這一項指令無論如何都會是困難重重，因為普度做事有特別的一套。要求薩克勒家族不要再緊抓家族企業，不久便會證明這是不可能的事情。

理查在德州不眠不休地收發電子郵件，即使身在遠方，他仍然持續發揮龐大的影響力來左右公司。「我們主要的問題就是沒有順利在美國開發多元產品，還有無法緩解疼始康定面臨的困境，」[4]他在二〇一四年的一封電子郵件向其他家族成員寫道，「然而，公司賺進大量現金的那幾年，股東背離相同類型企業的慣例作法，把現金從普度轉移出去。現在不幸的是疼始康定在美國的銷售額下降，造成我們的收益和自由現金流量隨之減少。」即使如此，理查仍然心存希望而且意志堅定。「公司支撐我們家族超過六十年，」他寫道，「我們雷蒙德一脈對於公司整體前景抱持樂觀態度，」他也相信「堅持不懈，必有成果」。

理查處理普度事務的一大困難，便是說服家族的莫蒂默派堅持到底，並且把資金再投入普度。莫蒂默一脈有非常多繼承人，家族這一派向來明顯非常注重定期的現金分配。當時理查的兒子大衛在董事會的地位日漸壯大，他私底下和父親還有叔叔喬納森抱怨，A派企圖「掠奪」公司的現金。[5]大衛嘲笑他們總是莫名在乎「繁文縟節」，還說他們的決策過程就好像是「車輛管理局」（DMV）一樣。[6]

當時雷蒙德．薩克勒已九十五歲了，但即使他邁入晚年，他依然會開著捷豹從田端圓環的格林威治莊園前往史丹福的辦公室。一想到這一位高齡大人物手握著方向盤，穿梭於九十五號州際公路的車陣之中，就足以讓普度製藥的保全團隊擔心不已，有時他們會派遣兩輛車一前一後護送雷蒙德，確保他不會撞上任何人。公司一些人認為雷蒙德在老年癡呆症邊緣，他會坐在辦公桌後面，身穿西裝還打領帶，臉上的笑容就好像是博物館裡的蠟像一樣，偶爾有什麼人前去他的辦公室，他就會給那個人一塊餅乾，但他貌似沒在做什麼事。一些人認識薩克勒家族幾十年，並且十分尊敬家族老一輩，他們都會私下討論說，普度會一股腦兒投入鴉片類藥物都是理查和年輕一代一心想這麼做，反之，要是雷蒙德知道的話，他永遠都不會點頭。

然而，事實卻是雷蒙德對於公司的事情一清二楚。理查飛往肯塔基州進行庭外採證的前一年，他的父親轉寄一則備忘錄給他，[7]內容是普度的策略，裡面提到公司鞏固收益的計畫，是推行讓病人使用鴉片類藥物，劑量加大、療程拉長，也指出許多醫生認為這樣做對於病人不是最好的辦法，因此策略的成效取決於是否能克服醫生的反對。「你有空時，我們應該討論一下這件事。」雷蒙德寫道。麥肯錫有一次向董事會報告，說明薩克勒家族能夠針對開立大量藥方的醫生，增加業務拜訪次數，藉此扭轉疼始康定收益的下滑頹勢，當時主持會議的正是雷蒙德。「會議室裡只有家族成員，[8]包括年長的謀略大師雷蒙德醫生。」其中一名麥肯錫高階主管之後在一封電子郵件寫道，還提到薩克勒家族「極其認同」顧問團隊的建議。麥肯錫團隊的另外一員還指出，薩克勒家族「強力支持『盡快落實』這項建議」。[9]

那天早上才過九點，路易維爾郊區的頓森帕尼法律事務所（Dolt, Thompson, Shepherd & Kinney）辦公室裡面，理查在會議桌前的椅子上坐下來。他身穿毫無特色的藍色西裝和燙平的白色襯衫，領帶上別有夾領式麥克風。當時理查剛過七十歲生日，[10]但看起來依然健康硬朗。他在椅子上挪動，[11]一雙小眼透露出冷漠又不解的神情。他準備好應戰了。肯塔基州的一名年輕檢察官名為米契・德納姆（Mitchel Denham），他認為對決的時刻終於到了，其中意義深遠。「這個傢伙的公司助長引發鴉片類藥物氾濫，我們終於和他面對面了。」[12]他回憶道。

之後主要由泰勒・湯普森（Tyler Thompson）負責提問，[13]他是一名經驗豐富的人身傷害律師，主要在路易維爾執業，他散發自信卻很友善，說話帶著濃厚的肯塔基口音。理查盯著湯普森，眼睛微閉，臉上一副尖銳的高傲態度。他可不打算乖乖配合。

「二〇一四年七月三十日，當時您是普度製藥的負責人嗎？」湯普森問道。

「據我所知，不是。」理查回覆。

湯普森取出一份文件遞向理查。「上面是您的名字嗎？」

「是。」

「文件的日期是二〇一四年七月三十日，上面寫著『理查・薩克勒醫生之聲明。我是普度製藥的負責人。』」

「如果上面這麼寫，」理查說，並聳了聳肩，「那就是這樣吧。」

「我注意到超過六十九間不同企業，也許是薩克勒家族所有，」湯普森接著說，「正確嗎？」

「如果你認真數過就好了，」理查說，「我不知道。」

這位藥廠大亨絕對是個難搞的證人，湯普森早就知道了。然而，儘管如此，理查的語氣還是讓他大吃一驚。薩克勒家族的藥品讓肯塔基州陷入折磨，理查面對這件事完全不說場面話，就連假裝同情也不願意。湯普森看來，不只是理查的答案，還有他的語氣和肢體語言，都是他在試圖表示自己不屑討論這些問題。「他嘻皮笑臉又一副一點也不在乎的態度，根本是毫無悔意，」之後湯普森深感震驚地說，「他這樣就好像那些礦業公司前來這裡，炸開山頭採礦，大肆破壞環境，接著拍拍屁股就走人。『反正又不是我家後院，不干我的事。』」[14]

「您曾經回過頭研究成癮的歷史嗎？」湯普森問理查。

「我不太研究那一類的文獻資料。」理查回覆。

「你們推出疼始康定之前，您是否曾經研究這種藥品的濫用性呢？」

「據我所知，沒有。」

理查的聲音深沉又粗啞，神情則是傲慢又充滿鄙視。他試圖輕描淡寫自己在公司的角色，並且表示他只參與「監督層級的事務，而不是營運層級」，他「沒參與疼始康定的相關工作」。他這麼聲稱，「我也不是業務人員。」然而，肯塔基州的律師透過證據開示程序，得到許多公司內部文件，裡面的內容恰恰相反。湯普森著手詢問理查關於他的電子郵件，強調理查在疼始康定的行銷閃電戰扮演決定性角色，還引述理查的「一九九六年北美暴風雪」演講，理查是在二十年前疼始康定上市時，在亞利桑那州的維格沃姆度假村進行這一場演講。理查瀏覽自己過去的備忘錄和聲明，眼前的證據都顯示，就是他規劃又主導疼始康定的相關商業活動。不管是在維吉尼亞州的聯邦官司或是其他無數次針對公司的訴訟中，他都沒碰到這樣的情況。他一度貌似認輸，並且一臉困惑地自嘲道，「這一次體驗到」被迫回溯過去，檢視疼始康定上市的種種細節，「就好像人生的三分之一都重演了。」

「我不後悔努力提升公司的銷售能量，」他堅決告訴湯普森，「我相信這就是我的使命。」他接著說，自己絲毫不會因為這樣的口氣而感到「尷尬」，「我認為我的口氣恰到好處。」另一個問題是關於疼始康定當時的宣傳活動表示這種藥品會「一試成主顧」，理查說這樣的口號不是他設計的，不過補充說，「我倒希望是我想到的。」

「您是否認為普度的行銷太過激進呢？」

「不會。」

「你們聘請三千名醫生為你們到處發言，他們是否因此開立更多疼始康定呢？」

「我不認為會有這樣的效果。」

庭外採證程序接續下去，理查的回答也撲朔迷離又推託其辭。「我不知道，」對於湯普森的問題，他一次又一次低聲地說，「我不記得。」

「『重拾美好生活』影片的參與者是否真的重拾美好生活，還是最後出現依賴疼始康定的問題，您是否曾經追蹤這件事情呢？」湯普森問道。

理查說他不曾追蹤，不過他強調疼始康定是藥效極佳的止痛藥。

「可是有效與否也取決於其他因素，例如說濫用，」湯普森指出。「我的意思是說一個人死了，也就感受不到痛了，但我們不會說這樣是有效吧？」

當然，理查也同意，他突然一本正經地開玩笑，「我不認為我們會說死了就是很有效。」

米契·德納姆準備這一起訴訟時發現一張老照片，裡面是一九九七年派克維爾高中（Pikeville High School）的橄欖球校隊。照片裡面接近一半的年輕人要不是死於服藥過量，就是出現成癮問題。「這張照片會是很好的附圖。」他說。然而，德納姆從來沒有機會向陪審團出示這一張照片，因為這一起訴訟案尚未進入審理，普度就以兩千四百萬美元達成和解。[15]

薩克勒家族此舉可說是妙計。和解金額相比普度一開始的提議還要高，但仍然遠遠不夠填補派克郡的需求，況且起初普度只提出支付肯塔基州五十萬美元。雖然普度達成和解，但並未承認有任何不法行為。普度堅決保留和解決議裡的一條關鍵條款，那就是肯塔基州的律師團隊透過證據開示程序取得幾百萬頁證據，包含泰勒．湯普森主導的理查．薩克勒庭外採證影像，都永遠不得公諸於世。這一條款是公司策略的重要元素，之後國內不同訴訟案的十多位法官，最後也都會簽署同意封存所有紀錄的類似要求。[16]普度在肯塔基州要求檢察官「完全銷毀」所有檔案。[17]

「這些人不用接受審判主要就是這個原因。」米契．德納姆最後說。薩克勒家族一向偏好以和解處理官司，而不是在公開的法庭上爭訟公司是否有罪（或是爭訟家族是否有罪更是糟糕）。德納姆指出，如果有任何案子進展到律師實際向陪審團呈上證據，「最後所有文件會納入公開紀錄。」普度取得和解之後，醫學新聞網站《立即新聞》（STAT）向法院提出請求，公開理查的庭外採證資料。[18]一名州法官的裁決站在《立即新聞》這方，[19]但普度隨即提起上訴。[20]這一次庭外採證是首次有薩克勒家族的成員針對疼始康定的爭議提出大篇幅說法，因此他們會竭盡手段避免相關資料公開。

普度的史丹福總部辦公室呈現出塔廟狀，上面布滿反射玻璃，辦公室裡面的員工愈發感覺公司終將無法逃脫被公眾檢視的命運。《洛杉磯時報》在二〇一三年大篇幅報導，[21]普度如何追蹤哪些醫生不懷好意並出現可疑的開藥習性。「過去十年，強效止痛藥疼始康定的製造商整理出一個資料庫，裡面的成千上百名醫生都涉嫌胡亂開立公司藥品給成癮者和藥販，但這家公司卻甚少通報執法或醫藥主管機關。」報導這麼寫道。這份所謂「零號地帶」的名單記錄了一千八百個名字，向來都是受到嚴加保護的機密。普度為自身作為提出辯解，指出公司持續更新這個資料庫，是為了引導公司的業務代表遠離這種醫生，普度也向《洛杉磯時報》表示，公司已經向執法單位通報名單上百分之八的醫生。然而，其他百分之九十二的醫生似乎也都在不當開立藥方，但普度卻表示，公司沒有義務要有所動作。「我們沒辦法奪走他們手中的處方箋簿啊。」普度的律師羅賓．亞伯拉罕（Robin Abrams）表示。

當然，非法藥物診所遭到醫學委員會或警方關閉之前，普度都持續從所有欺詐性的疼始康定藥方獲得收益。普度主管引導公司的業務代表遠離這些醫療機構，希望藉此收穫正面評價，不過同時大部分的非法藥物診所還是相當可靠的開方單位。「業務代表不需要去拜訪那些真的心術不正的醫生，」[22]前路易斯安那州業務代表陶德．戴維斯指出，「反正生意自己會上門。」那些醫生是「搖錢樹」，[23]基斯．亨佛瑞（Keith Humphreys）向《洛杉磯時報》表示，他是史丹佛大學的心理學教授，之前曾經在歐巴馬政府擔任藥物政策顧問，「他們知道有問題，但始終拿錢不手軟，」他接著說，「那種行為真是可憎。」

「零號地帶」醜聞的殺傷力彷彿還不夠似的，普度的公關部門在理查前往肯塔基州時得知，這一篇報導只是部分內容而已，《洛杉磯時報》準備發布一系列報導。勞爾．達瑪斯是普度的公關高階主管，他向薩克勒家族提供最新消息，[24]說明公司正在採取「止血策略」，藉此阻擋系列報導發布，並且「讓《洛杉磯時報》的偏頗報導不會受到大眾關注」。然而，其實普度力不從心。其中一位記者史考特．格洛佛（Scott Glover）有一天成功透過理查．薩克勒的私人號碼聯絡到他，理查嚇了一跳，匆匆掛掉電話。

理查要求瀏覽《洛杉磯時報》和公司之間的所有信件往來。[25]然而，薩克勒家族貌似存心讓自己看不見現實，即使是自己公司的員工也這麼認為。理查針對「疼始康定」設定 Google 快訊（Google alert），確保他能夠接收到疼始康定的最新新聞，但他一度向勞爾．達瑪斯抱怨，「為什麼這些快訊都是關於疼始康定的負面新聞，正面新聞一個都沒有呢？」[26]達瑪斯因此協助理查重新設定搜尋關鍵字，這樣他才只會接受到賞心悅目的新聞。[27]

二〇一六年，《洛杉磯時報》發布另一則大篇幅報導，[28]這一次是關於疼始康定的真相，二十年以來，疼始康定這種止痛藥總是標榜十二小時服用一次就好，事實上藥效卻可能無法持續十二小時。報導揭露，疼始康定上市之前，普度早就已經知道這個問題，當時臨床試驗的病患抱怨，十二個小時還不到，他們就又痛了起來。然而，普度一直試圖模糊這個問題，因為疼始康定的行銷大前提就是病患一天只需要服藥兩次。報導內容還提到自從疼始康定上市之後，「已超過七百萬美國人濫用這種藥品。」

接下來，《洛杉磯時報》發布第三篇調查報導，[29]內容更是引發眾怒，即使前面的報導就已經是如此了。報導的標題是「疼始康定打入國際市場」，描述薩克勒家族如何轉移重心，透過萌蒂藥品在新興市場推廣鴉片類藥物的使用。「普度完全參照大菸商（Big Tobacco）的手法，」前美國食品藥物管理局局長大衛．凱斯勒（David Kessler）向《洛杉磯時報》表示，「美國採取行動限制國內銷售，因此普度向國外發展。」

報導發布之後，幾位國會議員以公開信敦促世界衛生組織協助遏止疼始康定散播，[30]其中直接點名薩克勒家族。「全球衛生社群難得有機會未雨綢繆，」幾位國會議員寫道，「普度造成這一次的悲劇，使得無數個美國家庭受苦受難，千萬不能允許他們一走了之，接著尋找新市場和新受害者。」

普度二十年來銷售疼始康定，面對起起落落，公司內部已經養成自我防衛的心態。每隔一段時間就會出現負面公關事件的高峰，領導層便會發送電子郵件給全公司，向員工擔保這一次又只是「偏頗的」媒體論述和沒有職業道德的記者在中傷公司，信中也稱這些記者始終認為普度十惡不赦，卻忽略公司的所有優良作為。然而，《洛杉磯時報》的報導在公司內部掀起一些異議，公司局勢徹底翻轉的時刻也正在加速到來。一些員工讀到文章深感驚慌，他們都知道萌蒂藥品在國外開拓鴉片類藥物市場，但卻不清楚萌蒂使用和普度一模一樣的手法，而且這樣的手法已經讓普度在美國陷入麻煩。一些員工要求公司回應指控，公司的律師史都華．貝克卻抱持鄙視態度。萌蒂製藥在其他國家沒有違法，他這麼主張，因此他不覺得有什麼問題。

公司有一批年輕一代的高階主管，他們都是和新任執行長馬克．提姆尼一同進入公司，並且認為普度需要立即進行改造，唯有這樣公司才能生存下去，另一邊則是守舊派，他們數十年來跟隨薩克勒家族，堅持公司沒有什麼事情好道歉，兩方人馬對立日漸明顯。年輕陣營中許多人認為普度看起來運作上出現許多異常，又跟不上時代。

「你從街上走進公司，脫口而出的不會是『天啊！經營公司就該是這個樣子！《哈佛商業評論》（*Harvard Business Review*）沒有一篇文章是對的！』」一位前高階主管笑著說。要是一間上市公司經歷二〇〇七年的認罪答辯，也許早就有一波徹底的重整，許多人會遭到開除，公司也會下定決心進行組織改革，但普度就不一樣了，即使是大衛・哈多克斯這樣的人物，現在仍然身居要職，「偽成癮」一詞可是他發明的。「直到現在我還釋很驚訝，經過這些年，那樣的說詞竟仍在公司屹立不搖，」另一名革新派員工提及「偽成癮」的概念時就這麼說，「公司提供的解決辦法竟然是『開立更多鴉片類藥物給他們！』我相信就算沒有藥理學的博士學位，也知道這樣做是錯的。」

公司新任管理階層的一些成員發現，許多公司的老員工已經在公司任職數十年，但看不出來有什麼才能，只是對於薩克勒家族忠心耿耿，因此感到十分震驚。沒有人說得清楚這些老員工整天都在幹嘛，但他們卻好像是捧了鐵飯碗。也許他們在現實世界找不到工作，但他們卻在普度坐享薪水，這樣的現象讓許多員工更加堅決支持薩克勒家族。馬克・提姆尼加入公司之後，便試圖導入一般公司會見到的指標化評鑑程序。「許多人會離開公司，」當時的會議舉辦在公司一樓的禮堂，提姆尼在會議上這麼宣布。「有些人會被資遣，其他人會確定公司已經不適合他們，這樣沒什麼大不了的。」

提姆尼若覺得老員工會同意讓他一帆風順地改革公司，他就大錯特錯了，何況老員工當中有些人和薩克勒家族是有私交的。「當時有兩個陣營。」一名高階主管回憶道，當時這名主管參與了相關討論。革新派的想法是，現在鴉片類藥物危機已經達到災難的程度，繼續銷售這種藥物，卻沒有任何表示安撫的舉動，這個選項已經不再可行（之前可能就不可行了）。自從一九九九年截至當時，美國有超過十六萬五千人死於濫用類鴉片處方藥。[31] 在美國，服藥過量已經超越車禍成為「可預防死亡」的首位。[32] 在二〇一六年六月普度的年中更新資訊報告中，[33] 員工告知薩克勒家族，調查顯示全體美國人接近一半認識鴉片類處方藥成癮者。

「普度需要採取新作法。」一些革新派高階主管提議。他們在一次會議當中報告「全新論述：適當用藥」[34]

提案，這樣的論述對於普度製藥的一貫說法會是一百八十度大轉彎。普度會開始倡導「適當」使用鴉片類藥物，也許這個提案顯示薩克勒家族已經變得多麼剛愎自用，因為他們無論如何就是否決了這項提議。[35]

每個富豪的人生當中都有一種危機不是那麼眾所皆知，那就是他們周遭的眾人會容易出現過度唯命是從的奉承行為。理論上，你應該可以向他人徵得而且善用真知灼見，但往往只得到差勁透頂的建議，因為你的左右手小心翼翼地只說他們認為你想要聽的話。無論你是身價破億的公司領導人或是美國總統，到最後這樣的危機只會是你讓自己愈陷愈深，你會排擠異議，然後形成一個泡泡，裡面唯有忠誠能夠得到獎勵。只要你對於薩克勒家族展現忠誠，他們也會很樂意投桃報李。如果你支持他們，他們就會照顧你。相反地，公司有一個不成文現象，如果任何人跳槽，便會被列入黑名單，從此不再錄用。因此，薩克勒家族身邊的一大批忠臣讓他們和外界隔絕，這群人和薩克勒家族理念相同，並且處處落實，他們相信公司受到不公的中傷，也不認為公司犯下任何錯誤。一名前高階主管回憶道，這一派的成員之中，「沒有人對於《洛杉磯時報》揭露的真相感到義憤填膺。他們的反應只有沉默。」

馬克・提姆尼主張，公司面對鴉片類藥物危機，必須有所準備。他聘請一位新任首席法律顧問瑪麗亞・巴頓（Maria Barton），之前巴頓是聯邦檢察官，現在則是一樣倡導企業文化革新。巴頓提出，公司圖書館掛著前任顧問霍華德・烏德爾的肖像，不是非常適當，這樣的意見以普度的傳統標準來看，可說是鮮有共鳴的異端。勞爾・達瑪斯和另一名公關主管羅伯特・喬瑟森（Robert Josephson）尋求薩克勒家族的意見，試圖解決這一起危機，他們一人曾經在小布希政府擔任白宮要職，另一人則是服務於世界摔角娛樂公司（World Wrestling Entertainment）。

然而，改革派的聲音面臨到公司大批守舊派的反抗，哈多克斯就是其中一個例子，其他還有律師史都華・貝克、兩位說客伯特・羅森（Burt Rosen）和艾倫・馬斯特（Alan Must）還有一名高階主管克雷格・蘭多（Craig Landau），蘭多曾經在公司擔任數個不同職位，其中包含醫學處長，現在則是負責普度在加拿大的營運。員工向薩克勒家族提議，他們應該成立基金會，藉此協助解決鴉片類藥物危機，並且把他們的部分慈善資源投入成癮治療中心和其他補救措施。薩克勒家族拒絕這項提議。[36]守舊派有一種防禦心理，他們認為任何慈善舉動只要是和疼始康定的不堪後果有所關聯，外界都可能解釋成薩克勒家族承認錯誤。「如果各位協助解決成癮問題，」一名守舊派忠誠員工告訴薩克勒家族，「就是在承認自己有錯。」

霍華德·烏德爾是死了，但他的影響延續下來了。「那就是烏德爾的思想，」一名前高階主管這麼形容。「絕對不認錯。」薩克勒家族甚至拒絕以自己的名義發布籠統的聲明，並且在聲明中承認鴉片類藥物危機確實在發生，然後表示些許同情。公司員工準備多種不同版本的聲明，力勸薩克勒家族選擇其一簽名之後發布，但薩克勒家族就是不肯這麼做。

理查所謂「疼痛社群」當中，薩克勒家族的一些盟友，現在也開始表示對於薩克勒家族改變想法，因此這次薩克勒家族保持緘默更惹人注目。「過去我傳授疼痛管理，尤其是鴉片類藥物療程，其實是在傳達不實資訊嗎？我想確實是這樣。」[37]疼痛之王羅素·波特諾伊醫生在二〇一二年時這麼說。最後結果顯示這類藥品的成癮風險遠遠超乎他的想像，現在波特諾伊這麼認為。事實上，也許這些藥品終究不是治療長期慢性疼痛的首選。波特諾伊的整個職涯以成癮為主題發表「無數場」講座，現在他承認「內容都是不實的」。波特諾伊向《華爾街日報》表示，事實是「鴉片類藥物的有效性根本沒有資料證明」。過去許多行動都在推動開立更多止痛藥，其中使用的陳腔濫調不只有波特諾伊出面推翻。「『只有百分之一的人口面臨鴉片類藥物成癮風險，』這樣說分明是胡言亂語，」[38]琳恩·韋斯特（Lynn Webster）表示，「事實就不是這樣子。」她來自的美國疼痛醫學會，而這個學會接受普度的資助。

理查不喜歡負面新聞。「你有沒有讀到任何關於我的新聞呢？」[39]他在二〇一六年向一位友人寫道。「如果你讀到的話，你一定會和我求證吧？好奇怪，因為我的電子郵件、簡訊和電話毫無動靜，好像是全世界都以為我已經死了一樣！」理查沒有在公眾視線之下採取強硬作為，挺身為家族和公司打抱不平，他反而選擇採取長期養成的隱匿習慣，也就是薩克勒家族的一貫作風。也許薩克勒家族私底下認為自身作為正正當當，因此忿忿不平，但並不代表他們準備好在公眾視野下和普度扯上任何關係。新一代的公司走狗依然在營造相同的騙局，這樣的手法是由亞瑟．薩克勒和弟弟們在一九五〇年代發明，但現在隨著愈來愈多新聞報導的出現，騙局就愈面臨破滅邊緣。「薩克勒信托持有的公司當中，薩克勒家族成員一概沒有擔任領導職位。」[40]其中一份聲明稿草稿提到。然而，這樣的主張看起來已經是睜眼說瞎話，因此公司員工改成比較收斂的說法，也就是家族成員「沒有擔任管理職位」。[41]即使這樣還是會混淆視聽，家族中的八名成員仍然是董事會成員，其中有些人更是瘋狂插手干涉公司的管理事務，因此，雖然聲明是由普度的公關團隊準備，但他們選擇透過家族的海外機構發布，因為目前的問題都是圍繞萌蒂藥品的海外作為，因此美國沒有人願意負責。「聲明稿就在新加坡發布吧。」[42]他們這樣決定。

薩克勒家族對內及對外論及自己在疼始康定爭議當中的角色時，總是一再使用相同辯詞，那就是重申疼始康定可是受到美國食品藥物管理局核准。一些食品藥物管理局內部人員覺得，核准疼始康定還有普度的相關行銷主張是大錯特錯。二〇〇一年一場食品藥物管理局和普度會議當中，[43]機關官員辛西亞．麥考米克（Cynthia McCormick）向普度表示，他們進行的些許臨床試驗容易造成誤解，「之後這不應該列入疼始康定的標示。」她抱怨，普度對於這項藥品所傳達的是「無論哪裡不舒服，這個藥都有效」，所以疼始康定才會「潛入一大群人的生活當中，但這種藥根本就不適合他們」。疼始康定通過核准是在大衛．凱斯勒擔任局長任內，他所形容「疼始康定助長鴉片類藥物的去汙名化」，可說是「近代醫藥史一大嚴重錯誤」。[44]

即使食品藥物管理局內部有一些異議，但這些年來這個單位一直是普度的堅實盟友。克雷格．蘭多是普度長年的高階主管，也一直是薩克勒家族的黨羽，曾經擔任公司的醫學處長，他就會頻繁地打電話找局裡負責止痛藥的官員。「他會打電話找他，」一名曾經和蘭多共事的職員回憶道，「這極不尋常，這一個政府部門正在審理你的產品，你卻打電話給單位主管，不會只是要聊天。」這名職員還記得，普度「和食品藥物管理局的止痛藥部門」擁有「非常不正當的關係」。

普度的代表頑強否定這樣的描述，說明「蘭多醫生和食品藥物管理局只有官方和正當關係」。然而，回顧亞瑟．薩克勒和亨利．韋爾奇的年代，當時製藥業有很多方法和食品藥物管理局的人員打關係。這樣的不正當關係並不代表都是賄賂或其他顯眼的報酬。食品藥物管理局的人員受過優良教育，卻只領著公務員薪水，因此只要讓他們知道，之後他們選擇離開政府機關，就會有高薪職位和諮詢工作機會等待他們，這樣就便已足矣，就好比是柯蒂斯．萊特核准疼始康定之後的發展一樣。

聯邦政府單位終於開始把槍口指向鴉片類藥物產業，事實上，開第一槍的根本不是食品藥物管理局，[45]也不是任何位於華盛頓特區的政府機關，而是位於亞特蘭大（Atlanta）的美國疾病管制與預防中心。二〇一〇年，疾病管制中心將橫掃全國的成癮和死亡危機定調為流行病。[46]許多觀察家都認為，這個公衛問題的其中一個助長因素是，許多美國醫生對於開立鴉片類藥物的瞭解都是來自藥廠。因此，疾病管制中心動身編撰一套不具法律強制力的準則，協助醫生在過程中判斷是否開立鴉片類藥物，希望藉此減少過量開立鴉片類藥物。疾病管制中心召集專家小組，並且確保這些專家沒有接受製藥業的資助。

此舉立刻在普度觸發警報。「疾病管制中心不想要採納藥廠的意見，」[47]伯特．羅森在一封內部電子郵件寫道，他是普度在華盛頓特區的說客。這些專家受到召集編撰準則，「必須是沒有接受製藥業的任何資助。」他提到，因此若公司要發揮影響力便會更加困難。這一份準則「必定是以約束為目的」，羅森提出警告。準則完成之後，就會作為「我國對於開立鴉片類藥物的法律標準」。

「交給我。」大衛．哈多克斯回覆。[48]這些年鴉片類藥物愈加引發擔憂，普度因此在幕後變得非常積極，他們遊說州政府或聯邦政府不要採取一些措施，因為這些措施可能會打擊公司生意。根據美聯社和公共誠信中心（Center for Public Integrity）的一項調查，[49]普度和其他鴉片類止痛藥生產藥廠，從二〇〇六到二〇一五年之間花費超過七億美元，在華盛頓特區和全國五十州進行遊說。這一個集團的遊說支出總和大概是槍枝遊說團體的八倍。[50]（同一期間，一小群團體推動限制開立鴉片類藥物，相比之下，他們的遊說支出就只有四百萬美元。）[51]一名前美國緝毒局官員形容，藥廠遊說團的影響力對於國會來說，就好像是在「勒頸」一樣。[52]至於各州層級，許多措施旨在促成關閉非法藥物診所，同樣受到普度的抵抗，[53]普度主張這些作為會使得疼痛病人不易取得鴉片類藥物。理查・薩克勒親自追蹤這些事情的進展，[54]也和公司員工一起策劃對策，以抵抗州政府啟動相關計畫控制這一次危機。

除了遊說團之外，普度也可以指望大批的偽草根組織，這些組織都是憑藉製藥業的資金運作。羅森創立疼痛照護論壇，他在二〇〇五年寄送一封電子郵件給霍華德・烏德爾，其中提到該論壇目的是要在「疼痛社群提供團結的努力方向」。[55]這一個論壇使得許多病患權益倡議組織和他們背後的企業金主齊聚一堂。現在他們有一個全新的統一指令：全力反抗疾病管制中心的準則。

「沒有其他常規藥物是用於治療非致命病症，卻這麼頻繁地奪走病患的性命。」[56]疾病管制中心主任費和平（Tom Frieden）這麼形容鴉片類藥物。他還強調，現在有更多美國人「準備好」要開始使用海洛因，[57]就是因為他們接觸過鴉片類處方藥。費和平認為，其實疼始康定新劑型相當危險，因為新劑型營造的觀念是這類藥物很安全（這樣的觀念再次因為經過食品藥物管理局核准而更有說服力）。「新劑型一樣容易成癮，[58]人們以為新劑型比較不易成癮，反而大大放下戒心，」費和平說，「該死的普度知道他們兜售的是什麼東西，我認為非法銷售就是準確的說法。」

準則初稿會建議醫生，開立這一類藥物時不要將這樣的療法當作「長久之計」，而是最後手段，[59]開立之前應該先嘗試其他藥物或是物理治療。疾病管制中心也會建議醫生，針對劇烈疼痛使用這一類藥物，只開立最小劑量，並且進行最短療程。也許這樣的反應對於當下的公衛緊急事件而言顯得還算合理且相對溫和。然而，準則卻和普度的策略打對盤，普度鼓勵醫生開立處方，加大劑量、拉長療程。對於普度和其他藥廠來說，疾病管制中心的準則看起來頗具威脅，因為這些建議雖不具法律強制力，但如果受到保險公司和醫院採用，便會大大打擊製藥業的生意。因此，普度和其他止痛藥競爭藥廠找到共同目標，並且並肩發動全面閃電戰。

長期以來大衛・哈多克斯和疾病管制中心爭論不休。他為了疾病管制中心準備一份立場書，其中主張現在根本沒有鴉片類藥物氾濫。[60]也許疾病管制中心喜歡四處散播「挑撥言論」，但哈多克斯不瞭解「怎麼會認定這些問題達到流行病規模？」他也同意確實是有流行病，只是和疾病管制中心一直提到的流行病不一樣。哈多克斯表示，真正的流行病是疼痛並未得到妥善的治療，事實上也是「美國公衛問題的首位」。為什麼沒有把慢性疼痛描繪成流行病呢？哈多克斯對此感到疑惑。回顧一九九〇年代，普度估計有五千萬人患有慢性疼痛卻沒有被診斷出來。哈多克斯表示，在這些年來數字可能高達一億一千六百萬，超過全國人口的三分之一！這樣還不是流行病嗎？他還補充疼痛，未得到妥善治療，後果就如同「濫用藥物和成癮一樣，對一個人來說很有殺傷力又嚴重妨害健康，後果包含死亡」。

起初準則初版發布便受到疼痛照護論壇的成員抨擊，[61]他們說這份準則並非根據可靠的證據而寫，也批評疾病管制中心沒有公布是哪些外部專家為中心提供建議。其中一個成員組織是華盛頓法律基金會（Washington Legal Foundation），他們主張疾病管制中心沒有公布專家姓名，「明顯違反」聯邦法。另一個團體是疼痛整合管理學會（Academy of Integrative Pain Management），則是要求國會調查疾病管制中心。理查・薩克勒認為，外界得認為這些前線組織不受普度左右，這一點非常重要。[62]之後的庭外採證問及伯特・羅森是否涉及華盛頓法律基金會的干預行動，他說，「我不記得涉及其中。」[63]另一個問題是普度是否涉及其中，他平淡地說，「我剛剛所說的就是我知道的所有事情。」（二〇一六年，華盛頓法律基金會指責疾病管制中心，他們也在同一年從普度獲得相比平時更大筆的捐款，金額是二十萬美元。）[64]

疼痛照護論壇也編制自己的一套「共識準則」，[65]只要任何作為可能會造成藥物治療的「新障礙」，這一套準則一律反對，疼痛照護論壇也準備一份請願書，總共有四千人連署，目的是警告大眾汙名化疼痛病患非常危險。論壇的論點是，疾病管制中心召集的專家都存有偏見。然而，這些團體提出這樣的主張，當然也都是因為獲得大藥廠（Big Pharma）資助。因為抨擊不斷，最後疾病管制中心延後發布準則，但仍然在二〇一六年發布。鴉片類藥物不應該作為「第一線療法」，準則這麼建議。「人類沒有疼始康定，也有辦法在過去五萬年生存下來，」[66]路易斯・尼爾森（Lewis Nelson）醫生說，他提供建議，協助疾病管制中心編成這一份準則，「未來我們也辦得到。」

然而，新準則發布和當局加強監督開方單位，都可能會讓醫生矯枉過正，有些病患已經依賴這一類藥物，卻會突然無藥可領，這樣的擔憂並不是全無道理。這種情形也會對公衛造成負面後果，病患可能被迫轉往黑市，或是有些人確實日夜受到慢性疼痛煎熬，但卻受到忽視。無論是從政策或醫學觀點，這個問題都極其棘手，事實上，大部分醫生沒接受過相關訓練，不知道如何逐步減少病患的鴉片類藥物用量，因此這個問題可謂難上加難。製藥業只告訴醫生如何讓病患開始使用這一類藥物，[67]卻沒有告訴他們如何讓病患停止使用。

二〇一七年，馬克・提姆尼的執行長合約到達尾聲，薩克勒家族選擇不再續聘。「公司裡不缺人敦促薩克勒家族做出改變，」一名高階主管回憶道，這位主管曾經和提姆尼共事，「但到頭來，他們不想改變。」公司的守舊派慶祝提姆尼聘期結束，剩餘的革新派成員則是開始計劃離開公司。公司傳達的訊息很清楚：試圖改革公司只是被冷凍或資遣的捷徑。忠誠份子把命運都押在薩克勒家族身上，之前提姆尼把人趕出公司，現在一些人都回來了。另一名職員在這個期間任職於公司，根據他的說法，公司的理念又再次成為「只要忠誠就會得到獎勵」：「這一整群人回顧烏德爾、戈登海姆和佛里曼的境遇，便會說，『薩克勒家族很照顧他們。』」

薩克勒家族選擇由加拿大業務的執行長克雷格・蘭多接替提姆尼。蘭多絕大部分的職業生涯都奉獻給普度，可說是薩克勒家族的頭號忠臣。他擔任醫學處長期間，公司推出疼始康定新劑型，他出了不少力。他這種人不會頂撞薩克勒家族，或敦促他們違心道歉和捐款。蘭多也不像提姆尼先前一樣，想要試圖減少薩克勒家族直接干涉公司事務的機會。相反地，蘭多上任之前準備的商業計畫書裡面不難看出，他也接受自己這位執行長大部分時候不會握有實權。[68]他形容普度是「薩克勒家族的藥廠」。為了避免以後不知道誰說了算，他形容公司的董事會是「實際上的執行長」，董事會仍然是由薩克勒家族把持。蘭多表明，其他公司也許不再發展鴉片類藥物，因為相應的法律和名聲成本實在不划算。然而，這卻是普度的機會。蘭多表示，雖然鴉片類藥物生意帶來財富，卻也讓公司陷入麻煩，但公司不打算轉而發展其他產品，其他公司「讓位出來」，公司應該要尋求「整合鴉片類藥物市場的策略」。

公司在討論的其中一個創新方法是麥肯錫的提議，內容是只要之前有病患取得疼始康定藥方，之後服藥過量或出現鴉片類藥物使用疾患，普度便會提供回扣。[69]回扣金額最高可達一萬四千美元，但即使吃虧的是病患，他們卻一毛錢都得不到，普度給予回扣的對象是大型連鎖藥局和保險公司，例如 CVS 藥局和偉彭醫療保險公司（Anthem），這樣做是為了鼓勵藥局繼續銷售疼始康定，也鼓勵保險公司繼續提供理賠，即使藥品的副作用具有潛在的高風險，普度仍然計劃採取這樣的方法。（最後普度沒有實行這一項計畫。）

蘭多獲聘為執行長一個月後，雷蒙德就過世了，享壽九十七歲。「他在病倒的前一天都還在工作。」[70]理查語帶驕傲地說。自此普度和原先的公司擁有者就再也沒有任何連結。薩克勒家族的年輕一代成員似乎下定決心，之後要勇於進取、不畏阻攔，凡是誰要阻止或拖慢他們的腳步，薩克勒家族都會全力反擊。

i・譯註：或稱泡泡紗。

第二十五章　貪婪崇拜

二〇一六年，南．戈丁（Nan Goldin）往返於柏林、巴黎和紐約的公寓。[1]她是一位六十歲出頭的嬌小女性，皮膚蒼白，一頭紅棕色濃密捲髮，無時無刻抽著香菸。戈丁從事攝影已逾半世紀，公認是目前在世數一數二重要的美國攝影師。她成長於華盛頓特區的中產階級市郊住宅區，家裡非常重視行為端正得體。她的雙親幼時家境貧窮，不過父親成功進入哈佛大學，當時幾乎沒有猶太裔學生能夠錄取大學。「哈佛是父親最為掛念的事情。」[2]有一次她這麼說。他成功獲得那項不容質疑的殊榮，可說是「人生第一大事」。

南在十一歲那年，十八歲的姊姊芭芭拉（Babara）在馬里蘭州的銀泉（Silver Spring）躺臥在軌道上，通勤列車迎面而來，因此命喪輪下。[3]南一直非常崇拜姊姊，但芭芭拉一直深受折磨，[4]她是不同尋常的小孩，情緒容易激烈失控。她們的父母親不顧芭芭拉的意願，選擇送她到好幾間不同的精神病醫療機構。這些機構不像是克里德莫精神病院這樣的公立醫院，而是小型私人場所，芭芭拉在這些機構的單調病房重複進出長達六年，最後選擇自殺。當時警察上門通知家屬，南偶然聽見母親說，「和那個孩子說是意外吧。」[5]南感到極為震驚，心中滿是對於雙親的埋怨，因此十四歲就離家，[6]之後在多個寄養家庭和公社居住一段時間。她在麻州入讀一間文青學校，並且在那裡得到一台相機，之後便開始攝影。她對於攝影得心應手，十九歲就舉辦第一場攝影展，地點是劍橋的一間小型藝廊。[7]

戈丁的攝影作品顯示她強硬否決父母的世界觀，或者說她認為父母根本選擇無視外界的現實。馬里蘭州郊區的生態系當中，人們一心追求社會地位，因此形成壓抑難耐的氛圍，芭芭拉自殺，如同她異乎尋常的一生，一直讓戈丁一家人感到不堪和羞恥。戈丁一部分是因為「芭芭拉的自殺始終受到否認」，[8]所以決定「留下不容修改的紀錄」。即使反常、不符主流、易受責難，她也不會隱藏自己人生的真相，而是揭露分享。她開始隨意寫實拍攝自己、朋友、她的愛人和朋友的愛人，背景是昏暗的房間或俗氣的酒吧。她生活在普羅文斯敦（Provincetown）與變裝皇后交流密切，還在紐約和藝術家與性工作者來往頻繁，她可說是在社會邊緣過著披頭族生活。她的攝影作品展現暗中發亮的獨特色調，並且在粗獷又難以直視的親密時刻捕捉攝影對象的身影，重點是她的作品坦率得振奮人心。〈南遭受毆打一個月之後〉（Nan One Month After Being Battered）或許是她最為知名的作品，她直直凝視鏡頭，臉上塗著大紅色的口紅和細眉，左眼周圍滿是瘀傷，而且因為腫脹半閉著，這是她被男友毆打所致。

愛滋病危機席捲之際，戈丁住在包厘街（Bowery）的一處無隔間公寓。她的許多親密朋友和藝術靈感來源都是男同志，他們一個接一個失去性命，她忽然間發覺自己在醫院病房和安寧醫院拍攝照片。她漸漸熟識同志藝術家和活動家大衛·瓦納羅維奇（David Wojnarowicz），瓦納羅維奇與戈丁的另一個朋友和人生導師彼得·胡加爾（Peter Hujar）也相當親近。胡加爾在一九九七年離開人世。這些年南一直在對付自己的棘手難題，她在青少年時期離家，藥物從此在她的世界成為常客，她也在一九七〇年代開始使用海洛因。就和其他海洛因使用者一樣，她發現這種藥物特別的魅力，直到後來樂極生悲。她多年來斷斷續續使用這種藥物，不過在一九八〇年代後期，藥物奪去控制權。瓦納羅維奇也使用海洛因，不過他成功戒毒。因此，一九八八年戈丁進入戒癮機構。

隔一年，她擺脫藥物、回復清醒，期待和朋友相聚。然而，她回到城市，一切都變了。生命消逝愈趨快速。一九八九年，她在市區的藝廊策劃一場開創性的展覽，名為「目擊者：抵擋我們的消逝」（Witnesses: Against Our Vanishing）。這次展覽的作品創作者，生活都受到愛滋病的衝擊。瓦納羅維奇撰寫一篇短文放進展覽目錄，他點名右翼政治集團拒絕提供資金進行愛滋病毒的研究，放任這一場流行病四處橫行。美國政治領導人袖手旁觀這麼長一段時間，毫無作為介入處理，原因在於他們自身的道德觀認為，如此大量的男同志和靜脈注射藥物使用者患病，要怪就怪自己，也相信實際上愛滋病就是一種生活方式的選擇。展覽中一些作品是來自戈丁已故的朋友，例如胡加爾的自拍像。另外一位藝術家是戈丁的朋友庫基・穆勒（Cookie Mueller），她在展覽開幕幾天前才去世。[9]一切就好像是有一場嚴重的瘟疫席捲戈丁的整個社群，瓦納羅維奇也在三年後離世。

南・戈丁活下來了，但她卻經常因此感到罪惡，她想起朋友，他們好多人已經不在了，只能在她的照片裡與她對視。她的作品被更多不同的人賞識，許多美術館也舉辦回顧展。最後她那些已故朋友的照片會出現在世界上許多數一數二顯赫的美術館，掛在那裡的牆上。二〇一一年，羅浮宮在開館時間之後，開放富麗堂皇的走廊，戈丁才能赤腳在寬廣的大理石畫廳溜達，拍下展示中的藝術品，為的就是之後交錯陳列博物館藏畫的照片和她自己的畢生之作。[10]她曾經生活在社會邊緣，現在她的生命紀錄成為主流的典範。

二〇一四年，當時戈丁在柏林，左手腕患上嚴重的肌腱炎，造成嚴重疼痛。她看了醫生，醫生開立疼始康定給她。戈丁認識這種藥，她知道疼始康定具有危險成癮性的惡名。然而，過去她曾經重度使用藥物，但她沒有因此提高警覺，反而有時掉以輕心。她認為自己應付得了。

她一服用疼始康定藥丸，馬上就知道為什麼大家會議論紛紛。疼始康定不只是舒緩手腕的疼痛，感覺起來不只是以化學物質杜絕疼痛，更能消除焦慮和苦惱。之後她表示疼始康定就像是「你和外在世界之間的緩衝」。[11]不久之後，她服藥的頻率已經超過應有的情形。一天兩顆藥丸變成四顆、八顆、十六顆。她為了滿足自己的需求，必須尋求其他醫生，同時使用不同處方。她有的是錢，之前才得到一大筆補助經費，為的是發展新素材，並且準備在紐約當代美術館（Museum of Modern Art）辦展。然而，她努力取得疼始康定藥丸的感覺已經像是在全職工作。她開始壓碎藥丸吸食，還聯繫上一位熱心的紐約藥販，利用聯邦快遞寄送疼始康定給她。

三年無聲無息地過去了。她日日夜夜在工作，把自己鎖在公寓，和他人毫無往來，幾乎任何人都不見，除非是為了得到疼始康定，才勉強和他人有所互動。她會整天一數再數自己手上有多少藥丸，下定決心戒除疼始康定，但又無法堅持。她受困於這樣的惡性循環，並不是因為快感帶來愉悅，而是她害怕戒斷症狀。當這樣的症狀一來襲，她身心靈的痛苦都無法用言語形容。她的全身爬滿灼熱又強烈的痛楚，感覺像是皮膚活生生地從身上被剝除。她在這一段期間完成一幅畫作，當中是一位面露憂愁的年輕男性，身穿綠色背心，兩隻手臂滿是潰爛的瘡疤和傷口。她把這幅畫作命名為〈戒斷／流沙〉（Withdrawal/Quicksand）。她有一次遭到自己的幾位醫生識破，也沒有什麼辦法從黑市取得足夠的疼始康定，所以她重回使用海洛因。一天晚上，她購得一批藥物，卻不知道裡面其實是吩坦尼，因此服藥過量。

她撿回一條命，但這樣的經驗卻嚇她嚇得不輕。因此，二〇一七年時戈丁六十二歲，再次向戒癮機構報到。她前往麻州鄉間的一處優質診所，這間診所和麥克萊恩醫院（McLean Hospital）是關係機構。她知道自己很幸運能夠獲得治療，十個鴉片類藥物成癮者當中，只有一位有這樣的機會。[12] 她也很慶幸能夠負擔這樣程度的照護，大部分人是做不到的。麥克萊恩的療程一天要價兩千美元，[13] 她的負責醫生和前一次是同一位，這位醫生在一九八〇年代協助她戒除藥癮。兩個月之後，戈丁將疼始康定從身體裡清除殆盡。這次的經驗有些地方和三十年前一樣：她歷經長時間隱居之後，步出戒癮機構，前面幾步路搖搖晃晃，接著再次步上生活正軌，不過當下她重回外部世界，卻發覺有種瘟疫到處肆虐，就和一九八九年一樣。鴉片類處方藥相關的服藥過量死亡人數已躍升至二十萬人以上。[14] 疾病管制與預防中心的最新數據指出，[15] 除了鴉片類處方藥，加上非法海洛因和吩坦尼，每天有一百一十五個美國人喪命。二〇一七年秋天的一天，當時戈丁還在恢復當中，她讀到一篇《紐約客》的文章，裡頭講述的藥物差點奪去她的性命，文章也提到是哪一家公司製造這種藥物，還有這一家公司的持有家族。

這不是薩克勒家族第一次成為文章主角。巴瑞．邁爾和山姆．魁諾伊斯已經分別在他們的著作當中，詳述薩克勒家族和普度的古今往來。然而，時至當時，當這些錯綜複雜的論述提及疼始康定、普度、疼痛醫師、病患及急遽惡化的鴉片類藥物危機，薩克勒家族在這些內容當中經常只是一小部分。這也是意料之內，也不是先前的報導有什麼問題：原因在於薩克勒家族行事隱密，普度又是私人控股公司，從過去到當時，一篇文章要聚焦在把矛頭指向薩克勒家族一直是件難事。

我在《紐約客》的文章就是採取不同的角度，[16]明確把焦點放在薩克勒家族，強調他們在公司經營扮演什麼角色，另一個重點則是薩克勒家族在慈善圈擁有無可挑剔的名聲，家族財富的來源卻是骯髒無比，兩件事甚是矛盾。「過去我在全世界不同地方演講，已經不知道有多少場地是以薩克勒家族為名，」艾倫・法蘭西斯（Allen Frances）在文章中表示，他是杜克大學醫學院精神醫學部的前主任，「薩克勒這個姓氏受到推崇，象徵善行和資本體制的成果。然而，重點是他們累積財富的同時，造成數百萬人成癮。他們還能夠躲避究責真是駭人聽聞。」

我在《紐約客》的文章發布同一週，剛好《君子雜誌》（*Esquire*）刊登的另一篇文章也是講述薩克勒家族，[17]作者克里斯多福・格拉澤克（Christopher Glazek）提出極為類似的假設。「我們接到指示必須說謊。這件事情何必隱約其辭呢？」一名前普度業務代表向格拉澤克表示。「福特（Ford）、惠立特（Hewlett）、普克德（Packard）還有嬌生（Johnson）家族，都在自家產品掛上姓氏，因為他們引以為傲，」史丹佛大學的精神病學教授基斯・亨佛瑞說，「薩克勒家族隱藏自己和自家產品的連結。」

薩克勒家族突然面臨嚴格檢視，與過去被檢視的程度相比完全是小巫見大巫。文章發布幾週之後，家族的亞瑟與莫蒂默派和雷蒙德派第一次公然出現分歧。我在撰寫文章時，嘗試邀請亞瑟的家人就普度對後世的影響提供看法，這間公司是亞瑟為了兩個弟弟而購買。然而，他們不願意公然對於家族另外兩派的商業決策表達任何批評。

這一波的媒體關注之後，情況改變了。伊莉莎白・薩克勒是布魯克林博物館伊莉莎白・薩克勒女性主義藝術中心（Elizabeth A. Sackler Center for Feminist Art）的資助者，她的推特有一系列推文長期急迫呼喊，表示唐納・川普（Donald Trump）背信棄義，也傳達自己支持「黑人的命也是命」運動，最近才發表聲明，撇清自己和堂親的關係。伊莉莎白接受「超敏感」（Hyperallergic）網站採訪，表示鴉片類藥物危機當中普度的角色「背離我的道德觀」。[18]她指出自己的父親死於一九八七年，遠遠早於疼始康定問世，她和兄弟姊妹就同意出售普度三分之一的股份給兩位叔叔。因此，她堅稱亞瑟的繼承人沒有從疼始康定獲利半分。

當時吉莉安．薩克勒還在世，她是亞瑟的遺孀，居住在公園大道的新古典建築，整層公寓滿是畫作和雕塑品。她也首次發聲，表示亞瑟「不會同意這樣廣泛銷售疼始康定」，[19]也表示亞瑟兩個弟弟的繼承人「必須肩負道德責任，撥亂反正，彌補所有的過錯」。伊莉莎白和吉莉安都認為亞瑟完全不該受到指摘。他是「一個大好人，樂善好施，我非常以他為榮」。吉莉安表示。她還向記者分發密密麻麻的履歷表，[20]上面列滿她在哪些單位擔任董事，還有向哪些基金會提供捐款，這樣的浮誇方式似乎也只適合亞瑟．薩克勒的遺孀。

亞瑟．薩克勒的後代因疼始康定的爭議而名聲敗壞，這樣是否公平非常耐人尋味。一方面，疼始康定推出之前亞瑟就離世了，這件事情毫無爭議，他在晚年幾乎和兩個弟弟沒有來往。另一方面，疼始康定之所以會造成如此大的衝擊，全都仰賴於亞瑟打造這樣的環境。無論是醫學廣告和行銷、攏絡食品藥物管理局、模糊醫學和商業的界線，亞瑟都是先驅。疼始康定一連串的發展，其中許多前導事件都和亞瑟．薩克勒的人生有所關聯。亞瑟的繼承人把自己引入棘手的尷尬處境。亞瑟一輩子，都有吉莉安和伊莉莎白這些人一直守護他的遺名、擦亮他在世人心中的形象，並且不斷重數（還時常誇大）他的種種成就，這樣的情形在亞瑟離世之後甚至不減反增。亞瑟一生都認為，弟弟們建立的一切應該有一大部分是他的功勞，直到亞瑟死後，這樣的觀點依然長久引起他的擁護者共鳴。「薩克勒家族建立一代王朝。」[21]他言過其實在傳記裡如此聲稱，這本傳記是由吉莉安．薩克勒的基金會非公開出版，其中說明亞瑟讓弟弟們在製藥業立足，普度的成功大部分是他的功勞。亞瑟．薩克勒的網站（Sackler.org）是由吉莉安負責維護，裡面有一段文字描述亞瑟的人生，描述他如何「開創以事實為本的醫學行銷」，[22]接著「買下普度佛雷德里克這家藥廠，並且創立所有其他的家族企業」。

二〇一八年一月，南·戈丁在《藝術論壇》（*Artforum*）發表一些新作品，是她在柏林期間拍攝的一系列照片。她依時間記錄自己成癮的那些年，拍攝藥罐和處方箋、自己濫用藥物的日常器具，還有藥效發揮當下的自己。她把這些影像和新照片對比，新照片裡面是世界各地美術館的幾何形狀標牌，上面印有薩克勒這個姓氏。「我挺過鴉片類藥物危機，」[23]戈丁在圖片一旁的文字寫道，她在當中回溯自己早期在愛滋病危機的行動，「我不能眼睜睜看著另一個世代消逝。」她反而希望號召眾人一起站出來。「薩克勒家族造成成癮，藉此發財，」她宣稱，「他們透過世界各地的博物館展廳和大學洗去錢財上的血漬。」她說，現在「問責他們」的時候到了。

如果說戈丁要發起類似的行動，伊莉莎白·薩克勒便會落入微妙處境。她不僅自認是進步派支持者和藝術資助人，還是活動家。「我欽佩南·戈丁鼓起勇氣，[24]分享她的故事和表達有所作為的決心，」伊莉莎白在給《藝術論壇》的信中寫道，「我和藝術家還有思想家站在同一陣線，他們的作品和聲音必須受到關注。」

然而，戈丁對於薩克勒家族的鬼話特別感冒，因此她並不買帳。她說疼始康定推出之前，也許亞瑟早死了，但「疼始康定之所以能夠效果絕佳推銷出去，全憑背後的廣告模式，這樣的模式就是亞瑟·薩克勒一手打造」。[25]亞瑟·薩克勒也以鎮靜劑賺進大把鈔票！戈丁認為，亞瑟·薩克勒一脈的財富來自煩寧這種鎮定劑，他的後人對於堂親透過疼始康定賺錢，表示道德上無法接受，可真是半斤八兩。「薩克勒兄弟踏過幾十萬具屍體賺進數十億，」戈丁說，「整個薩克勒家族都非善類。」

薩克勒家族對於當時的報導感到怒不可遏。《紐約客》的其中一篇文章尤其激怒一些家族成員。文章中表示，即使普度「面臨萎縮的市場和高漲的譴責聲浪」，也未放棄尋找新的藥物使用者，還指出，「二〇一五年八月，普度不顧批評聲音的反對，還是取得食品藥物管理局的核准，得以銷售疼始康定供小至十一歲的孩童使用。」

這件事情是真的。儘管過去已經很長一段時間出現孩童過量服用疼始康定，或是因為這種藥品死亡，普度還是取得食品藥物管理局的核准，得以銷售疼始康定供兒少使用。然而，薩克勒家族提出異議，表示普度並沒有企圖取得核准。普度只是遵循食品藥物管理局的規範，進行臨床試驗確認疼始康定始是否適合開立給孩童。薩克勒家族雷蒙德・薩克勒派的律師湯姆・克萊爾（Tom Clare）向《紐約客》寫了一封憤慨的信，[26]堅稱普度並不是「自願」進行這些試驗，而是「單純為了遵循食品藥物管理局的指令」（強調的部分依照原信）。此外，他還強調公司主動承諾不會積極推銷給予孩童使用疼始康定。

各位可以從這裡瞭解，為什麼薩克勒家族也許會對於大眾如何看待這個論斷表現得這麼敏感。然而，撇去普度在這時希望藉著不積極行銷給予兒童直接使用鴉片類藥物，藉此收穫正面評價；但若是說一開始這樣的程序只是為了撫慰食品藥物管理局，根本不符合事實。其實，普度的內部文件就有許多例子顯示，公司主管形容「研究兒科適應症」是他們的一大目標。二〇一一年一月，克雷格・蘭多擔任醫療長，草擬當年的「年度目標」，[27]當中其中一項便是取得食品藥物管理局的核准，得以銷售疼始康定供孩童使用。

《紐約客》文章提到兒科適應症，會讓薩克勒家族因此深感憤怒的真正原因其實複雜許多。一位當時在公司任職的普度員工就表示，公司希望取得兒科適應症認定已經多年，但並非是因為食品藥物管理局要求他們這麼做，或是薩克勒家族認為兒童止痛藥是龐大的新市場，而是因為獲得食品藥物管理局核准取得兒科適應症認定，是延長藥物專利的另一個狡猾手法。國會透過《最佳兒童藥物法》（Best Pharmaceuticals for Children Act）和《兒科研究公平法》（Pediatric Research Equity Act）授權，若是藥廠進行臨床試驗，探討自身藥品對於孩童的效果，食品藥物管理局將提供藥廠特定獎勵。當時疼始康定已享有二十年的專利排他權，相比大部分藥品都還要長，一切歸功於普度投機但高明的律師。現在，如果他們能夠成功取得兒科適應症認定，便可能享有六個月的額外排他權。薩克勒家族聲稱他們是受到法律規範，才進行臨床試驗，但與其說他們是遵守規範，不如說是為了得到獎勵。一位前高階主管指出，公司在二〇一一年得到六個月的專利排他權，可是「代表十億美元以上」的收益。這一位高階主觀地接著說，公司下定決心，認為「大眾輿論不佳也值得」。早在二〇〇九年，一場預算報告就討論取得兒科適應症認定會「如何影響專利排他權，」[28]又會創造多少價值」。同年小莫蒂默．薩克勒的一封電子郵件再次提及，他擔心疼始康定「專利懸崖」這樣的惡夢要發生了，他也納悶「是否能透過進行兒科試驗延長專利」。[29]

最後普度確實成功取得兒科適應症認定，但由於法律程序問題，他們沒辦法延長專利排他權，對此非常不悅，也許他們還因此開始高度注意惡劣的媒體報導，這些報導暗指薩克勒家族可能是想要銷售鴉片類藥物供孩童使用，但實際上他們想要的是取得額外六個月的壟斷標價權。即使薩克勒家族面對前所未有的負面新聞浪潮，他們仍然在尋找其他方法銷售鴉片類藥物。《紐約客》文章發表之後幾週，喬納森．薩克勒對於負面新聞報導描述他的家族是藥物貪商，因此感到憤憤不平，但他同時向普度提議，公司應該考慮推出另一種鴉片類藥物。[30]理查持續要求得到銷售額資訊，遠遠超過公司職員的應付能力。「我認為我們得找到平衡點，」[31]一名員工寫信向另一名員工表示，「能夠老實傳達現實……又不會只是一直提到關於未來的壞消息，使得前景看起來很慘澹。」薩克勒家族致力於進行他們的策略，也就是力勸病患加大劑量、拉長療程。麥肯錫以專業見解表示，這個策略能夠保護公司的收益。然而，這一項建議卻違背當時興起的醫學共識，那就是這種方法並非治療慢性疼痛的上策。不久前疾病管制與預防中心才宣布「沒有足夠證據」指出，病患服用這一類藥物超過三個月，疼痛還能持續緩解，[32]並且警告長期服用鴉片類止痛藥，四分之一的病患可能出現成癮的狀況。

一些普度高階主管敦促董事會認清，疼痛管理整合公司的策略沒有奏效，公司需要多角化經營。二〇一四年，公司在討論一項新獻名為「探戈計畫」（Project Tango），凱西．薩克勒也參與其中。這項計畫的概念是現在普度能夠順理成章地擴展業務，到銷售治療鴉片類藥物成癮的藥物。理查．薩克勒一直參與一個投資人團隊，申請成癮治療的專利。（專利申請書形容鴉片類藥物成癮者為「毒蟲」，並且痛惜「藥物相關的犯罪行為是這些成癮者為了籌錢好讓自己成癮」。）[33]探戈計畫的報告投影片顯示，普度在「濫用和成癮市場」會「如魚得水，而且此舉是合乎常情的下一步」。[34]對於普度的長期商業模式，這一項計畫在一些方面可說是翻版。鴉片類藥物的其中一種副作用是便秘，多年來普度的業務代表一直行銷公司品質保證的瀉藥，名叫通便樂，推薦接在疼始康定後面服用。探戈計畫的報告非常直接了當，甚至也許連薩克勒家族都覺得不安，報告宣稱，「疼痛治療和成癮本來就有所關聯，」[35]並且提出「鴉片類藥物成癮會是普度進入成癮市場的優良出發點」。[36]

然而，最後董事會表決不繼續執行探戈計畫。[37]這就是董事會的一貫作風。普度貌似瞭解公司需要開發或准許其他產品線，但董事會只要看到潛在的候選藥品不是鴉片類藥物，薩克勒家族便會問起這些藥品能夠有多少獲益。「為了讓他們多角化經營，我們下了很多功夫，」一名前高階主管回憶道，公司探討過帕金森氏症（Parkinson's Disease）、偏頭痛、失眠等等藥品，「但董事會就是沒有興趣，這些藥物不像鴉片類藥物這麼有利可圖。」這樣的標準很高，幾乎沒有藥品能像疼始康定創造如此豐厚的收益，因此薩克勒家族拒絕一個又一個提案。「他們完全沒有興趣發展非鴉片類藥物，」另一名前高階主管回憶道，「他們只在乎盡量銷售疼始康定。」克雷格．蘭多上任成為執行長，嘴上說要探索其他產品線，事實上，這一名高階主管表示，「克雷格是生意人，他只討論特定疼痛病患族群是怎樣的一筆生意。『這是我們公司營收的百分之十』、『這個則是百分之十五』，他從來不說『病患』，無時無刻只論及生意。」

第三名前高階主管也回憶在薩克勒家族面前提案倍感壓力，「參加薩克勒家族的董事會會議就像是出席尷尬的感恩節晚宴，家族兩派就是不合。雷蒙德派的理查追求一個方向，莫蒂默派的凱西則是要求朝向另一個方向，他們在吵架，你則是站在會議室前方，請大家翻到投影片第二頁。」然而，這樣做依然徒勞無功，他們「沒有興趣開發其他產品線，」這名前高階主管回憶道，無論提案多麼新穎，「反正都不是疼始康定。」

對於薩克勒家族來說，好消息是即使《君子雜誌》和《紐約客》揭露他們的行為，大眾負面輿論彷彿不太動搖家族的慈善界關係和他們在上流社會的崇高身分。《紐約時報》在以上雜誌發表文章之後，聯絡二十一個文化機構，這些機構都曾經接受薩克勒家族的大量捐款，包含古根漢博物館、布魯克林博物館和大都會藝術博物館。「然而，幾乎沒有哪一個機構在乎他們得到的款項，多多少少和薩克勒家族以銷售疼始康定賺進財富有所關聯。」[38]報導寫道。全部的博物館或美術館，都沒有發表聲明表示不支持薩克勒家族，或是指出會返還捐款，還有在未來拒絕薩克勒家族的餽贈，其中一些機構還公開擁護薩克勒家族。「薩克勒家族一直是我們重要和難能可貴的資助方，」維多利亞與亞伯特博物館的一位女發言人向《紐約時報》表示，接著補充館方對於「持續的資助表示感激」。牛津大學的立場也是一樣堅決，聲稱校方「並不打算重新討論薩克勒家族和薩克勒信託的資助方身分」。[39]

二〇一八年三月的一個寒冷星期六下午，南．戈丁走進大都會藝術博物館。她從頭到腳穿著全黑，脖子上圍著黑色長圍巾，嘴唇塗著亮紅色口紅，她的緋紅色髮絲在眼前晃動。她一走進博物館，便徑直往薩克勒側廳前進。她並非自己一個人前來。她到達薩克勒側廳，一層層堆疊的大型玻璃牆讓外面的公園一覽無遺。她融入下午的博物館訪客人群，但她默默和近百人的團隊協調，這些人都是毫不張揚地進來博物館，就和她一樣。[40]突然間在下午四點，他們開始大喊，「貪婪崇拜！疼始崇拜！」[41]一些人展開黑色橫幅，上面寫著「資助戒癮機構」。

戈丁創立了一個組織，[42]是仿效一九八〇年代的許多愛滋病活動家，她非常欽佩他們。成員稱自己是「疼痛組織」（PAIN），代表的是「處方藥成癮立即行動組織」（Prescription Addiction Intervention Now），他們一直在戈丁的布魯克林公寓開會，籌劃這一次引人注目的行動。幾十名抗議者反覆大喊口號，周圍數百人瞠目結舌，拿出手機錄下一切。現場也有幾位新聞攝影師在拍攝照片，他們事先得到消息來到這裡。戈丁決定直搗黃龍，在薩克勒家族的居住地打擊他們，而且是在美術館這樣的菁英環境中進行。戈丁的一些攝影作品是大都會藝術博物館的永久館藏，現在她則是會善用自己在藝術世界的地位，特別她是倍受尊敬的藝術家，同時又恰巧擺脫疼始康定成癮，這可是非常獨特的身分，她藉此呼籲文化機構拒絕薩克勒家族的捐獻，也要求薩克勒家族投注金錢，資助成癮治療。

「我們是藝術家、活動家，也是成癮者。」她大聲說，並且在一對莊嚴的黑色石像中間站定位。她的幾位活動家夥伴把一面橫幅懸掛在這裡，上面寫著「可恥的薩克勒家族」，戈丁就站在橫幅前方。「我們受夠了。」她說。抗議者站定在偌大的倒影池周圍，許多光彩奪目的派對也都是環繞著這個水池舉辦。他們把手伸進袋子，拿出橘色藥罐，接著用力把藥罐扔進水池。「正視用藥真相！」他們喊道，「看清統計數字！」

博物館的保全一擁而上，試圖平息這些抗議者，並且讓他們離開，但抗議者卻是倒在地上，呈現象徵性的「假死抗議」（die-in）。他們就在地上躺了幾分鐘，排列得像是四散的屍體，代表疼始康定造成的死傷。接著，他們起身一面抗議一面向外走去，他們經過丹鐸神廟，穿過大都會藝術博物館的寬敞大理石展廳，亞瑟、莫蒂默和雷蒙德拚命工作讓這裡冠上自己的姓氏。抗議者揮舞橫幅、反覆喊著口號，他們的聲音響徹各個展示廳。「薩克勒家族說謊！成千上萬人死亡！」他們移動到博物館外面，步下台階，南・戈丁轉身喊道，「我們還會再來！」

薩克勒側廳裡面，接近一千個橘色藥罐載浮載沉在倒影池裡。這些藥罐是低調的一件件小藝術品，每一個藥罐上面都有特別設計的仿真防水標籤。標籤上寫著：

疼始康定

由薩克勒家族為您開立

第二十六章　征途

塔斯馬尼亞島（Tasmania）距離澳洲本土南岸一百五十英里，位於地球上比較偏遠的地方。威斯伯里（Westbury）位於塔島北部，這裡的塔斯馬尼亞生物鹼公司（Tasmanian Alkaloids）廠區周圍，一片片長梗罌粟花隨風搖曳。[1]這些罌粟花大多是粉色，偶爾有一抹淡紫色或白色。然而，這些罌粟花非比尋常，而是特殊的超級罌粟花，因為經過基因工程改造，所以能夠產生比較大量的蒂巴因（thebaine），[2]這種生物鹼是羥二氫可待因酮的關鍵化學前驅物。威斯伯里廠區周圍的罌粟花採收之後，經過處理形成濃縮萃取物，接著這些麻醉藥物原料會運往美國，並且加工成羥二氫可待因酮或其他鴉片類藥物。

這個罌粟花盛產之地使得鴉片類藥物迅速發展。雖然塔斯馬尼亞只有西維吉尼亞州的大小，但種有全球百分之八十五的蒂巴因作物。[3]一九九〇年代，當時正是普度製藥開發疼始康定之際，藥廠龍頭嬌生的旗下公司發展出這一新品種的罌粟花。嬌生和普度一樣是以家族企業起家，大眾一說到嬌生這個品牌，比較會聯想到OK繃和嬰兒洗髮乳這類健康衛生產品。然而，嬌生在鴉片類藥物危機之中同樣扮演重要的角色。疼始康定上市之後，嬌生的塔斯馬尼亞子公司便加速生產，這裡的廠區就是他們的。這間子公司在一九九八年和普度簽約，[4]承諾供應普度對於麻醉藥物原料的「全球整體需求量」，以便製造疼始康定。

後來這樣的承諾履行起來很是大費周章。隨著麻醉藥物原料需求量大增，塔斯馬尼亞生物鹼公司的廠區必須鼓勵當地農民，從之前種植花椰菜或胡蘿蔔等等其他作物，轉而種植罌粟花。[5]他們的手法就和普度企圖激勵業務代表一樣，這間公司建立獎勵計畫，提供費用全免的假期和奢華名車。罌粟花種植熱造就奇特的經濟型態，塔斯馬尼亞農民在烈日下駕駛曳引機整理農田，漫長的一天裡飽受風吹日曬，接著卻是坐進搭載溫控系統的馬力改良版賓士車開車回家。二〇一三年，罌粟花需求達到顛峰，塔斯馬尼亞有七萬四千英畝的土地投入種植這種作物。罌粟花的利潤龐大，一名公司的會計師就開玩笑說，公司能夠砸重本以「一架波音七四七」作為獎勵，[6]只要能夠鼓勵農民種植更多罌粟花，這樣做根本不算什麼。

從過去來看，鴉片類藥物合法進入美國的總量，美國緝毒局一直有所管制。然而，快速發展的鴉片類藥物產業頑強遊說，推動提高藥物限額，時間一久，緝毒局也就這樣遷就。鴉片類藥物危機的其中一個特點，就是揭示私人企業如何以強大力量顛覆公家機關。當時，食品藥物管理局放棄原則；國會議員毫無作用，或是公然接受大筆獻金的攏絡；一些聯邦檢察官背離職責，因為他們在華盛頓特區不敵關說；還有一些檢察官放軟態度，因為他們得到保證，之後能夠入職企業；州議員和疾病管制中心試圖約束鴉片類藥物的開立，卻是受到萬般阻撓和妨礙。緝毒局就是和前述公權力一樣，無法避免承受種種壓力，面對產業的密集慫恿攻勢，只好開始讓步。一九九四年至二〇一五年間，緝毒局放寬羥二氫可待因酮的合法製造限額至原先的三十六倍。[7]之後司法部監察長發布一份報告，批評緝毒局「對於鴉片類藥物成癮情形驟然增長，缺乏迅速作為」。[8]

當然，不只普度在公部門施壓。這一點會成為薩克勒家族的答辯重點。二〇一六年，嬌生賣掉塔斯馬尼亞生物鹼公司。醫生開立鴉片類藥物也愈加謹慎。當時，已有許多美國人在檢視，二十年來廣泛開立鴉片類藥物究竟造成怎樣的慘重傷亡，也在找尋是誰該背負罵名。一九六一年，亞瑟·薩克勒在美國參議員小組面前，堅持麥亞當斯廣告公司只是小企業，現在，薩克勒家族提出異議，疼始康定的市占率從未超過百分之四，[9]，不同年代的兩次說詞簡直是如出一轍。

他們這樣說倒是有幾分真話。楊森（Janssen）是嬌生的旗下藥廠，也推出自家的鴉片類藥物，分別是紐申達

（Nucynta）藥丸和多瑞吉（Duragesic）這種吩坦尼穿皮貼片劑，楊森早在二〇〇一年就知道這兩種藥品受到濫用。[10]另外幾間藥廠包括遠藤〔他們的產品是奧帕納（Opana）〕、麥林可〔Mallinckrodt，產品是羅西考酮（Roxicodone）〕，還有梯瓦〔Teva，產品是吩妥拉（Fentora）和吩坦尼棒棒糖哀可剔（Actiq）〕。這些藥廠還不是全部，鴉片類藥物產業可說是非常熱鬧。「銷售鴉片類藥物不只有我們一家公司，」[11]大衛・薩克勒會這麼憤怒地說。「嬌生的規模非常龐大，」他提高音量說，相形之下，疼始康定只是「微乎其微的小眾產品，市占率也不足掛齒」。

薩克勒家族覺得自己遭到針對，因此非常灰心氣餒。普度的律師在法律文件當中，對於「找尋代罪羔羊」的行為提出抗議。[12]他們的幾個主要競爭對手同樣身陷官司，但卻沒有人瞄準遠藤的執行長或是麥林可的董事會，寫出有損形象的爆料新聞。

薩克勒家族和普度一直提起公司多麼微不足道，並且明顯將之視為必備的辯詞，[13]這樣的論述從幾個重要面向而言是在刻意造成誤解。首先，計算普度的藥品在整體鴉片類處方藥之中占比多少，也許沒辦法精確衡量這間公司在市場的真實地位，因為這樣的統計方式會一視同仁每一顆藥丸，不會反映劑量大小或處方持續時間。薩克勒家族能夠得出市占率百分之四這個數字，全是靠著連低劑量藥物的短期處方也納入鴉片類處方藥類別當中，泰諾可待因（Tylenol-Codeine）就是一個例子。疼始康定是無比強效的藥品，這種藥品之所以如此革新，或是說薩克勒家族之所以如此引以為傲，就是因為普度採用創新的手法，把四十或八十毫克的羥二氫可待因酮塞進一顆藥丸。此外，疼始康定還會「一試成主顧」。普度的商業模式能夠成功，全是因為疼痛病患一個月接著一個月藥不離口，並且持續數年，有些案例更是服藥終生。普度以激進的方式定價自家藥品，業務代表受到激勵，推行「逐步調高」病患的劑量，[14]但幅度毫不客氣，因為劑量愈是大量，公司的獲益也就隨之上升。《華爾街日報》的調查指出，若是考量每顆藥丸的單位含量（dosage strength），羥二氫可待因酮的整體銷售量當中，其實普度領先所有藥廠，占比百分之二十七。[15]另一份公眾利益組織（ProPublica）的分析發現，[16]若是依照藥效強度調整數據估計，一些州當中，普度在整體鴉片類止痛藥的市占率高達百分之三十，其中不只包含羥二氫可待因酮而已。

薩克勒家族和普度為了提出充分理由，說明他們只是小配角，便把矛頭指向他們多年的對手，也就是學名藥廠。[17]他們表示，如果各位想要知道絕大部分的鴉片類處方藥從何而來，就該從那些藥廠著手。「疼始康定進入的市場是鴉片類學名藥的地盤。」[18]一名普度發言人在二〇一七年向《紐約客》表示。他說，以鴉片類藥物治療疼痛，絕大部分處方都是開立學名藥。然而，一些普度的員工非常瞭解薩克勒家族盤根錯節的持股狀況，[19]他們會覺得這樣的論述虛偽至極，因為除了普度，薩克勒家族還暗自擁有另一家藥廠，而且還是在美國規模數一數二的鴉片類學名藥廠。

羅德製藥公司（Rhodes Pharmaceuticals）坐落在羅德島州考文垂（Coventry）的鄉間道路，[20]周圍戒備無比森嚴。這一家藥廠似乎刻意保持低調。好些年裡，公司的網站都是「建置中」。追溯薩克勒家族和羅德的淵源，得回到普度在維吉尼亞州提出認罪答辯之後的那一段時間，最後會是《金融時報》（*Financial Times*）揭露這件事情。[21]認罪答辯之後四個月，薩克勒家族成立羅德。一名前普度資深經理指出，這一家公司設立是作為家族的「起降點」，[22]以免他們在疼始康定危機之後需要從新出發。羅德成為美國第七大的鴉片類藥物藥廠，[23]只落後學名藥巨頭梯瓦，但大幅領先嬌生和遠藤。羅德生產美施康定的學名藥版本，不過同時還有速效型羥二氫可待因酮，[24]這種藥就受到廣泛濫用。普度的網站上有一篇文章，標題是「疼始康定的常見迷思」，其中訴說「『所有羥二氫可待因酮濫用都和疼始康定有關』是錯誤觀念」，暗示問題同時也出自速效型羥二氫可待因酮，尷尬的是他們沒有認知到以上兩種藥品薩克勒家族都有生產。

二〇一〇年疼始康定新劑型推出之後，普度內部員工瞭解到，只要大眾知曉羅德這間關係企業依然持續生產速效型羥二氫可待因酮，也就是沒有抗濫用特性的劑型，那麼即使公司大力吹捧自家的抗濫用鴉片類藥物是多麼安全，也許都會顯得虛假不堪。普度高階主管陶德．鮑加納（Todd Baumgartner）在內部電子郵件討論公司採取「隱匿」

手法，[25]試圖模糊這樣的矛盾。

多位薩克勒家族成員積極參與羅德的營運。[26]女爵士特瑞莎和凱西是其中一個委員會的成員，莫蒂默則是參加另一個委員會。然而，一位普度的長期高階主管和薩克勒家族緊密共事，便指出最密切參與羅德營運的是喬納森。「喬納森為羅德學名藥公司付出大量心血，」這名高階主管說，「公司是他的心頭肉。」

薩克勒家族提出自身市占率相對渺小，不過這個論點最為致命的瑕疵便是，其他競爭藥廠開始推銷自家的強效鴉片類藥物，都是因為追隨普度開創的方向。疼始康定是「先鋒」，一位普度化學家參與開發此藥便是這麼認為。理查・薩克勒和他的團隊在一九九〇年代便瞭解，市場上的一大阻礙是，強效鴉片類藥物在醫療機構當中汙名不絕於耳，他們因此執行一項高明的策略，藉此移除阻礙、暢通前方道路。二〇〇一年，普度自身也承認，他們的推銷作為助長了「典範轉移」。[27]也許競爭藥廠擠壓普度的市場，但這些藥廠只是追隨者而不是領導者。二〇〇二年，麥肯錫的顧問團隊向嬌生進行簡報時提到，[28]他們也這麼認為。他們說疼始康定「創造」出一個市場。

律師麥克・摩爾（Mike Moore）看來，普度製藥和薩克勒家族似乎就是「罪魁禍首」。[29]他們「向食品藥物管理局謊稱，疼始康定的藥效能夠持續十二個小時」，摩爾這麼說，「他們也沒誠實表明這項藥品的成癮性。一切都是為了壯大鴉片類藥物市場，他們便能夠跳下水，接著其他公司看到水溫是暖和的，便說『好吧，我們也跳下去吧。』」

當時摩爾六十多歲，但他看起來不到這個年齡，身材和瘦竹竿一樣，說話稍微有些南方口音。他來自密西西比州，一九八八年至二〇〇四年就在家鄉擔任檢察長。一九九〇年代，摩爾是民主黨的明日之星，[30]他是一位南方自由派人士，又有擔任執法要職的資歷，人們時常把他和比爾・柯林頓（Bill Clinton）相提並論，認為或許有一天摩爾也會參選總統。他擔任檢察長，擅長激起曝光度，對於組建同盟這種複雜的幕後手腕操弄也很在行。摩爾承認自己比較善於綜觀全局，[31]法律摘要當中的字斟句酌和無數引註並不是他的強項，但他有高度的熱情、幹勁和魅力，同時也對於正義滿腔熱血。

一九九四年，摩爾和同一陣線的律師決定把槍口指向大菸商。[32]他採取非常規又危險大膽的法律策略，成為起訴菸草公司的第一位州檢察官，這些菸草公司沒有據實相告吸菸的健康後果，摩爾的目的就是要他們付出代價。他和盟友發起一系列訴訟，當中都是由民間律師和各州合作，一起控告菸草公司。巴瑞・邁爾在《紐約時報》就是負責報導這一起事件，最後由摩爾獲得全面勝利。幾家被告公司同意支付美國史上的企業和解金之最。摩爾、其他州檢察官還有原告律師迫使這些公司承認，關於吸菸的風險，他們確實撒謊。這些檢察官和律師還成功推動撤下香菸廣告牌、禁止香菸自動販賣機還有取消體育行銷。他們也去除經典的卡通吉祥物駱駝「老喬」（Joe Camel），[33]還有萬寶路牛仔（Marlboro Man）。同時，他們也迫使這些公司必須支付兩千億美元以上劃時代的罰款金額。[34]

二〇〇四年，摩爾卸下檢察長一職，成立自己的法律事務所。墨西哥灣漏油事件（Deepwater Horizon oil spill）發生之後，他協助原告和英國石油公司（BP）達成兩百億美元的和解。[35]他建立「大公司終結者」的名聲，代表就算是無比強勢的大型企業，在他面前也只能乖乖就範。他曾經和全球一些最為傑出的律師交手並且取得勝訴，也透過勝訴酬金賺進可觀財富。當時，導演麥可・曼恩（Michael Mann）想要拍攝《驚爆內幕》（*The Insider*）這部講述菸草公司訴訟案的電影，大部分的真實人物角色在電影裡都是由演員飾演，例如羅素・克洛（Russell Crowe）和艾爾・帕西諾（Al Pacino）。麥克・摩爾則是飾演自己，他展現一種特別的神氣活現之感。

摩爾的一名姪子[i]有鴉片類藥物成癮的狀況。[36]二〇〇六年的一晚，姪子在和妻子爭吵之後身受一槍（他對於當晚的記憶相當模糊，無法確定開槍的是自己還是妻子）。醫生開立配可西給他，之後他出現成癮症狀，二〇一〇年之前，他已經在街頭購買吩坦尼。摩爾盡其所能給予幫忙，但姪子一直進出戒癮機構，服藥過量之後康復，接著又重蹈覆轍。

摩爾早在二〇〇七年就參與一系列針對普度的民事案件，[37]最後以七千五百萬美元的和解金額告終，普度並未承認任何不法行為，證據開示程序（discovery）提出的內部文件也全部封存。然而，現在他開始聯繫一些菸草訴訟案的舊時同事，試圖套用相同模式對付鴉片類藥物藥廠。兩件事情對於摩爾來說，相似之處可說是顯而易見。「兩者都是靠著取人性命來賺錢。」他說。

然而，這樣一來產生一個耐人尋味的問題。對於自家從事的產業，薩克勒家族始終擁護完全不加以干涉的觀點，[38]他們生產藥品，並且將之投入買賣，人們怎麼使用藥品不是家族的責任。普度的反對者主張，這種方式和大菸商的狀況非常相似：如果這些公司沒有誠實相告自家產品的風險，造成人們相信這樣的保證說詞並且使用產品，因此遭遇致命後果，這些公司就得擔負部分責任。然而，對於其他人來說，槍械比起香菸是更加合適的比喻：槍械製造商的產品造成死亡，不過在美國幾乎不可能要求他們對此負責。槍械會造成負面結果，可以說是不難設想的事情，風險甚至更勝成癮性藥品，不過槍械製造商（還有他們的律師和說客）成功主張，消費者怎麼使用產品不是他們的責任。每當有人身受槍傷或是死於槍下，總是代表實際上有人不負責任扣下板機，槍械製造商提出應該免除製造方和銷售方的責任。薩克勒家族採取一樣觀點，認為疼始康定適用相同標準。人們不適當或過量用藥，問題是出自有可能不負責的各方，包括開方醫師、批發商、藥劑師、走私販、濫用者、成癮者，不過不是製造商，不是普度，更不是薩克勒家族。

摩爾和其他律師形成非正式的同盟關係，[39]其中幾位是菸草行動的老戰友。之前普度和其他鴉片類藥物藥廠受到多次控告，摩爾把這些案子全部檢視一次。摩爾和其他律師還一同回顧二〇〇七年的維吉尼亞州認罪答辯還有其他案件，這些案件中普度都達成和解，藉此躲避審判（接著掩蓋證據）。全部案子的結果都不盡理想，尤其是考量到疼始康定和其他鴉片類藥物在全國的社群造成致命衝擊，這些公司還享有無比龐大的利潤。因此，摩爾和夥伴律師發起新一波的訴訟。這些訴訟的提告方是各州檢察長，更有市政府、郡政府和美國原住民部落。他們同意集中資源、分享資訊和文件，並且不只追擊普度，而是還有其他大型藥廠、批發商還有藥局。「也許這些公司能夠打贏一場官司，但打贏五十場官司就不可能了，」摩爾說，「屆時會有某地的陪審團祭出美國史上最重的裁決打擊他們。」

不久之後，普度和其他公司面臨的案件，數量多到必須整合成一起所謂的多管轄區域訴訟（multidistrict litigation）。當時有多方被告：普度和其他藥廠，例如嬌生和遠藤；大型藥品經銷商，例如麥克森（McKesson），這些公司批發藥品至藥局；還有連鎖藥局，例如沃爾瑪、華爾格林（Walgreens）和CVS藥局。這些訴訟案件的論點是，普度開創欺騙性行銷手法，其他公司追隨在後。疾病管制中心指出，[40]鴉片類藥物危機每年造成美國的經濟損失近乎八百億美元。摩爾和夥伴律師主張，如果美國納稅人得要負擔那樣的成本，這些藥廠也必須負起責任，這樣似乎才說得過去。俄亥俄州聯邦法官丹．亞倫．波斯特（Dan Aaron Polster）受命監督這一起多管轄區域訴訟，二〇一八年一月的一次開庭，[41]他強調這些訴訟程序非常要緊。「每年有超過五萬人民失去性命，」他說，「我們開庭的同時，光是今天就會有一百五十名美國人喪命。」

最後的勝負之辯在俄亥俄州的法庭進行甚是恰當。截至二〇一六年，俄亥俄州有兩百三十萬州民，大約是該州總人口的百分之二十，[42]曾經取得鴉片類藥物處方。俄亥俄州有一半的寄養家庭孩童，他們的父母親都有鴉片類藥物成癮的情況。[43]人們因為服藥過量死亡，速度之快使得各地驗屍官沒有空間容納所有遺體，[44]被迫尋找臨時的替代方案。各州都缺少足夠的經費或資源對付這個問題。由於問題如此急迫，加上這一起訴訟案極為複雜，波斯特敦促各方達成和解，而非一個案子接著一個打官司。普度和其他被告企業同樣渴望能夠避免審判。

訴訟的威脅與日俱增，史丹福總部的普度主管便和先驅集團（Herald Group）接洽，這間小型公關公司專門挖掘對手的不利資訊。先驅集團提議進行一項計畫，能夠使得州檢察官加入訴訟行列之前先「三思」，[45]第一步便是著手「深度追查麥克·摩爾和他現在和過去的同事」。一名先驅集團高階主管表示，如果他們能夠使得摩爾喪失可信度，其他律師原先在考慮加入摩爾的行列，也許就會「躊躇不前」。「摩爾和他的同類是富有又貪婪的訴訟律師，他們憑著控告企業，賺進數億美元。」先驅集團指出。他們提出的一個主意是搭建網站，名稱就叫做「搭乘商務噴射機的律師」（LearJetLawyers.com）。「這個網站會使得這些原告律師和錢財連在一起，他們也會被歸類到華爾街那樣的地方，而非和一般市井站在一起，」先驅集團表示，「這樣的形象會進一步損及他們的可信度，也會愈加坐實他們並不是在為普羅大眾奮鬥的論述。」

《華爾街日報》一刊登社論批評這些官司，提出各州檢察長只是犧牲製藥產業，試圖「填補預算」，[46]普度的高階主管便為之慶祝。先驅集團的代表告知普度，他們和該名作者「合作」刊登這一篇社論。[47]

麥克·摩爾追逐金錢從不遮遮掩掩，他曾經稱嬌生「口袋很深」。[48]人身傷害律師打官司以勝訴報酬收費，他們的收穫極為豐厚，動機受到批評完全合理，但要攻擊幾十位檢察長就沒這麼容易了。他們發起訴訟，提出和摩爾一樣的主張，也就是這些訴訟案件的目的是取得亟需的資金，以建造治療中心、資助成癮研究、採購納洛酮（Naloxone），這種藥物能夠逆轉過量服用鴉片類藥物的作用。

二〇一八年二月的一次採訪中摩爾特別提到，在所有訴訟案當中，「薩克勒家族都沒有被列為」被告。[49]他們似乎尚未受到波及，因為他們精心使得外界認為他們在家族企業當中，除了偶爾進行董事會決議投票外沒有什麼其他作為。然而，摩爾表明當下有許多律師正在試圖找尋方法，以「揭開公司的掩飾，揪出公司究竟是誰所有」。

薩克勒家族終於開始驚慌失措。「我今天接到瑪麗·伍利（Mary Woolley）的電話。」喬納森告訴其他家族成員，提到「研究！美國」（Research!America）這個團體的負責人，薩克勒家族一直提供他們大量捐款。僅僅七個月之前，伍利還頌揚喬納森的父親，也就是雷蒙德，[50]稱讚他「擁有敏銳的商業眼光、為人和藹、無比慷慨，還堅持不懈推動研究」。他的「身後影響」，她表示，「可說是典範，凡是立志增進公益都能夠遵循他的方向」。然而，現在伍利告知喬納森，她的組織改變想法了。「普度和我們家族的負面報導，顯然導致他們的董事會決定針對雷蒙德和貝弗莉・薩克勒獎（Raymond & Beverly Sackler Prize）重新命名。」喬納森寫道。[51]這樣的決定是由於一些過去的得獎者（「她不願意指名道姓」）表示，自己和薩克勒家族有所連結，為此感到不安，也詢問是否能夠在履歷表上面以其他名稱提及獎項。

「這件事明顯會讓其他組織的董事會倍感壓力，並且考慮採取類似措施，」喬納森提出警告並且說，「我們得做好準備。」[52]其中之一的南倫敦美術館（South London Gallery）已經和薩克勒家族保持距離，私底下返還捐款。[53]奧斯卡獎得主馬克・勞倫斯（Mark Rylance）先前擔任倫敦環球劇院的藝術總監，[54]他就公開敦促環球劇院拒絕薩克勒家族往後的捐款。喬納森告訴公司律師，自己擔心的是會出現「骨牌效應」。[55]

每週二早上八點，薩克勒家族都會透過電話會議與不斷擴編的律師團隊和公關顧問討論這一次危機。每個人好像都有自己的代理人，與會者的數量一直增加。莫蒂默參加派對，便會有人和他推薦新的顧問，接著新顧問便會突然出現參加會議。「突然之間會有六家不同的公關公司準備收費，他們會說，『一個月五萬美元，我們會使命必達。』」一位人士在這個期間擔任家族顧問便這麼說。公司以刊登廣告維護自身名譽，喬納森・薩克勒則是會親自撰寫這些廣告。

「問題是薩克勒家族從來不願意承認自己有所過失，」前述那位薩克勒家族的顧問回憶道。公司的首席法律顧問瑪麗亞・巴頓有一次告訴他們，「除非薩克勒家族開口說點什麼，不然公司再怎麼做，大家還是只會注意到家族依然悶不吭聲。」薩克勒家族的部分成員認為，該是時候發布某種聲明稿，但聲明稿上該說些什麼卻沒有共識。薩克勒家族竭盡所能讓理查・薩克勒的庭外採證逐字稿保持封存，但逐字稿卻流出至《立即新聞》網站，[56]

接著便出現一波新聞報導，述說理查對於自家藥品成癮者的言論是多麼無情。莫蒂默和妻子賈桂琳因為這些曝光新聞而深感丟臉，[57]也深怕自身已經暴露在大眾眼光之下。他們要求理查對於自己的說詞表達一些懊悔。

二〇一七年，《君子雜誌》和《紐約客》的文章刊登出來，理查的母親貝弗莉也差不多在那時以九十三歲高齡卸下董事身分，即使之前她是董事會成員，也從未特別參與公司事務。有一天，一名記者打電話到貝弗莉在康乃狄克州的家中聯繫到她，並且問到普度捲入的爭議，她說，「他們一直小心謹慎避免傷害任何人，除此之外，我不知道關於公司還能說什麼。」[58]公眾對薩克勒家族的檢視日漸升溫，剩下的家族成員也一個接著一個離開董事會。[59]首先是理查，接著是大衛，然後是特瑞莎，最後是艾琳、喬納森、凱西和莫蒂默。

南．戈丁開始每週舉行她自己的會議，她的「疼痛組織」每週三晚上都會在她的公寓會面。「疼痛組織」是一個非常友善和多元的聯盟，成員包含藝術家、活動家、戈丁的長年友人、康復中的人士，還有人是因為鴉片類藥物氾濫失去至愛。他們的聚會氣氛非常隨性，什麼都聊，看不出來這個組織其實正在計劃一系列更加大膽的示威行動。他們就像是準軍事單位一樣，使用加密手機程式溝通，掩蔽他們的「行動」。他們草擬一份博物館「打擊名單」，名單上的博物館都接受薩克勒家族的資助。[60]戈丁正走在征途上。

二〇一八年四月，她現身國家廣場（National Mall），隨後進入亞瑟．M．薩克勒美術館。[61]她的身後跟著一群抗議者，接著她在〈猴子撈月〉（Monkeys Grasp for the Moon）下面站定位，這一件亮漆木雕從天花板懸吊而下。亞瑟的家人仍然堅持，他的名聲不該因為疼始康定而敗壞，但南．戈丁不敢苟同。「亞瑟的專長就是賣藥，」她喊道，「成癮等於收益！」她身後的抗議者拿出橘色藥罐，接著丟進噴泉，其中有些藥罐標示著「煩寧」。

二〇一九年二月的一個傍晚，這些抗議者滲入古根漢博物館，莫蒂默．薩克勒長期是博物館的董事。這裡的著名走道圍著中庭一路蜿蜒向上，抗議者沿著走道往上面移動。接著，暗號一下，不同樓層的抗議者展開血紅色的橫幅，上面的黑字寫著：

可恥的薩克勒家族
每天有兩百人死亡
撤下他們的姓氏

「疼痛組織」的成員在古根漢博物館的頂層往空中拋下成千上萬張紙條。這些紙條就像是遊行活動的紙帶一樣，飄揚旋轉籠罩空中。每一張紙條都是迷你的「處方」，目的是要重現疼始康定上市時，理查・薩克勒是如何號召要讓處方猶如雪片般開立。

「古根漢，現在正是時候！」戈丁吼道。她並非生來就是充滿魅力的講者，因為她天生害羞，站在群眾前面說話不免緊張，即使手裡拿著大聲公，還是看起來彆扭發愣。她看起來蒼白瘦小，也可以說是脆弱，她戒除藥癮只不過兩年的時間。她遇上許多人也在對抗成癮或是因為成癮問題失去至愛，深深覺得自己和這些人是個大家庭。「疼痛組織」的成員一向給予戈丁照顧和關愛。團體的成員都清楚知道，戈丁的行動使得她能夠按部就班地康復。

戈丁作為活動家的看家本領是她的眼光。有人先行通知《紐約時報》，之後有一名攝影師出現在古根漢博物館，就定位在博物館底層，處方箋從天而降掉入圓形大廳時，攝影師便把鏡頭瞄準天花板。那是一張令人驚豔的照片，白色紙條飄在博物館的白色內裝，穿過亮紅色的抗議橫幅。戈丁和她的活動家同伴想要讓這一幕看起來宛如在飄雪，因此他們印製八千張處方箋紙條，就是為了確保紙條數量足以充滿整個空間。照片在報紙上隨著一篇文章發布：[62]〈古根漢接受疼始康定家族的捐款，成為抗議者的目標〉

次月，古根漢博物館宣布，[63]先前和薩克勒家族維持二十年的來往關係，薩克勒家族在期間捐獻九百萬美元，不過未來館方不再接受薩克勒家族的任何捐款。同一週，倫敦的國家肖像館（National Portrait Gallery）透露，已經拒絕薩克勒家族的一百三十萬美元饋贈。[64]兩天之後，泰德美術館也宣布不會「再次尋求或接受薩克勒家族的捐款」。[65]

這就是喬納森・薩克勒擔心的骨牌效應。戈丁要求「撤下薩克勒這個姓氏」，但這些博物館不會這麼做：「這個姓氏表示過去的慈善作為，我們不打算將之移除。」[66]泰德美術館表示；古根漢博物館則是對外宣稱，[67]其中有「合約」規定，也就是說薩克勒藝術教育中心必須持續以薩克勒家族為名。然而，這些文化機構前所未有地和薩克勒家族保持距離，明顯是受到戈丁的影響。她除了將每一場抗議設計成像是一張照片，她還無畏地運用她在藝術界的崇高地位。國家肖像館做出決定之前，戈丁透露對方和她商量舉辦回顧展。「只要他們拿了薩克勒家族的錢，」她向《觀察家報》（*The Observer*）表示，「我就不會辦展。」[68]新聞報導國家肖像館拒絕饋贈時，戈丁覺得自己做對了。「我恭喜他們鼓起勇氣有所作為。」[69]她說。

隔月，德國藝術家希朵・史戴爾（Hito Steyerl）在蛇形湖薩克勒展館舉行倫敦個人展覽的開幕式，這位藝術家發表的演講出乎眾人意料。「我想要談談大家視而不見的問題。」[70]她說，接著開始譴責薩克勒家族，並且鼓勵其他藝術家站在同一陣線，敦促博物館和薩克勒家族脫鉤。她比喻藝術界和不良贊助人的關係，就好像是「和連環殺人犯結婚」。她說，我們需要的是「離婚」。館方迅速宣布，[71]雖然展館是以薩克勒家族為名，但他們「未來並不打算」接受薩克勒家族的饋贈。

這些抗議行動對於抗議者來說，並非全無後果。有一晚，戈丁的其中一位親密副手梅根・克卜勒（Megan Kapler）正要離開戈丁的布魯克林公寓，[72]她發現一名中年男子坐在駕駛座看著她。幾天之後，克卜勒在布魯克林另一帶離開家中遛狗時又看見同一名男子。她轉身看向男子，男子正在用手機拍攝她的照片。

「疼痛組織」的成員認為一定是薩克勒家族遣人跟蹤他們，但也許那名男子只是從其他地方接工作，明確證明他是為誰工作絕非易事。幾天之後，他再次出現在戈丁的家門前面。這一次，組織成員走到外面錄下他的行徑。男子不和他們對話，但也不躲藏。他站在那裡，身體倚在車上，臉上露出輕蔑的笑意，接著開始剪指甲。他是誰派來監視或威嚇他們嗎？其實答案並不那麼重要。他出現在這裡就證實他們的行動起作用了。大都會藝術博物館最先設置薩克勒側廳，[73]不過館方在五月宣布，凡是他們認定「不符合公益」的餽贈，便會「婉拒」。

有一次戈丁發現瑪德琳．薩克勒的監獄紀錄片《看不見的悔過書》會在翠貝卡影展進行首映，她透過安排得以出席首映會，她的幾位戰友也和她同行。她們帶著藥罐，分別進入會場，並且坐在觀眾席。電影放映之後應該會有問答時間，但瑪德琳看起來明顯不自在，一定是有人警告她現場有不速之客。不久之後，一名保全人員接近戈丁，護送她走出戲院。

「你們知道這部片是誰拍的嗎？」[74]戈丁對外面的路人說。她把藥罐遞給一些好奇的陌生人，譴責這一部紀錄片是要「洗白名聲」。戈丁談及瑪德琳，「她以社會活動家的形象示人，[75]但她的生活優渥卻是幾十萬人成癮換來的。」她的眼裡認為，任何薩克勒繼承人只要「拿錢」，[76]而且沒站出來發聲都「有罪」。

一名《衛報》（*The Guardian*）記者向瑪德琳問及她的家族，她回覆她為了自己的電影和作品「忙得不可開交」，[77]她的電影也是自己「唯一的重心」。她不想談論自己的家族。記者當面提起瑪德琳財力驚人是因為疼始康定生意，並且問她是否覺得不妥，她說，「究竟是什麼事情不妥？」

瑪德琳的論點似乎是認為若自己受到任何評判，應該以她的作品為出發點，而非因為她的家族碰巧持有什麼公司，她一向只會這麼說。她「從未在公司任職，也無法影響公司事務」。她說。（這一次採訪之後，《衛報》的媒體邀請函遭到撤回，無法參加相關慶祝活動。）

「薩克勒這個姓氏已經和鴉片類藥物危機劃上等號，」[78]南．戈丁說，「我想要問問瑪德琳，這是妳想要留下的名聲嗎？何不使用妳的名氣、財富和影響力擔起責任、解決這次危機呢？」

普度正在面臨天旋地轉。二〇一八年二月，普度宣布會裁撤一半的銷售團隊，[79]未來也不會再向醫生推銷鴉片類藥物。從外界看來，這樣做似乎是一大讓步，但公司內部卻是已經估計，[80]因為疼始康定是「發展成熟的」產品，所以公司仍然能透過這項藥品的銷售延續效果（carryover），賺進幾億美元的利潤，即使沒有銷售團隊也一樣。同一年夏天，普度再進一步行動，一舉撤除整個銷售團隊，[81]表示普度「正在採取重大措施進行轉型和多元化，而非再像過去集中發展止痛藥品」。

然而，現在改造公司已經為時已晚。疼痛權威羅素．波特諾伊同意參與多管轄區域訴訟，以證人身分提供針對普度和其他公司的不利證據，[82]換取自己不被列為被告。他承認自己早在一九九〇年代後期便察覺「關於鴉片類藥物的嚴重不良後果」，不過，對針對這一類藥物的風險，他還是持續在外輕描淡寫。他還說，即使普度同樣是多管轄區域訴訟中的被告公司，也應該被特別拉出來討論。從來沒有任何公司「在之前如此激進地推銷鴉片類藥物，或是鼓勵非專科醫師使用鴉片類藥物」。他這麼說。

然而，二〇一九年一月，薩克勒家族面臨的首要威脅浮出水面。當時麻州的檢察長公開一份起訴狀，[83]即使過去二十年檢察官針對普度發起大大小小的訴訟，但從未像這次一樣：起訴狀將八名薩克勒家族成員列為被告，分別是理查、貝弗莉、喬納森、大衛、特瑞莎、凱西、莫蒂默和艾琳。

i・譯註：此處原文為nephew一字，根據作者引述之原文出處，當事人為一男性，但是原文提及當事人不願意揭露姓名，因此無法確認當事人為摩爾的姪子或外甥，譯文暫以「姪子」呈現。

第二十七章　列為被告

喬絲・薩克勒（Joss Sackler）是理查・薩克勒的媳婦，也就是理查兒子大衛的妻子。[1]之前她一直住在布魯克林的公園坡（Park Slope），接著在一次相親遇見未來的丈夫。喬絲覺得大衛是「金融男」，嚴肅、守時、也許還有一些墨守成規，她自己則是比較奇特。喬絲是加拿大外交官的女兒，她在日本就讀高中，年輕時就立定志向要成為間諜，不過後來她進入紐約市立大學（City University of New York）就讀語言學研究所。雷蒙德・薩克勒仍然在世時，喬絲和大衛會在週末前往格林威治的家族莊園，陪伴雷蒙德和貝弗莉。喬絲發覺雷蒙德（或是「阿公」，[2]孫子孫女都這麼叫他）十分值得欽佩。他是「受到高度景仰的科學家和商人，」她會這麼說，「他在法國和英格蘭都獲封爵位。」雷蒙德的別墅俯瞰長島海灣，他會在這裡接待貴賓。雷蒙德在喬絲眼裡享有無窮的尊敬和「源源不絕的愛戴」。雷蒙德是那麼傑出，事實上，喬絲還因此決定自己在完成研究所學業之前，也許應該保留婚前的姓名，也就是潔絲琳・羅格斯（Jaseleen Ruggles），因為她不想要得到「特別待遇」。她的博士論文是關於墨西哥毒品卡特爾（cartel，編按：即壟斷集團）的「毒品宣傳行動」（narco-propaganda），[3]還有根據她的說法，這些毒品犯罪集團如何竭力「取得當地社區的支持」。

當時她還在撰寫博士論文，她的身分便從潔絲琳・羅格斯變為喬絲・薩克勒。也許她看起來就是億萬富翁夫人的模樣，身材既苗條又相當勻稱，還有一頭金髮、噘起來的翹唇，不過她堅稱自己不只是花瓶。她成立俱樂部，服務對象是喜愛紅酒的年輕富有女性，[4]或是依照她的說法，這個俱樂部「僅限會員，而且是由女性主導，一同歌頌藝術、紅酒、時尚和文化的交織」。她受過侍酒師訓練（「第二級」），並且把俱樂部命名為 Les Bouledogues Vigneronnes，意思是「釀酒的鬥牛犬」，[5]簡稱是 LBV。她的網站上一篇個人簡介（目前已經移除）宣稱，「喬絲接受的訓練使得她精於評估威脅，[6]她的研究重心是評估墨西哥卡特爾的暴力威脅造成什麼風險。」她也「熱中冒險」，「喜歡打靶、攀岩和登山」，還會說「英語、法語、西班牙語和波斯語」。

喬絲和瑪德琳．薩克勒一樣，堅決認為因為自己不是普度的董事會成員，所以和這個製藥帝國沒有實質關聯，自己追夢的能力也當然不該因此受限。然而，這樣的關聯證明是難以擺脫。事情就發生在格外尷尬的時間點，當時薩克勒家族面臨司法機關和媒體前所未有的檢視，喬絲決定實現自己長久以來的抱負，那就是讓 LBV 成為時尚品牌。[7]她以自己對於登山的熱情為靈感，推出一系列的炫彩運動風全套服飾。「我決心要讓這個品牌大放異彩，」她鄭重宣告，表明 LBV 有潛力成為「下一個成衣和時尚特質兼具的美國國民品牌」。她在一則臉書（Facebook）貼文當中形容，這一次創業是「我自己的女性倡議，[8]和普度沒有關係，目標是倡導女性賦權」。

瑪德琳認為自己的作品應該是以作品本身的優劣接受評斷，而非論及她是否身為鴉片類藥物企業的繼承人，她十分擅長這樣子說服自己專業領域的人們，但喬絲面對前述狀況就不會那麼順利。《紐約時報》的時尚記者對於她的系列表示興趣，[9]她也同意接受訪談，卻遭受毫不相干的問題轟炸，內容盡是關於她的家族。喬絲在一篇憤慨的網路貼文中把這一起意外塑造成性別議題，[10]並且說，「別再談論有哪些男人出現在我的生命裡，麻煩評論他媽的霓虹色連帽衫。」（《紐約時報》的時尚記者馬修．施奈爾（Matthew Schneier）對於這件事情私底下津津樂道，他還向一名友人說，如果他真的只聚焦在那些服飾，文章可能會更加尖酸刻薄。）

喬絲便是碰到這樣的困境：如果想像薩克勒家族的成員以罪行輕重排列成數個同心圓，喬絲難堪地處在接近圓心的位置。她的公公就是疼始康定之父，他的丈夫則是薩克勒家族第三代唯一的董事會成員。她嫁進薩克勒家族，但不像他們一樣，她頑強拒絕保持低調，因此她的狀況更加棘手。她舉辦派對（「每位賓客七百美元，LBV 特選紅酒」）。[11]她和大衛付現兩千兩百萬美元購入貝萊爾（Bel Air）的豪宅，[12]之後告訴旁人說他們很生氣，因為即使他們已經選擇一位《型男王牌銷售員》（*Million Dollar Listing*）節目的名人房屋仲介處理交易業務，這一次交易仍然登上《TMZ》和其他媒體。她還一直接受訪談，「我百分之五百支持我的家族，」[13]喬絲向《城鄉雜誌》（*Town & Country*）表示，「我相信他們會完全洗刷罪名，但他們和 LBV 沒有任何關係。」為了這一篇文章，喬絲和記者在格拉梅西公園（Gramercy Park）的餐廳見面。「他們會後悔惹到一位語言學家，」她提起那些詆毀她的人時這麼說，「他們已經後悔了。」在那場訪談中，記者也沒有慫恿她，但喬絲毫不誇張地點了一隻烤乳豬。這樣瑪麗・安東尼（Marie Antoinette）風格的一連串動作實在太過頭，（她有可能是認真的嗎？還是說這是什麼概念藝術的表演嗎？）彷彿就是為了八卦版面量身打造，不久之後，《第六頁》（*Page Six*）依照時間先後列出喬絲的每一次脫序言論。《第六頁》把她冠上「鴉片類藥物的馬克白夫人」。她的回應是透過簡訊傳送中指表情符號給其中一位記者。[14]

喬絲的一大頭痛問題是來自莫拉・希利（Maura Healey）這名女性，當時希利擔任麻州的檢察長，這是她的第二任期。希利四十五歲上下，而且是全美第一位公開出櫃的同性戀檢察長，[15]她成長於新罕布夏州的州界，下面還有四個弟弟和妹妹，他們都是由單親媽媽撫養成人。希利在哈佛大學加入籃球隊，之後在歐洲打了幾年職業籃球。她不高，只有五英尺四英吋，笑起來有酒窩，行為舉止輕鬆隨性，但她非常強悍，這一點會成為她開開小玩笑的其中一句固定台詞，她是一名身高不高的女子職籃選手，所以她學會如何「以小搏大」。希利一直以開玩笑的口吻說出這句話，不過即使是玩笑話，也帶有警告的意味。

麻州尤其遭受鴉片類藥物的打擊。自從二〇一五年起，希利在第一任期一上任便隨即展開調查，[16]因為她在競選期間一直聽到各地州民向她述說，這些藥品如何蹂躪他們的社區。希利有一名競選志工的兒子就有鴉片類藥物依賴的情況。希利指派副檢察長喬安娜・利蓋特（Joanna Lydgate）負責這次全新啟動的調查，喬安娜就有親友服藥過量。希利和她的幕僚開始聚焦普度。團隊的一名律師沙迪．亞歷山大（Sandy Alexander）開始造訪驗屍官辦公室，針對自從二〇〇九年起有哪些麻州州民死於過度服用鴉片類藥物，要求取得他們的死亡證明。他交叉比對那些死者的姓名，看看誰曾經取得普度止痛藥處方箋。[17]普度始終宣稱所謂的醫源性成癮（iatrogenic addiction）案例基本上是前所未聞，也就是醫生開立處方，病患依照處方服藥，最後仍出現成癮症狀。然而，亞歷山大得以確認，過去十年光是麻州就有六百七十一人依照處方箋領取普度止痛藥，隨後死於鴉片類藥物相關的服藥過量。

二〇一八年六月，希利在波士頓舉行記者會。[18]許多家庭會失去至親就是和鴉片類藥物有所關聯，當中有一個組織在協助這些家庭，希利也邀請組織代表到場，並且宣布自己不只要針對普度製藥提起訴訟，還有八名薩克勒家族成員也是他們的控告對象，他們都是普度的董事會成員。她解釋，公司並不會自行運作，而是人們在經營，因此她希望確定究竟是哪些人經手。「大眾應該要知道答案，」[19]希利說，「這也是本起訴訟的重點。」幾個月之後，也就是聖誕節前夕，希利宣布她打算提出訴訟的修改版本，就能夠提供大眾其中一些答案。

普度和薩克勒家族採取一如往常的策略。他們雇用瓊安．盧奇（Joan Lukey）作為訴訟地律師（local counsel），她恰好和希利亦師亦友，並且曾經擔任希利的競選團隊財務主任。希利並不覺得一切是巧合。[20]當時她尚未正式將薩克勒家族成員列為訴訟案被告，瑪麗．喬．懷特便和律師團隊前往波士頓，並向她解釋為什麼這樣做會是個錯誤。然而，代表普度的是幾家老派的菁英法律事務所，威莫（Wilmer）是其中之一，希利職涯早期就是在威莫執業，因此她對於這種私下的事前交涉公然保持懷疑態度。希利對於懷特的名聲有所耳聞，並且認為懷特在法律界為其他女性打先鋒，因此十分欽佩她。「我看到瑪麗．喬．懷特這樣的人在二〇〇七年代表普度，現在也繼續代表他們，我因此深感痛心，」她說，「我不是說他們都不能代表企業，那是值得尊敬的事，但這種企業？這些人？我的看法是這樣做和代表毒品卡特爾沒什麼兩樣。」普度派遣律師前去當地，希利選擇不親自參加會議，而是吩咐她的訴訟律師出席。「我沒有興趣和他們開會，尤其是因為我和他們有些人有私交，」她說，「我希望保持距離，他們有什麼話就和我的律師說吧。」

多管轄區域訴訟造成一大批重要文件被封存，這些文件都是來自普度和其他藥廠。俄亥俄州聯邦法官丹．亞倫．波斯特負責監督這一起訴訟，他裁定參與訴訟的律師可以取得這些文件，除此之外，這些文件不得公諸於世。「我不認為有任何國民對於大量的指責會有什麼興趣，」[21]波斯特斷言，「人們對於庭外採證、證據開示、案件審理沒有興趣。」然而，現在希利和她的檢察官團隊要求瀏覽這些封存檔案，並且取得關於普度的大約一千兩百萬份文件。[22]

那些封存起來的文件述說疼始康定的來龍去脈，也就是這種藥在公司內部的發展情況。希利的團隊發現，多年來薩克勒家族成功在家族姓氏和鴉片類藥物危機之間劃清界線，但普度的非公開文件卻是隨處可見薩克勒這個姓氏。其中有理查的電子郵件，顯示他處處干涉公司的行銷員；還有凱西的電子郵件在討論「探戈計畫」；莫蒂默的電子郵件則是在抱怨他的撥款事宜；再來是喬納森的電子郵件，表示他想知道公司能做什麼來阻止鴉片類藥物的利潤下滑。當中還有不只一位執行長的電子郵件，抱怨家族成員不斷干涉公司事務，搞得執行長無法做事。麻州的檢察官發覺，薩克勒家族不只是擁有普度，公司就是他們在經營。希利的團隊更新他們的起訴狀，納入這些爆炸性的新資料。

然而，他們還未公開起訴狀，普度的律師便介入其中。[23]此案是由麻州法官珍妮特．桑德斯（Janet Sanders）負責監督，普度律師請求她「扣押」文件，藉此避免文件被發布。一次開庭當中，普度的律師表示希利「專挑有利的」證據。然而，桑德斯法官援引公益原則並說，「只要是要求在這樣的案子大幅刪減公開檔案的內容，我都會提高警覺。」[24]之後她裁定，希利未經刪減的起訴狀應該公開。普度所述的關切事由是，文件公開會「使得一些人顏面盡失，也會引起眾怒」，桑德斯法官的看法指出，這樣的理由無法完全讓人信服起訴狀應該隱匿起來。她也重訴麻州的不堪先例：[25]之前多起案子指控天主教神父性虐待兒童，但法院卻「扣押」相關資訊，可說是地方法院的可恥過往。

也許這樣的裁定對於普度來說頗是震撼，因為幾十年來他們說服法官下令封存有損聲譽的內部文件，總是無往不利。俄亥俄州的波斯特法官一直通融得多，因此，現在普度的律師向他提起緊急的訴請，[26]看看他能否介入，並且阻止有關薩克勒家族的起訴狀公諸於世。「我們並沒有向麻州檢察長出示這些文件。」普度律師馬克．切佛（Mark Cheffo）在遠距會議向法官提出異議。普度在聯邦訴訟的背景之下提交這些文件，不過現在卻是被使用在不同場域，規定也隨之不同。

「我也不是很樂見麻州檢察長的行為。」[27]波斯特法官表示不滿，但他說自己無能為力。如果麻州的州法官命令公開起訴狀全文，而波斯特是俄亥俄州的聯邦法官，他沒有權力違抗這樣的指令。他說，「我無法控制州法官的作為。」

切佛勃然大怒。他發誓若起訴狀被公開，那麼大家隔早起床只會看見「難以置信的一連串新聞」。

他說得沒錯。莫拉．希利認為法律除了是促進正義和追究責任的途徑之外，還有另一個功能，那就是找出真相。幾十年以來，普度透過達成和解和封存紀錄，掩蓋自身罪行的本質和嚴重程度。相比之下，當時大菸商的訴訟結案，[28]那些紀錄並未被封存或銷毀，反而建構資料庫，其中有來自菸商的一千四百萬份文件，對於歷史學家、記者還有公衛專家來說，這些文件成為不可或缺的資源。希利在起訴狀當中納入大量敏感又從未公開的資訊，並且力促公開起訴狀，她就是在試圖建立無可辯駁的紀錄，說明這一次歷史性的成癮危機究竟從何而起。

一月三十一日，希利公開兩百七十四頁的起訴狀，[29]當中提出列為被告的薩克勒家族成員，「他們的許多選擇是鴉片類藥物氾濫的主因。」這一份文件滿是會議紀錄、董事會簡報和內部電子郵件，提供薩克勒家族見利忘義的行為一覽，可說是慘不忍睹。過去普度員工早就警告薩克勒家族，有一天公司的內部文件可能會回過頭糾纏他們，[30]現在這天到來了。希利使用薩克勒家族自身的電子郵件，展示家族的指揮鏈，他們就是這樣管理公司。

（八位現任和前任高階主管，還有普度的非薩克勒家族董事會成員也在此案列為被告。）這一份起訴狀以清晰的細節，說明理查・薩克勒如何妖魔化那些普度旗艦產品的不幸成癮者。起訴狀還重現一段對話，當中理查詢問是否有可能在德國以成藥銷售疼始康定；還有一封電子郵件，是他得知普度一週僅僅銷售二千萬美元價值的疼始康定，表示自己深感失望。（「胡扯，別騙人了。」）起訴狀裡面還有無數例子，其中許多例子都相當近期，顯示即使普遍的醫學共識（還有疾病管制中心的準則）指出，提高鴉片類藥物劑量並且拉長療程會大大增加成癮風險，薩克勒家族仍然表示有興趣說服醫生為病患加重劑量和療程。

起訴狀當中一些最駭人聽聞的細節都是關於，維吉尼亞州的認罪答辯多年之後，普度的業務代表仍然針對心術不正的醫生進行業務探訪。法塔拉・馬沙里（Fathalla Mashali）醫生在麻州和羅德島州經營連鎖診所，普度的業務代表在二〇一〇年形容他「非常適合做為新目標」。普度得知馬沙里正在羅德島州接受主管機關的調查，仍然指示業務代表繼續在麻州針對他進行業務探訪。一名普度業務代表在二〇一三年形容，這名醫生的診所非常擁擠，病患都帶上「他們自己的折疊式『沙灘椅』坐在那邊，」[31]因為隨時都有三十五個或是更多病患在待診」。最後馬沙里失去醫生執照，承認二十七項醫療詐欺罪名，並且遭判七年有期徒刑。

起訴狀描述自二〇〇八年至二〇一二年整個麻州當中，普度藥品的首要開方醫師是北安多佛（North Andover）的華特・雅各斯（Walter Jacobs）。[32]「他是獨立執業，」希利指出，「他時常一週只工作三天，但他在五年之間開立超過三十四萬七千顆普度的鴉片類藥物。」其中二十萬顆藥丸是疼始八十仔。最後普度提出一紙五萬美元的合約，邀請雅各斯進行演講。薩克勒家族想要讓病患提高劑量、拉長療程，這名醫生非常支持他們的使命。起訴狀還揭露，雅各斯在醫生執照被吊銷之前，有一名病患已經使用疼始康定長達兩年，他的處方箋是一天二十四顆八十毫克的藥丸。

「普度利用成癮賺錢，」[33]希利寫道，「對於病患來說，這是大屠殺。」麻州的濫藥死者生前是「消防員、家管、木匠、卡車司機、護理師、美髮師、漁人、服務生、學生、技工、廚師、電工、鐵工、社工、會計師、藝術家、實驗室技術員和調酒師。」起訴狀寫道，「最年長的死者是八十七歲，最年輕的則是十六歲就開始使用普度的鴉片類藥物，最後在十八歲離世。」

薩克勒家族對於麻州的起訴狀文件大感震怒。直至當時，他們在大眾眼裡始終只是無名小卒。也許他們會公開談論自身的慈善作為，但從來沒有接受訪談討論自家公司，普度這間私人控股公司也一直是黑箱。然而，事實顯示他們沒有道德底線，一切都攤在陽光下。薩克勒家族雷蒙德派的一名律師譏笑希利的起訴狀「矯揉造作」。[34]瑪麗．喬．懷特則是代表莫蒂默派，她提出起訴狀裡面的主張「毫不精確又造成誤導」。[35]薩克勒家族也整理提出自己的相應文件，[36]猛烈抨擊希利的起訴狀「冗長囉嗦」，還奚落起訴狀是「幾百頁的訴訟殘渣」，並且敦請法官駁回此案。薩克勒家族的律師聲稱，家族成員從未指揮任何人做任何事情。無論如何，麻州的法院對於他們沒有審判權。也許普度的作為影響麻州，但公司業務也影響每一州。這樣的論述彷彿是在說普度無所不在但又都不在。普度律師主張，麻州對於薩克勒家族行使審判權，會侵犯他們在憲法上享有的正當程序權利。

薩克勒家族堅稱他們的話語遭到斷章取義。然而，他們提供額外的脈絡，卻幾乎沒有什麼開脫作用。家族律師對於起訴狀提及理查的「雪片般的處方箋」演講，家族律師提出異議，指出理查使用這樣的意象是為了「暗指他延誤抵達那一場活動，是因為眾所皆知的一九九六年北美暴風雪」（強調部分依照資料來源），彷彿這樣說明會有什麼顯著差別。希利採用一封電子郵件，說明理查傾向於什麼事情都要插手，普度的律師也緊咬這一封郵件。[37]希利引用理查和下屬的一次郵件往來，當中理查在一個星期天要求這名員工當天寄一些特定數據給他。理查的律師聲稱，「對負責人來說，這封電子郵件毫無不妥。」最後這名飽受煎熬的員工回信給理查，「我已經盡力了。」律師聲稱這並不是因為理查一直糾纏這名員工，而是他「有家人來訪」。如果非說不可，理查麻木不仁的監工形象，似乎因為這樣額外的細節而加深了。

薩克勒家族提議法官駁回此案，但遭到否決。[38]麻州的檢察長辦公室位於波士頓市區的摩天大樓高樓層，莫拉．希利在各個空間走動，臉上掛著大大的燦笑，並且擁抱沙迪．亞歷山大、此案的主導律師吉莉安．費納（Gillian Feiner），還有其他職員。希利還在 Instagram 上傳影片，[39]記錄他們慶祝成功的模樣。緊接著麻州的起訴狀公布，紐約州的檢察長詹樂霞（Letitia James）也針對普度發起自己的訴訟，她同樣將薩克勒家族的董事會成員個別列為被告。詹樂霞形容疼始康定是這次危機的「主因」，[40]指明薩克勒家族「每年支付家族內部數億美元」。她的訴訟案特別強調一個耐人尋味的因素。詹樂霞表示，薩克勒家族早在二〇一四年就知道，公司正在遭受調查，最後可能面臨負面的判決結果。訴訟案指出，薩克勒家族瞭解清算的日子要來了，便馬不停蹄地把金錢從普度挪出並且轉移到海外，這樣一來美國的主管機關便會力所不及。

事情確實是這樣。其實早在二〇〇七年，[41]維吉尼亞州認罪答辯的一週之後，喬納森．薩克勒就傳電子郵件給理查和大衛，提到有一位投資銀行家曾經告訴他，「你們家族已經很有錢了，你們絕對不會想要淪為窮人。」「你以為現在這些法庭全都在幹嘛？」大衛．薩克勒回信寫道，「我們很有錢？有錢到什麼時候？」大衛提出一切只是時間早晚的問題，之後就會有一些訴訟案成功「突破障礙直撲家族」。他表示他們應該做的是「善用一切機會，努力創造一些額外收入。也許我們會很需要這些錢……就算我們必須以現金的形式持有也無妨」。因此，薩克勒家族開始按部就班地將愈來愈多金錢轉移出公司。從一九九七年到二〇〇七年的認罪答辯，普度只分配一億兩千六百萬美元現金給薩克勒家族。從二〇〇八年開始，普度開始分配數十億給他們。二〇一四年，喬納森在一封電子郵件中向莫蒂默表示，「我們已經從公司取出可觀的金額。」[42]詹樂霞主張，如果薩克勒家族知道最後會有訴訟案「突破障礙直撲家族」，所以把金錢挪出普度並且轉移至海外，那麼也許這樣就是詐欺的一種，現在她希望設法奪回部分資金。

許多年來，麥肯錫公司收費高昂的顧問團隊一直協助薩克勒家族發想新方法迅速銷售鴉片類藥物，現在他們也開始擔心。其中一名顧問馬丁．艾靈（Martin Elling）向另一名顧問寫道，也許現在麥肯錫應該開始思考是否「清除我們所有的文件和電子郵件」。[43]他的同事阿納布．加塔（Arnab Ghatak）回覆，「我知道了。」[44]

詹樂霞發起訴訟的同月，英國的薩克勒信託宣布會暫緩進一步的慈善作為。女爵士特瑞莎在一份聲明當中表示，這件事情全是因為「美國的法律案件引發媒體關注」。[45]薩克勒這個姓氏日漸成為惡名的象徵。「五年前，薩克勒家族在紐約市公認是數一數二備受尊敬又慷慨的世族，」[46]《紐約郵報》評述道，「現在沒有任何博物館想接受他們的捐款。」

不只是博物館圈開始認為薩克勒家族碰不得。成就優先（Achievement First）是一個特許學校聯盟，[47]喬納森．薩克勒一直是主要的資助人，他們也宣布「決定未來不再尋求薩克勒家族的資助」。希爾丁資產管理（Hildene Capital Management）是一家避險基金公司，薩克勒家族的部分財產交由他們投資，[48]這間公司表示，與薩克勒家族的商業往來不再心安理得。基金經理布萊特．傑佛遜（Brett Jefferson）透露公司的一位關係人遭受「有關鴉片類藥物的悲劇」，他也表示，「我的良知使得我終結合作關係」。甚至連普度的合作銀行摩根大通也和普度斷絕來往。[49]

大部分薩克勒家族的成員從小到大都認為，他們的姓氏賦予自己特定的威望甚至是權力。剎那間，他們成為社會上的過街老鼠，肯定深感不安。然而，這樣的衝擊似乎沒有使得他們對於公司的所作所為有什麼深刻檢討。WhatsApp 的家族私人對話當中，[50]莫蒂默．薩克勒的幾位繼承人在討論他們的困境，單純視之為棘手的公關問題。女爵士特瑞莎抱怨道，「訴訟律師針對家族發起媒體作戰。」梅麗莎．薩克勒嘲笑南．戈丁的抗議行動只是「譁眾取寵」。莎曼珊．薩克勒則是闡述，他們亟需提出「替代說法」。幾個月來家族群組裡直言不諱的訊息當中，沒有任何家族成員私底下對自身家族的作為表示疑慮或發難。

也許莫蒂默派和雷蒙德派在許多事情上意見相左，但他們同樣都憤憤不平地確信自己沒做錯事。喬納森．薩克勒在一封電子郵件中抱怨，「媒體迫不及待要扭曲我們的任何言行舉止，然後描繪得荒謬又邪惡。」[51]對於喬納森來說，普度好像陷入美國大環境的「責備」文化。他表示，「『責備心態』造成大規模監禁又增加公共支出。」也許喬納森是因為女兒瑪德琳的電影而得到靈感，現在對他來說，美國受刑人的艱難處境，還有自己的家族銷售鴉片類藥物賺進幾十億美元因而面臨嚴格檢視，兩件事情能夠相提並論。喬納森寫道，「民事侵權律師突發奇想，得出如何把製藥業定位成最新一代（而且多少錢都付得出來的）『壞人』。」他納悶為什麼沒有人把焦點放在吩坦尼，這種非常致命的藥物正在崛起。也許普度應該增添「講者計畫」，協助把消息散布出去。喬納森說必須強調公司「值得信賴」，這一點很重要。

大衛．薩克勒也同意。他認為根本的問題不是普度或家族的作為，而是他們的論述方式。「我們在談論這件事情上面，表現得不好，」[52]他會這麼說，「這是我最懊悔的事情。」大衛認為薩克勒家族的說法足以說服眾人。與其畏畏縮縮防守，他們應該主動出擊把話說清楚。

莫蒂默認為薩克勒家族似乎捲入一場「戰鬥」。[53]他和喬納森抱持一樣的看法，也就是問題一部分是在於「民事侵權的法律體制」，不過他在一封電子郵件當中向其他家族成員表明，從更根本上來說，鴉片類處方藥「並沒有導致藥物濫用、成癮，或是所謂的『鴉片類藥物危機』」。莫蒂默．薩克勒在二〇一九年描述鴉片類藥物氾濫，依然使用引號特別強調，他的真實想法也就不言而喻。他接著說，「我也不認為我們發布消息應該使用『鴉片類藥物危機』（opioid crisis），甚至是『鴉片類藥物成癮危機』（opioid addiction crisis）這一類字眼。」莫蒂默建議，他們應該使用「藥物濫用和成癮」（drug abuse and addiction）作為替代說法。[54]薩克勒家族私底下仍然抱持他們一向緊抓不放的想法，那就是問題不在於自家藥品，而是在於濫用者。

有一次莫蒂默寫信給普度的新任首席法律顧問馬克．凱塞曼（Marc Kesselman）還有瑪麗．喬．懷特和其他幾人，[55]他要求取得一些數據，因為他認為也許有助於家族提出充分的理由說服大眾。他想要知道是否有可能彙整服藥過量者的資訊，例如麻州訴訟案就舉出多位受害者，目的是要釐清他們是否有壽險保單。有人告訴他，這類保單通常會針對「意外服藥過量」提供理賠，但不會理賠自殺，莫蒂默便陷入思考。「其實一部分服藥過量的案例目的是要自殺，我認為這樣假設很合理。」他寫道。

莫蒂默還私底下在紐約尋求有力人士的支持。有一次他告知普度的高階主管，「明天我要和麥克・彭博見面，」[56]並提到其中一個討論主題會是「當下的論述和事實的比較」。薩克勒家族一直嘗試要把討論焦點轉移到海洛因和吩坦尼，也許彭博會有什麼辦法。他們在彭博的辦公室見面，這位前市長針對發布消息提供莫蒂默建議，表示薩克勒家族應該要制定一份清單，並且重複上面的十個談話要點。（兩人見面之後，莫蒂默把這個任務交付給普度的通訊部門職員，指示他們擬好清單，然後交給他審閱。）

這個期間，莫蒂默還主動聯絡另一個人，就是喬治・索羅斯（George Soros）。這位億萬富翁金融資本家和慈善家曾淪為荒唐（時常還反猶太）陰謀論的目標，他因而被扣上無所不能、全球幕後操盤手的形象，莫蒂默希望得到他的建議。也許索羅斯會發覺，薩克勒家族的困境和自己的難關有些類似，接著會指導他們如何成功脫離大眾負面眼光的風暴。莫蒂默和索羅斯的機構說明緣由，要求和索羅斯本人通話，但索羅斯拒絕接聽電話。

在某個時間點，大衛和喬絲決定脫手紐約東六十六街的公寓，[57]搬到佛羅里達州。「我一點都不害怕，」喬絲說，並提起自己的登山經驗作為證明，「如果連喬戈里峰（K2）都嚇不倒我，佛羅里達州就更不用說了。」[58]（她並沒爬過喬戈里峰。）八卦專欄大肆宣揚：「薩克勒家族逃離紐約市。」[59]夫妻二人在博卡拉頓附近以七百四十萬美元購置豪宅。當時針對薩克勒家族的官司已經非常全面，[60]大衛和喬絲搬離紐約，這個司法轄區正在控告薩克勒家族；他們南下搬到棕櫚灘郡（Palm Beach County），這個司法轄區同樣在控告他們。

一名紐澤西州男子剛好也叫做大衛・薩克勒，他發起自己的訴訟案，控告多家媒體在薩克勒家族的相關報導之中使用他的照片，而非另一位大衛・薩克勒的照片，藉由這件事情便可以知道薩克勒家族遭受多麼激烈的撻伐。

訴訟案聲稱這名男子遭到誤認為「錯誤的大衛・薩克勒，已經有損他的名聲」，[61]並且提到這一位大衛・薩克勒被迫使用假名才能在餐廳用餐。別忘了還有印第安納州西拉法葉（West Lafayette）的普度大學，校方發布新聞稿，[62]澄清該校「和普度製藥從未有任何附屬關係」。

事情已經到達臨界點。深夜節目主持人史蒂芬・柯貝爾（Stephen Colbert）針對薩克勒家族設計橋段，[63]開玩笑說他們把希波克拉底誓言改為：「首先，不造成傷害，但傷害病患很是有利可圖就另當別論。」他還秀出理查、喬納森、雷蒙德和貝弗莉的照片，「他們看起來他媽的毫不在乎。」諷刺新聞節目《上週今夜秀》（*Last Week Tonight*）的約翰・奧利佛（John Oliver）同樣也播送關於薩克勒家族的橋段。[64]奧利佛若有所思地說，長期以來薩克勒家族都不在大眾的視線之中，「感覺是刻意的。」他指出理查・薩克勒從來不接受採訪，但訴訟案使得大眾能夠「一瞥理查多麼深深牽涉其中」。奧利佛提到理查在肯塔基州庭外採證流出的資料，並且表明微妙的一點：因為只有逐字稿流出而非影像，因此晚間新聞對於這次庭外採證難以有什麼報導。一頁頁的文字怎麼能在節目上呈現和說明呢？

節目想出創意絕頂的解決方法。奧利佛募集一群著名演員以戲劇手法詮釋理查的庭外採證和書信來往。演員米高・基頓（Michael Keaton）冷淡地皺眉，重演當時理查收到一篇文章，上面寫道單單一州就有五十九人死於服藥過量，他回應道，「事情沒有太糟糕啊。」布萊恩・克雷斯頓（Bryan Cranston）在《絕命毒師》（*Breaking Bad*）中飾演冰毒首腦華特・懷特（Walter White），這一次在《上週今夜秀》則是詮釋理查在維格沃姆進行疼始康定上市演講。麥可・威廉斯（Michael K. Williams）在《火線重案組》（*The Wire*）當中飾演奧馬・利特（Omar Little），他在節目上提供第三段演出，五官扭曲成毫無生氣的怪表情。第四位演員是理查・坎德（Richard Kind），他滑稽地模仿理查・薩克勒回應關於公司和自身作為的問題，說出好多次「我不知道」。奧利佛告訴觀眾他已經架設一個網站，名為薩克勒美術館（sacklergallery.com），上面可以觀看更多這一類短片。他說自己會選擇這個網址是因為「他們喜歡在他媽的美術館掛上自己的姓氏」。

薩克勒家族事先得知《上週今夜秀》在準備橋段，莫蒂默的妻子賈桂琳便慌了。家族代表主動聯繫製作人，表示賈桂琳希望親自見見約翰．奧利佛一面，藉此提出解釋。然而，奧利佛通常不見節目的討論對象，並且拒絕接受薩克勒家族的提議。賈桂琳寄給其他家族成員一封怒氣沖沖的電子郵件。「這個節目是我兒子的最愛，」[65]她寫道，「他每週都會和所有朋友一起看，當下的情況正在摧毀我們的工作、友誼、名聲，還有我們在社會上活動的能力。我孩子的遭遇更糟糕。我兒子在九月要如何申請高中呢？」

賈桂林與她的丈夫和其他家族成員一樣，強烈感覺自己正遭受迫害，她和其他成員都感到憤怒，深信自己被迫受盡折磨。「許多問題在疼始康定問世之前就已存在，之後也會久久揮之不去，但我們家族卻因此成為眾矢之的，我受夠了。」她寫道，「我到現在都沒看到普度有任何違法或甚至不道德的作為。」這樣的詆毀是一種「懲罰，整個家族不論男女老少、先輩後代都無一倖免，」賈桂林．薩克勒表明，「孩子的人生即將毀了。」

第二十八章　鳳凰

二〇一九年八月某一天，大衛・薩克勒飛往克里夫蘭（Cleveland），代表家族參加一場重要會議，許多管轄區域訴訟的參與律師也都會出席。他提出一份提案。大衛身材矮壯如熊，一頭深褐色頭髮，雙眼和祖父雷蒙德一樣呈現淡色，下顎曲線和父親理查一樣厚實，鬍子則是夾雜幾分灰白。他已經成為家族對付訴訟的主力。大衛相比理查稍微比較善於社交，但一樣絲毫不認錯。他非常惱怒：[1]對於檢察官和原告律師非常惱怒，因為他們控告他的家族；對於媒體非常惱怒；對於那些博物館非常惱怒，因為他們拒絕薩克勒家族的餽贈。他認為自己家族的寬宏大量瞬間「成為自身的劣勢」。

大衛堅信薩克勒家族坦坦蕩蕩。[2]他很喜歡說科學已經進步了，人們對於成癮的理解也改變了，這門生意一點也不簡單，製藥業非常複雜。薩克勒家族做什麼都曾得到食品藥物管理局的核准，反正他們的競爭者也都在做一樣的事情。大衛認為家族應該要更加直接了當地提出他們的說法。事實上不久前，他才接受《浮華世界》資深財經記者貝瑟尼・麥克萊恩（Bethany McLean）的採訪。[3]這是薩克勒家族擁有普度六十年以來，首次有家族成員同意接受深度採訪討論自家公司。大衛向麥克萊恩吐露，自己的家族遭受「尖酸刻薄的醜化」和「無窮無盡的批評」。「我有三個年幼的孩子，」他說，「我的四歲小孩從托兒所回家，然後問說，『為什麼我的朋友都說我們家的工作是殺人？』」

大衛洋洋灑灑地講述標準的談話要點。這些訴訟案的前提是薩克勒家族一直實際上掌理普度，不過這個說法

「根本不是事實」。也許普度這邊的麥肯錫顧問都已經私底下斷定，薩克勒家族「每一週都全面參與決策」。[4]然而，大衛聲稱，自己從二〇一二年到二〇一八年擔任董事會成員，就只是根據「我所得到的資訊」進行投票，又不是說薩克勒家族真的在發號施令。「這次危機不是我們造成的。」他的聲音毫無起伏地說。事實上，大衛只願意承認，家族最大的失策在於面對有錯誤論述表示他們就是罪魁禍首，但是他們沒有加以糾正。他表示現在自己說這些話，便是在貫徹一項行動，也就是要「開始讓大家知道薩克勒家族也有人性」。

然而，也許這樣的說法並不如大衛所想的效果那麼好。麥克萊恩這位記者不好對付，之前她以《財富》（*Fortune*）雜誌年輕記者的身分，領先各方撰寫大篇幅文章針對安隆（Enron）提出質疑，[5]接著持續隨著時間記錄安隆的垮台過程。她這樣的記者不大可能對於大衛的說詞照單全收。麥克萊恩在她的文章當中仔細檢視大衛的每一個論點，任何地方都不放過，她細細思考，接著解釋這些論點錯在哪裡。大衛表示只有低於百分之一的病患出現鴉片類藥物成癮症狀，事實上，這樣的說法並不是什麼科學共識。他表示食品藥物管理局批准普度的各項決定，這樣說其實就忽略食品藥物管理局如何遭受各大藥廠的打壓，尤其是普度製藥的壓力。對方問及針對普度的訴訟時，大衛的手一揮不予回答，表示起訴狀內容總歸來說就是，「噢，你們完全不應該銷售這些東西，」對於這種情況，他只能不耐煩地說，「我認為這樣的爭論就只是馬後炮。」

當時，美國幾乎每一個州都在控告普度，[6]其中十二個州也加入麻州和紐約州的行列控告薩克勒家族，另外還有城市、郡、醫院、學區和部落發起幾千起訴訟案。加州在初夏發起訴訟，該州檢察長特別點名大衛的父親，[7]表示是理查「點燃惡火」。同年的早些時候，另一組律師在史丹福針對理查進行庭外採證，[8]他看起來呈現老態，活力不如從前。然而，他似乎沒放軟立場。對方提到理查推出麻醉藥品並且主張這種藥品比較不易受到濫用，並且問及在此之前他是否應該要覺得自己有義務取得科學根據，才相信這樣的主張確實是事實。他斷斷續續地自言自語，好像在唸大衛・馬密（David Mamet）的劇本一樣：「我認為，現在回想起來，你可以……生命中任何不幸的事情，你的問題是說，如果你知道會發生什麼事，你會……難道你不會做什麼來阻止嗎？答案是當然了，但我們沒預期到會發生這些事情。」

對方問及，普度是否沒有針對成癮性或濫用進行任何研究，便稱疼始康定比較不易造成成癮或受到濫用，藉此進行行銷。理查幾經思考之後表示，「如果我們有充裕的時間，也許那樣做會是不錯的主意，[9]或許會避免一些……一些不幸的事情。不過這樣說也只是推測，我不清楚。」

理查接受庭外採證的同月，普度和其中一個州達成和解，他們同意支付奧克拉荷馬州（Oklahoma）兩億七千萬美元，[10]這一筆錢大部分會投入一處成癮研究和治療中心。薩克勒家族可能覺得他們別無選擇：審判期日已經選定、審判過程計畫透過電視轉播、證詞還會嚴重傷害普度名聲。除此之外，陪審團實在是難以預測。一些案子中，其中一方是勢單力薄又引人同情的原告，另一方是企業肥貓被告，結果陪審團會宣判離奇的罰則也是眾所皆知的事情。儘管如此，薩克勒家族在一份聲明當中清楚表示，「未來的和解討論」並不會依循奧克拉荷馬州協議當中的「和解金模式」。

「這邊說的是兩千件案子，」瑪麗．喬．懷特說，「全部案子都要透過司法體制解決要多少時間？」薩克勒家族不想要每一起案子都一一打官司，或是根本任何案子都不想要打官司。近乎二十五年裡，薩克勒家族憑藉在法庭外解決案子，始終得以保持發展的腳步，現在他們在追求懷特所謂的「整體解決方案」。[11]除非普度可以先行達成協議，不然，他們預計從十月開始得在俄亥俄州面臨另一場審判。[12]

因此，大衛．薩克勒便接受委派前往克里夫蘭，代表家族提出和解提案。[13]大概十位州檢察長為了這次會議齊聚一堂，地點就在市區的聯邦法院大樓。大衛和他的法律團隊提出方案，各州是分別提出訴訟，但薩克勒家族的提議是全面的解決方案，一網打盡不同訴訟案的所有原告。大衛和他的團隊勾勒其中的概念，也就是薩克勒家族會放棄普度的控制權，公司會轉型為公共信託，薩克勒家族也會捐獻大量金錢以打擊鴉片類藥物危機。這麼做的條件是薩克勒家族能夠得到豁免，不必面對疼始康定相關的「所有潛在聯邦法律責任」。這可是一項宏大的協議，光是談成這一項協議，便能一次解決所有訴訟案，薩克勒家族也能自此高枕無憂，因為他們知道自己不用餘生都面臨官司纏訟。這項提案一出，當中的條款幾乎馬上就洩漏到媒體手中。一系列的頭條新聞都在宣告同一則消息：「普度製藥提出以一百至一百二十億美元解決鴉片類藥物的訴訟」。

這樣的數字似乎確實很可觀，即使過去的和解金總額議論紛紛，也都遠遠沒有這麼高。也許這一筆錢不夠完全彌補鴉片類藥物氾濫的損失，可說是遠遠不及，但會代表薩克勒家族把剩餘財富的絕大部分都拿出來了。這項提議對於麻州的莫拉．希利、紐約州的詹樂霞、律師麥克．摩爾還有許多原告和他們的律師來說，乍看之下似乎是大獲全勝。然而，隨著克里夫蘭提案的進一步詳情浮上檯面，便顯得原來薩克勒家族的方案更加複雜，也遠遠沒有那麼壯觀。這項計畫是普度會先宣告破產，接著轉為「公益信託」。[14]普度的律師指出，信託將包含價值超過四十億美元的新藥品，用來治療成癮、抵銷服藥過量的後果，屆時會以實物捐贈的方式提供。[15]另外，普度擺脫破產困境之後會成為公共信託，並以三十或四十億的藥品銷售額增補和解金。因此，薩克勒家族不會拿出一百億美元（更不用說一百二十億美元），而是三十億美元。[16]這筆錢甚至不會是薩克勒家族自掏腰包，他們反而表示他們的提撥金會來自削價出售萌蒂藥品，這間國際藥廠仍然持續在海外建立鴉片類藥物新市場。薩克勒家族為了表示讓步，指出他們可能會願意捐獻額外的十五億美元，這樣一來，他們的提撥總金額會來到四十五億美元。然而，他們必須要成功以超過三十億美元賣掉萌蒂藥品，才能夠達成上述數字。其中還有一項非金錢條款值得注意。根據大衛．薩克勒的提案條件，他的家族不會承認任何不法行為。

起初，新聞媒體把這項提案報導成彷彿是無條件投降一樣。然而，對於莫拉．希利和她的律師團隊來說，這一份協議看起來漏洞百出。「太可笑了。」[17]希利的主導檢察官吉莉安．費納這麼說。費納指出，這一份提案建立在幾件極為不確定的事情之上。現在薩克勒家族眾所皆知已和「巧取豪奪的貪婪」劃上等號，除了賣掉萌蒂藥品之外，他們還是沒打算額外自掏腰包，這一點意味深長。（比較下來，光是二〇〇八年至二〇一六年，薩克勒家族就以疼始康定的收益支付自己將近四十三億美元。[18]）然而，從比較象徵性的層面來看，費納突然意識到，這一起法律爭議就是在探討普度猖獗銷售疼始康定導致多麼嚴重的破壞，但大衛・薩克勒的其中一個協議要點是，首先把普度設立為慈善信託，接著原告會從往後普度的收益中取得經費以對付鴉片類藥物危機，也就是說經費會來自銷售疼始康定，但這次危機起初就是因為這種藥而引起。這樣做會有悖常理，使得各州接手普度後卻突然發現，自身成為鴉片類藥物生意的一環。「對於薩克勒家族而言，那樣可謂最終的勝利，」[19]費納的同事沙迪・亞歷山大評述道，「如果各州接替他們向同一群病患銷售同一種藥物，這些病患又是看同一群醫生，人們喪命的速度就不會減緩，薩克勒家族便會把那種情況當作強而有力的開脫工具。」

紐約州檢察長詹樂霞說話毫不委婉，譏笑大衛的提案「完完全全就是羞辱」。[20]提案的內容涉及到薩克勒家族不需要承認任何不法行為，這一點對於莫拉・希利來說意味深遠。[21]如此一來，薩克勒家族就能用錢確實堵上大家的嘴，過去他們就是一概這麼做。「我們務必查清楚這間公司，還有他們的高階主管和負責人做了什麼，他們一定得為了自己造成的傷害道歉，我們也必須避免有任何人透過違法行為斂財。」希利說。克里夫蘭的磋商場合當中，有一次希利和她的副手喬安娜・利蓋特走向電梯，碰見大衛・薩克勒和他的隨員。[22]大衛自我介紹並且說，「我很高興您能夠趕來。」希利認為他散發出自視甚高的氛圍，好像早已習慣旁人對他畢恭畢敬。「這個，大衛啊，」希利唐突地說，「你的家族傷了好多人。」接著，她沒有和大衛握手，便和利蓋特走進電梯。

一些談判人員向薩克勒家族提出反提案，[23]提議薩克勒家族應該承諾撥出更多私人財產。他們要求薩克勒家族先行保證撥出額外的十五億美元，而不是取決於萌蒂藥品是否能夠以更高價賣出。然而，薩克勒家族毫不退讓。[24]「如果薩克勒家族能夠擔保百分之百的款項，幾乎各州都會同意這一份提案。」[25]北卡羅萊納州檢察長喬許．史坦（Josh Stein）參與和薩克勒家族的談判，之後這麼說。然而，史坦表示，薩克勒家族的立場是「不接受就拉倒」。

薩克勒家族如此頑強的態度，使得原告方的談判人員公然表示深惡痛絕。「我認為他們是一群偽善的億萬富翁，他們說謊行騙就是為了獲得可觀的利潤，」[26]賓夕法尼亞州檢察長喬許．夏皮洛（Josh Shapiro）說，「我真心認為他們的雙手沾滿鮮血。」

波斯特法官負責主持談判，他表明自己希望至少有三十五個州同意和解提案。除非薩克勒家族能夠說服各州同意提案，不然他們秋天就會在俄亥俄州面臨審判。然而，薩克勒家族還有一個殺手鐧。疼始康定問世之後，普度從未真的開發出另一個成功的產品，又加上普度一直在支付龐大的法律費用，造成荷包大失血，而且薩克勒家族只要有機會就把金錢移出公司，因此普度製藥的金庫幾乎是空空如也。[27]過去二十年，普度賣出價值高達三百五十億美元的疼始康定，不過媒體報導指出，也許現在普度持有的現金少至五億美元。八月十九日，普度寄信給前業務代表，[28]告知他們公司也許沒辦法支付他們的退休福利金。

薩克勒家族表明，如果各州不想要接受他們慷慨的提案，普度便會在沒有達成協議的狀況下就宣告破產。[29]這樣做會對於薩克勒家族帶來一個立即的優勢：只要有公司提起破產，破產程序的負責法官通常會凍結針對公司的訴訟，公司才能進行重整。薩克勒家族不希望普度在十月走向審判。如果他們的和解提案不能讓公司免於上法庭，那就只好付諸破產這個方法。如果普度真的宣告破產，各州和所有控告的公司實體幾乎就別無選擇，只能在破產法庭上爭奪公司的剩餘資產。瑪麗．喬．懷特警告各方，現在就拿錢吧，不然取而代之的會是「之後好多好多年都要花錢請律師」。[30]

這是包著糖衣的威脅。為了促使各方原告接受克里夫蘭的提案，普度公司的律師表示各方原告希望在破產訴訟程序追回款項（並且找方法均分），但總額可能只有十億美元這麼少。[31]簡而言之，普度確實已經不值這麼多錢了。

薩克勒家族從一九九六年開始，一次又一次成功延長疼始康定的專利排他權，之前從未有任何人認為這樣做是可能的。然而，最後專利懸崖還是為期不遠了：疼始康定新劑型的專利很快就要到期。「好日子結束了，」一名前普度高階主管說，「普度會對外宣告，『好吧，社會大眾，你們贏了。』不過對我來說，公司似乎差不多就是一直如此計劃著。」

九月八日，媒體報導指出兩方談判破局了。[32]薩克勒家族拒絕承諾撥出更高的金額，還有太多位州檢察官反對這一項協議。各州提出兩套替代方案，針對如何支付款項另行討論，但薩克勒家族一概不接受，也拒絕提出反提案。「因此，談判陷入僵局，」原告方的談判人員表示，「我們預期普度會隨即提起破產保護。」

隔天，關注此案的人們都在觀望普度是否會宣告破產，喬絲則是去到曼哈頓下城的包厘飯店（Bowery Hotel），她的品牌 LBV 要在這裡舉辦二〇二〇年春季系列時裝秀。當時是紐約時尚週，喬絲非常期待展示她的新系列。她聘請一名真正的設計師，名為伊莉莎白・甘迺迪（Elizabeth Kennedy），這位設計師先前任職於艾薩克・米茲拉希（Isaac Mizrahi）還有其他著名品牌。兩個人在喬絲的其中一場紅酒晚會見面，接著甘迺迪便同意加入設計喬絲的系列，並且說，「喬絲和我正在嘗試創造新穎有趣的作品。」甘迺迪對於從喬絲手中拿錢毫不忌諱，[33]並且表示這個品牌和疼始康定「沒有任何關係」。喬絲身穿無袖紅色連身裙抵達包厘飯店，並且由兩名私人保鑣護送。也許她的丈夫身陷棘手的過程，試圖說服至少三十五個州接受薩克勒家族的和解提案，也許他在實地測試以肅穆的憐憫之心作為新姿態示人是否行得通。（他向《浮華世界》堅稱，薩克勒家族感同身受，「我們很有同理心。」[34]）然而，喬絲才不會讓任何喧擾妨礙她的發光時刻。她將時裝秀的邀請函廣泛發放給許多媒體和時尚人士，上面形容喬絲・薩克勒是「不屈不撓的『鳳凰』」。[35]她沒參與《浮華世界》的採訪，家族的公關顧問或許是害怕她會吐出什麼不當言論。然而，喬絲還是得以登上隨附的照片，以側身姿勢留下身影。她莊嚴優雅地站在丈夫身旁，大衛則是直直盯著鏡頭。喬絲在 Instagram 上張貼這一張照片，並寫道，「我丈夫強而有力的一席話。」[36]

時裝秀之前，《第六頁》幸災樂禍地寫道，「時尚達人『略過』喬絲・薩克勒的紐約時裝週品牌走秀。」[37]然而，喬絲和她的全體員工（她有一整個團隊）一直加班說服大家前來。他們的方法是提供免費接送和妝髮服務給各式各樣富有影響力的年輕時尚名人，當中有些名人從來沒聽說過薩克勒家族的爭議，更不會知道喬絲這個人。設計師在這樣的場合會尋求名人坐在前排，藉此創造曝光度，還隱含背書的意味，這樣的事情並不罕見。喬絲謀求名人參加她的時裝秀，其中一位是歌手、小報寵兒和以脫序行為聞名的女星寇特妮・洛芙（Courtney Love）。喬絲的員工寄邀請函給洛芙，[38]表示喬絲和伊莉莎白・甘迺迪都是「她的死忠粉絲」，還提到洛芙體現「堅強不屈」的女性形象，正是 LBV 的宗旨。為了吸引洛芙參加，他們表示會提供十萬美元，還有「特製的 LBV『鳳凰』洋裝，上面會繡滿純金絲線」。

寇特妮・洛芙對於這樣的邀請並不陌生，而且全程參加二十分鐘的時裝秀可得到十萬美元，遠遠超過公道價。然而，之後洛芙發現喬絲・薩克勒究竟是誰，她深感震驚。喬絲的代理人員在一封電子郵件當中強調，「我們的品牌和普度沒有關係……只是喬絲嫁進薩克勒家族而已。」[39]可是這樣看起來就是有關係啊！喬絲・薩克勒（相比其他人）邀請寇特妮・洛芙（相比其他人）出席她的時裝秀之所以這麼奇怪，就在於洛芙本身眾所皆知和鴉片類藥物的關係匪淺。寇特・柯本（Kurt Cobain）是洛芙的亡夫，也是她女兒的生父，他有海洛因成癮問題，之後在一九九四年自殺身亡。洛芙自己也一直在對抗海洛因成癮，同時還有疼始康定成癮。當時，喬絲邀請她參加 LBV 時裝秀，她才戒癮僅僅一年。整件事簡直是諷刺到難以想像。

洛芙和南・戈丁一樣，她一成功戒癮，便把滿腔的義憤填膺指向薩克勒家族，因為他們的藥品讓她進了戒癮機構，當時寇特妮・洛芙親自表達猛烈抨擊。「在改過自新的毒蟲當中，我可是地球上數一數二有名的，」[40]她向喬絲的剋星《第六頁》表示，「我究竟是哪裡讓喬絲・薩克勒以為，『我會為了你放棄原則』？」她譏笑喬絲的紅酒俱樂部（還有俱樂部的「慈善單位」），還當眾批評她的時尚系列。「我本人、我的許多朋友，還有幾百萬名成癮者因為疼始康定經歷這麼多事情，喬絲・薩克勒還這樣提出請求，真是無恥又無禮，」她表明，「我戒癮了，不過我始終都會是鴉片類藥物成癮者的一份子。」最後洛芙說，薩克勒家族的道德敗壞，就算是再多的「純金絲線」也無法掩人耳目。

時裝秀的音樂開始隆隆響起，模特兒踩著搖搖晃晃的高跟鞋，開始在包厘飯店露台的臨時伸展台走上走下，洛芙沒有到場，大衛・薩克勒也是一樣。然而，喬絲的許多友人和支持者都出席了，記著向他們問及薩克勒家族的爭議，他們往往以女性賦權的說詞形容喬絲的品牌。「真是不公平，」[41]一位出席者向《每日野獸報》（*Daily Beast*）表示，「她是獨立的個體，人們開口批評之前應該先看看她的時裝系列。大家都只把她當作哪個男人的妻子。她經營生意是非常優秀的事情。」喬絲的觀點也是這樣。她在 Instagram 上和寇特妮・洛芙針鋒相對，[42]並且引用這位歌手自己的歌詞回覆她：「酸言酸語緩緩吧 @ courtneylove。我沒有為普度做事，從來沒有。妳的歌詞不是這樣寫的嗎，『我們和誰上床不能定義我們』（we are not who we fuck）？」時裝秀結束時，喬絲得意揚揚地眉開眼笑，兩側圍著保鑣。[43]「這次可是大成功。」她說。

六天之後，普度製藥提出破產聲請。[44]美國破產法有一個地方很奇怪，那就是企業實際上能夠挑選由哪一位法官主持破產案。[45]三月的一天，也就是普度真正提出破產申請的六個月之前，他們支付三十美元的費用，更改他們的訴訟文件地址到紐約州白原市一棟正常無比的辦公大樓。[46]白原市有一棟聯邦法庭大樓，那裡只有一名破產法官坐鎮，這名男子名為羅伯特・德雷恩（Robert Drain）。[47]先前他在企業法律事務所寶維斯（Paul, Weiss）擔任合夥人，之後在二〇〇二年接受任命成為法官。德雷恩是普度精挑細選之人。現在他得以行使極大的控制權，左右薩克勒家族和普度的最後命運。

首先，德雷恩預期會凍結所有針對普度的訴訟，一直到破產程序出現決議才會重啟，這樣做也是所有破產案的慣例。原先一連串的審判就要在第一站俄亥俄州開始，現在公司免於面臨這樣的處境。然而，一場記者會在波士頓倉促安排舉行，[48]莫拉．希利敦促人們花一點時間思考，這一間公司曾經強大無比，說實在的怎麼會落得破產的下場。「薩克勒家族非常成功地吸光普度的精氣，」她說，「年復一年，月復一月，他們讓數億美元流出公司。」她表示，現在剩下的「基本上就是一個空殼」。

希利一想到現在薩克勒家族把自家公司推向破產深淵，只因為公司對他們毫無用處了，他們還從公司取得數十億美元，接著拍拍屁股走人，希利對此沒有打算隱藏自己的憤怒。薩克勒家族的律師強調，他們的整份和解提案依然還在檯面上。然而，薩克勒家族擔保，只要各州接受他們的計畫，他們就會提供各種好處，希利對此抱持懷疑態度。「他們這些年有充足的機會能夠實現有建設性的作為，」她指出，不過「他們卻持續處處和我們作對」。希利語帶藐視地表示，薩克勒家族的成員仍然「在經營自己的形象」。然而，他們長久以來擅長細心管理自己的形象，現在已經完全不管用了。「我們都看清楚薩克勒家族的真面目了。」希利最後說道。

然而，她不太能夠讓各州保持團結一致反對薩克勒家族的和解提案。[49]雖然多位檢察長認為，考量到薩克勒家族的財富規模和他們的罪行，提案的金額低得簡直是一種侮辱，不過依然不是一個小數目，這就是困難的地方。許多州深受鴉片類藥物氾濫的衝擊，因此亟需資源，他們很想要有什麼就拿什麼。[50]「我認為協議結果最好也就這樣了，」俄亥俄州檢察長戴夫．尤斯特（Dave Yost）說。田納西州檢察長賀伯．史萊特利（Herbert Slatery）也同意這個看法，指出這一項計畫「會確保大家取得數十億的和解金」，以對付鴉片類藥物氾濫，也會「造就薩克勒家族必須永久脫手他們在製藥業的商業利益」。

說來奇怪，各州檢察官的意見出現黨派分歧。[51]紅州檢察長比較傾向於接受薩克勒家族當時提出的協議，不過藍州檢察官則是希望多加爭取。一些聲音推測，也許這樣的分歧是因為紅州極度需要緊急經費，或是因為不同的政治文化所致，共和黨比較傾向於照顧企業的利益，民主黨則是比較熱中於推動財富重新分配。然而，也許另一個因素是薩克勒家族私底下在積極催票，他們始終瞭解政治影響力的交互關係，也知道人脈廣闊的平事人（fixer）有什麼價值。二〇〇六年，薩克勒家族需要擺脫重罪指控的威脅，便派出前聯邦檢察官魯迪．朱利安尼。現在，他們面對一群憤怒的檢察長，因此雇用一名新的平事人：前美國參議員路德．史特蘭奇（Luther Strange），他也曾經擔任州檢察長。一直到二〇一七年，史特蘭奇都是全國性團體共檢協會（RAGA）的主席，也就是共和黨檢察長協會（Republican Attorneys General Association）。過去普度大量捐款給這個團體，[52]也同樣捐款給民主黨的檢察長協會，二〇一四年至二〇一八年之間，兩個團體合計得到八十萬美元。即使普度已經宣告破產，而且幾乎每一位州檢察長，不分民主黨或共和黨，都在控告普度，他們還是出乎意料地捐款給這兩個團體。[53]二〇一九年的夏天，路德．史特蘭奇以薩克勒家族特使的身分，前往西維吉尼亞州參加共檢協會的會議，並且親自遊說出席的共和黨檢察長支持和解提案。[54]

整件事情不只這樣複雜而已。麥克．摩爾這樣的原告方律師，他們代表地方政府針對普度提起訴訟，對於力求究責薩克勒家族，這些律師也是關鍵的一份子，但他們似乎也傾向於接受和解提案。原告方律師是收取勝訴酬金，他們最多會以最終和解金的三分之一作為服務費用，也就代表有時他們會有自己的誘因，趁著和解還有機會，抓緊數十億美元的和解金，而非賭一把追求更高額又更符合正義的結果，最後卻落得一場空。這些律師也把普度案視為大規模訴訟的其中一塊拼圖，他們還要針對其他藥廠、批發商和藥局發起個別的訴訟。一些律師參與破產案，其中有些人就懷疑也許麥克．摩爾在幕後積極參與發想普度的克里夫蘭協議。這樣會是折衷的辦法，各州會取得亟需的經費，以對抗鴉片類藥物危機，薩克勒家族得以達成他們能夠接受的結果，原告方律師則是會收取幾億的勝訴酬金。這樣的疑心證明無誤：摩爾在之後的訪談之中承認，他和另一名原告方律師德雷克．馬丁（Drake Martin）合力幫忙普度「整理出這一份協議」。[55]

對於民主黨檢察官來說，其中一個主要的癥結點是也許普度在哭窮，但薩克勒家族仍然是美國數一數二富裕的家族。[56]「你們的非法行銷活動造成全國性危機，不該還能夠留住大部分的錢財，」[57]希利的反對州聯盟在一份文件中寫道，他們主張薩克勒家族的提案金額，完全「無法比擬他們對於社會大眾的虧欠」。

薩克勒家族洗劫自家公司，因此紐約州針對薩克勒家族發起訴訟，就是建立在這一項前提之上，即使破產程序已展開了，詹樂霞還是想要取得更多詳細資訊，瞭解薩克勒家族的財務狀況。薩克勒家族的財富散布在廣闊的全球網絡當中，[58]包括空殼公司、信託和有限責任公司，其中許多機構成立在避稅天堂，或是其所在的司法轄區擁有強大的銀行保密法。薩克勒家族的財務布置結構看起來就是刻意模糊處理，當中包含無窮無盡的低調企業實體，全部就像是俄羅斯套娃疊在一起。八月時詹樂霞發出傳票，要求三十三個金融機構提交紀錄，[59]也傳喚多位投資顧問，他們都和薩克勒家族有所關聯。她試圖在法律上證明薩克勒家族犯下「詐欺性財產移轉」（fraudulent conveyance），主張他們刻意隱匿錢財，目的就是要躲避潛在的債權人。傳票送往許多大型機構，例如花旗（Citibank）、高盛（Goldman Sachs）和滙豐（HSBC），還有比較小型的控股公司，這些小型公司和薩克勒家族都有所關聯，而且登記在海外的避稅天堂，例如英屬維京群島和澤西島（Jersey）這樣的地方。

薩克勒家族反對這些傳喚作為，[60]表示這樣做已經等同於是一種「騷擾」。莫蒂默的一位發言人發布聲明稿，猛轟這樣的招數是「心懷敵意的檢察長辦公室在損人利己，試圖掀起有損我方名譽的頭條新聞」。然而，法官同意傳喚，僅僅幾週，詹樂霞就取得有力的資訊。單單一間金融機構的答覆就得以讓她的辦公室追蹤到薩克勒家族接近十億美元的電匯，其中包含莫蒂默本人把資金流入到瑞士的銀行帳戶。

德雷恩法官暫停所有針對普度的訴訟，不過莫拉．希利認為，她和詹樂霞還有其他州檢察官應該能夠繼續進行針對薩克勒家族的訴訟。畢竟，薩克勒家族並沒有提出破產聲請。薩克勒家族已經「把普度榨取到幾乎不剩一分一毫，然後把公司的殘骸推向破產，」[61]北卡羅萊納州檢察長喬許．史坦說，「擁有幾十億資產和破產是恰恰相反的事情。」然而，九月十八日，普度向德雷恩法官提起一項特別的訴請。[62]幾十年來他們的律師始終採取同一套伎倆，那就是聲稱薩克勒家族和普度並非一體，現在他們卻主張在任何針對公司的訴訟當中，薩克勒家族都是「難分難解地交織其中」。薩克勒家族的法律團隊表示，當時家族正好打算實現他們在克里夫蘭提出的協議。然而，若是德雷恩法官准許針對薩克勒家族的法律程序繼續下去，也許他們會被迫重新考慮，而且轉而連三十億美元也「不願意」履行。

莫拉．希利不只是因為這樣言下之意的威脅深感怒氣難消，而是薩克勒家族在耍把戲：他們覺得需要時，就會和普度患難與共，但不需要了，便會避而遠之。他們擁有公司而且擔任董事會成員，卻不願意承擔隨之而來的責任，只想要享受其中的保障。如果他們自身的財產在破產程序當中遇上問題，那麼請求避開訴訟就是另當別論，但他們並沒有宣告破產啊！希利和其他檢察長在呈上法庭的摘要書當中寫道，薩克勒家族是在試圖針對破產相關規定鑽漏洞，這樣做是為了「避免承擔自己的責任」。[63]「薩克勒家族希望破產法庭中斷我們的訴訟，他們藉由疼始康定賺取的幾十億美元不法所得才能夠留下來，接著揚長而去，不需要負責，」[64]希利說，「我們不能接受這種事情。」

破產法當中，這一類手法有先例可循。一九八五年，維吉尼亞州的勞敏士大藥廠（A. H. Robins Company）提出破產聲請。[65]這一間藥廠製造道爾盾（Dalkon Shield）子宮內避孕器，[66]後來證實極度危險，造成一系列的死傷，並且引發數千起訴訟案，要求勞敏士賠償數億美元。勞敏士和普度一樣是家族企業，一些指控主張勞敏士家族的成員對於自家產品的危險性早就知情，而且他們還隱匿證據。勞敏士家族以樂善好施名揚四海，里奇蒙大學（University of Richmond）的運動中心和商學院就是以勞敏士家族的成員命名。隨著愈來愈多證據顯示他們的產品造成傷害，勞敏士還是堅稱只要「適當使用」他們的避孕器，就會既安全又有效。[67]（報告指出道爾盾會造成子宮感染，公司的律師面對許多女性經歷這種後果，試圖重傷她們，[68]表示問題不在避孕器，而是在於她們的個人「衛生習慣」和「淫亂行為」。）後來勞敏士藥廠宣告破產，但勞敏士家族並沒有。然而，破產法庭不只同意延緩所有針對公司的訴訟，針對家族的訴訟也是一併延緩。[69]莫拉．希利麾下的律師沙迪．亞歷山大在麻州找到一本絕版書，內容在講述道爾盾案。他買下十本二手書，分發給他的同事，指出也許他們在白原市會被迫要對付這樣的模式。那一本書的書名為《法律漏洞》（*Bending the Law*）。

先前德雷恩法官至少有一次在另一個場合處理過相同的事情。二〇一四年的一起破產案當中，其實多個第三方並沒有宣告破產，不過德雷恩法官還是給予他們類似的赦免。[70]德雷恩自己對於這一種作法表示抱持開放態度，普度是否一部分就是因為這樣，所以一開始選擇他，這個問題十分引人猜想。一份文件當中，[71]薩克勒家族的雷蒙德派向德雷恩表示，如果他同意暫緩針對薩克勒家族的法律程序，這樣也許可以給予家族一些「喘息的空間」，他們也就能和各州敲定協議。一次開庭當中，[72]一名普度律師表示，「針對薩克勒家族的訴訟等同於針對普度。」

二〇一九年十月十一日，德雷恩法官選擇站在薩克勒家族這一邊。他以法官的身分承認此舉是「破例」，[73]但他認為並無不當。各方律師花費數小時爭論這個議題，期間德雷恩對於反對此舉的律師多次表示不耐。他同意薩克勒家族免於訴訟是暫時的，但有延長的可能性。普度在一份聲明當中頌揚這一項決議，表示此舉會促進「美國大眾的最終利益」。[74]

第二十九章　除名

二〇一九年十一月，也就是普度製藥宣告破產兩個月之後，一個經濟學家團隊發布一項引人注目的研究。[1]「鴉片類藥物的服藥過量死亡案例從一九九〇年代中期開始劇烈增加，導致美國發生史上最嚴重的服藥過量流行病。」他們寫道。然而，「缺少充足的實證證據說明起初成因為何，」他們想要以縝密的學術手法，探討這一場危機究竟從何而起。[2]關於事件的導火線，各方有不同理論。人們大多同意其中一個因素是美國醫生的開方習慣大幅改變，但要精確指出這樣的改變從何而起會是一件難事。最近幾年，一些觀察家開始提出，其實鴉片類藥物危機只是象徵美國的社經問題不只是表面所示，自殺和酒精相關死亡人數也都在上升，他們認為人們應該要瞭解有一個更廣泛的範疇可囊括這些傷亡，那就是「絕望之死」（deaths of despair）。[3]

然而，華頓商學院（Wharton School）的艾比・艾爾伯（Abby Alpert）、聖母大學的威廉・伊凡斯（William Evans）和伊森・利伯（Ethan Lieber），還有蘭德公司（Rand）的大衛・鮑爾（David Powell），這幾位經濟學家特別想要探討普度製藥的角色。許多公衛專家、記者，還有莫拉・希利這樣的檢察官本身都認為，普度行銷疼始康定的方式燃起這一場危機。這一個經濟學家團隊打算探討數據資料是否真的證實這一說法。

不過要怎麼做呢？其中有許多社會、醫學和經濟變項都可能造成影響。怎麼可能單獨討論疼始康定的衝擊呢？這個經濟學家團隊希望探究藥品行銷的角色，一些普度內部文件在訴訟期間解除封存，他們取得這些文件，並且發現一件值得注意的事情。普度在一九九六年開始銷售疼始康定，當時他們發現疼始康定在進入少數美國州時會遭遇巨大的障礙。少數州會有所謂的「三聯單」計畫：這一項政策要求，凡是醫生想要開立第二級麻醉藥品，就必須填寫特別的三聯處方表格，每一份表格的其中一聯會上交州政府，如此一來，州政府機關便能夠持續更新處方數據庫，藉此監控藥物流用或其他不法行為。鴉片類藥物危機之前的幾十年，這些計畫就開始實施了。加州在一九三九年開先河，因為即使是在那時，州政府就已擔心鴉片類藥品的流用。最後三聯單計畫在二〇〇四年開始全面逐步廢止。然而，疼始康定上市時，五個州仍有這一類限制：加州、愛達荷州、伊利諾州、紐約州和德州。

經濟學家團隊查閱普度文件，就發現其中提及三聯單計畫無數次，可見普度將之視為問題。焦點團體訪談的結果顯示，沿用三聯單的州的醫生會避免開立鴉片類藥物，因為他們覺得書面作業很麻煩，也「不想讓州政府有藉口監控他們的一舉一動」。公司員工匯報表示，「三聯單計畫州的醫生對於公司產品的反應並不熱絡。」因此疼始康定一開始上市時，普度便選擇在這些州收斂行銷力道，並且集中資源在其他規範比較寬鬆的州，這樣普度才能預期有比較高的投資報酬率。學界認為這樣一開始相對溫和的行銷作為（還有三聯單限制），使得疼始康定上市之後幾年裡在這五個州的銷售量，最後相較下平均低了百分之五十。

這樣的數據組看似富有發揮的空間，學者得以從中獲取一些牢靠的實證結論，說明這種藥品的衝擊。這些州在地理條件上沒有相似之處，其中四州是人口大州，但其中一州卻是人口後段班。五州的經濟型態也不盡相同。換句話說，除了三聯單計畫，還有與之相關的後續發展，也就是起初幾年疼始康定在這些州遠遠不如在其他地方能夠廣泛取得，此外沒有其他共通點能夠把五個州連接在一起（還排除其他州），而且或許還會有解釋的價值。那麼這些州歷經鴉片類藥物危機，相比國內其他地方的狀況又是如何？

一九九六年之前，其實三聯單計畫州的服藥過量死亡比例都高於國內其他地方。然而，經濟學家團隊發現，疼始康定上市不久，這樣的相對關係突然翻盤。其他地方的服藥過量比例，攀升速度勝過三聯單計畫州。這些學者發現，那五個州不受侵擾，服藥過量死亡人數的成長「緩和得與眾不同」。事實上，三聯單計畫在往後幾年終止，即使在那之後，「起初這些計畫威懾疼始康定的推銷和採用，對於這些州的服藥過量死亡人數仍然有長期影響。」相較之下，疼始康定上市之後緊接著幾年裡，這些廣泛使用疼始康定的州，「自從一九九六年，幾乎每年的服藥過量死亡人數都節節攀升。」

二〇一〇年疼始康定新劑型上市，還有海洛因和吩坦尼濫用加劇，許多研究已經認定這兩件事情是因果關係。然而，疼始康定上市時，其中五個州在實施三聯單計畫，經濟學家團隊發現，這些地方的海洛因和吩坦尼死亡人數上升幅度明顯沒有那麼誇張。事實上，即使在二〇一九年，也就是起初「雪片般的處方箋」演講過了近二十五年後，三聯單計畫州的服藥過量死亡人數還是全國數一數二低，其中包含所有鴉片類藥物。這些學者斷定其他因素沒辦法解釋這些差別，例如無關的藥物控制政策或是經濟面觀點，「我們的研究結果顯示，過去二十年的服藥過量死亡案例絕大部分是因為疼始康定的上市和銷售。」

疼始康定是由大衛的父親理查推出，紐約州檢察長詹樂霞形容這種藥品是鴉片類藥物氾濫的「主因」，大衛為此大為震怒。「妳可以這樣主張，」[4]他會說，「但妳必須提出證據。」然而，現在似乎就有證據。一封私人電子郵件當中，薩克勒家族抱怨，他們從來都只銷售合法的藥物，而且這種藥品符合食品藥物管理局的規範，但海洛因和吩坦尼服藥過量都被怪到自己頭上。他們和公司的輿論人員制訂戰略，以便改變大眾的話題，並且重新把話題焦點導向吩坦尼。然而，蘭德公司和南加州大學（University of Southern California）的兩位經濟學家發布另一份研究，[5]他們發現也許是二〇一〇年的疼始康定新劑型使得該藥物濫用情形減少，但「增加整體藥物服用過量的比例」。普度持續精心培養大眾對疼始康定的需求，藉此創造一整個世代的鴉片類藥物成癮者。新劑型推出沒有使得需求量消減，只是轉移到另一個藥物供應來源。研究明確指出，實際上非法吩坦尼的用量會迅速發展，就如同之前的海洛因，「背後原因在於需求面的因素，而且吩坦尼進入市場之前，這樣的因素早就存在多年。」在某些州，不適當使用疼始康定的比例很高，合成鴉片類藥物濫用在這些地方也尤其嚴重。研究作者斷定，推出新劑型的連鎖反應在之後幾年也沒有消散，隨著市場發展和創新，這些連鎖反應反而同時增長並導致公衛危機。

潘朵拉（Pandora）的希臘神話衍伸自一則關於科技的寓言故事，目前所知最早記載於赫希爾德（Hesiod）的詩作。[6]普羅米修斯（Prometheus）從奧林匹斯山偷取火種授予人類，藉此違抗眾神。火這個禮物沒有定性，得以帶來創造也可以招致毀滅，但人類學會加以馴服，火就此成為文明的基礎。眾神為了懲罰普羅米修斯的反抗行為，派遣「美麗的惡魔」潘朵拉前去人間。據稱她是第一個女性，[7]身上帶著一個罈子（或是依據既定翻譯是「盒子」）。罈子裡盡是邪惡、疾病和其他駭人的事情，還有「苦役」和「難以忍受的病痛，而且針對男性索命」。普羅米修斯已經警告人類要小心眾神的任何禮物，不過他們沒有留心他的警告，於是潘朵拉便打開罈子。故事的一些版本當中，潘朵拉似乎心懷惡意，刻意釋放痛苦橫掃人間。其他說法則是潘朵拉並不知情，她最大的罪孽僅僅是好奇心。薩克勒家族想方設法躲避自己引發的歷史性危機，有時就有如潘朵拉，目瞪口呆地眼看他們的決策造成重大的後果。他們告訴全世界也告訴自己，罈子裝滿福氣，而且是來自眾神的禮物。接著，他們打開罈子，結果他們錯了。

有一次，普度製藥的員工一大早抵達史丹福廣場一號準備上班，發現一座巨大的雕塑品在一夜間被放置於大樓前面的人行道，[8]是一支碩大的鐵湯匙，重達八百磅，湯匙的握把向後彎折，重現「湯匙注射法」的試驗，疼始康定上市之前，普度就是這樣測試這種藥品。湯匙的碗狀部位染有顏色，象徵燒灼之後的海洛因。這座雕塑品是多姆尼克．艾斯波西托（Domenic Esposito）的作品，這位藝術家和這個議題有親身的關聯：一開始他的弟弟使用疼始康定，最後對海洛因成癮。「基本上這件作品代表我家揮之不去的悲痛，」[9]艾斯波西托說，並且解釋，「只要我弟弟的藥癮復發，」母親就會在他那裡找到這種湯匙。史丹福當地的藝廊老闆認為，直接在普度總部前面設置這一座雕塑品再適合不過了。然而，有人報警，警察以「妨礙自由通行」逮捕那名藝廊老闆。幾個小時之內，相關單位獲得通知前去移除這一支湯匙。他們還得出動推土機才辦得到。

最近，大樓周遭的戒備更加森嚴。[10]有時車輛抵達大樓須經過仔細檢查。抗議者也開始出現，[11]有時是一、兩個，有時是一整群。時常會有母親緊抓一大張的照片，上面是她們已故的孩子，她們看起來就像是阿根廷的五月廣場母親（Mothers of the Disappeared）。有些人會反覆吟誦她們至親的名字；其他人就只是靜默站在原地，他們赤裸裸見證一切，以毫不動搖的莊嚴，體現南．戈丁一再提起的事情確實發生了，那就是「一整個世代都被毀掉了」。

戈丁親自前往抗議，她戴著太陽眼鏡，手持「可恥的薩克勒家族」橫幅。薩克勒家族不再前來這裡上班。破產程序還在進行，他們終於多多少少遠離公司的內部工作。然而，這棟大樓仍然是他們所有。其中一些抗議者是藝術家，對於這麼喜愛藝術的薩克勒家族來說，似乎是正中要害。之前一段時間，一名麻州男子法蘭克．杭特利（Frank Huntley）會帶著一具骷髏像出現在抗議現場，這一具骷髏像是以三百個藥罐和一具塑膠骷髏製作而成。杭特利是一名油漆兼壁紙師傅，他在一九九八年受傷之後取得疼始康定處方。骷髏像上面的所有處方藥罐都是他的。「我有十五年都是這個樣子，」[12]杭特利提起骷髏像，「疼始康定無時無刻控制著我。」

普度的標誌是由環形圖案和底線組成，二十年以來，史丹福的玻璃大樓總部周遭一直有許多標牌，標牌上醒目印製著普度這樣特別的公司標誌。然而，最後普度決定撤下標牌，也許會是謹慎的打算。[13]普度也知道羞恥，只好偷偷摸摸動作，讓戈丁還有一些滿意。然而，她執意要看到薩克勒這個姓氏也失勢撤下來。許多文化和教育機構的贊助人倍受道德質疑，這陣子這些機構已經開啟程序，重新考慮自身是否願意承載這些贊助人的名聲。二○一七年，耶魯大學的校長宣布，[14]校內有一住宿學院原先以約翰．卡洪（John C. Calhoun）為名，之後會重新命名，因為卡洪以白人至上主義者的形象留存後世，根本上違反耶魯大學的「使命和價值觀」。牛津大學則是有一位來自南非的羅茲獎學金學者率先發起行動，要求撤下塞西爾．羅茲（Cecil Rhodes）的雕像。[15]

然而，在二○一八年，即使訴訟案和媒體對薩克勒家族的檢視愈演愈烈，其它機構也都和他們保持距離，無數間大學仍然持續接受薩克勒家族的捐獻，包括耶魯大學。[16]直到二〇一九年耶魯大學才和薩克勒家族斷絕關係，[17]宣布校方不會再接受他們的餽贈。然而，薩克勒這個姓氏在校內一些地方代表過去的餽贈，耶魯不打算將之撤除，哈佛也採取類似立場。總統候選人伊莉莎白·華倫（Elizabeth Warren）進入美國參議院之前，曾經任教於哈佛大學，她敦促哈佛撤下薩克勒這個姓氏。[18]然而，哈佛大學的校長白樂瑞（Lawrence Bacow）回應，[19]移除這個姓氏會是「不恰當的」，因為亞瑟·薩克勒在疼始康定尚未問世就已經贊助建立薩克勒博物館。白樂瑞指出，無論如何，「法律和合約義務」也使得校方無法採取這樣的措施。

戈丁並不滿意。二〇一九年七月一日，她現身巴黎，針對羅浮宮發起抗議。[20]羅浮宮的薩克勒側廳一直得到莫蒂默·薩克勒家人的資助。側廳裡面有十二個展間，擺滿驚豔的近東古物。戈丁和一群大約四十名的支持者站滿羅浮宮入口一側的中央廣場，幾百名遊客還有一些小飾物攤販則是在旁觀。戈丁踏進噴泉，就在宏偉的玻璃金字塔一旁，也是羅浮宮天井的中心建設，戈丁大喊，「撤下薩克勒這個姓氏！」也許薩克勒家族在法國享有可觀的影響力，莫蒂默和雷蒙德在這邊雙雙受到表彰，獲頒法國榮譽軍團勳章，不過戈丁自己也是有份量的人物。她的攝影作品懸掛在羅浮宮，法國政府也授予她藝術與文學司令勳章（Commander of the Order of Arts and Letters）。（她鬧著玩地佩帶著勳章前往抗議。）她的「疼痛組織」有一些成員也發現，也許羅浮宮的特殊狀況使得他們能夠有所突破。他們查閱博物館的內部章程，瞭解羅浮宮保有權力，得以在二十年之後退場任何命名協議。[21]薩克勒側廳承載此名已經超過二十年。戈丁抗議的兩週內，羅浮宮館長尚路克·馬堤內（Jean-Luc Martinez）便宣布，往後這一處側廳「不再承載薩克勒這個姓氏」。[22]館方聲稱這一項決策無關普度製藥、疼始康定，或是戈丁的抗議，只是例行整頓館務。一名女發言人堅稱，側聽當中的展間「不是洗去過去的命名」，[23]只是升級了。然而，大家都一清二楚，而且原先標牌刻有薩克勒東方古物側廳（Aile Sackler des Antiquités Orientales），並且以此示人，還列出莫蒂默七個在世子女的名字，艾琳、凱西、莫蒂默、莎曼珊、梅麗莎、索菲、麥可，一夕之間標牌從牆上撤下，館方網站提及薩克勒家族的地方也清除殆盡。「南在藝術界所擁有的，薩克勒家族也想要得到，」[24]戈丁的活動家夥伴梅根・克卜勒說，「於是她介入其中，並且表示，『休想，這是我的地盤，你們不準進來。』」

亞瑟的遺孀吉莉安開始告訴旁人，她不願意使用自己的姓氏。[25]她對於「『薩克勒家族』這樣一概而論的叫法」非常不滿，[26]也持續竭盡全力把亞瑟和他弟弟們的名聲「一分為二」，並且聘用媒體發言人，以便寄出言語強烈的信件到許多媒體平台，要求「澄清說明」。她創造一個新詞，那就是「疼始薩克勒」（OxySacklers），希望藉此區別雷蒙德和莫蒂默的家人。但是，吉莉安和亞瑟的女兒伊莉莎白這些人看著疼始康定四處蹂躪多年，始終保持緘默，現在他們要標榜自我道德高尚，也許已經為時已晚。吉莉安認知到自己的行動「就像是白費力氣」。[27]然而，她還是堅稱，[28]如果亞瑟還在世，他一定會加以干涉，阻止弟弟們這麼激進地行銷疼始康定。（「有人相信她說的嗎？」[29]南・戈丁問道，「這是什麼風涼話？」）

儘管吉莉安和伊莉莎白窮盡一切努力，最後史密森尼學會一樣遠離薩克勒家族，[30]一開始亞瑟和大都會藝術博物館保持多年非正式關係，後來他把自己的收藏品授予史密森尼學會，條件是其中一間博物館會以他為名。史密森尼學會的美術館按照合約，無法移除薩克勒這個姓氏，不過館方宣布他們決定進行「品牌重塑」，重新命名薩克勒美術館和弗利爾美術館（Freer Gallery）為國家亞洲藝術博物館（National Museum of Asian Art）。從今以後，館方會盡可能減少使用薩克勒這個姓氏，還推出新的博物館標誌，上面的「亞瑟・M・薩克勒美術館」是以小型字體呈現，藉此加以掩藏。亞瑟的兒子亞瑟・菲利克斯到康乃狄克州拜訪堂弟理查，責罵他玷汙家族名聲。[31]吉莉安心想，亡夫的名聲「是否永遠不會恢復」。[32]

塔夫茲大學清算薩克勒家族的餘毒，也許做得最徹底。薩克勒家族和塔夫茲大學的關係始於一九八〇年，[33]

亞瑟、莫蒂默和雷蒙德捐獻一大筆錢，條件是生醫科學研究學院要以薩克勒家族為名。當時的捐獻協議詳細而且精準說明薩克勒這個姓氏會在哪裡還有如何呈現。三年之後，亞瑟和校方簽訂個別協議，要求塔夫茲大學以他的名字命名學校的醫學院大樓。一九八六年，亞瑟．M．薩克勒衛生傳播中心成立了，亞瑟也在一場正式盛會接受喝采。當時，這個中心以亞瑟為名，他將之比作「二十一世紀的亞歷山大圖書館（Library of Alexandria）」。[34]幾十年以來，薩克勒家族持續捐款給塔夫茲大學，金額合計一千五百萬美元，[35]並且資助癌症、神經科學和其它領域的研究。二〇一三年，雷蒙德獲頒榮譽博士學位。因為雷蒙德年事已高，學位是在普度辦公室的私人典禮上面授予他。[36]「不計其數的生命因為您而得救，」塔夫茲大學的校長安東尼．摩納科（Anthony Monaco）向雷蒙德表示，「您改變了世界。」為了紀念這個場合，塔夫茨大學還在網站上納入雷蒙德的傳記，[37]當中詳述他的許多慈善貢獻，但完全沒有提及普度。

二〇〇七年，普度針對不實標示（misbranding）的聯邦罪名承認有罪，塔夫茲大學沒有任何聲音特別表示關切。二〇一五年，山姆．魁諾伊斯出版《夢境》一書，醫學院秘密決定，這本書不會納入新生的閱讀書目。[38]事實上，直到二〇一七年，[39]《紐約客》和《君子雜誌》幾乎同時發表相關文章，才有聲音質疑塔夫茲大學和薩克勒家族的關係是否正當。醫學院學生開始表示，他們上課的校館是以薩克勒家族為名，或是他們會從薩克勒學院取得學位，因此深感不安。其中一些人開始組織起來，幾乎就和南．戈丁一樣，他們還成立一個名為薩剋勒（Sack Sackler）的團體。一位醫學院的一年級學生尼可拉斯．維爾蒂尼（Nicholas Verdini）向塔夫茲大學的董事會發出慷慨激昂的請求，[40]他告訴董事會，他自己的姊姊就有鴉片類藥物成癮的問題，並且在兩年前死於過度服用海洛因。當時她二十五歲，身後留下兩個女兒。

莫拉．希利在針對薩克勒家族的起訴狀當中提及，薩克勒家族的影響力像惡性觸手一樣延伸各方，點名塔夫茲大學就是一個例子。一九九九年到二〇一七年，理查一直是醫學院諮詢委員會的成員。[41]薩克勒家族捐款成立全新的「疼痛、研究、教育和政策」（Pain, Research, Education, and Policy）碩士學程，有人形容這是「有目的的饋贈」，丹尼爾．卡爾醫生（Daniel Carr）這位教授受派經營這個學程，理查就和他享有熱切的關係。「我們持續的合作對我來說是當務之急。」[42]卡爾在二〇〇一年這樣告訴理查。疼始康定周圍的爭議浮上檯面時，卡爾還要理查放心，表示理查應該責怪的不是自己，而是責備「那些始作俑者透過他們的損人惡行迫害我們」。二〇〇二年，卡爾現身《波士頓環球報》上的普度廣告，[43]身穿白袍，讚許普度對於鴉片類藥物危機「有所作為」。疼痛學程還任用另一名新進兼任教授，那就是大衛．哈多克斯，[44]他四處吹捧自己拿到塔夫茲大學的聘書，就顯示他在學術上不會受人擺布。他在塔夫茲大學講課時使用普度冠名的教材。[45]《塔夫茲日報》（*The Tufts Daily*）指出，即使到了二〇一〇年，他的課堂上其中一個主題還是「偽成癮」。

學生強烈抗議之後，塔夫茨大學便雇用前聯邦檢察官唐納．史特恩（Donald Stern）進行內部審查。二〇一九年十二月審查完成，摩納科校長和董事長向塔夫茲大學社群寄發一封電子郵件。「我們的學生、教職員、校友還有其他人員向我們吐露，他們每天因為薩克勒這個姓氏如何遭受負面衝擊。」[46]他們寫道。他們宣布十分徹底的應對措施：校方會移除薩克勒這個姓氏，從五個校館和學程名稱中將之除去。「我們的學生走進校館，上面寫有薩克勒，他們認為是反感的事情，」[47]醫學院院長哈里斯．伯曼（Harris Berman）表示，並且解釋他們認為薩克勒這個姓氏「不符合學院的使命和我們的教學目標」。伯曼接著說，有問題的不只是疼始康定，還有亞瑟的後世影響。「薩克勒這個姓氏有問題，不論是亞瑟．薩克勒這個名字，或是全部薩克勒家族成員的名字都是一樣。」他說。

學生活動家歡欣鼓舞。「我們的師長和院長每天教導我們要關懷病人、尊重病人、以尊嚴對待每一個人，然後轉身走進辦公室，辦公室所在校館卻是掛著薩克勒這個姓氏，因此一切看起來相當虛偽。」[48]醫學院學生瑪麗．布莉姬．李（Mary Bridget Lee）說。她提到塔夫茲大學採取是非分明的道德立場，也許「為其它機構立下先例」。

也許薩克勒家族就是害怕前述的可能局面，因此採取強烈措施抵擋校方的動作。吉莉安表達她的憤慨，表示亞瑟「由於弟弟們和其它疼始薩克勒成員的作為，因此飽受責難」。[49]至於疼始薩克勒這邊，家族的一名律師丹尼爾．康納利（Daniel Connolly）譴責塔夫茲大學的決策是「故意為之的背信忘義」，[50]並且指出薩克勒家族「提供餽贈是出於好意」。康納利揚言要付諸法律行動，要求校方「撤銷」這一項作為。薩克勒家族向塔夫茲大學寄出一封信，信中指控校方毀約。[51]塔夫茲大學的學生已經相當清楚地表示，他們認為薩克勒這個姓氏有違道德，但薩克勒家族打算自貶身價，試圖強行讓自己的姓氏重回校園，這種行為可說是生動顯現薩克勒家族的虛榮心和病態的否定心理究竟是達到什麼程度。然而，塔夫茲大學校方堅持原先的立場。

尼可拉斯．維爾蒂尼在學生餐廳聽到消息，於是跑到外面，當時技工正在撤去薩克勒這個姓氏，讓他有一點震驚，[52]周遭的眾人都在鼓掌。維爾蒂尼想起姐姐，此景感覺是「為她打下一場重要的勝仗」。一些地方的牆上原先是用油漆寫上薩克勒這個姓氏，技工就用滾筒油漆刷上一層新油漆抹去它。一些地方則是以凸起的黃銅刻字顯現這個姓氏，他們就會用鐵鎚和鑿子撬起一個個字母，直到只剩下若有似無的痕跡，模糊的髒汙形成輪廓，代表這個姓氏之前的所在何處。[53]

也許薩克勒家族成為過街老鼠，但是他們在白原市親自挑選羅伯特．德雷恩作為破產法官，卻證明是個絕佳選擇。通常宣告破產會帶來失敗和羞恥的形象，但對於薩克勒家族來說，德雷恩的法庭是避風港。他對任何針對薩克勒家族的訴訟展延禁制令，接著又再次展延，不顧詹樂霞的反對，她表示薩克勒家族得到「破產保護的好處，但自己卻沒有提出破產」。[54]

雖然德雷恩是破產法庭的法官，不過他似乎把自己視為有創意的技術官僚，認為自己的工作是促成協議，主要考量的是效率。他頻繁地一再提起破產程序所費不貲，普度、薩克勒家族和各方債權人都需要好多位律師，而且律師都是以鐘點計費。他還試圖簡化程序，並且舉出遭受鴉片類藥物危機的人們究竟需要什麼，他也表示無論普度還有什麼所剩無幾的價值，都應該用來幫助人們對抗成癮，而非送入律師的口袋。

德雷恩對於自身任務的想像這麼刻意地限縮，因此表現出不怎麼關心正義和究責這樣大層面的問題，彷彿這些問題只是理論上的概念，對於手邊的協商無關緊要。許多受害者因為這一次危機失去至愛，州檢察官和律師代表他們討公道，事實上，德雷恩面對這些州檢察官和律師，多次表露不滿，他還表示自己看不慣他們堅持要責問普度和薩克勒家族。薩克勒家族能夠結束所有訴訟的提案，目前依然有效。德雷恩在一次開庭當中表示，[55]莫拉．希利和其他檢察長拒絕接受提案是政治作秀。德雷恩說，他們「遲遲不接受皆大歡喜的方案」，他一想到這件事情，「就很反感。」

白原市的程序有一大爭議來源，那就是其中的證據開示程序：州檢察官和普度債權人的律師究竟有什麼能力針對公司和薩克勒家族的財務狀況蒐集資訊。薩克勒家族還有多少錢？詹樂霞不明白，如果不知道「有多少錢被藏匿起來」，[56]如何能夠期待會達成公平的決議呢？德雷恩法官和全部破產律師自以為重要地在爭論如何分配普度的剩餘財產，當時普度的現金和資產總計大約是十億美元，但薩克勒家族同時卻是作壁上觀，明顯觸不可及，而且他們還持有更大量的資產，這種奇景實在是荒謬到難以理解。一位普度內部的專家接受庭外採證，[57]其證詞就顯示薩克勒家族從公司取得一百三十億美元這麼大的金額。

一名法律學者探討此案，她就提出破產法專家有時表現得好像自己的專業領域是「法律制度的瑞士刀」。[58]德雷恩法官似乎堅信他的法庭就是理想的場域，關於普度和薩克勒家族在鴉片類藥物危機扮演什麼角色，這個方面任何懸宕未解的議題都可以在他這裡解決。[59]他嘴裡的行話，就和這一場官司的破產律師一樣，毫無感情地說著「效率」、「共識」、「達到最大價值」、達成「協議」。至於證據開示程序，德雷恩告訴破產律師「盯緊」官司當中的非破產律師，並且確保他們瞭解從普度和薩克勒家族得來的資訊，不該被視為是「為了審判用途進行開示」，而是為了最後的協議「進行盡職調查」。實際上德雷恩不相信審判。「審判並不是什麼公共吐真藥，」

他輕蔑地說，他偏好「以協商達成協議」。[60]

這次的程序明顯有小團體的風氣，使得一些參與律師很是煩惱。薩克勒家族身旁充滿菁英份子，他們雇用律師代表他們，這些律師都是到菁英法學院就學，現在於菁英法律事務所就業，這些案子當中，對方律師也會是相同菁英機構的產物，法官也是一樣。其中一名控告普度的律師就指出，如此一來造成「沆瀣一氣的氛圍」。破產法領域尤其小眾又保守。普度的新任董事長是一名公司重組專家，名為史蒂夫．米勒（Steve Miller），他和德雷恩法官相識多年。二〇〇八年的一本回憶錄當中，[61]他說起一則幽默的軼事，內容是有一次他在德雷恩的法官辦公室睡午覺。肯尼斯．芬柏格（Kenneth Feinberg）是一名受害者賠償專家，受託在這一起破產案擔任兩名調解人之一，之前他曾經受雇於普度，[62]並且賺進大約一千兩百萬美元。大家似乎都互相認識。麻州檢察長辦公室的主導律師吉莉安．費納，有一晚為了一次開庭在白原市過夜。[63]她以公務員優惠入住麗池飯店（Ritz）。許多參與此案的律師也都入住這裡，距離法院只需要稍微步行。費納和幾位其他州的檢察官談話，這些州也在控告普度，她得知當晚這些檢察官會和馬克．凱瑟曼（Mark Kesselman）共進晚餐，也就是普度的首席法律顧問。費納沒加入他們，反而是在飯店酒吧獨自用餐。「只有我自己和我的原則一起吃飯。」她寄簡訊給友人寫道。

南．戈丁和「疼痛組織」的活動家領悟到，也許薩克勒家族的命運會在破產法庭這個場域就決定，他們對此感到極度不滿。當中不只是因為破產程序重視經濟上的妥協勝過一切，還有破產法實在過於專業和呆板，使非律師人士難以理解。「現在我們是在他們所訂定的條件之下奮鬥，」[64]「疼痛組織」活動家哈利．庫倫（Harry Cullen）這麼抗議，「法庭上開口閉口都是數字。一切都會轉換成數字。」初期，這個團體在法庭大樓的台階發動假死抗議，不過新冠肺炎疫情在三月來襲之後，德雷恩停止實體開庭，轉而採用電話會議，這樣便剝奪抗議者的舞台，他們也就無法發起行動。「我們被迫戛然而止，」庫倫說，「我們要如何要求他們負責呢？」戈丁積極地介入程序，協助成立受害者委員會，藉此在破產程序中達到更大程度的問責。他們發起請願，要求指派一名獨立審查員，[65]負責檢驗德雷恩法官。幾起備受矚目的破產案同樣涉及企業嚴重不當行為的指控，都有這個特別的作法，例如安隆和世界通訊（WorldCom）。然而，德雷恩不認為此案有必要這麼做。

那個夏天的一天，《紐約時報》發布一篇專欄文章，[66]作者是記者傑瑞德．波斯納（Gerald Posner）和破產法學者勞夫．布巴克（Ralph Brubaker），文章表示，也許薩克勒家族會「全身而退」，保住絕大部分的財產，也不會面臨有實質影響的懲罰。一名律師在一次開庭中提起這一篇專欄文章，德雷恩法官就爆發了。「一些愚蠢的專欄作家說什麼是無關緊要的事情，」[67]他氣急敗壞地說。他強烈要求在場律師不要「購買或點閱」《紐約時報》這樣的出版品，他也聲稱自己不會「想要聽到有人在此案過程再次引述一些白癡記者或部落客的話」。

無論德雷恩有沒有突然發火，隨著一個月接著一個月過去，薩克勒家族似乎愈來愈可能真的全身而退。這一次破產程序有一個問題尚無定論，那就是司法部是否會控告普度或是？[68]在過去幾年，多個司法轄區的聯邦檢察官一直在調查普度，暗中發出傳票並且蒐集證據。德雷恩法官訂定七月三十日為最後期限，任何請求權人若認為自己是普度這一次破產的「債權人」，都應該向該庭提交相關文件。超過十萬人以個人名義提出債權請求，[69]他們主張普度的鴉片類藥物顛覆他們的生活，也認為他們應該有權利得到賠償。保險公司也提出債權請求，光是其中一家保險業者聯合健康保險公司（United Health）就提交驚人的文件，[70]揭露他們委託他方進行分析，探討自家公司有多少保戶曾經取得普度的疼始康定處方，接著之後確診患有鴉片類藥物使用疾患，結果是「幾十萬人」。「人們在醫生照看下不會成癮」這樣的說法，遇上前述數字便站不住腳了。

期限將至之前，司法部自行發起賠償請求，[71]並且透露多起民事和刑事調查都揭示，自二〇一〇年至二〇一八年，普度派遣業務代表拜訪開方醫師，公司都知道這些開方醫師「促成醫學上不必要的處方」。據稱普度還向開方醫師提供回扣，鼓勵他們開立更多處方；也向一家醫療電子紀錄公司提供回扣，這一家公司便會建立數位通知，促使醫生在看診期間推薦鴉片類藥物；還向特種藥局提供回扣，當其他藥局拒絕配藥，這些藥局就會受到誘使依處方配藥。司法部官員堅稱這種作為「形成罪責」。

普度在二〇〇七年承認罪行，此次一系列的不法行為和當時的風格大致上非常類似，這一點最是激起眾怒。行為細節不一樣了，但換湯不換藥：普度以行騙的方式推行自家鴉片類藥物，絲毫不在乎這些藥物會造成什麼危險。司法部的文件顯示，要是最後這些普度的罪名當中有任何一項被判決有罪，或是針對這些指控達成和解，也許聯邦政府會成為普度的債權人。鑒於有批評聲音針對二〇〇七年的協議指出，六億美元的罰款不足以嚇阻普度，加上普度現在看起來是累犯，並且再次犯下同一種類的罪行，一些評論家納悶這一次聯邦政府機關是否會真正以重罪起訴一些高階主管。在近期另一案當中，司法部剛好這麼做：過去約翰．卡普爾（John Kapoor）在英希斯（Insys）藥廠擔任執行長和董事長，二〇二〇年一月，因為他深度參與推銷和銷售自家的危險鴉片類藥品，也就是吩坦尼藥物薩希斯（Subsys），遭判五年半的刑期。[72]下一個會是普度的執行長克雷格．蘭多嗎？

同樣的事情不會發生在克雷格．蘭多身上。原來瑪麗．喬．懷特和其他薩克勒家族還有普度的律師，一直暗地和川普當局進行協商。司法部內部的專案檢察官召集發起民事和刑事訴訟案，他們開始感受到政治領導階層的龐大壓力，[73]要求這些檢察官在十一月的二〇二〇年總統大選之前，結束針對普度和薩克勒家族的調查。川普當局的高層已經決定，這件事情得要儘速而且柔性解決。一些司法部的職業律師對於此舉深感不滿，以至於書寫密函表達反對，他們相信這樣做是司法不公，密函就是要為此留下紀錄。

大選前兩週的一個早上，川普政府的司法部副部長傑佛瑞．羅森（Jeffrey Rosen）召開記者會，[74]宣布針對普度和薩克勒家族的調查已經有「整體解決方案」。羅森宣布，普度承認共謀欺詐美國的罪名、違反《食品、藥品與化妝品法》（Food, Drug, and Cosmetic Act），還有兩項共謀違反《反回扣法規》（Anti-kickback Statute）的罪名。高階主管不會以個人名義面臨指控。事實上，個別高階主管連被點名都沒有：這樣彷彿是在說這間公司是自行運作，就像自駕車一樣。（普度和司法部達成和解之後，有幾場庭外採證是關於普度的破產事宜，約翰．史都華和馬克．提姆尼兩名前執行長雙雙行使憲法第五修正案的權利，也就是他們不需要自認其罪，因此拒絕回答問題。）[75]羅森大力宣傳針對普度的聯邦罰則，總價值「超過八十億美元」。[76]當時，媒體殷勤地在新聞標題重複提及數字已經蔚為標準模式，這一次各家媒體也保持一概作風。[77]

當然，只要多加注意，就會知道普度的現金和資產總價值只不過接近十億美元，也沒有人表示薩克勒家族有責任要支付普度的罰款。因此，八十億美元這個數字意圖造成誤解，猶如薩克勒家族的和解提案原先預估有一百至一百二十億的價值，也是一樣是為了混淆視聽，當時的數字經過操弄，沒有現實中的實質意義，主要就是設計來在新聞標題當中大肆重提。至於薩克勒家族，羅森宣布他們同意支付兩億兩千五百萬美元以解決另一起民事控訴，事由是他們違反《詐欺賠償法》（False Claims Act）。調查指出，理查、大衛、喬納森、凱西和莫蒂默「在知情的情況下導致他方」以鴉片類藥物「向聯邦健康保險計畫提交虛假和欺詐性的費用申請」，[78]而且這些藥品的「開立用途不安全、無效，又沒有醫學上的必要性」。然而，他們不會受到任何罪名指控。事實上，大衛．薩克勒的庭外採證的證詞顯示，司法部甚至沒有偵訊任何家族成員就結束調查。政府機關都非常順從薩克勒家族的意思，以至於大家連費心訊問他們都沒有。[79]

羅森在記者會開放提問，一名記者指出薩克勒家族被迫支付兩億兩千五百萬美元，「相比他們從公司取走一百億元，只不過稍微超過百分之二，」[80]他接著問，「為什麼讓他們留住所有的錢？」

羅森回覆，他自己認為薩克勒家族已經在付出「極高的代價」。

「你們曾經嘗試追討那些錢嗎？」[81]另一名記者問道。

「法律沒有寫到如果有人做錯事，我們就要直接剝去他們的所有資產，」羅森辯解道，「我們不是這樣做事的。」

第三名記者問道，為什麼政府沒有針對薩克勒家族提起刑事訴訟？[82]羅森拒絕回答。

「二〇〇七年好像重演了。」[83]巴瑞．邁爾在記者會之後表示。十三年前的維吉尼亞州訴訟案，檢察官累積非常大量的有罪證據，之後薩克勒家族竟然部署他們的強大律師，訴諸司法部的政治領導高層，暗中顛覆訴訟案。二〇〇七的訴訟案有一份起訴備忘錄，裡面盡是詳細的指控，這一次訴訟案也一樣，許多痕跡都顯示專案檢察官盡忠職守。正式和解文件引述許多具體例子，[84]說明普度的業務代表針對明顯有問題的醫生進行業務探訪，其中一名醫生的綽號還是「糖果賣家」（Candyman），文件指出，「因為她會馬上開立最高劑量給每一個病患。」薩克勒家族的律師主張，家族成員並沒有因應未來有一天會面臨清算，就從公司取走資金，律師主張，「二〇一七年，只要是正常人都不會想到，普度會面臨大量關於鴉片類藥物的官司或審判。」[85]然而，和解協議當中包含二〇〇七年薩克勒家族成員之間的一些電子郵件，[86]他們在當中表示未來的訴訟案有可能「波及家族」，並且討論他們取走資金的意圖。也許薩克勒家族已經同意支付兩億兩千五百萬的罰款，但即使普度承認犯下重罪，家族還是拒絕承認任何個人的不法行為。

「又來了，這麼多年過去了，司法部終於有第二次機會好好做事，結果他們又再一次讓薩克勒家族脫身，」[87]莫拉．希利在微軟國家廣播公司（MSNBC）參加訪談時說。「沒有人要去坐牢，正義不再，薩克勒家族不用面臨認罪的境地。」她繼續說。這一次和解根本就只是「一家破產的公司認罪而已」。

希利辦公室的吉莉安．費納和沙迪．亞歷山大取得德雷恩法官的許可，[88]針對薩克勒家族進行庭外採證。費納在八月針對大衛．薩克勒進行採證，不過剩餘的採證面談，也就是凱西、莫蒂默和理查，時間安排到十一月這麼後面，屆時選舉已過。費納和亞歷山大還希望，只要薩克勒家族還在接受庭外採證，聯邦政府便會別無選擇，只好延緩所有和解協議。畢竟，如果有證據浮上檯面得以將他們定罪呢？然而，在某一個時間點後司法部的律師便不再出席庭外採證。「我還沒有放過普度和薩克勒家族，」[89]希利宣告，並且表示儘管和解已經成定局，薩克勒家族的庭外採證還是會持續下去，「我們會繼續代表州政府在法庭上要求他們負責。」[90]

她和其他州的檢察長仍然深受制約，因為德雷恩法官決定中止他們的訴訟案。德雷恩談論自己對於破產案決議的願景時清楚表示，他真正想要的是將針對薩克勒家族的訴訟限制由暫時轉為永久。薩克勒家族在肯塔基州和奧克拉荷馬州的訴訟案當中達成和解，[91]他們約定家族能夠完全免除未來的所有法律責任。薩克勒家族打算付錢了事，但他們要求對方做出無可推諉的保證，並確定之後不會再有訴訟。二〇一九年，當時大衛・薩克勒在克里夫蘭提出和解提議，當中的條款書提到，[92]薩克勒家族已經表明會提供三十億美金並且放棄普度的掌控權，不過條件是免除一切民事和刑事責任。薩克勒家族不想要餘生都戰戰兢兢的。德雷恩法官異常在乎要在破產程序當中留得價值，他似乎就贊同上述的考量。二〇二〇年一次早期的開庭，[93]他表示要實現「確實的和平」只有一個辦法，那就是他所謂的「第三方責任免除」，這一項裁決使得不只是普度，還有薩克勒家族都能免除未來的鴉片類藥物相關訴訟。這可是個爭議，因為有二十四個州準備好要重啟他們的訴訟案，就等破產案告一段落，德雷恩法官表明自己提前提起此事，是因為國內一些地方的法律規定聯邦破產法官不得禁止州政府機關針對第三方提起自己的訴訟，例如薩克勒家族，因為他們甚至沒有在德雷恩的法庭上宣告破產，不過德雷恩表示判例法日新月異。

普度的律師馬歇爾・霍布納（Marshall Huebner）向法官保證，他所屬的達維律師事務所（Davis Polk）「猶如在使用電子顯微鏡」仔細追蹤判例法的發展。

「也許你們不只得追蹤，」德雷恩說，語氣悄悄變得很奇妙，聽起來在提供法律諮詢，「也許你們需要提出法庭之友意見書（friend-of-the-court brief），以反制一些……」他的聲音逐漸減弱，「好吧，我就說到這裡。」

霍布納不像德雷恩一樣，他展現自知之明並且說，「我不確定世人是否希望看到一份普度製藥的法庭之友意見書。」接著補充，「不過我們會考慮這一點。」

一些州拒絕接受薩克勒家族的和解條款，三月提交法庭的一份文件當中可見，這些州明確指出從法律體系得到這樣的待遇是富人的專屬特權，「對於法庭的公平性，也會傳達錯誤訊息。」[94]

然而，這種事情也有先例。道爾盾破產案涉及危險的避孕器，最後把持那一間公司的勞敏士家族就是達成這樣的協議。[95]法官在破產程序期間先是中止任何針對勞敏士家族的訴訟案（即使勞敏士家族沒有宣告破產），並且主持和解程序，最後勞敏士家族拿出一千萬美元。接著，這名法官禁止未來各方再就這個有缺陷的裝置，針對勞敏士家族和他們的公司提起任何訴訟。當時有女性使用道爾盾受傷因而前去法院要求陳述意見，不過遭受法警強制驅離。破產案決議之後，勞敏士大藥廠由美國家庭用品公司（American Home Products）收購，勞敏士家族透過這一筆交易到手三億八千五百萬美元。最後薩克勒家族會支付幾十億美元，但又帶走遠遠更多的金錢，似乎已經是不爭的事實。他們會避開任何針對他們的進一步指控，也永遠不會承認罪行。

二〇二〇年，破產案的最後一次開庭，德雷恩法官透過電話會議和此案的參與律師進行對話，他們在談論一些程序動議的呆板細目，突然傳來一名男子的聲音。「我的名字是提姆．克萊默（Tim Kramer），」他說，「我有幾件事情想說。」[96]

「您代表什麼人嗎？」德雷恩問道，「您和此案有什麼關係呢？」

「我和此案的關係就是我的未婚妻死了，」克萊默說，「我成為她女兒的監護人。」普度和薩克勒家族「對我的繼女有所虧欠」，他這麼說，「因為他們製造的藥品殺死我的未婚妻。」

「好的，所以，克萊默先生，今天議程上第一個特定的事項是關於一項動議，動議內容是延長債務人的時間，好讓他們提出破產法第十一章的重組計畫，這段時間也會專屬於他們，」德雷恩說，「因此，我想我能夠理解您很困惑，尤其因為您不是律師，但關於您或您的媳婦在此案的債權請求問題，這項動議其實沒有直接關係也無法解決。」克萊默一直是代表他的繼女發言而非媳婦，不過這不是重點；德雷恩說，克萊默針對普度的債權請求在日後會有機會受到檢閱。無論現在他想說什麼，都未排進當下開庭的議程。

「噢，」克萊默語帶歉意地說，聽起來受了一番教訓，「我應該掛掉電話嗎？或是我應該留在線上呢？」

「先生，您隨意就好，」德雷恩說，「您不一定要留在線上。」克萊默表示他這邊會自己轉成靜音，並且「只是聽聽各位要說什麼」。

開庭程序繼續進行，不過沒多久又有人插話。「庭上？不好意思，」一個女人說。她介紹自己叫做金柏莉・克勞奇克（Kimberly Krawczyk），表示自己想要發言以「緬懷我的哥哥」。她強忍淚水，聲音也就壓得更小。她說自己寄給法官一封信。「您想要我唸一唸那封信嗎？」她問道，或是「直接發言緬懷他呢？」

「噢，女士，我……」德雷恩停頓下來。好長一段時間，電話裡面只有一片沉默。「我得說，女士……」他又停頓下來。德雷恩主持此案已經超過一年，他偶爾會意思一下，對於鴉片類藥物危機的受害者表示同情，但這些受害者並不在法庭裡面，所以他就像是在講空話。然而，現在他們闖入破產程序，要求眾人聆聽自己的聲音。他時常有意無意提起這些受害者的苦痛經歷，現在實際面對他們本人，他看起來焦慮不安，渴望退回舒適的法律模糊地帶。「我們開庭是照著時程來走，」德雷恩說，「我們確實有幾十萬人因為鴉片類藥物失去至親，」他再次停頓，「我……嗯……我不覺得這裡適合討論這件事。」克勞奇克試圖插話，但德雷恩繼續說下去。許多家庭像她家一樣遭受傷害和痛苦，「我在心中非常重視這樣的狀況」，他向克勞奇克保證，「律師和金融界人士」也都是這麼想。然而，「破產法不考量這種狀況，我們不能就讓每一次開庭都在討論這些事情，」最後他說，「因此，我不會再讓您繼續就此發言。」也許克勞奇克以為自己有機會發言，但德雷恩並沒有因此怪罪她，並且說，「我完全可以理解，我不責怪您，您並非律師。」

「我很抱歉，」她說，「我希望有時間可以發言。他是我的最後一個家人，由於鴉片類藥物氾濫和普度製藥的家族，我們整個家庭大受影響。因此，我遭受這一次危機的痛苦，家裡又只剩下我一個人，我真的希望能夠從這樣的角度發言。」

理查・凱彼特和理查・薩克勒從哥倫比亞大學畢業，接著前去就讀醫學院，幾十年過去了，兩人還是會偶爾聯絡。凱彼特成為一名精神科醫師，並且長年為食品藥物管理局效力。他眼看自己的舊時室友一躍成為疼始康定背後的主理人，心裡覺得非常有意思甚至是驚歎。一想到過去此人和自己很要好，之後推出一款改變製藥業的藥物，因此成為富翁賺進好幾十億，接著引起成癮和死亡危機，凱彼特仍覺得不可思議。理查有個特點始終打動凱彼特，就是熱情。理查的熱情是那麼無畏、那麼有感染力，但終究也那麼魯莽。凱彼特對於理查的印象一直是這樣，他說「這樣的性格讓理查沖昏頭」。[97]「我往往追隨他的腳步，追隨他的同時也沖昏頭，我在想可以形容他就像是『推銷員』，但又沒有真的表達到精隨。」理查有一種驕傲自大的心態，對於後果視而不見，對於自己的信仰堅定不移。理查和伯父亞瑟不只是同姓，兩人還都是行銷奇才，他們的雄心壯志也都難以滿足，除此之外，如果說兩人還有什麼共通點，那就是他們即使面對反面證據，也會頑強地拒絕接納任何質疑，他們也同樣會自我矇騙，盲目相信自己的長處。

普度製藥宣告破產的幾週之前，貝弗莉・薩克勒離世了。除了吉莉安和特瑞莎，兩位是亞瑟和莫蒂默的第三任妻子，而且都比丈夫年輕許多，貝弗莉是最後一位舊世代成員。雷蒙德還在世時，貝弗莉都會出席公司在史丹福的盛大集會，並且和員工說說話。大家都覺得貝弗莉溫暖又迷人。一九四四年，貝弗莉嫁給雷蒙德，當時的素面黃金線戒，現在她依然戴著。她會和旁人說，自己和雷蒙德在那些時日真的沒有什麼錢，他們只買得起這枚線戒。

破產程序期間的某一個時刻，理查・薩克勒搬回父母的房子，也就是格林威治田端圓環的豪宅，這裡能夠看見長島海灣。此處偌大偏僻，自從理查的父母離世，這裡就幾乎保持原樣。喬納森和妻子瑪麗就住在附近，但喬納森在和癌症奮鬥，二〇二〇年的夏天，他也離世了。喬納森和父親及伯父的訃聞看起來顯然不一樣，[98]內容一開始就提到疼始康定，而且幾乎完全沒有論及慈善。

現在理查大多數的時間都是獨自一人。他和孩子的關係依然緊密，但因為破產程序的前提是普度和持有家族必須正式分割，突然之間理查不能再干涉公司的大小事，這可是他生活裡深深熱愛的事情。他覺得痛苦又沮喪，其他藥廠都在競相開創新冠肺炎的治療藥物，他只能像個板凳球員一樣眼睜睜看著，無法統帥普度剩餘的力量做一樣的事情，甚至也無法捐款支持這樣的研究，因為這時沒有人要他的錢。除了許多受雇於他的顧問，他沒什麼朋友了。他和旁人說起自己面臨的難題，依然堅稱疼始康定這個產品非常安全，他不顧所有的反證，強調如果是在醫生的照看之下使用，病患出現成癮症狀的機會是「微乎其微」。薩克勒家族持續表示，幾乎沒有什麼人和他們一樣付出這麼多心血對抗鴉片類藥物的危機。理查的其中一名律師形容，二〇一〇年的疼始康定新劑型就是普度和薩克勒家族在針對這一次危機採取「最有抱負和影響力的」措施。[99]然而，二〇二〇年九月，[100]食品藥物管理局發布為時十年的研究結果，當中舉出若是已經對疼始康定成癮，便有可能會轉而使用海洛因或其他藥物，並且認為新劑型整體下來不能說是「減少了過量服用鴉片類藥物的狀況」。其他研究表明，其實海洛因危機是新劑型造成的，但食品藥物管理局在這邊就打住了。然而，食品藥物管理局分析所有有效數據之後，表示「無法確定」新劑型疼始康定是否有任何「公衛的淨效益」。

司法部決議拍板定案的隔天，紐約大學醫學院，也就是理查取得學位的地方，宣布他們的生醫科學研究所「和其他冠名學程」都打算除去薩克勒這個姓氏。[101]塔夫茲大學一次就完全移除薩克勒這個姓氏，現在他們已經不是特例了，當下其他機構的盤算幾乎都正在改變。紐約大學做出決策的隔天，大都會藝術博物館表示知名的薩克勒側廳——也就是丹鐸神廟的所在之處和南．戈丁的第一場抗議的場所——現在名稱正式在「重新探討當中」。[102]三天之後，哈佛大學宣布組成「重新命名」委員會，[103]強調校園裡的許多建築物都有各家族姓氏點綴，但其中一些姓氏會讓人聯想到特定作為，「現今我們社群的許多成員對於這些作為倍感憎惡。」校方指出他們會在適當時機做出改變。

南．戈丁和「疼痛組織」的盟友去年大把時間都因為薩克勒家族的破產程序和新冠肺炎疫情而備感窒礙難行，現在他們幹勁和希望大增。他們會針對大學、古根漢博物館，特別是大都會藝術博物館加倍火力。他們下定決心繼續奮鬥，直到看見薩克勒這個姓氏失勢倒下。

二〇二〇年最後幾週，薩克勒家族突然面臨其中一種形式的清算。美國眾議院監督和改革委員會（Committee on Oversight and Reform）宣布會舉行一場聽證會，主題是「鴉片類藥物氾濫之中，普度製藥和薩克勒家族的角色」，[104]並且致函邀請理查、凱西、莫蒂默和大衛．薩克勒列席參加。如果司法部和聯邦破產法庭要放薩克勒家族一馬，也許國會至少可以要他們負責。這一次聽證會似乎代表國會議員有機會重現一九九四年的經典時刻，當時國會硬拉七家主要菸商的領導人到面前，盤問他們對於香菸的成癮性知道哪些事情以及何時得知。

聽證邀請送出之後，薩克勒家族的律師等了一週，接著送出禮貌的回覆：感謝各位給予機會，我們要拒絕這次邀請。家族成員的法務團隊在幕後拚命遊說，設法讓委員會取消聽證會，或是讓公司代表而非薩克勒家族前去發言，過去薩克勒家族都是這麼做。然而，紐約州眾議員卡洛琳．馬洛尼（Caroline Maloney）是委員會主席，她在十二月八日寄出一封信，指出如果薩克勒家族不願意主動接受她的邀請，她就會被迫傳喚他們。

九天後聽證會召開了。由於新冠肺炎疫情，聽證會程序會以遠距形式舉行，當天早上大衛．薩克勒身穿深色西裝，坐在一個平淡無奇、照明充足的地方，看起來是借來的辦公室，他舉起右手完成宣誓。薩克勒家族知道他們其中一些人別無選擇必須現身，因此他們進行協商，同意大衛、凱西還有普度的克雷格．蘭多出席。六十年前，基福弗參議員召開國會聽證會，當時菲利克斯．馬蒂－伊巴內茲宣稱自己病弱，藉此躲避作證，比爾．佛洛利克則是表示他身處遠方，人在德國的某個地方。當下，一名瞭解這些協商過程的人士指出，莫蒂默．薩克勒的律師表示莫蒂默無法現身，因為他會在「亞洲一個偏遠的地方」。即使是理查．薩克勒在經營普度時，他也總是偏好由其他人代為發聲。屆時預期會是嚴苛的公開調查，而且可能會主要聚焦在他自身的作為和言論，理查面對這樣的想法，選擇不現身為自己開解，而是派出自己的兒子代他發言。

「我想要表達，我們家族對於鴉片類藥物危機深感悲痛，」[105]一開始大衛說。他刮去鬍子，頭髮分線梳成學生頭，雖然現在他四十歲了，看起來卻不到這個年齡。「各位從媒體聽到關於薩克勒家族的事情，幾乎肯定是錯誤的或經過高度曲解。」

在他作證之前，委員會邀請多位人士談論疼始康定對於他們的人生造成多少痛心的衝擊。一位加州的母親芭芭拉．凡．路伊恩（Barbara Van Rooyan）談起自己的兒子，他在二〇〇四年服用一顆疼始康定藥物，接著就停止呼吸，她也痛失兒子。「第一年時，我每天早上醒來都希望自己也死了，」她說，「痛失子女的傷悲並不會隨著時間有所改變，而是以一輩子的重擔壓著一個人的靈魂。我認為普度和薩克勒家族應該為這件事負責。」南．戈丁也現身說法，巴瑞．邁爾的書顯眼地擺在她身後的書架。「成癮摧毀我和朋友還有家人的關係，也幾乎了結我的職涯，」她說，「有五十萬人已經再也無法表達他們的心聲，我此刻就在努力為他們發言。」

這一切對於大衛來說是相當新奇的體驗，這些人的人生都是毀於大衛家族的藥品，他得和他們面對面，也被迫聽聽他們要說什麼。「我真的很遺憾疼始康定和任何成癮或死亡的情況有關係，」他說，「現在完整的紀錄還未公開，我相信屆時紀錄會證明薩克勒家族和董事會的作為合乎法規和倫理。不過我深深為此負起道德上的責任，儘管我們立意良善也竭盡所能，我們的產品，也就是疼始康定，還是被認為與濫用和成癮有關聯。」

這些講題都經過精心設計。薩克勒家族會表現出同情，甚至是悲痛，但不會承認自己行事不端。「我依賴普度的管理階層，才能時時刻刻瞭解醫學科學的進展，並且確保公司遵守所有法規。」大衛說。他持續使用像是律師一樣的語法，表示疼始康定「被認為」和成癮「有所關聯」。然而，那些眾議員並不買單。「您使用被動說法，就是您說疼始康定『被認為』和成癮『有所關聯』，」馬里蘭州的傑米・拉斯金（Jamie Raskin）評論道，「這樣說多多少少暗指您和您的家族並不知道當時的情況。」

克雷・希金斯（Clay Higgins）本來在路易斯安那州擔任警察，後來才投入選戰成為國會議員，他指出「路上」隨便一個人都知道疼始康定容易成癮。薩克勒家族怎麼可能不知道？另一位眾議員，北達科塔州（North Dakota）的凱利・阿姆斯壯（Kelly Armstrong）說，這時任何似是而非的推諉說詞都難以取信眾人。這家人「只要好好看看自己的資產負債表」，就可以找到全國危機爆發的證據了。

眾議員一位接著一位打擊大衛。「兩黨在這個委員會不太有相同的意見，」委員會副主席，肯塔基州的詹姆士・卡莫（James Comer）說，「不過我認為我們對於普度製藥和您家族的作為一致感到厭惡，我相信大家也都會同意。」

大衛似乎好幾度出現搞不清楚狀況的滑稽模樣，不僅不熟悉鴉片類藥物危機的細節，也不瞭解美國人日常生活的實際情況。有人問他是否曾經前往阿帕拉契地區深入瞭解疼始康定對那裡造成什麼衝擊，他回覆他曾經去過那裡，不過不是為了「調查實際情形」，而是和喬絲去度假。伊利諾州眾議員拉賈・克利胥納莫提（Raja Krishnamoorthi）一度在螢幕上放出一張照片，裡面是大衛和喬絲在二〇〇八年購置的豪宅。「這是您在加州貝萊爾的住處，對嗎？」

「不對，」大衛說，「我從來沒有在那裡過夜。」

對於大衛來說，這樣講一定是直接了當的開脫。畢竟，那裡只是用來投資的。然而，克利胥納莫提不太懂。您持有這間房子？還是沒有呢？

「我的受益信託持有這棟房子，」大衛澄清並補充道，「那房產只是為了投資用途。」

「噢，您的信託持有那棟房子，」克利胥納莫說。當然是信託了。「沒錯，薩克勒先生，您的信託購置這棟房子，以兩千兩百萬美元成交，並且以現金付款。」許多美國人都有疼始康定成癮的問題，克利胥納莫說，「先生，我會主張您和您的家族對金錢成癮。」

凱西．薩克勒現身聽證會，她看起來蒼老又憔悴，一部分也許是刻意賣弄這樣的模樣。在最近一次庭外採證期間，她堅持使用放大鏡閱讀放在她面前的文件。她進行事前擬好的發言之前，出乎意料地離題說起自身經歷作為開場。「失去子女是最悲痛的事情，」她這麼說。「雖然每個家庭的悲劇不能相提並論，但我知道這種情況多麼痛心。我的弟弟羅伯特患有精神疾病，之後自殺身亡，」她說，「我從自身經驗瞭解到，我們的摯愛患有精神疾病或是出現成癮症狀並不是他們的錯。」

如此話鋒一轉震驚眾人。從一九七五年以來這麼多年，薩克勒家族從來沒有公開談及鮑比的死亡，或是說甚至從未提及他這個人。然而，現在凱西選擇這麼做。也許凱西其中一個考量是，她在作證的幾週之前獲悉，不久後鮑比死亡的細節就會在此書公開。無論她揭露這件事情是為了得到同情，或是由衷表達憐憫，這番話感覺毫無感情。凱西接下來的證詞都和大衛採取相同的推託遁辭。一想到疼始康定「被認為」和這麼多人飽受的痛苦「有所關聯」，她表示自己「深感哀傷」。

佛蒙特州眾議員彼得．威爾許（Peter Welch）提到墨西哥毒品首腦「矮子」喬奎因．古茲曼（Joaquín “El Chapo” Guzmán），最近他在紐約聯邦法庭上遭判有罪。「矮子古茲曼遭判無期徒刑，一百二十億美元都要沒收，」威爾許指稱，「薩克勒家族由於普度的關係坐實三項重罪，不過沒有人要坐牢，公司還是保有幾十億。」

「不好意思，」凱西說，她突然精神來了，甚至表現出不耐煩，「薩克勒家族並沒有遭判任何重罪罪名。普度製藥則是有一項重罪罪名。我是獨立的個體。」凱西表示其實自己對於家族企業並不是非常滿意。「我很生氣有些人在普度工作然後違反法律，」她接著說，並且承認這樣的事情不只發生一次，「這樣的事情在二〇〇七年就讓我很生氣了，現在二〇二〇年，我又一次因為一樣的狀況深感憤怒。」

馬洛尼問凱西是否會道歉，不是那種「你們不開心，所以我很抱歉」的攏統方式，而是針對「妳在鴉片類藥物危機當中扮演的角色」真心道歉。

「我一直想不通這個問題，」凱西開始說，「我一直試圖搞清楚：依據當時我所知道的事情，而非現在才知道的事情，有沒有什麼地方是我可以有不同作為？」然而，她思考一會兒，最後說，「我沒有答案，我不知道自己在什麼地方會有不一樣的作為。」

大衛一直提到，他渴望讓大家知道薩克勒家族「也有人性」，不過薩克勒家族有一個問題，就是他們不像其他人類一樣，他們看到周遭發生的事情，似乎無法從中有所體悟。他們能夠排練然後創造他們擁有人類同理心的假象，但似乎不能瞭解自己在這個事件當中扮演什麼角色，而且不會感受到由衷的道德頓悟。他們怨恨自己被迫扮演劇中的反派角色，但他們自身發展不全又固執的盲目心理，使得他們這麼適合反派角色。他們改變不了這一點。

當早的聽證會中有一些無法否認的儀式感。如果社會無法針對薩克勒家族究責，那麼就要讓他們在這樣的盛大儀式上顏面盡失。也許對於凱西和大衛來說，這一場儀式似乎是場演出：議員在表演義憤填膺，就像他倆在表演憐憫。然而，這樣的程序從根本的一些面向看來也是在展現民主：疼始康定對好多社區造成破壞，現在代表那些社區的眾議員齊聚一堂，表達人民共同的憤怒，猶如可怕的希臘合唱團。

委員會當中有一位是資深眾議員吉姆．庫伯（Jim Cooper），他來自田納西州，這裡遭受疼始康定大肆蹂躪。他的舉止溫文儒雅，講話慢條斯理，選詞用字小心謹慎，充滿教授式的抑揚頓挫。對於薩克勒家族執意拒絕承認自身作為，庫伯說，「我在想厄普頓．辛克萊（Upton Sinclair）曾經寫道，如果對於一件事視若無睹才會有利可圖，那麼怎麼樣也要裝傻下去。」他接著說，聲音輕柔又從容，「我看著你們作證實在是血液都在翻滾。我不確定自己的認知中是否有任何家族邪惡更甚於你們。」

二〇二〇年的新冠肺炎疫情和伴隨而來的經濟頹勢，對於鴉片類藥物危機只有加劇，[106]因為社交孤立和經濟壓力造成人們重染舊習，服藥過量的死亡率在國內一些地方猛然上升。大衛和喬絲逃離紐約不久，莫蒂默和賈桂琳也悄悄脫手他們在東七十五街的聯排別墅，[107]他們透過場外交易以三千八百萬美元成交。據稱他們會搬到倫敦，長久以來，許多寡頭要是他們的財產不受待見，都會偏愛這一座城市，也許這裡會提供他們更加怡人的活動基地。

許多家庭因為鴉片類藥物危機失去摯愛，莫拉．希利堅持一段時間和他們聊一聊。這些家庭時常感到極度憤慨，不過他們許多人告訴希利，自己想要的不是金錢而是真相。提交破產法庭的一份文件顯示，[108]各州估計這一場危機的整體損失超過兩兆美元。「我們在努力傳達真相，這樣才得以清算。」希利說。蒐集證據然後傳達真相，而且是確實的真相、完整的真相、長久以來被封鎖的真相，這樣做本身有其價值。「薩克勒家族成員的不法行為造成這一場危機，我們得到再多的金錢也無法彌補其中的傷害。」[109]希利指出。多少錢都不夠，她繼續說，同時薩克勒家族拿出再多錢也無法消除他們過去做下的事情。近乎一世紀之前，當時正是經濟大蕭條的高峰，艾薩克．薩克勒告訴三個兒子，要是錢沒了，永遠可以再賺；不過要是名聲沒了，就永遠無法失而復得。莫拉．希利的口氣和艾薩克．薩克勒十分相像，她最後說，「他們買不回自己的聲譽。」

司法部的決議有一點很奇怪，那就是這一份決議支持薩克勒家族爭取把普度轉為所謂的公益企業，這個企業會持續銷售鴉片類藥物，但收益會分發給各州，他們才能對抗鴉片類藥物危機。另外，任何公開的評論都未聚焦這一點——薩克勒家族提議普度應該轉為公益信託卻是充滿諷刺。早在一九四〇年代紐約下雪的街角，亞瑟、莫蒂默還有雷蒙德和他們最好的朋友比爾．佛洛利克訂下協約。他們會緊密合作，有福同享到難分難捨的境界。他們會共享事業、互相扶持，所以整體才能團結力量大，而且到最後一個人離世之際，他會將所有人的資產轉為慈善信託。

理查・雷瑟這位律師在幾乎六十年之前擬出書面協議約，他眼看薩克勒家族祭出協約當中的承諾作為誘拐眾人的甜頭，藉此抵禦訴訟，對他來說可是極度惱人的事情。「協約不是設計來讓理查・薩克勒賺大錢，」[110]雷瑟說，「而是設計來實現回饋全人類的理想。」

一九四七年，理查・薩克勒還是個小男孩，他的父親和伯父們就成立家族早期的一個基金會，「以記念艾薩克・薩克勒，他的大愛無遠弗屆，他的熱情和遠見無邊無際，兒子們謹以這個基金會表達對他的敬意。」三兄弟寫道，他們的目的是要「推進他懷有的理想」，並「為了減輕人類的苦痛盡一分力」。[111]

後記

二〇二〇年夏天，我還在撰寫本書，一天下午我和妻小離開家中出門辦事情。當時我們正要上車，一位隔壁幾戶的鄰居朝著我們走過來。「我不想要嚇到你們，」她說，「不過街上有一個男子坐在休旅車上一整天，我覺得他一直在監視你們家。」

我住在紐約市郊區，這裡冷清的住宅區街道實在不會有什麼陌生車輛停靠，所以我們很擔心這件事情。我們和這位鄰居道謝，坐進車子裡開車上路，接著直接經過那一輛休旅車，看見一個大約五十歲的魁梧男子坐在駕駛座。我們經過休旅車時，他突然變得很認真在看手機。我們往前開，不過接著繞一圈又折回來，心想他一定會覺得意外。他一定是我們一離開就下車了，因為我們這一次靠近，那名男子就站在後保險桿旁邊伸展筋骨，他穿著夾腳拖鞋。我們也拍下他的模樣。

我的兩個兒子才上小學，他們遇上這種事情，心情大受影響，不過我們試著好好利用這一次機會。我們買了望遠鏡，他們便在窗戶旁站哨，看看那個男子是否又來了。我們沒再看到他，不過他又來過至少一次：另一個鄰居第一次也注意到這名男子，而且告訴我們另一天這名男子也整天監視我們家。他開著不同車輛，這一次是轎車，不過絕對是同一個人。他似乎喜歡停在特定的一棵樹下，因為這棵樹提供樹蔭遮蔽陽光。一場劇烈的熱帶風暴在八月侵襲紐約，風速高達每小時七十英里，最後我們家停電了。雨停了，我就和兒子們冒險走出門外，小心遠離落下的電線。我們走上街，看見那一棵提供樹蔭的大樹因為風暴而被連根拔起。我希望現在那名男子再來一次，看見這棵樹已經殘暴地從地下被扯起來，並且心想是否上天在試著對他表達什麼。然而，即使他又來了，我們也沒看到他。

當然，一開始這位不速之客出現，我第一個就是想到南．戈丁和那個私人調查員，那個調查員在她的布魯克林住所外面監視，而且尾隨她的同伴活動家梅根．克卜勒。戈丁沒有決定性的證據，得以顯示那名男子是受命於薩克勒家族，這種事情很難證明。私人調查員通常會承包工作，通過中間人進行聘雇，就像是法律事務所或是危機管理專家一樣，一部分原因是為了推諉責任。調查員時常自己也不知道真正的客戶是誰。然而，戈丁、克普勒和我都經歷一樣的事情，似乎不只是巧合。我向普度製藥問起這個監視行動，他們斷然表示完全不知情。[1]我向薩克勒家族提出同樣的問題，家族的代表並沒有一樣否認，[2]而是表示無可奉告。調查員前來的幾次，我都因為新冠肺炎疫情在進行隔離。對於一個從來不出門的作家，我不知道調查員究竟希望透過監視獲悉什麼事情。後來，我恍然大悟，這樣做的目的幾乎可以說不是要獲悉什麼事情，而是要嚇嚇我。

我在二〇一六年著手進行本書的計畫，當時是誤打誤撞。幾年以來，我針對墨西哥和美國之間的非法藥物交易撰寫許多內容，我尤其想要瞭解墨西哥藥物卡特爾，而且是從企業而非犯罪組織的角度下手。我寫了一篇長文，[3]就像是商學院的案例分析在研究藥物辛迪加（syndicate，編按：即低級壟斷形式的企業聯盟）一樣，文中探討錫那羅亞州的卡特爾哪些地方，其實就只是那些合法企業的暗黑版塊。我在研究過程中發現一件事情，那就是這些卡特爾開始重視海洛因，我也由此注意到疼始康定。這些卡特爾主動販售成癮性商品並且奪走人命，飽受罵名也是理所當然。然而，我出乎意料發現，疼始康定製造商背後的家族，其實是顯赫的慈善世族，而且享有堅不可摧的良好名聲。我先是拜讀山姆．魁諾伊斯的《夢境》，接著是巴瑞．邁爾的《疼痛殺手》，還有《洛杉磯時報》針對普度的調查報導。其實我很熟悉薩克勒這個姓氏，薩克勒在我心裡就是慈善的代名詞。我一直到閱讀大量鴉片類藥物危機的資訊，才瞭解薩克勒家族的商業行為。

隔年的大半時間，我都在進行研究，並且撰寫二〇一七年的那篇《紐約客》文章。我得悉本來的三兄弟有什麼精彩過往，之後瞭解普度在理查．薩克勒的領導之下，如何銷售疼始康定。我還猛然發現後來的事情走向和亞瑟．薩克勒的歷程如出一轍。直到當時，薩克勒家族從未公開談論自身和鴉片類藥物危機有什麼關係。我想知道他們會怎麼說，不過當我極力爭取訪談薩克勒家族，卻面臨默不作聲的冷淡回應。

一個記者的大部分報導都不會掀起漣漪。這些報導隨著時間記錄事實，但鮮少改變現況。我從未預料到《紐約客》的那一篇文章會以這樣的方式帶來改變。我收到幾百封讀者的來信，他們本身或是身旁有人在和鴉片類藥物奮鬥，因此找到這篇薩克勒家族的文章。南．戈丁就是其中之一，我收到她的來信，並且從遠處看著她掀起一波行動。

當時我不認為自己有可能以薩克勒家族為主題寫書，因為他們實在太過隱密了，而且普度是私人控股公司，依舊難以一探究竟。然而，我開始收到一些人的消息，他們曾經在普度工作或是認識薩克勒家族，希望可以提供自己的說法。二〇一九年一月，莫拉．希利揭露麻州訴訟案的起訴狀，裡面全是薩克勒家族的私人信件。

關於鴉片類藥物危機有許多好書。然而，我的目的是要訴說一個不同的故事，講述一個世族的三個世代，他們是如何改變世界，描繪野心、慈善、犯罪、免罪、國家機構貪腐、權力和貪婪。因此，關於成癮的科學原理，還有許多人每日和鴉片類藥物使用疾患為伍，哪些策略最能完善地提供治療和舒緩他們的痛苦，關於這些公衛危機的觀點，本書並未多加著墨。疼痛和適當的疼痛管理是無比複雜的議題，本書高度批判針對一般疼痛大規模行銷鴉片類藥物，但並未全面探討更加困難的問題，也就是鴉片類藥物對於嚴重的慢性疼痛是否具有長期的治療價值，最近這個問題也引發熱烈討論。許多患有慢性疼痛的讀者表示，他們擔心我的調查報導揭露普度的不端行為，也許會造成他們無法取得適當的藥物，原因在於鴉片類藥物和許多依靠這些藥物過活的病患會遭受汙名。確實許多人使用疼始康定和其他鴉片類藥物，無論過程合法與否都遭到汙名化，我完全不希望助長這樣的情形。話雖如此，我也希望以本書告訴大家，普度製藥和薩克勒家族幾十年以來，以疼痛病患的權益作為遮羞布，只為了滿足自身的貪婪，我認為此時以上述理由放過他們是一件錯事。

我在書中清楚陳述，不實行銷或廣泛濫用的絕對不只有疼始康定這一種鴉片類藥物，我選擇聚焦普度，絲毫不表示其他藥廠就不必為這一場危機背負罵名。食品藥物管理局、開方醫師、分銷鴉片類藥物的批發商、依照處方箋配藥的藥局，他們也可以說是難辭其咎。究責名單不勝枚舉。然而，我的觀點和許多醫生、政府官員、檢察官和學者一樣，那就是普度的角色非常特別，他們是先鋒。

薩克勒家族的三脈都不樂見本書出版。我一再向亞瑟的遺孀和子女發出訪談請求，但他們一概拒絕，薩克勒家族的莫蒂默派也是一樣。雷蒙德派選擇採取更加強烈的敵對立場，他們雇用律師湯姆．克萊爾，[4]這位律師在維吉尼亞州經營一間獨立法律事務所，專長是威脅記者，目的是要報導在發布之前就「胎死腹中」。克萊爾甚至在我尚未開始撰寫本書就使出第一招，[5]就是在二〇一九年夏天向《紐約客》寄了一封十五頁的長信，指控我對於他的客戶「充滿偏見」，並針對我在接近兩年前發表的文章，要求進行一系列的改正。克萊爾堅稱，鴉片類藥物危機的成因是「非法吩坦尼從中國和墨西哥走私進入美國」。《紐約客》聘用一名事實查核人員再次檢查這篇文章，以此回覆克萊爾的批評。然而，查核結果並未發現任何事實性錯誤，於是《紐約客》隻字未改。接下來，克萊爾直接寫信給我，表示薩克勒家族考慮「可能會提起訴訟」，還正式指示我不要預期會有訴訟就銷毀任何「證據」。克萊爾在所有信件上標註「機密文件、非供發表、不得公開或指名」，即使是對於新聞業瞭解不深也會知道，他需要我的同意才能訂下這些條件，而且單方面的聲明就算是粗體字也毫無意義，不過他這樣做仍然顯示他多麼大膽。

接下來十八個月，克萊爾又寄了幾十封信和電子郵件到《紐約客》和雙日（Doubleday）出版社，後者即本書的出版社。當時我正在研究亞瑟．薩克勒如何借助強大的律師克拉克．克利福處理基福弗委員會一事、薩克勒家族的軍師霍華德．烏德爾如何努力應付《紐約時報》，還有普度和薩克勒家族如何善用瑪麗．喬．懷特暗中顛覆二○○七年的聯邦調查，接著在二○二○年故技重施，期間薩克勒家族的一貫手法也朝我襲來。我的太太是一名律師，我的許多好朋友也是律師，我自己讀過法學院，但我還是歎為觀止，這群表面上倍受景仰的律師怎麼會如此唯利是圖、心甘情願地聽命於名聲敗壞的巨頭（也許你會說我很天真）。麻州副檢察總長喬安娜．利蓋特有一次提起一句格言，起初她是從自己法學院的教授那裡聽來的：「人人都有權請律師，[6]但不一定由你擔任。」

紐約大學宣布他們決定移除薩克勒這個姓氏，接著普度在二○二○年秋天提起認罪答辯，之後薩克勒家族的其中一位律師丹尼爾．康納利說，「普度的文件一公開，就會說明公司的淵源，也會顯示董事會當中的薩克勒家族成員行事始終合乎道德和法規。」[7]我覺得他們這樣的態度很奇怪。當時為止浮上檯面的文件對於薩克勒家族來說看起來非常不利；如果薩克勒家族有其他文件，得以讓他們開脫罪名並且提出不同論述，他們還等什麼呢？我寫信給湯姆．克萊爾，告訴他我希望看看那些文件，這樣才能納入本書，他回覆因為他的客戶不相信我會「負責任地處理」這些證據，[8]所以他們不想要讓我「優先取得這些新資料」。

我訪談許多普度前員工，包括業務代表、醫生、科學家和高階主管，其中一個話題讓我很震驚，那就是公司籠罩在集體否認的迷霧當中。許多人都提到疼始康定推出早期，普度（還有薩克勒家族）表示只有濫用疼始康定才會成癮，而且只有屈指可數的業務代表誤入歧途，出現不實行銷的行為，還有，公司的唯一動力是無私地渴望幫助遭受疼痛的人們。如果仔細端詳事實，這些說法便會站不住腳，亞瑟行銷藥品時，他的說法就是這樣。然而，普度的許多員工似乎依然相信他們，並且幾十年以來堅持否認的心態。「我們沆瀣一氣，[9]原因就是金錢，」尼可拉斯．普林帕斯（Nicholas Primpas）說，他在一九八七年到二○○五年在普度擔任區域客戶經理，「很久之後我們才恍然大悟，也許就是貪心使然。」不過許多前員工，無論他們對於薩克勒家族是愛是恨，他們甚至不願意這樣承認。

疼始康定事件中還有一個地方值得注意，那就是沒有吹哨者，也許是因為一旦有人試圖吹哨，普度便會竭盡所能摧毀他們，就像是公司的律師對付凱倫・懷特一樣，她是佛羅里達州的業務代表，並且在二〇〇五年和普度打官司輸了。然而，我開始認為沒有吹哨者的情況也是否認心態在作用。我會花上好幾個小時和一些聰明人談話，他們都曾經在普度任職，這些人可以表示普度的企業文化有什麼病徵，也可以就涉事人員提出精明的言論，但只要談及疼始康定和鴉片類藥物危機的關係，他們就會盡其所能為其開解。即使眼看有大量證據、重罪罪名的認罪答辯、數千起訴訟案、一個接著一個的研究和龐大的死亡人數，他們還是重拾舊時的法則，提起濫用和成癮的關係，還有海洛因和吩坦尼的那一套說詞。我在想對其中一些人而言，認真衡量自己多少程度上是共犯，是否太過於洩氣，還有對於人類的良知來說，是否根本難以負荷。

有一天，我開車外出到阿瑪根塞特這個接近長島端點的小村和一名男子見面，接下來我會稱他為傑夫（Jeff）。我們約在一間餐廳，他和我講述自己如何對抗成癮。十年前，他還是個青少年，開始濫用鴉片類藥物。他回想，這些藥物「隨處可見」。他尤其偏好疼始康定，因為這種藥會給他徹底的快感。他會先吸掉藥丸的紅色膜衣，接著用打火機的一角壓碎剩餘的部分，然後他吸進鼻子裡，而不是使用注射的方式。他說，「我在成長過程一直告訴自己，『我絕不會用針筒刺進自己的手臂。』」

傑夫以低沉堅定的口氣述說他的人生在之後十年是什麼樣子：他一直濫用止痛藥、認識一個女孩並墜入愛河，然後把鴉片類藥物推薦給她。有一天，他的藥頭沒有藥丸了，然後對他說，「我賣你海洛因，一包只要二十元。」傑夫很是抗拒，但接下來戒斷症狀發作，他便默默接受了。一開始，他和女友把海洛因吸入鼻子裡。「然而，你的耐藥性會慢慢提高，就和使用疼始康定一樣。」他這麼說，最後他們開始注射海洛因。他們結婚當下也不是清醒的。傑夫的妻子生下一個男嬰，但男嬰生來就有鴉片類藥物依賴症狀。傑夫說，「醫生使用一小滴一小滴的嗎啡讓他擺脫依賴症狀。」

傑夫在戒癮機構待上好一段時間，之後便回歸清醒狀態，並且保持超過一年。他的小孩非常健康，妻子也戒除藥癮了。傑夫說，回首過去，他認為年輕時衝動決定把藥物吸進鼻子裡，他也因此走上無法回頭的一途。「一切都是因為那種藥物，」他說，「我掀起一場風暴，毀了自己的人生。」

我們兩人的午餐是我買單，之後我們走出餐廳，沿著樹葉茂密的小路散步，兩側都是華麗的房屋。阿瑪根塞特是許多紐約富裕家庭的避暑勝地。有幾年裡傑夫的成癮情況最嚴重，當時他在這一帶從事技工的工作。我請他帶我去其中一處住宅，他曾經在這裡服務，我們走在一條安靜的小路上，停在偌大莊園的入口前，這個入口幾乎是隱藏在茂密的灌木之後。這裡是莫蒂默和賈桂琳．薩克勒的避暑別墅。即使是傑夫在為他們工作時，就已經知道他們家族企業的事情。傑夫也瞭解當時的情況是多麼諷刺。薩克勒家族的藥物造成傷害，不過不是發生在自家的後院，因此他們和現實脫節。然而，傑夫確確實實就身處他們的後院。他說，「我數不清自己有多少次在莊園裡，坐在卡車上把疼始康定吸進鼻子。」

我們抵達木製的裝飾性大門，之後便是庭院，裡面種了一棵氣宇不凡的垂柳。當時傑夫在我欣賞這棵柳樹時告訴我，對於整片地來說，這棵柳樹可是「大麻煩」。他解釋，只要風颳得大一點，柳枝就會折斷，全部散落在草皮上。「然而，這個地方必須完美無瑕，」他說，「地上不能有任何一片葉子。」因此，一整群工作人員會定時清掃收拾髒亂。

致謝

首先我要感謝許多人在過去兩年那麼慷慨地撥冗接受我的訪談，也信任我並進而向我述說他們的故事。我有太多人想要一一唱名致謝，還有一些人是我根本不知道他們的名字，不過您們知道就好，謝謝。許多我所採訪的檔案館都列在註釋中，我要感謝這些檔案館的職員。我還要感謝國際調查記者聯盟（International Consortium of Investigative Journalists），他們同意讓我取得豐富的外流銀行資訊，當中就包含薩克勒家族的帳戶細節。我要感謝凱蒂·湯森（Katie Townsend）和她在新聞自由記者委員會（Reporters Committee for Freedom of the Press）的同仁，他們介入破產案，一些檔案才得以解除封存，當中的證據揭露許多真相。

本書的前身是《紐約客》的一篇文章，我一如往常深深感激我的長期編輯丹尼爾·扎勒斯基（Daniel Zalewski），關於怎麼記事，他教會我好多。我要感謝譚美·金（E. Tammy Kim）和尼可拉斯·尼亞科（Nicolas Niarchos），他們核實原先的文章，我也要感謝彼得·坎比（Peter Canby），他監督核實過程（還有二次核實），還有法比歐·貝托尼（Fabio Bertoni）。我還要感謝大衛·雷尼克（David Remnick），他把好多事情化繁為簡，同時還是一個好上司，我也要感謝桃樂絲·維肯德（Dorothy Wickenden）、亨利·芬德（Henry Finder）、潘·麥卡錫（Pam McCarthy）、狄爾德·佛利—孟德爾頌（Deirdre Foley-Mendelssohn）、麥克·羅（Mike Luo）、大衛·羅德（David Rohde）、琳妮亞·費爾德曼·艾密森（Linnea Feldman Emison）、肖恩·拉維利（Sean Lavery）、亞歷山大·巴拉什（Alexander Barasch）、艾芙·卡里洛（Ave Carrillo）、娜塔莉·拉貝（Natalie Raabe），還有我在《紐約客》的所有同仁。我要感謝我的朋友菲利普·蒙哥馬利（Philip

Montgomery），他的〈流行病的面容〉（Faces of an Epidemic）照片集深刻而寫實，並與我的文章一同在《紐約客》刊登。

我深感幸運能夠和雙日出版社（Doubleday）的比爾・湯瑪斯（Bill Thomas）合作出版又一本書，他在二〇〇六年賭一把給予我一紙合約撰寫《蛇頭》（*The Snakehead*）。我們一開始討論，比爾就知道這本書應該是什麼樣子，他在過程中的每一個環節始終是堅定的盟友，也是極其敏銳的窗口。我要大大感謝丹尼爾・諾維克（Daniel Novack），他是我在雙日出版社的律師，做起事來孜孜不倦，他不知道怎麼得以同時敏感地任何細節都不放過，又鎮定自若地不慌不忙。我也要感謝優秀的麥可・戈德史密斯（Michael Goldsmith），還有陶德・道提（Todd Doughty）、安克・史坦納克（Anke Steinecke）、瑪麗亞・梅西（Maria Massey）、英格麗・史登納（Ingrid Sterner）、莉蒂亞・布奇勒（Lydia Buechler）、凱西・霍里根（Kathy Hourigan）、卡里・道金斯（Khari Dawkins）、約翰・方坦納（John Fontana）和雙日出版社的其他人。媞亞・特雷夫（Thea Traff）就照片提供協助。奧利佛・蒙迪（Oliver Munday）設計漂亮的封面。奇蒙・德・格里夫（Kimon de Greef）在嚴峻的短時間之內處理書末註釋。茱莉・泰德（Julie Tate）全神貫注、小心謹慎又興致勃勃地就本書進行事實查核。書中尚有任何錯誤完全是我的問題。

蒂娜・班內特（Tina Bennett）擔任我的經紀人接近二十年，我對她的感激之情難以言喻。我還要感謝WME經紀公司的翠西・費雪（Tracy Fisher）、史薇拉娜・卡茲（Svetlana Katz）、瑪蒂達・富比士・華森（Matilda Forbes Watson）、艾瑞克・賽門諾夫（Eric Simonoff）、班・戴維斯（Ben Davis）、安娜・德羅伊（Anna DeRoy）和克里斯汀娜・李（Christina Lee）。我也很感謝鬥牛士出版社（Picador）的拉維・米千達尼（Ravi Mirchandani）和他的同事。

由於各種原因，我要感謝瑞秋・阿維夫（Rachel Aviv）、喬・洛維爾（Joel Lovell）、拉費・哈查杜里安（Raffi Khatchadourian）、安德魯・馬蘭茲（Andrew Marantz）、亨利・莫洛夫斯基（Henry Molofsky）、大衛・格雷恩（David Grann）、泰勒・弗加特（Tyler Foggatt）、麥卡・豪瑟（Micah Hauser）、維多利亞・畢爾（Victoria Beale）、菲爾・基夫（Phil Keefe）、吉姆・基夫（Jim Keefe）、蘿拉・博翠絲（Laura Poitras）、丹尼爾・戈爾曼（Daniel Gorman）、史拉維拉・塔德帕

利（Sravya Tadepalli）、山姆・羅森（Sam Rosen）、大衛・德・強（David De Jong）、娜歐蜜・佛萊（Naomi Fry）、尼克・龐加頓（Nick Paumgarten）、巴特・傑爾曼（Bart Gellman）、提姆・韋納（Tim Weiner）、保羅・德馬克（Paul DeMarco）、珍妮佛・金斯利（Jennifer Kinsley）、寶琳娜・羅德奎茲（Paulina Rodriguez）、彼得・史密斯（Peter Smith）、寶琳・皮克（Pauline Peek）、史考特・波多斯基（Scott Podolsky）、大衛・朱林克（David Juurlink）、安德魯・克洛德尼（Andrew Kolodny）、艾德・比什（Ed Bisch）、大衛・費恩（David Fein）、大衛・西格爾（David Segal）、拉瑞莎・麥克法奎爾（Larissa MacFarquhar）、吉莉安・芬尼摩爾（Jillian Fennimore）、伊凡・休斯（Evan Hughes）、莉莉・布利特（Lily Bullitt）、艾德・康倫（Ed Conlon）、馬克・羅森伯（Mark Rosenberg）、歐莉安娜・霍利（Oriana Hawley）、馬克・邦貝克（Mark Bomback）、安迪・高爾克（Andy Galker）、傑森・伯恩斯（Jason Burns）、戴夫・帕克（Dave Park）、諾亞・哈波斯特（Noah Harpster）、麥卡・費澤曼—布魯（Micah Fitzerman-Blue）、威爾・赫丁格（Will Hettinger）、艾瑞克・紐曼（Eric Newman）、艾歷克斯・吉伯尼（Alex Gibney）、斯薇拉娜・吉爾（Svetlana Zill）、約翰・喬丹（John Jordan）、傑德・利賓斯基（Jed Lipinski）、麥克・昆恩（Mike Quinn）、莎拉・瑪貢（Sarah Margon）、莎拉・史蒂曼（Sarah Stillman）、艾德・凱薩（Ed Caesar）、希拉・科爾哈特卡（Sheelah Kolhatkar）、班・陶布（Ben Taub）、吉迪恩・路易斯—克勞斯（Gideon Lewis-Kraus）、賽・史里斯坎達拉賈（Sai Sriskandaraja），還有「麥可們」，我的孩子都這麼叫他們：麥可・瓦希德・漢納（Michael Wahid Hanna）和麥可・施譚德—奧爾巴赫（Michael Shtender-Auerbach）。我還要特別大力感謝艾歷克斯・戈多伊（Alex Godoy）。

當我撰寫這本書時，一直在思考家族這個概念，一個家族如何團結一心或分崩離析，背負家族姓氏又代表什麼意義，這樣的體會使得我深感幸運自己是生在我的家族。我要感謝我的父母珍妮佛・拉登（Jennifer Radden）和法蘭克・基夫（Frank Keefe），他們給予我無盡的支持，長久以來也以身作則，再來是感謝我的姻親塔杜茲（Tadeusz）和艾娃（Ewa）。我也要特別感謝我的手足碧翠絲（Beatrice）和崔斯坦（Tristram）。即使我們各自生活在遙遠的地方，也有自己的事業和家庭，不過我能有今天是因為我們所共同擁有的童年，我對你們和你們的家庭是無限的愛和欣賞，我謹以本書獻給你們。

我是在新冠肺炎疫情期間撰寫原稿，我和妻子賈絲提娜（Justyna）及我們的兒子路西恩（Lucian）和菲利克斯（Felix）一起經歷封城。也許這樣說很奇怪，不過我看著孩子面對他們周遭發生的災難，懂得調整自己，我也因此更加瞭解適應這件事情。整體來說，我們家很幸運，相比其他人的經歷，這一場疫情對我們的輕微考驗無足掛齒。然而，我孩子們的韌性鼓舞了我，並且在我需要的時候給予我希望。

賈絲提娜告訴我謝辭「最好認真寫」，其實這句話完美說明她是哪裡讓我愛上她，她的幽默風趣毫不傷感，她在大事上給予完全的支持，加上她在所有小事上直言不諱。我得以和賈絲提娜一起歡笑、一起喝一杯、一起生活、一起養育兩個孩子，就是我畢生的夢想。一切仍感覺是美夢成真。

資料來源說明

我就本書盡力進行調查，不過期間薩克勒家族並未配合。本書主要聚焦在薩克勒家族的幾位成員，他們都沒有同意提供訪談的機會。我一再提出請求，希望訪談理查和大衛．薩克勒，但他們的律師湯姆．克萊爾以書面回覆，「先前基夫先生在《紐約客》的報導有誤，他得先承認（並且改正）……否則我們沒有理由相信基夫先生會在任何訪談當中誠實對待我的客戶。」薩克勒家族除了一概針對這篇文章的前提表示異議，並且提出他們標準但毫無說服力的一套反論，他們似乎最不滿寫到疼始康定尋求兒科適應症認定的事情，還要求我就那篇文章附加修正版本，並且在修正版本中錯誤地聲稱，他們尋求兒科適應症認定並非自願，他們此舉只是因為食品藥物管理局強求。雖然我希望直接和克萊爾的客戶對話，不過我並不打算滿足這樣的條件。

克萊爾提出一項替代方案，他提議要我和家族的律師和公關人員會面，期間我能詳細告知他們，我打算在本書寫什麼內容，他們也可以多加說明，他們聲稱過去我的報導有謬誤是怎麼一回事。我毫無疑問準備好要聽聽他們的說法，但克萊爾的態度似乎隨著時間在改變，我的出版商提出要安排會面，但遭忽視數月。克萊爾寄給我一封電子郵件，其中寫道我拒絕更改《紐約客》的文章，「迫使」薩克勒家族必須以「這樣的方式」（透過書面和律師）對待我。

我在完成本書之際，寄了一份清單給薩克勒家族的雷蒙德和莫蒂默派，上面列了詳細的問題。克萊爾堅決表示，他的客戶需要足夠的時間回覆任何事實查核的問題。因此，我給他們一個月的時間。

當時檢查原稿的工作是由雙日出版社的內部律師負責，一個月的期限就快到了，克萊爾為雙日的律師安排一場簡報會議，進行簡報的則是薩克勒家族的一位律師，和雷蒙德派還有莫蒂默兩派的公關人員。這些發言人都不同意自己的名字被引述在相關資料當中，他們進行投影片簡報並且聲稱，疼始康定在鴉片類藥物市場中一直只占極小部分，如果人們透過醫師開立處方箋進而服用疼始康定，導致成癮的情形是微乎其微，他們還主張董事會當中的薩克勒家族成員對於公司管理沒有實質影響。

我的其中一個消息來源是前普度高階主管，有次這位主管告訴我，公司的問題一部分是和食品藥物管理局的關係。「多年來食品藥物管理局不承認自身也有所缺失。」那位高階主管說。食品藥物管理局對於普度的鴉片類藥物長久以來疏忽縱容。那位高階主管接著說，史丹福總部的態度是，只要公司得到食品藥物管理局的同意，一切作為就都沒問題。這麼多年以來，那樣的互動關係「使得普度過了太多好日子」。普度的代表在他們的陳述中一次又一次重提食品藥物管理局。麥可・佛里曼和保羅・戈登海姆在證詞中表示美施康定沒有重大的濫用情形，因此遭控欺騙國會，普度的代表為了反駁此事，指出二〇〇二年一名食品藥物管理局的官員曾提出差不多的說法。然而，若是認為食品藥物管理局相比普度會更瞭解藥品被濫用的程度，那就沒道理了，而且這名食品藥物管理局官員在二〇〇二年作證，當時他看起來非常可能只是憑藉普度高階主管較早前的宣誓證詞來提出自己的說法。公司的內部電子郵件表示，疼始康定確實受到廣泛濫用，也提到公司其實「隨時從四面八方」收到濫用通報，薩克勒家族的任何公關人員或是代表卻都無法對此提出解釋。同樣地，即使現在已有大量的反證，但薩克勒家族的律師在向雙日出版社提供簡報還是聲稱，疼始康定在十二個小時的服藥週期之中會持續保有藥效，原因在於食品藥物管理局依舊核准普度的仿單，上面就是這麼寫的。

在我的事實查核問題理應得到解答那一天，克萊爾卻宣布家族的兩派正在共同擬出回覆，但他們需要更多時間。這時我已預期會得到長篇累牘的回覆，也打算在本書正文納入薩克勒家族的意見和否認言論。然而，五天後克萊爾寄出他們的正式回覆，只有一頁半的長度。這份聲明提到，我還「沒有更改第一篇薩克勒家族報導的謬誤」，還斷言我的事實查核問題「充滿錯誤的主張，而且這些主張是建立在錯誤的前提之上，其中包含薩克勒家族的商業往來、政治傾向、家庭、教育背景、董事會會議上的作為（包括不當使用藥品的錯誤說法）、董事會成員的身分、藥物開發過程的干涉、一些電子郵件明顯是開玩笑或是涉及人士從未在普度任職、疼始康定藥效的主張等等錯誤。」理查．據說薩克勒在同事面前突然吞下一顆疼始康定藥丸，上述的「不當使用藥品的錯誤說法」似乎就是特別在否認這件事，不過根據我所耳聞的敘述，當時並不是董事會。事實上，「這麼大量的錯誤」使得他們「無法放心整本書會以如何精準的方式呈現事實」，因此，薩克勒家族決定一同杯葛事實查核程序，我在其中提出許多具體的指控，他們也不提出否認。我寄過去的問題超過一百個，這些問題與家族兩派及普度都有關係。我給予他們大把時間，但最後他們選擇不回應。

然而，本書的描述大幅度是以薩克勒家族自己的言論做為基礎。幾十年來普度陷入訴訟，薩克勒家族自身也一樣，只是不那麼頻繁而已，所以本書最大宗的資料來源是數萬頁的法庭文件：庭外採證證詞、書面證詞、法律摘要、起訴狀、法庭筆錄、數百封電子郵件、備忘錄或證據開示程序提出的其他機密文件。這些資料全部都在註釋當中詳加引用。起訴備忘錄或是起訴狀本質上就是要提出指控，對於州政府機關和聯邦政府機關的指控，我沒有照單全收，而是依據他們揭露的證據，並且使用那些證據傳達我的看法。對於這些證據，我的詮釋在許多地方和州檢察長並不相同，普度和薩克勒家族提出多份答辯狀，我的詮釋和他們在當中的詮釋也差異甚大。

我引述電子郵件或信件時會使用幾種方式提到其中內容，為了實現清楚透明，我想要在這邊詳細說明。一些情況當中，電子郵件是在證據開示流程當中提出或是洩漏到我這邊，那麼我就會握有完整的信件內容並且加以引用。其他時候，我會引述一些我手上沒有的文件，不過法律文件當中曾有所提及，這樣的情況當中，只要我能夠確認，我便會舉出原始文件，接著補充「引述自麻州起訴狀」或是類似的字眼，以表明我是依據法庭文件的描述而寫，我自己並沒有原先的文件。

本書是非虛構敘事作品，意味著全部的細節皆非無中生有或憑空想像。我在有些情況會提到什麼人有什麼想法或感受，都是因為他們向我或其他人這麼形容，或是有其他人認識他們，這時我便會依據其他人的描述。我在兩個地方採用化名，其中一個是霍華德・烏德爾的法律助理，我稱她為瑪莎・韋斯特，另一個是後記當中，我稱一名男性為傑夫。我在完成本書的過程當中，十分感謝有許多學者和記者的開創性作品，他們以不同角度探討這個事件，特別是約翰・李爾（John Lear）、史考特・波多斯基（Scott Podolsky）、大衛・赫茲伯（David Herzberg）、安卓亞・童恩（Andrea Tone）、理查・哈里斯（Richard Harris）、大衛・阿姆斯壯（David Armstrong）、克里斯多福・格拉澤克、貝絲・梅西（Beth Macy）、克里斯・麥克格瑞（Chris McGreal）、貝瑟尼・麥克萊恩、傑瑞德・波斯納，還有《洛杉磯時報》的記者團隊：麗莎・吉瑞安（Lisa Girion）、史考特・格洛佛和哈里特・萊恩（Harriet Ryan）。

我針對兩百人以上進行訪談，其中許多人效力於薩克勒家族、任職於普度，或是擔任其他角色，許多人在社交圈認識薩克勒家族，還有許多人調查過薩克勒家族。這些訪談許多都能夠公開。然而，出於一些理由，許多消息來源提供資訊的前提是不會提及他們的名字。公開的消息來源列舉在書末註釋。有些情況是我必須依賴匿名的消息來源，那麼就不會有註釋。本書的書末註釋非常完整，若是您在文中碰到一句引文或是主張，但在書末沒有找到對應的註釋，便代表來自匿名消息來源。兩年期間有多位消息來源接受多次訪談，我也會針對他們回想的內容進行檢查，包括交叉比對其他消息來源、尋求文件進行證實及檢驗人們的記憶。除此之外，本書已經經過獨立的事實查核，查核員知道每個消息來源的真實身分，並且利用訪談文字稿查核每一句引文和主張，許多情況之下也會針對那些匿名消息來源進行額外訪談，以達到查核目的。

第一部當中，我大幅參考瑪麗葉塔・盧茨的回憶錄，此回憶錄在一九九七年非公開出版，只印了兩百二十五本，我在網路上購得一本。盧茨的觀點非常強烈，因此我會訪談一些對象，他們在當時認識亞瑟和他的家庭成員，藉此試圖確證盧茨的說法。我也參考亞瑟・M・薩克勒的傳記，此傳記由一名忠心耿耿的門徒所撰寫，在二〇一二年由亞瑟・M・薩克勒藝術科學人文基金會（AMS Foundation for the Arts, Sciences, and Humanities）出版。這本傳記把亞瑟塑造成幾乎是神話一般的英雄，但本書仍然很有幫助。我還到費城醫師學會（College of Physicians in Philadelphia）查閱《醫學論壇報》，其中亞瑟的專欄為本書增添額外的細節，還有他本人的口氣。薩克勒兄弟實在過於神秘，他們並未讓自己的信件入藏任何檔案館，不過他們的許多友人卻這麼做了。由於他們的同事和知己捐獻了許多文件，我才得以蒐集書信和人工物件。我如註釋所示探訪多處檔案館，不過其中要特別提到菲利克斯・馬蒂—伊巴內茲的文件，這些文件藏於耶魯大學，可說是不可或缺，我才得以多加瞭解薩克勒兄弟和比爾・佛洛利克，還有體會他們的生活在一九六〇年代有什麼特別之處。

國家檔案館有一處龐大的庫房存放基福弗的調查檔案，總共大約四十箱，如果我沒有搞錯的話，其中幾箱在我之前並沒有其他研究者查閱。那一場調查的檔案提供大量關於亞瑟和弟弟們的新資訊。亞瑟的遺產之爭也有大量的紀錄，我在長島的一棟法院大樓徹底查找這些紀錄，其中包含家族成員的證詞、家族會議的紀錄，還有其他文件也都充滿清晰的細節。

撰寫本書第二部時，我很幸運聯繫上理查・凱彼特，也就是理查・薩克勒的大學室友，還有來自羅斯林的兩位友人，其中一位和我分享薩克勒在大學所寫的信件。我還訪談許多前普度員工，他們任職於普度的時間橫跨一九六〇年代開始的每一個時期。法庭文件相當重要：理查・薩克勒的兩次庭外採證，合計有接近八百頁的證詞；凱西・薩克勒的庭外採證；其他普度員工的十多次庭外採證；還有大量的內部電子郵件和檔案。其中一些文件是透過法庭程序公諸於世，其他則是人們外流給我，他們認為這些文件必須公開。

當我撰寫本書進入尾聲時，某天晚上我家的信箱收到一個信封。上面沒有回郵地址，裡面只有一個隨身碟和一張紙條，上面引述《大亨小傳》（*The Great Gatsby*）的一段話：「他們是粗心大意的人類……他們破壞四周、傷害生命，接著縮回他們的金錢世界、重現漠視的心態或退卻，並採取任何方法讓自己不會分崩離析，收拾殘局的工作則丟給旁人。」隨身碟存有數千頁證詞、執法檔案及內部紀錄，這些紀錄的來源都是針對普度的幾起訴訟。我也以《資訊自由法》（Freedom of Information Act）針對食品藥物管理局，訴請法院命其提供數千頁的內部紀錄，結果並沒有如我所願那麼成效顯著，不過還是就食品藥物管理局核准疼始康定一事提供了資訊。（食品藥物管理局通知我柯蒂斯・萊特的電子郵件「無法尋得」（！））

維吉尼亞州西部司法轄區的瑞克・蒙卡索先前撰寫一份司法部的起訴備忘錄，這份備忘錄是關鍵的資料來源。我希望這一份文件有天能夠完整公開。我想要自己公布備忘錄全文，但當時是由一位人士和我分享備忘錄，我必須遵守這位人士的條件，也就不能公開，至少現在是這樣。保羅・戈登海姆的律師寄給我一封電子郵件，信中聲稱戈登海姆在國會作證並沒有對於疼始康定的事情撒謊，也提到戈登海姆所言「不會造成誤解，準確程度禁得起考驗，而且沒有半分虛假」。我發現這樣的主張明顯無法使人信服，書末註釋會詳細說明背後原因。（我也投注大量心力聯絡麥可・佛里曼，但沒有成功。）

至於第三部，我是依據許多人的訪談內容撰寫而成，他們曾經任職於普度或是在一些地方認識薩克勒家族。我在記事過程當中發現，有一類員工對於薩克勒家族來說也許幾乎是微不足道，他們的職位從門僮和管家到瑜珈教練和行政助理不等，但他們經常對於雇主掌握獨特而且意外深入的視角。我也成功取得幾位薩克勒家族成員的無數私人電子郵件，這些郵件並沒有透過訴訟公開，但由他人向我提供。破產程序期間還有一份四十八頁的WhatsApp私人聊天紀錄，當中是莫蒂默的幾位繼承人在對話，這份紀錄提供一個優良的窗口讓我得以瞭解薩克勒家族成員如何制定策略回應我的《紐約客》報導，還有他們又是如何應對馬上席捲而來更全面的爭議。

我是一名記者，非常看重文件資料，我認為一疊紙有時比一場訪談來得更有價值。然而，這個計畫是我的經驗當中第一次，真的有太多文件。我能夠感同身受維吉尼亞州阿賓頓的檢察官是如何組織針對普度的訴訟：淹沒於文件之中。即使如此，相較於最後會慢慢公開的文件，我只能取得其中一小部分。白原市的破產程序似乎會產生大量的普度文件，達到幾千萬頁之多。如果事情如此發展，那麼這些人和事情的消息幾乎不會在本書就打住，不過我希望本書能夠提供方向給未來的記者和研究者，他們鑽研更大量的文件就能夠有所依循，畢竟這些文件最後都會解除封存，我也期望本書能夠啟發他們去揭露這個重要事件的事實全貌。

註釋

前言

1 "Debevoise & Plimpton Posts Record Revenue, Profits," Yahoo Finance, March 12, 2019.

2 除非另有註記，本段凱西・薩克勒的口供證詞大多取自當天在現場的兩位人士以及證詞的逐字稿。凱西・薩克勒證詞逐字稿：*In re National Prescription Opiate Litigation,* MDL No. 2804, Case No. 1:17-MD-2804, April 1, 2019 (hereafter cited as Kathe Sackler Deposition).

3 "Interview with Mary Jo White," *Corporate Crime Reporter,* Dec. 12, 2005.

4 Mary Jo White Executive Branch Personnel Public Financial Disclosure Report, Feb. 7, 2013.

5 "Street Cop," *New Yorker,* Nov. 3, 2013.

6 "A Veteran New York Litigator Is Taking On Opioids. They Have a History," STAT, Oct. 10, 2017.

7 "The OxyContin Clan," *Forbes,* July 1, 2015.

8 "Convictions of the Collector," *Washington Post,* Sept. 21, 1986.

9 Thomas Hoving, *Making the Mummies Dance: Inside the Metropolitan Museum of Art* (New York: Simon & Schuster, 1993), 93.

10 "OxyContin Goes Global," *Los Angeles Times,* Dec. 18, 2016.

11 "Understanding the Epidemic," CDC website.

12 Mary Jo White Oral History, ABA Women Trailblazers Project, Feb. 8 and March 1, 2013, July 7, 2015.

13 "Cigarette Makers and States Draft a $206 Billion Deal," *New York Times,* Nov. 14, 1998.

14 First Amended Complaint, *State of New York v. Purdue Pharma LP et al.,* Index No.: 400016/2018, March 28, 2019 (hereafter cited as New York Complaint).

15 First Amended Complaint, *Commonwealth of Massachusetts v. Purdue Pharma LP et al.,* C.A. No. 1884-cv-01808 (BLS2), Jan. 31, 2019 (hereafter cited as Massachusetts Complaint).

16 "Purdue's Sackler Family Wants Global Opioids Settlement: Sackler Lawyer Mary Jo White," Reuters, April 23, 2019.

第一章

1 亞瑟的生日是八月二十二日。"Dr. Arthur Sackler Dies at 73," *New York Times,* May 27, 1987.

2 Entry for Abraham M. Sackler, U.S. Census, 1920.

3 Photograph in Marietta Lutze, *Who Can Know the Other? A Traveler in Search of a Home* (Lunenberg, Vt.: Stinehour Press, 1997), 167.

4 Entry for Sophie Sackler, U.S. Census, 1930.

5 根據一九一〇年人口普查，艾薩克在一九〇四年抵達。他的父母及其他幾位兄弟姐妹在前一年抵達。他有一個叫馬克（Mark）的哥哥在一八九七年抵達。Entry for Isaac Sackler, U.S. Census, 1910.

6 Lutze, *Who Can Know the Other?,* 166.

7 Miguel Angel Benavides Lopez, *Arthur M. Sackler* (New York: AMS Foundation, 2012), 11.

8 Isaac Sackler World War I Draft Registration Card, 1917–1918; "Food Board Fines Bakers and Grocers," *Brooklyn Daily Eagle,* Nov. 2, 1918.

9 "Raymond Sackler: Obituary," *Times* (London), July 21, 2017.

10 Lutze, *Who Can Know the Other?,* 166.

11 Beth S. Wenger, *New York Jews and the Great Depression: Uncertain Promise* (Syracuse, N.Y.: Syracuse University Press, 1999), 89.

12 Alfred Kazin, *A Walker in the City* (New York: Harcourt, 1974), 9.

13 Lopez, *Arthur M. Sackler,* 12.

14 Lutze, *Who Can Know the Other?,* 167.

15 Ibid.

16 Entries for Isaac and Sophie Sackler, U.S. Census, 1920.

17 Lopez, *Arthur M. Sackler,* 11.

18 Lutze, *Who Can Know the Other?,* 166.

19 Ibid., 110.

20 Lopez, *Arthur M. Sackler,* 12.

21 Lutze, *Who Can Know the Other?,* 167.

22 Janna Malamud Smith, *My Father Is a Book: A Memoir of Bernard Malamud* (Berkeley, Calif.: Counterpoint, 2013), 40. 伯納德・馬拉姆德（Bernard Malamud）是亞瑟在伊拉斯謨的同學，不過後來他們才變成朋友。

23 Herbert Jacobson, "How I Rigged the Elections at Erasmus Hall," fragment of an unpublished memoir (1976), in Bernard Malamud Papers, 11.7, Harry Ransom Center, University of Texas.

24 Malamud Smith, *My Father Is a Book,* 40.

25 Jacobson, "How I Rigged the Elections at Erasmus Hall."

26 Philip Davis, *Bernard Malamud: A Writer's Life* (Oxford: Oxford University Press, 2007), 34.

27 Jacobson, "How I Rigged the Elections at Erasmus Hall."

28 Lopez, *Arthur M. Sackler,* 11.

29 Jacobson, "How I Rigged the Elections at Erasmus Hall."

30 "An Open Letter to Bernard Malamud," *Medical Tribune,* Nov. 14, 1973.

31 Lopez, *Arthur M. Sackler,* 11.

32 Ibid., 12; "The Name of Arthur M. Sackler," *Tufts Criterion* (Winter 1986).

33 Lopez, *Arthur M. Sackler,* 12.

34 Ibid.

35 Ibid.

36 Lutze, *Who Can Know the Other?,* 168; "Name of Arthur M. Sackler."

37 Lopez, *Arthur M. Sackler,* 12.

38 Ibid., 168.

39 Lutze, *Who Can Know the Other?,* 14.

40 "Raymond Sackler: Obituary," *Times* (London), July 21, 2017.

41 *The Chronicles: A History of Erasmus Hall High School from 1906 to 1937* (Brooklyn: Erasmus Hall High School, 1937), 17.

42 Ibid., 49.

43 Jacobson, "How I Rigged the Elections at Erasmus Hall."

44 Lopez, *Arthur M. Sackler,* 12.

45 "Erasmus Hall Jobs Bureau Now Helps Parents Find Work," *Brooklyn Daily Eagle,* May 10, 1932; Lopez, *Arthur M. Sackler,* 12.
46 Lopez, *Arthur M. Sackler,* 11.
47 Ibid., 13.
48 "Art Collector Honored Guest at Philbrook Opening," *Tulsa World,* Dec. 8, 1975; Lopez, *Arthur M. Sackler,* 12.
49 Lopez, *Arthur M. Sackler,* 12.
50 Lutze, *Who Can Know the Other?,* 167.
51 "Erasmus Hall Jobs Bureau Now Helps Parents Find Work."
52 "Name of Arthur M. Sackler."
53 "The Temple of Sackler," *Vanity Fair,* Sept. 1987.
54 Lopez, *Arthur M. Sackler,* 11.
55 "Name of Arthur M. Sackler."
56 "Raymond Sackler: Obituary," *Times* (London), July 21, 2017.
57 John C. Burnham, "American Medicine's Golden Age: What Happened to It?," *Science,* March 19, 1982.
58 Lopez, *Arthur M. Sackler,* 13.
59 "Name of Arthur M. Sackler."
60 Lopez, *Arthur M. Sackler,* 11.
61 "Name of Arthur M. Sackler."
62 Arthur M. Sackler, editor's note, *Medical Violet,* New York University College of Medicine, 1937.
63 Lopez, *Arthur M. Sackler,* 13.
64 Ibid.
65 Lutze, *Who Can Know the Other?,* 168.
66 Lopez, *Arthur M. Sackler,* 15.
67 Ibid., 14.
68 一九三六年五月號《醫學通訊報》（*Medical Bulletin*）在刊頭將亞瑟列為編輯。*Medical Bulletin* 1, no. 3 (May 1936).
69 The photo accompanies an editor's note by Arthur in the *Medical Violet,* the school yearbook, in 1937.

70 這句話出自亞瑟在《醫學論壇報》專欄文章第一篇，時間為一九七二年八月二日。

71 "Of Dreams and Archaeology, of Methylmercury Poisoning," *Medical Tribune*, Oct. 24, 1973.

72 這個事件的描述出自亞瑟專欄。"We Are Our Brother's Keeper," *Medical Tribune*, Sept. 17, 1975.

73 "Raymond Sackler: Obituary," *Times* (London), July 21, 2017; Lutze, *Who Can Know the Other?*, 167.

第二章

1 Lutze, *Who Can Know the Other?*, 65.

2 Ibid., 95–97.

3 Ibid., 98.

4 Ibid., 99.

5 FBI file for Raymond Raphael Sackler, June 23, 1945, Federal Bureau of Investigation file 100-NY-73194-1, obtained through the Freedom of Information Act.

6 Leon Sokoloff, "The Rise and Decline of the Jewish Quota in Medical School Admissions," *Bulletin of the New York Academy of Medicine* 68, no. 4 (Nov. 1992).

7 "In a Time of Quotas, a Quiet Pose in Defiance," *New York Times*, May 25, 2009.

8 "Biography of Mortimer Sackler," University of Glasgow website. The detail about steerage is from "Dr. Mortimer Sackler," *Telegraph*, April 28, 2010.

9 "Raymond Sackler," Obituary, *Herald* (Glasgow), July 28, 2017.

10 Lopez, *Arthur M. Sackler*, 16.

11 Interview with Richard Leather.

12 Lutze, *Who Can Know the Other?*, 100.

13 派對辦在醫院的出處同前註。ibid., 206.

14 Ibid., 99.

15 Lutze, *Who Can Know the Other?*, 168.

16 Lopez, *Arthur M. Sackler*, 11.

17 Ibid., 99.

18 Ibid., 100.

19 Ibid.

20 “The Lost World of Creedmoor Hospital,” *New York Times*, Nov. 12, 2009.

21 Susan Sheehan, *Is There No Place on Earth for Me?* (New York: Vintage, 1982), 9. 到一九四〇年代晚期，院內只剩下不到六千名病人。Annual Report, Creedmoor State Hospital, 1947. 過度擁擠的情況記錄在Annual Report of Creedmoor State Hospital, 1950。

22 Lutze, *Who Can Know the Other?*, 124.

23 關於拘束衣的描述出自Sheehan, *Is There No Place on Earth for Me?*, 9.

24 “New Hope for the Insane,” *Pageant*, Oct. 1951. 此處醫院指的是林肯醫院。The hospital was Lincoln Hospital. Lopez, *Arthur M. Sackler*, 15.

25 Lopez, *Arthur M. Sackler*, 15.

26 “New Hope for the Insane.” See also “From Waltzing Mice to MBD,” *Medical Tribune*, July 6, 1977; and “A Sentimental Journey,” *Medical Tribune*, Aug. 9, 1978.

27 “Breaking Ground at the Site Where American Psychoanalysis and the Space Age Were Launched,” *Medical Tribune*, July 13, 1983.

28 Lopez, *Arthur M. Sackler*, 16.

29 H. P. J. Stroeken, “A Dutch Psychoanalyst in New York (1936–1950),” *International Forum of Psychoanalysis* 20, no. 3 (2011).

30 這位和亞瑟同時代的人是加拿大精神科醫生漢茲・勒曼（Heinz Lehmann）。引文出自安卓亞・童恩（Andrea Tone）所著的《焦慮時代》（暫譯，*The Age of Anxiety: A History of America’s Turbulent Affair with Tranquilizers*, New York: Basic Books, 2009），頁八九。

31 Ibid.

32 Lopez, *Arthur M. Sackler*, 16.

33 FBI Memo on the Schering Corporation, June 23, 1942, Federal Bureau of Investigation, 65-HQ-4851, v. 3 Serial 73, obtained through the Freedom of Information Act.

34 Lopez, *Arthur M. Sackler*, 16.

35 Virginia Woolf, “On Being Ill,” *Criterion*, Jan. 1926.

36 Anne Harrington, *Mind Fixers: Psychiatry’s Troubled Search for the Biology of Mental Illness* (New York: Norton, 2019), 48–50.

37 Robert Whitaker, *Mad in America: Bad Science, Bad Medicine, and the Enduring Mistreatment of the Mentally Ill* (New York: Basic Books, 2002), 84, 147.

38 Annual Report, Creedmoor State Hospital, 1952.

39 “New Hope for the Insane”; Lopez, *Arthur M. Sackler*, 18.

40 Lopez, *Arthur M. Sackler*, 18.

41 Testimony of Arthur M. Sackler, Hearing Before the Subcommittee of the Committee on Appropriations, U.S. Senate, March 15, 1950 (hereafter cited as AMS

1950 Testimony).

42 Ibid.

43 Ibid.

44 Testimony of Johan H. W. van Ophuijsen, Hearing Before the Subcommittee of the Committee on Appropriations, U.S. Senate, March 15, 1950.

45 AMS 1950 Testimony.

46 Harrington, *Mind Fixers,* 48–49.

47 Whitaker, *Mad in America,* 80–82.

48 Harrington, *Mind Fixers,* 65–68; Whitaker, *Mad in America,* 96–97; Edward Shorter, *A History of Psychiatry: From the Era of the Asylum to the Age of Prozac* (New York: Wiley, 1997), 219.

49 Whitaker, *Mad in America,* 99.

50 Shorter, *History of Psychiatry,* 207–208.

51 Ibid., 221.

52 Annual Report, Creedmoor State Hospital, 1947; Annual Report, Creedmoor State Hospital, 1948.

53 Sylvia Plath, *The Bell Jar* (New York: Harper, 2006), 143.

54 Anthony DeCurtis, *Lou Reed: A Life* (New York: Little, Brown, 2017), 32.

55 Shorter, *History of Psychiatry,* 208.

56 Annual Report, Creedmoor State Hospital, 1952.

57 "New Hope for the Insane."

58 Shorter, *History of Psychiatry,* 228.

59 Whitaker, *Mad in America,* 132.

60 Ibid. 克里德莫自一九五二年起引進腦葉切除術。Lobotomy was introduced to Creedmoor in 1952. Sheehan, *Is There No Place on Earth for Me?,* 9.

61 Lopez, *Arthur M. Sackler,* 18.

62 "New Hope for the Insane."

63 拉伯特在一九四三年成為克里德莫院長，一直做到一九六九年。"Harry A. LaBurt, 91, Ex-chief of Creedmoor," *New York Times,* Oct. 6, 1989.

64 Sheehan, *Is There No Place on Earth for Me?,* 13.

65 Donald F. Klein, interview in *An Oral History of Neuropsychopharmacology: The First Fifty Years, Peer Interviews,* ed. Thomas A. Ban and Barry Blackwell (Brentwood, Tenn.: ACNP, 2011), 9: 205.
66 Annual Report, Creedmoor State Hospital, 1953.
67 Interview with Rachel Klein.
68 AMS 1950 Testimony.
69 Lutze, *Who Can Know the Other?,* 100.
70 Ibid.
71 Ibid., 72–73.
72 Ibid., 97.
73 Ibid., 79–81.
74 聯邦調查局關於先靈藥廠的報告將亞瑟・薩克勒列為領導層級（一九四一年七月十八日）。65-HQ-4851 v. 1 Serial 21.
75 Lutze, *Who Can Know the Other?,* 100.
76 Ibid., 101.
77 Ibid., 100.
78 "New Hope for the Insane."
79 "Recoveries Double in Mental Cases Using Histamine," *Globe and Mail,* May 12, 1949.
80 "New Treatment with Hormones Aids Psychotics," *New York Herald Tribune,* May 15, 1950.
81 "New Hope for the Insane."
82 Ibid.
83 "Biochemical for Emotional Ills," *Philadelphia Inquirer Public Ledger,* June 12, 1949.
84 "If You Live to Be a Hundred," *Maclean's,* Dec. 1, 1951.
85 "A Shot You Take to Help You 'Take It,' " *Better Homes and Gardens,* April 1950.
86 "Three Brothers, Doctors All, Join in Winning Award," *Brooklyn Daily Eagle,* May 21, 1950.
87 Lopez, *Arthur M. Sackler,* 25.
88 有關艾薩克之死的描述，出處包括同上，以及《醫學論壇報》「生死皆有尊嚴」，一九七六年三月十日。

89 See, for instance, "A Three-Year Follow-Up Study of Nonconvulsive Histamine Biochemotherapy, Electric Convulsive Posthistamine Therapy, and Electric Convulsive Therapy Controls," *Psychiatric Quarterly* 27 (Jan. 1953).

90 "Three New York Brothers Honored for Medical Research," *New York Herald Tribune,* May 13, 1950; "New Treatment with Hormones Aids Psychotics."

91 "New Hope for the Insane."

92 Deposition of Else Sackler, *Matter of Sackler,* Surrogates Court, Nassau County, N.Y. (hereafter cited as EJS Deposition). 我從法院得到的這份證詞複本沒有日期。

93 Petition for Naturalization of Jans Jorgensen (Else's father), U.S. District Court, Los Angeles, No. 123391 (1945).

94 Emma Zakin Affidavit, Dec. 5, 1990, *Matter of Sackler,* Surrogates Court, Nassau County, N.Y.

95 Lopez, *Arthur M. Sackler,* 15.

96 EJS Deposition.

97 Lutze, *Who Can Know the Other?,* 101.

98 Arthur Sackler to Marietta Lutze, quoted in ibid., 106–7.

99 Lutze, *Who Can Know the Other?,* 103–5.

100 Ibid., 107.

第三章

1 *Medicine Ave.: The Story of Medical Advertising in America* (Huntington, N.Y.: Medical Advertising Hall of Fame, 1999), 23.

2 Joseph G. Lombardino, "A Brief History of Pfizer Central Research," *Bulletin of the History of Chemistry* 25, no. 1 (2000).

3 David Herzberg, *Happy Pills in America: From Miltown to Prozac* (Baltimore: Johns Hopkins University Press, 2010), 22.

4 Federal Trade Commission, *Economic Report on Antibiotics Manufacture* (Washington, D.C.: U.S. Government Printing Office, 1958), 6.

5 Herzberg, *Happy Pills in America,* 22.

6 Scott H. Podolsky, *The Antibiotic Era: Reform, Resistance, and the Pursuit of a Rational Therapeutics* (Baltimore: Johns Hopkins University Press, 2015), 19.

7 Ibid.

8 Lopez, *Arthur M. Sackler,* 18.

9 L. W. Frohlich, "The Physician and the Pharmaceutical Industry in the United States," *Proceedings of the Royal Society of Medicine,* April 11, 1960.

10 Tom Mahoney, *The Merchants of Life: An Account of the American Pharmaceutical Industry* (New York: Harper, 1959), 237–38.

11 Podolsky, *Antibiotic Era,* 23.

12 Mahoney, *Merchants of Life,* 243.

13 Podolsky, *Antibiotic Era,* 25.

14 "Becker, Corbett, Kallir: An Industry Comes to Life," *Medical Marketing and Media,* Jan. 1997.

15 "W. D. M'Adams, 68, Advertising Man," *New York Times,* Aug. 16, 1954.

16 Herzberg, *Happy Pills in America,* 29–30.

17 "McAdams Forms Division to Focus on Latest Drugs," *New York Times,* Dec. 16, 1991.

18 "Advertising: Generic Drugs and Agencies," *New York Times,* Sept. 12, 1985; Herzberg, *Happy Pills in America,* 29–30.

19 亞瑟・薩克勒為聽證會準備了陳述內容和自傳。Hearings Before the Subcommittee on Antitrust and Monopoly of the Committee on the Judiciary, U.S. Senate, Jan. 30, 1962.

20 "The Name of Arthur M. Sackler," *Tufts Criterion* (Winter 1986).

21 Arthur Sackler to Félix Martí-Ibáñez, Aug. 27, 1954, Félix Martí-Ibáñez Papers, Sterling Memorial Library, Yale University (hereafter cited as FMI Papers).

22 Lopez, *Arthur M. Sackler,* 18.

23 傑瑞德・波斯納（Gerald Posner）在二〇二〇年的著作《醫藥》（*Parma*）裡，引述亞瑟的律師麥可・索恩賴希告訴亞瑟的話：「如果真有迫害（pogrom）這回事，我不管你和他們說了你是誰，反正你我都會被送上運牲畜的列車。不必再玩把戲……無論你娶了幾個信基督教的老婆，你還是會被送上那列火車。」Gerald Posner, *Pharma: Greed, Lies, and the Poisoning of America* (New York: Avid Reader, 2020), 287.

24 "The Temple of Sackler," *Vanity Fair,* Sept. 1987.

25 Lopez, *Arthur M. Sackler,* 18.

26 *Medicine Ave.,* 16.

27 Arthur M. Sackler, *One Man and Medicine: Selected Weekly Columns (1972–1983) by the International Publisher of "Medical Tribune"* (New York: Medical Tribune, 1983), 29.

28 Interview with Kallir.

29 Adam Tanner, *Our Bodies, Our Data: How Companies Make Billions Selling Our Medical Records* (Boston: Beacon Press, 2017), 23–24.

30 亞瑟・薩克勒為聽證會準備了陳述內容和自傳。Hearings Before the Subcommittee on Antitrust and Monopoly of the Committee on the Judiciary, U.S. Senate, Jan. 30, 1962.

31 Arthur Sackler to Félix Martí-Ibáñez, Aug. 27, 1954, FMI Papers. 巴特利特街十一號的地址出自約翰・麥基恩的信頭，信箋出自藥物價格壟斷調查檔案，目前保存在美國國家檔案館（National Archives and Records Administration），調查是由參議院司法委員會反壟斷及不公平競爭小組委員會主導（本檔案後續稱之為基福弗檔案）。

32 這位與亞瑟同期的人士是威廉・卡斯塔諾尼（William G. Castagnoli）。"Remembrance of Kings Past," *Medical Marketing and Media*, July 1996.

33 據史考特・波多斯基（Scott Podolsky）的說法，「『廣效』（broad-spectrum）一詞進入文獻，似乎是從輝瑞在一九五〇年七月最早製作的土黴素廣告開始。在此之前，華盛頓大學的威廉・柯比（William Kirby）曾在一九五〇年六月美國醫學會（American Medical Association）舉辦的科學大會（General Scientific Meetings）提到『較新型抗生素的廣泛應用』（broad spectrum of activity of the newer antibiotics）。」See Scott H. Podolsky, "Antibiotics and the History of the Controlled Clinical Trial, 1950–1970," *Journal of the History of Medicine and Allied Sciences* 65, no. 3 (2010).

34 *Medicine Ave.*, 22. 這可能是「需要為發明之母」的例子，亞瑟在這個階段不可能提到藥名，因為他還沒有收到美國醫學會的正式核准。See Podolsky, *Antibiotic Era*, 206n70; and Federal Trade Commission, *Economic Report on Antibiotics Manufacture*, 141.

35 "Pfizer Put an Old Name on a New Label," *Business Week*, Oct. 13, 1951; Podolsky, *Antibiotic Era*, 25.

36 Podolsky, *Antibiotic Era*, 25.

37 "Advertising: Generic Drugs and Agencies," *New York Times*, Sept. 12, 1985.

38 John Pekkanen, *The American Connection: Profiteering and Politicking in the "Ethical" Drug Industry* (Chicago: Follett, 1973), 89.

39 Ibid.

40 Ibid., 91.

41 "News of the Advertising and Marketing Fields," *New York Times*, Feb. 28, 1954.

42 Charles D. May, "Selling Drugs by 'Educating' Physicians," *Journal of Medical Education* 36, no. 1 (Jan. 1961).

43 Unpublished essay by Arthur Sackler, "Freedom of Inquiry, Freedom of Thought, Freedom of Expression: 'A Standard to Which the Wise and the Just Can Repair': Observations on Medicines, Medicine, and the Pharmaceutical Industry," FMI Papers.

44 Ibid. See also Jeremy A. Greene and Scott H. Podolsky, "Keeping the Modern in Medicine: Pharmaceutical Promotion and Physician Education in Postwar America," *Bulletin of the History of Medicine* 83 (2009).

45 "Advertising: Generic Drugs and Agencies."

46 Harry Zelenko, email.

47 *Medicine Ave.,* 18.

48 Lutze, *Who Can Know the Other?,* 112. 小亞瑟生於一九五〇年二月九日，與新的研究院落成同一天。

49 Annual Report, Creedmoor State Hospital, 1951.

50 AMS 1950 Testimony.

51 "Psychobiologic Institute Is Dedicated," *Psychiatric Quarterly* 24, no. 1 (Jan. 1950).

52 Ibid.

53 "UN President Dedicates New Unit at Creedmoor," *Long Island Star-Journal,* Feb. 10, 1950.

54 Annual Report, Creedmoor State Hospital, 1950.

55 "Psychobiologic Institute Is Dedicated."

56 "UN President Dedicates New Unit at Creedmoor."

57 Lutze, *Who Can Know the Other?,* 112.

58 Lopez, *Arthur M. Sackler,* 25. 本書由亞瑟·M·薩克勒藝術、科學與人文學科基金會（AMS Foundation for the Arts, Sciences and Humanities）發行，管理人是亞瑟的第三任妻子吉莉安·薩克勒。艾爾絲的孩子很可能不會同意書中的角色刻畫。

59 Lutze, *Who Can Know the Other?,* 115.

60 Ibid., 116. 根據不同記述，其實房屋本身建於一九二〇年代，使用的木材、門板等建材，是一棟位在法拉盛的十八世紀農舍火災後搶救下來的。See "Rare in Nassau: A Large Tract with Right Zoning," *New York Times,* July 27, 1997; Michael J. Leahy, ed., *If You're Thinking of Living In . . .* (New York: Times Books, 1999), 255.

61 Lutze, *Who Can Know the Other?,* 115.

62 Ibid., 108.

63 這句話出自羅培茲（Miguel Angel Benavides Lopez）著，《亞瑟·薩克勒傳》（*Arthur M. Sackler*），頁二五。雖然羅培茲是作者，但這是一本自行出版、類似聖徒傳的記述，由亞瑟的門生主述，他描述本書內容大多摘自亞瑟的發言及寫作。

64 Lutze, *Who Can Know the Other?,* 108.

65 Ibid., 113.

66 Ibid., 109.

67 Ibid., 117.

68 Lopez, *Arthur M. Sackler*, 23.

69 Ibid., 20.

70 AMS 1950 Testimony.

71 Lopez, *Arthur M. Sackler*, 23.

72 Lutze, *Who Can Know the Other?*, 110.

73 Ibid., 125.

74 約翰・卡里爾在一九五〇年代認識亞瑟，他和我說，「我肯定聽不出他有布魯克林口音。他的嗓音柔和。」我也在一九八四年電視節目《史密森尼學會的世界》（*Smithsonian World*）〈填補空白〉（Filling in the Blanks）這集裡聽過亞瑟的聲音。Smithsonian Institution Archives, Accession 08-081, box 10.

75 AMS 1950 Testimony.

76 "Becker, Corbett, Kallir: How It Began," *Medical Marketing and Media*, Nov. 1996.

77 Interview with Wolff.

78 Lopez, *Arthur M. Sackler*, 15; Sam Quinones, *Dreamland: The True Tale of America's Opiate Epidemic* (New York: Bloomsbury, 2015), 28.

79 FBI File No. 100-HQ-340415. 透過《資訊自由法》（Freedom of Information Act）從國家檔案館取得。

80 Interview with Kallir.

81 Ibid.

82 Interview with Wolff.

83 "Becker, Corbett, Kallir: An Industry Comes to Life."

84 "Remembrance of Kings Past."

85 Harry Zelenko, email.

86 Interview with John Kallir. 約翰・卡里爾離開麥亞當斯時，亞瑟告他毀約，最後案子庭外和解。我得以確認卡里爾對公司的印象。另一位離職員工哈拉・艾斯特洛夫・馬蘭諾（Hara Estroff Marano）也說了極為類似的事，關於亞瑟雇用共產黨員，「所有被列入黑名單的作家，」她說，「亞瑟都雇用，然後剝削他們。」

87 Interview with Kallir.
88 Interview with Wolff.
89 Ibid.
90 Zelenko, email.
91 Ibid. 哈利・澤倫科在麥亞當斯本人仍然經營公司時開始擔任副藝術總監，他和我說，哈伯曼「原本會接管公司」，但是亞瑟「把這個女人趕走」。Interview with Zelenko.
92 Helen Haberman, *How About Tomorrow Morning?* (New York: Prentice-Hall, 1945), 11, 13.
93 Zelenko, email.
94 Interview with Keusch.
95 "L. W. Frohlich, the Gay Jewish Immigrant Whose Company Sells Your Medical Secrets," *Forward*, Jan. 12, 2017.
96 Frohlich to John Talbott, July 28, 1959, Kefauver Files.
97 Frohlich, "Physician and the Pharmaceutical Industry in the United States."
98 Tanner, *Our Bodies, Our Data*, 23; *Medicine Ave.*, 18.
99 EJS Deposition.
100 *Medicine Ave.*, 22. There is some disagreement over whether he opened the firm in 1943 or 1944.
101 Interview with Kallir.
102 "L. W. Frohlich, the Gay Jewish Immigrant Whose Company Sells Your Medical Secrets."
103 Interview with Kallir.
104 Frohlich, "Physician and the Pharmaceutical Industry in the United States."
105 Arthur Sackler testimony, Hearings Before the Subcommittee on Antitrust and Monopoly of the Committee on the Judiciary, U.S. Senate, Jan. 30, 1962.
106 "Critics Fail to Inhibit Ethical Drug Ad Growth," *Advertising Age*, Feb. 1, 1960.
107 Interview with Kallir.
108 Tanner, *Our Bodies, Our Data*, 26.
109 "L. W. Frohlich, the Gay Jewish Immigrant Whose Company Sells Your Medical Secrets."
110 Ibid.

111 Ibid.
112 Arthur Sackler to Félix Martí-Ibáñez, Aug. 27, 1954, FMI Papers.
113 Sheehan, *Is There No Place on Earth for Me?*, 10.
114 Thorazine advertisement, *Mental Hospitals* 7, no. 4 (1956).
115 Tone, *Age of Anxiety*, 80.
116 Harrington, *Mind Fixers*, 103. 哈靈頓（Anne Harrington）對於精神科病人去機構化提出更複雜的陳述，她認為若把大部分原因歸於或甚至只歸於藥物會是過度簡化。她提出其他因素，例如新的法規、支出、還有以社區為基礎的另類治療形式。See ibid., 113.
117 Tone, *Age of Anxiety*, 80–81.
118 "1957| When Pfizer and the Times Worked Closely," *New York Times*, Nov. 27, 2015.
119 EJS Deposition.
120 Tanner, *Our Bodies, Our Data*, 24.
121 Interview with Richard Leather.
122 Tanner, *Our Bodies, Our Data*, 25. Also see "An Art Collector Sows Largesse and Controversy," *New York Times*, June 5, 1983.
123 Posner, *Pharma*, 618n10.
124 Interview with Richard Leather.
125 Lutze, *Who Can Know the Other?*, 117.
126 Interview with Leather.
127 Interview with Leather.
128 "2 Doctors to Be Privates," *New York Times*, May 8, 1953.
129 Annual Report, Creedmoor State Hospital, 1952.
130 Interview with Kallir.
131 FBI Files for Raymond and Beverly Sackler, 100-NY-73194-1.
132 "2 Doctors Dismissed over Oath," *New York Herald Tribune*, May 8, 1953; "2 Doctors to Be Privates."
133 Louis Lasagna remembrance of Arthur Sackler, *Studio International* 200, supplement 1 (1987).
134 "2 Doctors to Be Privates."

135 Interview with Leather.

136 在一份將近七十年後錄下的口供證詞裡，理查・薩克勒被問到，「你知道家族花多少錢收購普度嗎？」「事實上我知道，」他回答，「五萬美元。」Deposition of Richard Sackler, *In re National Prescription Opiate Litigation,* MDL No. 2804, U.S. District Court for the Northern District of Ohio, March 8, 2019 (hereafter cited as RDS 2019 Deposition).

137 "Norwalk Firm Finds Niche Among Pharmaceutical Giants," *Hartford Courant,* July 23, 1992.

第四章

1 Tone, *Age of Anxiety,* 120.

2 Pekkanen, *American Connection,* 60.

3 Tone, *Age of Anxiety,* 131.

4 Ibid., 124.

5 "Adventurous Chemist and His Pill," *Washington Post,* Jan. 20, 1980.

6 Tone, *Age of Anxiety,* 78.

7 Ibid., 124.

8 "Adventurous Chemist and His Pill."

9 Ibid.

10 Tone, *Age of Anxiety,* 145.

11 "Adventurous Chemist and His Pill."

12 Ibid.

13 Herzberg, *Happy Pills in America,* 40.

14 "Adventurous Chemist and His Pill."

15 Interview with John Kallir.

16 Interview with Rudi Wolff.

17 Pekkanen, *American Connection,* 71.

18 Jeremy Greene and David Herzberg, "Hidden in Plain Sight: Marketing Prescription Drugs to Consumers in the Twentieth Century," *American Journal of Public*

Health 100, no. 5 (May 2010).

19 "New Way to Calm a Cat," *Life*, April 18, 1960.

20 Pekkanen, *American Connection*, 74–75.

21 Tone, *Age of Anxiety*, 136.

22 Pekkanen, *American Connection*, 75–76.

23 Ibid., 82.

24 葛森後來掌理麥亞當斯。"Looking Back, Looking Forward," *Medical Marketing and Media*, April 1998.

25 這是一九六〇年代《醫學論壇報》（以及其他醫學刊物）上強大的一系列利彼鎮和煩寧廣告之一。舊的《醫學論壇報》不容易找到，不過費城醫學院（College of Physicians in Philadelphia）是我能找到收集該報最齊全的地方，我親自從中找資料。

26 Herzberg, *Happy Pills in America*, 51.

27 Pekkanen, *American Connection*, 75.

28 Tone, *Age of Anxiety*, 137–38.

29 Pekkanen, *American Connection*, 75.

30 "Adventurous Chemist and His Pill."

31 Interview with Wolff.

32 "The Tranquilizer War," *New Republic*, July 19, 1975.

33 Pekkanen, *American Connection*, 79.

34 Herzberg, *Happy Pills in America*, 40. 原始出處為H・安格斯・鮑斯（H. Angus Bowes）"The Role of Diazepam (Valium) in Emotional Illness," *Psychosomatics* 6, no. 5 (1965).

35 "Looking Back, Looking Forward."

36 Tone, *Age of Anxiety*, 157. This is a Valium ad that ran in the *Archives of General Psychiatry* 22 (1970).

37 "Valium and the New Normal," *New York Times*, Sept. 30, 2012. Librium ad that ran in the *Journal of the American College Health Association* 17, no. 5 (June 1969).

38 Tone, *Age of Anxiety*, 156.

39 Pekkanen, *American Connection*, 80.

40 Tone, *Age of Anxiety*, 153.

41 Ibid.

42 Herzberg, *Happy Pills in America,* 40.

43 "Adventurous Chemist and His Pill."

44 Tone, *Age of Anxiety,* 154.

45 偶爾有人說每售出一顆藥丸，亞瑟就能收取佣金。但根據巴瑞・邁爾訪問亞瑟的律師麥可・索恩賴希的內容，索恩賴希表示並非如此，他堅稱亞瑟是拿按比例增加的紅利而不是版權金。Barry Meier, *Pain Killer: An Empire of Deceit and the Origin of America's Opioid Epidemic* (New York: Random House, 2018), 199.

46 Pekkanen, *American Connection,* 60.

47 Lutze, *Who Can Know the Other?,* 126–27.

48 Miriam Kent Affidavit, *Matter of Sackler,* May 29, 1992.

49 Interview with Keusch.

50 Lopez, *Arthur M. Sackler,* 23.

51 我在費城醫學院檢閱了將近二十年份的《醫學論壇報》，幾乎每一期都有利彼鎮和煩寧的大幅廣告。

52 "An Art Collector Sows Largesse and Controversy," *New York Times,* June 5, 1983.

53 Affidavit in Support of Else Sackler's Motion for Partial Summary Judgment on Claim for Payment on Promissory Note, File No. 249220, *Matter of Sackler,* New York State Surrogate's Court, 1990.

54 「薩克勒醫生和我本人都是麥亞當斯的主管及總監，多年下來，也是公司僅有的股東。薩克勒醫生在一九七八年轉移兩股給我們的女兒，如此一來，我和他就各持有四十四的股份。」Ibid.

55 Else Sackler to Stanley Salmen, Dec. 18, 1959, Columbia University Central Files, box 507. (This archive will hereafter be cited as CUCF.)

56 Interview with Michael Rich and a confidential interview with a close friend of the family.

57 EJS Deposition.

58 "The Sackler Collection, Cont'd," *Washington Post,* July 30, 1982.

59 Zakin Affidavit.

60 Lutze, *Who Can Know the Other?,* 123, 120.

61 Ibid., 117.

62 Ibid., 122.

63 Ibid., 115.

64 Interview with Michael Rich.

65 Lutze, *Who Can Know the Other?*, 117.

66 EJS Deposition.

67 Interview with Kallir.

68 Tone, *Age of Anxiety*, 146.

69 Herzberg, *Happy Pills in America*, 109.

70 Tone, *Age of Anxiety*, 141–42.

71 Ibid., 142.

72 Ibid., 146.

73 Ibid.

74 Herzberg, *Happy Pills in America*, 110–12.

75 "A Psychiatrist Discusses What's Good About Tranquilizers," *Vogue*, April 1, 1976.

76 "The Constant Griper," *Pittsburgh Sun-Telegraph*, March 14, 1957.

77 "Tranquilizer War." Also see "U.S. Acts to Curb 2 Tranquilizers," *New York Times*, Aug. 16, 1973.

78 Lopez, *Arthur M. Sackler*, 13; Posner, *Pharma*, 262–63.

79 "Tranquilizer War."

80 "Adventurous Chemist and His Pill."

81 Tone, *Age of Anxiety*, 142.

82 "Abuse of Prescription Drugs: A Hidden but Serious Problem for Women," *New York Times*, April 19, 1978; Hearing on the Use and Misuse of Benzodiazepines, Subcommittee on Health and Scientific Research, Committee on Labor and Human Resources, U.S. Senate, Sept. 10, 1979.

83 "Americans Are Spending Almost Half a Billion Dollars a Year on a Drug to Relieve Their Anxiety—a Fact That Is in Itself Considerable Cause for Anxiety," *New York Times*, Feb. 1, 1976.

84 "Mother's Little Helper," *Rolling Stones*, 1966.

85 "Looking Back, Looking Forward."
86 Quinones, *Dreamland,* 30.
87 See, for instance, "On a Deadly Hazard," *Medical Tribune,* Jan. 10, 1979.
88 "The Other Sackler," *Washington Post,* Nov. 27, 2019.
89 "Adventurous Chemist and His Pill."
90 司登巴赫毫無怨言。他說他「不是資本主義剝削的受害者。我反而是資本主義啟迪的例子……我感謝公司把我們從歐洲派過來，提供了一些保障給我的家人。」Tone, *Age of Anxiety,* 138.
91 Ibid., 138–139.
92 "Adventurous Chemist and His Pill."

第五章

1 Lutze, *Who Can Know the Other?,* 149.
2 Ibid., 150. 根據亞瑟・薩克勒自己的描述，他在一九四〇年代醫學院畢業後開始收藏藝術品。一開始，「他專門收集文藝復興早期或之前的作品、法國印象派或印象派之後的繪畫。這個時期他也主動支持當代美國畫家。然後到了一九五〇年代，他開始蒐集中國藝術。」Biography of Arthur Sackler, provided by Jillian Sackler to Harry Henderson, Oct. 1, 1986, Harry Henderson Papers, Penn State University.
3 "East Meets West in LI Ranch House," *Newsday,* July 17, 1963.
4 這位兄弟名叫羅伯特・德拉蒙德（Robert Drummond）。"Ex–Oak Parker Heads Chinese Furniture Shop," *Chicago Daily Tribune,* Feb. 24, 1957.
5 "The Smithsonian's Mystery Building," *Washington Post,* Aug. 30, 1987.
6 "East Meets West in LI Ranch House."
7 Draft of a tribute to Arthur Sackler by Harry Henderson, Henderson Papers.
8 Lutze, *Who Can Know the Other?,* 150.
9 Ibid.
10 Draft of a tribute to Sackler by Henderson.
11 Lutze, *Who Can Know the Other?,* 154.
12 Jean Strouse, *Morgan: American Financier* (New York: Random House, 1999), xii.

13 Lutze, *Who Can Know the Other?*, 154.

14 Ibid., 153.

15 Ibid., 160.

16 Hoving, *Making the Mummies Dance*, 95.

17 Lutze, *Who Can Know the Other?*, 151.

18 "Trove of Asian Art Is Left to the Smithsonian," *New York Times*, Sept. 9, 1999.

19 "In Memoriam," *Studio International* 200, supplement 1 (1987).

20 "The Temple of Sackler," *Vanity Fair*, Sept. 1987.

21 Karl Meyer and Shareen Blair Brysac, *The China Collectors: America's Century-Long Hunt for Asian Art Treasures* (New York: Palgrave, 2015), 339–340.

22 "In Memoriam," *Studio International* 200, supplement 1 (1987).

23 "Temple of Sackler."

24 Lutze, *Who Can Know the Other?*, 152.

25 Ibid., 153.

26 Ibid., 151.

27 Ibid., 153.

28 Li Ling, *The Chu Silk Manuscripts from Zidanku, Changsha (Hunan Province)*, vol. 1, *Discovery and Transmission* (Hong Kong: Chinese University of Hong Kong, 2020), 167.

29 Lutze, *Who Can Know the Other?*, 160.

30 Ling, *Chu Silk Manuscripts from Zidanku*, 1:167.

31 "Art Collector Honored Guest at Philbrook Opening," *Tulsa World*, Dec. 8, 1975.

32 Minutes of an executors' meeting from July 22, 1987, cited in Affidavit of Gillian T. Sackler, Index No. 249220, *Matter of Sackler*, June 13, 1990.

33 "Temple of Sackler."

34 Hoving, *Making the Mummies Dance*, 93.

35 "Temple of Sackler."

36 Hoving, *Making the Mummies Dance*, 94.

37 Ibid.

38 Lutze, *Who Can Know the Other?,* 164.

39 Ibid., 155.

40 Ibid., 164.

41 Ibid., 156– 57.

42 Hoving, *Making the Mummies Dance,* 93–94.

43 Lutze, *Who Can Know the Other?,* 156–157.

44 Grayson Kirk to Arthur Sackler, Jan. 8, 1960, CUCF.

45 Arthur Sackler to Stanley Salmen, Dec. 10, 1959, CUCF.

46 "700 See Treasures of Frick Gallery," *New York Times,* Dec. 12, 1935.

47 Arthur Sackler to Stanley Salmen, Dec. 10, 1959.

48 Robert Harron to Davidson Taylor, Feb. 26, 1964, CUCF.

49 Arthur Sackler to Stanley Salmen, Dec. 10, 1959.

50 "Art Collector Honored Guest at Philbrook Opening."

51 Arthur Sackler to Stanley Salmen, Dec. 10, 1959.

52 "Meeting with Professor Mahler and Professor Baughman," Memorandum, Oct. 5, 1960, CUCF.

53 Raymond Sackler to William O'Donoghue, Dec. 14, 1959; Marietta Lutze Sackler to Stanley Salman, Dec. 17, 1959; Else Sackler to Stanley Salmen, Dec. 18, 1959, CUCF.

54 "Arthur M. Sackler," Memorandum, Dec. 1, 1961, CUCF.

55 戈德伯特的名字再三出現在薩克勒家族與哥倫比亞大學的通信裡。他是薩克勒三兄弟長年聘用的會計師。Interview with Richard Leather.

56 Lutze, *Who Can Know the Other?,* 158.

57 Lutze, *Who Can Know the Other?,* 158.

58 Exhibition program for *The Ceramic Arts and Sculpture of China: From Prehistoric Times Through the Tenth Century* a.d., CUCF.

59 File Memorandum, April 25, 1961; Confidential Memorandum, March 1, 1965, CUCF.

60 Stanley Salmen to Arthur Sackler, Aug. 23, 1960, CUCF.

61 Posner, *Pharma*, 280.

62 Grayson Kirk to Trustees Committee on Honors, memorandum, Feb. 19, 1964, CUCF.

63 Arthur Sackler to Stanley Salmen, Dec. 17, 1965, CUCF.

64 "Sackler Funds," Confidential Memo, March 1, 1965, CUCF.

65 Arthur Sackler to Grayson Kirk, Dec. 12, 1967, CUCF.

66 Arthur Sackler to Grayson Kirk, Dec. 12, 1967, CUCF.

67 Lutze, *Who Can Know the Other?*, 155.

68 Ibid., 148.

69 Ibid., 162.

70 "In Memoriam," *Studio International* 200, supplement 1 (1987).

71 Lutze, *Who Can Know the Other?*, 156.

第六章

1 "Antibiotic Symposium for 1957," Memo from Welch to George Larrick, March 8, 1957, Kefauver Files.

2 Testimony of Warren Kiefer, Hearings Before the Subcommittee on Antitrust and Monopoly of the Committee on the Judiciary, U.S. Senate, June 1, 1960 (hereafter cited as Kiefer Testimony).

3 "Drug Aide Quits; Blames Politics," *New York Times*, May 20, 1960; Testimony of Gideon Nachumi, Hearings Before the Subcommittee on Antitrust and Monopoly of the Committee on the Judiciary, U.S. Senate, June 1, 1960 (hereafter cited as Nachumi Testimony).

4 "Defends FDA Aide's Outside Pay: Drug Maker Says It Was OK'd," *Chicago Tribune*, Sept. 13, 1960. 韋爾奇曾經是半職業捕手。Oral history of Dr. Lloyd C. Miller, History of the U.S. Food and Drug Administration, Jan. 27, 1981; "Drug Aide Quits; Blames Politics."

5 Telegram from Dwight D. Eisenhower, in *Antibiotics Annual, 1956–1957* (New York: Medical Encyclopedia, 1957).

6 "Dr. Félix Martí-Ibáñez Is Dead; Psychiatrist and Publisher, 60," *New York Times*, May 25, 1972; Herman Bogdan, "Félix Martí-Ibáñez— Iberian Daedalus: The Man Behind the Essays," *Journal of the Royal Society of Medicine* 86 (Oct. 1993).

7 "3 Brothers Find Insanity Clews by Blood Test," *New York Herald Tribune*, Nov. 2, 1951.

8 Arthur Sackler to Henry Welch, Feb. 28, 1956, Kefauver Files.

9 "Physician Is Top Expert," *Atlanta Constitution*, Jan. 5, 1960; "Dr. Félix Martí-Ibáñez Is Dead; Psychiatrist and Publisher, 60."

10 "The Romance of Health," *Cosmopolitan*, July 1963.

11 "Advertising News: Madness in the Method," *New York Herald Tribune*, March 4, 1955.

12 Bogdan, "Félix Martí-Ibáñez—Iberian Daedalus."

13 "Doctors' Pains," *Newsweek*, June 20, 1960.

14 MartíIbáñez to Welch, Jan. 16, 1957, Kefauver Files.

15 Testimony of Barbara Moulton, Hearings Before the Subcommittee on Antitrust and Monopoly of the Committee on the Judiciary, U.S. Senate, June 2, 1960 (hereafter cited as Moulton Testimony).

16 Oral history of Dr. Lloyd C. Miller, Jan. 27, 1981.

17 "Antibiotic Symposium for 1957," Memo from Welch to George Larrick, March 8, 1957.

18 Richard E. McFadyen, "The FDA's Regulation and Control of Antibiotics in the 1950s: The Henry Welch Scandal, Félix Martí-Ibáñez, and Charles Pfizer & Co.," *Bulletin of the History of Medicine* 53, no. 2 (Summer 1979).

19 MartíIbáñez to Welch, quoted in "Public Health at 71/2 Percent," *Saturday Review*, June 4, 1960.

20 Welch, opening remarks at Fourth Annual Antibiotics Symposium, published in *Antibiotics Annual, 1956–1957*.

21 Moulton Testimony.

22 "Some of Deadliest Ills Defeated by Antibiotics," *Washington Post*, Oct. 19, 1956.

23 Kiefer Testimony.

24 Lutze, *Who Can Know the Other?*, 137.

25 Ibid., 123–124.

26 Ibid., 138.

27 Ibid., 137–138.

28 Ibid., 138.

29 Ibid., 118.

30 Ibid., 142–143.

31 Gray's Glycerine Tonic bottle, exhibit at the National Museum of American History.
32 "New in Town: Purdue for Pain," *U.S. 1*, May 8, 2002.
33 "Arabian Remedy Yields New Drug," *Maryville (Mo.) Daily Forum*, July 22, 1955.
34 Martí-Ibáñez to Mortimer and Raymond Sackler, memorandum, Sept. 28, 1955, FMI Files.
35 Mortimer Sackler to Martí-Ibáñez, Feb. 7, 1960, FMI Files.
36 Arthur Sackler to Martí-Ibáñez, Aug. 11, 1958, FMI Files.
37 "Sackler Brothers," Memorandum from John Blair to Paul Rand Dixon, March 16, 1960, Kefauver Files.
38 "Hiroshima, U.S.A.," *Collier's*, Aug. 5, 1950.
39 Podolsky, *Antibiotic Era*, 70-71. 波多斯基懷疑這位沒列出名字的研究醫師是麥斯威爾・芬蘭（Maxwell Finland）。
40 Richard Harris, *The Real Voice* (New York: Macmillan, 1964), 19.
41 "Taking the Miracle Out of the Miracle Drugs," *Saturday Review*, Jan. 3, 1959.
42 Harris, *Real Voice*, 19.
43 Ibid.
44 "Public Health at 71/2 Percent."
45 "Taking the Miracle Out of the Miracle Drugs."
46 "The Certification of Antibiotics," *Saturday Review*, Feb. 7, 1959.
47 Ibid.
48 Harris, *Real Voice*, 25.
49 "Crime: It Pays to Organize," *Time*, March 12, 1951; Harris, *Real Voice*, 10.
50 "Crime: It Pays to Organize."
51 Harris, *Real Voice*, 25–26.
52 "Crime: It Pays to Organize."
53 "The Senator and the Gangsters," *Smithsonian*, April 18, 2012.
54 "Kefauvercasts Prove a Real Tele Bargain," *Billboard*, March 31, 1951.
55 *Time*, March 12, 1951, March 24, 1952, Sept. 17, 1956.

56 這句話經常被誤植是基福弗本人說的，但事實上是保羅・蘭德・狄克森（Paul Rand Dixon）。Harris, *Real Voice,* 47.

57 "Crime: It Pays to Organize."

58 Harris, *Real Voice,* 106.

59 Ibid., 41.

60 Moulton Testimony.

61 Jeremy A. Greene and Scott H. Podolsky, "Keeping the Modern in Medicine: Pharmaceutical Promotion and Physician Education in Postwar America," *Bulletin of the History of Medicine* 83 (2009).

62 Harris, *Real Voice,* 58, 117.

63 Testimony of John McKeen, Hearings Before the Subcommittee on Antitrust and Monopoly of the Committee on the Judiciary, U.S. Senate, May 4, 1960.

64 Nachumi Testimony.

65 "Drugmakers and the Govt.—Who Makes the Decisions?," *Saturday Review,* July 2, 1960.

66 Kiefer Testimony.

67 "Sackler Brothers," Memorandum from John Blair to Paul Rand Dixon, March 16, 1960, Kefauver Files.

68 Ibid.

69 Ibid.

70 "Public Health at 71/2 Percent."

71 Lear to Blair, May 24, 1960, Kefauver Files.

72 "Public Health at 71/2 Percent."

73 Lear to Blair, May 24, 1960.

74 Lear to Blair, letter and enclosed cartoons, June 27, 1961, Kefauver Files.

75 "Further Information Concerning M.D. Publications and the Sackler Brothers," Memorandum from John Dixon to John Blair, May 17, 1960, Kefauver Files.

76 Ibid.

77 "Senators Study Income of High Food-Drug Aide," *Washington Post,* May 18, 1960; Statement of Michael F. Markel, Hearing Before the Subcommittee on Antitrust and Monopoly of the Committee of the Judiciary, United States Senate, May 17, 1960.

78 "U.S. Scientist Held Outside Jobs, Flemming Tells Drug Inquiry," *New York Times,* May 18, 1960.

79 Martí-Ibáñez to Frohlich, March 2, 1960, Kefauver Files.
80 "Public Health at 71/2 Percent."
81 Ibid.
82 "Dr. Henry Welch Earnings from Editorship of M.D. Publications, Journals and from Medical Encyclopedia, Inc., 1953 Through March 1960," Memorandum, Kefauver Files.
83 "Senators Study Income of High Food-Drug Aide."
84 "Welch Resigns as Head of FDA; Denies Wrong," *Washington Post,* May 20, 1960.
85 "Drug Aide Quits; Blames Politics."
86 "Henry Welch, FDA Ex-official, Dies," *Washington Post,* Oct. 29, 1982.
87 "FDA Plans Second Look at Drugs OK'd by Welch," *Chicago Tribune,* June 4, 1960.
88 Hearings Before the Subcommittee on Antitrust and Monopoly of the Committee on the Judiciary, U.S. Senate, Jan. 31, 1962.
89 "Kefauver Subpoenas Advertising Records," UPI, Dec. 24, 1961.
90 Lutze, *Who Can Know the Other?,* 125.
91 Lopez, *Arthur M. Sackler,* 24.
92 Arthur Sackler to Welch, Feb. 28, 1956, Kefauver Files.
93 Exchange of letters between Perrin H. Long and Martí-Ibáñez, May 1957, Kefauver Files.
94 MartíIbáñez to Perrin H. Long, May 9, 1957, Kefauver Files.
95 "Doctors' Pains."
96 Lopez, *Arthur M. Sackler,* 24.
97 Ibid.
98 除非另有註記，本段描述摘自參議院司法委員會反壟斷及不公平競爭小組委員會聽證會逐字稿，時間為一九六二年一月三十日。
99 Draft of a script of questions and potential answers, Kefauver Files.
100 Hoving, *Making the Mummies Dance,* 95.
101 Welch to Arthur Sackler, "Personal and Confidential," Feb. 23, 1956, Kefauver Files.

102 Arthur Sackler to Welch, Feb. 28, 1956, Kefauver Files.
103 Arthur Sackler to Welch, March 9, 1959, Kefauver Files.

第七章

1 Dieter Arnold, *Temples of the Last Pharaohs* (New York: Oxford University Press, 1999), 244.
2 Dieter Arnold and Adela Oppenheim, "The Temple of Dendur: Architecture and Ritual," available on the Metropolitan Museum's website.
3 "642 Stones Will Soon Regain Form as an Egyptian Temple," *New York Times,* Nov. 29, 1974.
4 "The Boomerang Graffito (or Bad, Bad, Luther B!)," NPR, June 7, 2013.
5 "642 Stones Will Soon Regain Form as an Egyptian Temple."
6 "Imperiled Heritage," *Hartford Courant,* March 13, 1960.
7 Ibid.
8 "Floating Laboratories on the Nile," *Unesco Courier,* Oct. 1961; "Metropolitan Due to Get Temple of Dendur," *New York Times,* April 25, 1967.
9 "Cairo Offers U.S. a Temple Saved from Aswan Flooding," *New York Times,* March 27, 1965.
10 "Metropolitan Due to Get Temple of Dendur."
11 Michael Gross, *Rogues' Gallery: The Secret Story of the Lust, Lies, Greed, and Betrayals That Made the Metropolitan Museum of Art* (New York: Broadway Books, 2010), 24.
12 Calvin Tomkins, *Merchants and Masterpieces: The Story of the Metropolitan Museum of Art* (New York: Dutton, 1970), chap. 3.
13 一八九三年通過一條支持大都會藝術博物館的州法，支持該博物館「應免費開放給公眾參觀」。"The Met Files a Formal Proposal to Charge Admission to Out-of-State Visitors," *New York Times,* May 5, 2017.
14 Winifred Eva Howe, *A History of the Metropolitan Museum of Art* (New York: Metropolitan Museum of Art, 1913), 200.
15 "Museum Gets Rembrandt for $2.3 Million," *New York Times,* Nov. 16, 1961.
16 "To Keep the Museums Open," *New York Times,* Jan. 9, 1961.
17 "Attendance Soars at Museums Here," *New York Times,* Nov. 27, 1961.
18 Ibid.
19 "James Rorimer of Metropolitan, Duncan Phillips, Collector, Die," *New York Times,* May 12, 1966.

20 "Museum Sets 1964 as Building Date," *New York Times*, Oct. 22, 1961.

21 "James Rorimer of Metropolitan, Duncan Phillips, Collector, Die"; Hoving, *Making the Mummies Dance*, 95.

22 Interview with Leather.

23 "James Rorimer of Metropolitan, Duncan Phillips, Collector, Die."

24 Hoving, *Making the Mummies Dance*, 95.

25 Ibid.

26 Ibid.; Gross, *Rogues' Gallery*, 344.

27 Gross, *Rogues' Gallery*, 344.

28 "James Rorimer of Metropolitan, Duncan Phillips, Collector, Die."

29 "The Met's Sackler Enclave: Public Boon or Private Preserve?," *ARTnews*, Sept. 1978.

30 Hoving, *Making the Mummies Dance*, 95.

31 "The Temple of Sackler," *Vanity Fair*, Sept. 1987.

32 Gross, *Rogues' Gallery*, 344.

33 "Temple of Sackler."

34 Hoving, *Making the Mummies Dance*, 95.

35 Frederick Dookstader to Arthur Sackler, May 31, 1996, Smithsonian/Museum of the American Indian Files.

36 "James Rorimer of Metropolitan, Duncan Phillips, Collector, Die."

37 "A Happening Called Hoving," *New York Times Magazine*, July 10, 1966.

38 "Metropolitan Due to Get Temple of Dendur."

39 "Feud over a Temple Boils into a Tempest," *New York Times*, Sept. 29, 1966.

40 "A Panel of 5 Will Choose Site in U.S. for Temple of Dendur," *New York Times*, Jan. 23, 1967.

41 "Suggested for Art Museum," *Chicago Tribune*, April 25, 1967.

42 "Metropolitan Due to Get Temple of Dendur."

43 "Feud over a Temple Boils into a Tempest."

44 "Metropolitan Due to Get Temple of Dendur"; "Feud over a Temple Boils into a Tempest."

45 "Charity Fund-Raisers Know the Value of Art," *New York Times,* May 21, 1967.

46 "Museum Wing Will Cost $15 Million," *New York Times,* Jan. 23, 1973.

47 Hoving, *Making the Mummies Dance,* 240–242.

48 Ibid., 95.

49 亞瑟與菲利克斯・馬蒂—伊巴內茲通信時，總是為了聯絡不夠勤而向對方道歉。這點符合瑪麗葉塔・盧茨的印象。

50 Hoving, *Making the Mummies Dance,* 241.

51 Ibid., 240–242.

52 Gross, *Rogues' Gallery,* 345.

53 "Drills Sing in Park as Museum Flexes Wings," *New York Times,* March 28, 1974.

54 "642 Stones Will Soon Regain Form as an Egyptian Temple."

55 Gross, *Rogues' Gallery,* 345.

56 "Drills Sing in Park as Museum Flexes Wings."

57 "642 Stones Will Soon Regain Form as an Egyptian Temple."

58 "Temple of Sackler."

59 Hoving, *Making the Mummies Dance,* 95.

60 "An Art Collector Sows Largesse and Controversy," *New York Times,* June 5, 1983.

61 "Temple of Sackler."

62 Ibid.

63 Ibid.

64 Gross, *Rogues' Gallery,* 345–346.

65 "Art Collector Sows Largesse and Controversy."

66 Hoving, *Making the Mummies Dance,* 94.

67 這句話出現在《讓木乃伊跳舞》（*Making the Mummies Dance*）手稿，但沒有在書裡，手稿收藏在普林斯頓大學的霍文文件（Hoving Papers）。

68 "King's Treasures Open at Museum," *Asbury Park Press,* Dec. 12, 1978.

69 "Treasures of Tut Glitter in Daylight," *New York Times,* Dec. 12, 1978.

70 "King's Treasures Open at Museum"; "Weekend Notes," *Newsday,* Oct. 4, 1985; "Dance: Miss Graham 'Frescoes,'" *New York Times,* April 23, 1980.

71 "King's Treasures Open at Museum."

72 "The Mayor's 'Stroke Diary,' " *Newsday,* Aug. 13, 1987.

73 "Exhibit of King Tut Expected to Draw 1.3 Million Visitors," AP, Sept. 19, 1978.

74 "Martha Graham Opens New Dance Work," AP, Dec. 11, 1978.

75 "Sackler Brothers," Memorandum from John Blair to Paul Rand Dixon, March 16, 1960, Kefauver Files.

第八章

1 "Muriel L. Sackler," Obituary, *New York Times,* Oct. 9, 2009; "Miriam [*sic*] Sackler," Petition for Naturalization No. 413227, Southern District of New York, 1942. 根據這份文件，繆瑞兒出生時可能叫做米莉安（Miriam），並不是誤寫，她在簽名欄會寫這個名字。

2 "Two Looks, Two Lives," *Savvy,* Sept. 1981.

3 格特勞德．「潔莉」．威默在一九八一年九月是三十五歲，因此她大約生於一九四六年。Ibid.

4 Martí-Ibañez to Mortimer Sackler, July 30, 1969, FMI Papers.

5 Lutze, *Who Can Know the Other?,* 164.

6 Ibid., 143.

7 Mortimer Sackler to Martí-Ibañez, Aug. 13, 1966, FMI Papers.

8 "Dr. Mortimer Sackler," Obituary, *Telegraph,* April 27, 2010.

9 Interview with Panagiotis "Taki" Theodoracopulos; "Mortimer Sackler and Me," *Spectator,* April 4, 2019.

10 "Paul Gallico, Sportswriter and Author, Is Dead at 78," *New York Times,* July 17, 1976; Mortimer Sackler to Martí-Ibañez, Aug. 6, 1968, FMI Papers; Paul Gallico interview from 1973, in Publishers Weekly, *The Author Speaks: Selected "PW" Interviews, 1967–1976* (New York: R. R. Bowker, 1977), 54–57.

11 Mortimer Sackler to Martí-Ibañez, Aug. 13, 1966, FMI Papers.

12 Mortimer Sackler to Martí-Ibañez, July 24, 1968, FMI Papers.

13 Mortimer Sackler to Martí-Ibañez, Aug. 13, 1966, FMI Papers.

14 Mortimer Sackler to Martí-Ibañez, July 24, 1968.

15 Martí-Ibáñez to Mortimer Sackler, July 30, 1969, FMI Papers.
16 Ibid.; Mortimer D. Sackler Affidavit, *Mortimer Sackler v. Gertraud Sackler,* Supreme Court of the State of New York, July 31, 1984 (hereafter cited as MDS Affidavit).
17 Maureen Emerson, *Riviera Dreaming: Love and War on the Côte d'Azur* (London: I. B. Tauris, 2008), 19, 120, 139.
18 Mortimer Sackler to Martí-Ibáñez, July 2, 1969, FMI Papers.
19 Interview with Elizabeth Bernard, who was Mortimer's housekeeper; Martí-Ibáñez to Mortimer Sackler, Dec. 11, 1972, FMI Papers; dinner invitation from Geri and Mortimer Sackler to Martí-Ibáñez, Dec. 13 [year not specified], FMI Papers. The invitation lists the address as 10 East Sixty-Fourth Street.
20 MDS Affidavit.
21 Mortimer Sackler to Martí-Ibáñez, Oct. 4, 1963, FMI Papers.
22 Mortimer Sackler to Martí-Ibáñez, June 6, 1967, FMI Papers.
23 Mortimer Sackler to Martí-Ibáñez, March 1967, FMI Papers.
24 Mortimer Sackler to Martí-Ibáñez, April 15, 1966, FMI Papers.
25 Birth announcement for Mortimer D. Alfons Sackler, May 9, 1971, FMI Papers.
26 Mortimer Sackler to Martí-Ibáñez, April 15, 1966.
27 MDS Affidavit.
28 Barry Meier, *Pain Killer: A "Wonder" Drug's Trail of Addiction and Death* (Emmaus, Pa.: Rodale, 2003), 217.《疼痛殺手》有兩個版本，我在註記裡以年份來區別，原版（2003）及修訂版（2018）。
29 Mortimer Sackler to Martí-Ibáñez, May 11, 1972, FMI Papers.
30 Martí-Ibáñez to Mortimer Sackler, June 8, 1971, FMI Papers.
31 Mortimer Sackler to Martí-Ibáñez, July 2, 1969.
32 Interview with Rich.
33 Interview with Richard Leather.
34 Interview with John Kallir. 我檢閱了二十年份的《醫學論壇報》，通便樂、必達定等其他普度佛雷德里克產品的廣告幾乎每一期都有。
35 Interview with John Kallir.
36 Ibid.

37 Interview with Richard Kapit; Martí-Ibáñez to Mortimer Sackler, June 8, 1971, FMI Papers.
38 Arthur Sackler to Martí-Ibáñez, Aug. 11, 1958, FMI Papers.
39 Mortimer Sackler to Martí-Ibáñez, April 4, 1966, FMI Papers.
40 Raymond Sackler to Martí-Ibáñez, Oct. 5, 1963, FMI Papers.
41 Raymond and Mortimer Sackler to MartíIbáñez, Sept. 10, 1971, FMI Papers.
42 Dinner invitation from Geri and Mortimer Sackler to MartíIbáñez, Dec. 13 [year not specified], FMI Papers; birthday invitation, Dec. 7 [year unspecified], FMI Papers.
43 Arthur, Mortimer, and Raymond Sackler to Martí-Ibáñez, June 19, 1969, FMI Papers.
44 Mortimer Sackler to Paul Ghalioungui, Jan. 3, 1967, FMI Papers.
45 Lutze, *Who Can Know the Other?,* 143.
46 "Of Dreams and Archaeology, of Methylmercury Poisoning," *Medical Tribune,* Oct. 24, 1973.
47 Lutze, *Who Can Know the Other?,* 145.
48 Interview with Rich.
49 Lutze, *Who Can Know the Other?,* 164.
50 Zakin Affidavit.
51 Reply Affidavit of Else Sackler, *Matter of Sackler,* March 1, 1991.
52 這幅畫作是《白楊木》，繪於一八九一年。二〇〇〇年薩克勒家族在佳士得拍賣會上以兩千兩百萬美元售出。
53 Zakin Affidavit.
54 亞瑟・薩克勒第三任妻子吉莉安用好幾種方式來拼寫自己的名字，包括Gillian、Jill、和Jillian。為了清楚方便，我提到她時只用Jillian，除非主要文件用不同拼法再額外說明。
55 "The Other Sackler," *Washington Post,* Nov. 27, 2019.
56 Affidavit of Gillian T. Sackler, *Matter of Sackler,* Index No. 249220, Surrogate's Court of the State of New York, Nassau County, June 13, 1990 (hereafter cited as GTS Affidavit).
57 "Other Sackler."
58 GTS Affidavit.

59 "Other Sackler."
60 Interview with Rich.
61 Tanner, *Our Bodies, Our Data,* 30.
62 Ibid., 28.
63 Mortimer Sackler to Martí-Ibañez, Aug. 29, 1969, FMI Papers.
64 Tanner, *Our Bodies, Our Data,* 28.
65 Interview with Richard Leather.
66 Tanner, *Our Bodies, Our Data,* 28.
67 Ibid., 29.
68 Interview with Richard Leather; Tanner, *Our Bodies, Our Data,* 29.
69 Interview with Richard Leather.
70 Ibid.
71 Tanner, *Our Bodies, Our Data,* 29.
72 Ibid.
73 RDS 2019 Deposition.
74 Tanner, *Our Bodies, Our Data,* 29.
75 Minutes of an Estate Meeting, Aug. 7, 1987.
76 Minutes of an Estate Meeting, July 29, 1987.
77 Minutes of an Estate Meeting, Aug. 7, 1987.
78 Minutes of an Estate Meeting, July 29, 1987; Minutes of an Estate Meeting, Aug. 7, 1987.
79 Martí-Ibañez to Robert Sackler, Oct. 14, 1964, FMI Papers.
80 Interview with Elizabeth Bernard. 許久之後，伯納德控告普度未提供應有的員工福利，但結果敗訴。不過她在普度工作了將近三十年，她對莫蒂默・D・薩克勒印象很深，記得他是個好人。我認為她的話相當可信。
81 Interview with Welber.
82 Kathe Sackler Deposition.

83 “Teen-Age Use of ‘Angel Dust’ Stirs Concern,” *New York Times*, Nov. 10, 1977.

84 Interview with Bernard.

85 關於鮑比自殺的敘述是根據目擊者塞費里諾・佩雷斯的訪談。事後，薩克勒家族找伊莉莎白・伯納德去打掃繆瑞兒的公寓，她證實了佩雷斯記得的大部分細節，除了這一項：伯納德不記得窗戶有被打破，她覺得鮑比可能是開窗跳下去。由於兩人之中，佩雷斯對自殺事件的記憶比較清楚，又是目擊者，因此這段敘述是從他的觀點寫成。

第九章

1 Lutze, *Who Can Know the Other?*, 165.

2 Ibid., 176.

3 Ibid., 171.

4 Ibid., 174.

5 Ibid., 174–175.

6 Ibid., 175.

7 Ibid., 171.

8 Ibid., 178.

9 亞瑟坦承婚外情的確切時間點很難確定。瑪麗葉塔在回憶錄裡寫到這段對話時，沒有給一個年份，只說是亞瑟六十歲生日前（一九七三年），但在他們買下聯合國廣場附近的公寓之後（一九七〇年）。吉莉安・薩克勒的口供書裡寫到，她和亞瑟初識於一九六七年，當時亞瑟已經說他和瑪麗葉塔「分居」。根據這段期間認識瑪麗葉塔的兩個人說，她可能是不願承認已經有明顯徵兆顯示她的婚姻快要結束。總之，後來她和亞瑟繼續維持名存實亡的婚姻，一直到一九八一年十二月為止。

10 Ibid., 178.

11 Ibid., 180.

12 Ibid., 179.

13 Ibid.

14 Ibid., 181.

15 “Royalty & Raves at a Sparkling World Premiere,” *Washington Post*, Nov. 17, 1986.

16 "Series of Bubbly Parties Salutes a New Champagne," *Los Angeles Times,* Sept. 23, 1982.

17 "Tenor Talks of Loving the Public and His Favorite Opera Composers," *Medical Tribune,* Nov. 1, 1978; "Pavarotti Talks of Sex and Sunshine," *Medical Tribune,* Nov. 15, 1978; "The Quiet Scholar: King of Sweden," *Medical Tribune,* Nov. 1, 1972.

18 這句話來自席尼・沃爾夫（Sidney Wolfe）。"A Financial Man and the Fogg," *Boston Globe,* Feb. 16, 1982.

19 "The Temple of Sackler," *Vanity Fair,* Sept. 1987.

20 "Art Collector Honored Guest at Philbrook Opening," *Tulsa World,* Dec. 8, 1975.

21 Ibid.

22 "The Chariots of the Gods—and the 747," *Medical Tribune,* Oct. 3, 1973.

23 "Remembrance of Kings Past," *Medical Marketing and Media,* July 1996.

24 "Sadat Urges U.S. to Back Liberation of the Third World," AP, Aug. 8, 1981; "Koch and City Lionize Sadat," *Newsday,* Aug. 8, 1981.

25 Gail Levin, *Becoming Judy Chicago* (Oakland: University of California Press, 2007), 363.

26 "A Halo and a Vision," *Medical Tribune,* July 25, 1973; "The Colors of Love—I," *Medical Tribune,* April 12, 1978; "The Colors of Love—II," *Medical Tribune,* April 26, 1978; "An Open Letter to Bernard Malamud," *Medical Tribune,* Nov. 14, 1973.

27 Interview with Janna Malamud Smith.

28 See, for instance, "FDA Chief Defends Position on Package Inserts," *Medical Tribune,* Feb. 11, 1976.

29 "Sackler— Robert, M.," *New York Times,* July 6, 1975.

30 Interview with Elizabeth Bernard.

31 在二〇一〇年莫蒂默・D・薩克勒的付費訃聞裡，特拉維夫大學提到，「羅伯特・M・薩克勒紀念獎學金將持續在未來改變受獎者的生活。」有意思的是，找不到關於這個獎學金的任何公開資訊。這是一個「紀念」獎學金，但完全不說明要紀念的人是誰。

32 Interview with Judith Schachter.

33 Interview with Elizabeth Bernard.

34 MDS Affidavit; "Suzy Says," *New York Daily News,* Sept. 13, 1977.

35 她出生於一九四九年，因此兩人在一九八〇年結婚時，她大約三十一歲。"Drugs Mogul with Vast Philanthropic Legacy," *Financial Times,* April 23, 2010.

36 地址是切斯特廣場六十七號。See "Meet the Chester Square Candys," *Telegraph*, March 8, 2016.

37 "Valentino's Art Presented at Met Museum," *Los Angeles Times*, Sept. 24, 1982.

38 "A Party at the Museum...," *New York Daily News*, Sept. 22, 1982.

39 " 'Waiting for Valentino' in New York," *Desert Sun* (Palm Springs), Sept. 27, 1982; "Valentino's Art Presented at Met Museum."

40 "'Waiting for Valentino' in New York."

41 Notes by Thomas Hoving on Arthur Sackler in the Thomas Hoving Papers, Princeton University Library (hereafter cited as Hoving Notes).

42 Ibid.

43 Interview with Rich.

44 "The Met's Sackler Enclave: Public Boon or Private Preserve?," *ARTnews*, Sept. 1978.

45 "Temple of Sackler."

46 "Met's Sackler Enclave"; interview with Charles Brody.

47 "The Sackler Collection, Cont'd," *Washington Post*, July 30, 1982.

48 Gross, *Rogues' Gallery*, 346.

49 "Arthur Sackler's Inner Resources," *Washington Post*, June 7, 1987.

50 "Financial Man and the Fogg."

51 Hoving Notes.

52 Ibid.

53 "An Art Collector Sows Largesse and Controversy," *New York Times*, June 5, 1983.

54 Arthur Sackler to Pauling, June 21, 1980, Ava Helen and Linus Pauling Papers, Oregon State University.〔這個檔案後面提到時稱為鮑林文件（Pauling Papers）〕。

55 Posner, *Pharma*, 280.

56 Jillian Sackler to Pauling, June 21, 1983, Pauling Papers.

57 Gross, *Rogues' Gallery*, 347.

58 Hoving Notes.

59 Ripley to Arthur Sackler, March 10, 1980, Smithsonian Institution Archives. (This collection will be cited hereafter as Smithsonian Files.)

60 Arthur Sackler to Ripley, April 4, 1980, Smithsonian Files.

61 Memorandum for the Record, by James McK. Symington, April 8, 1980, Smithsonian Files.

62 Ripley to Arthur Sackler, Sept. 18, 1980, Smithsonian Files.

63 Memorandum for the Record, by Ripley, Oct. 6, 1981, Smithsonian Files.

64 Arthur Sackler/ Smithsonian Institution Contract, Fifth Preliminary Draft, April 1982, Smithsonian Files.

65 Ripley letter (this copy does not have a recipient but went to multiple people), Aug. 10, 1982, Smithsonian Files.

66 Smithsonian Institution, news release, April 1986, Smithsonian Files.

67 "Sackler Collection, Cont'd."

68 "Art Collector Sows Largesse and Controversy."

69 Lutze, *Who Can Know the Other?,* 181.

70 Ibid., 181–182. 這個例子說明了瑪麗葉塔的描述不一定完全可信，因為根據一名家族友人所說，她離婚時確實得到了不少高價的繪畫，包括布拉克（Braque）、畢卡索、康丁斯基（Kandinsky）各一幅，還有其他。「她可能自己沒有開口，」友人說，「但她的律師開口。」

71 Ibid., 182.

72 Ibid.

73 Ibid., 185.

74 Ibid.

75 離婚於一九八一年十二月二十八日生效，亞瑟與吉莉安在隔天結婚。GTS Affidavit.

76 Lutze, *Who Can Know the Other?,* 202.

第十章

1 Sanders Theatre webpage, Office of the Arts, Harvard University.

2 "A New Millennium Begins," Dedicatory Address, Harvard University, Oct. 18, 1985.

3 Program for "Lectures Celebrating the Dedication of the Arthur M. Sackler Museum," Oct. 18, 1985; Invitation to the Dedication of the Arthur M. Sackler Museum, Oct. 18, 1985, Louis Lasagna Papers, University of Rochester.

4 "The Miracle on Quincy Street," *Harvard Crimson,* Oct. 17, 1985.

5 "The Man Who Made It Real," *Harvard Crimson,* Oct. 17, 1985.

6 "Arty Party," *Harvard Crimson,* Oct. 17, 1985.

7 "Architecture," *Boston Globe,* Sept. 8, 1985.

8 "New Millennium Begins."

9 Smithsonian Institution, news release, April 1986, Smithsonian Files; Program for the Grand Opening of the Arthur M. Sackler Center for Health Communications at Tufts University, Feb. 20, 21, 1986.

10 Arthur Sackler to colleagues at McAdams, Dec. 28, 1967.

11 Smithsonian Institution, news release, April 1986.

12 Thomas Lawton to Milo Beach, May 12, 1993, Smithsonian Files.

13 "Digging Museums," *Washington Post,* June 22, 1983.

14 Thomas Lawton to Milo Beach, May 12, 1993.

15 "Convictions of a Collector," *Washington Post,* Sept. 21, 1986; "Forbes 400," *Forbes,* Oct. 1986.（仔細看雜誌封面可以看到草寫字體「亞瑟・米契爾・薩克勒」的名字，和其他人的名字一起。）

16 "During Medical Tribune's Life Span," *Medical Tribune,* May 7, 1980.

17 Jillian Sackler to Harry Henderson, Oct. 1, 1986, Henderson Papers.

18 Jillian Sackler to Harry Henderson, Oct. 18, 1986, Henderson Papers.

19 Louis Lasagna, *Studio International* 200, supplement 1 (1987).

20 "Of Time and Life, Part I," *Medical Tribune,* April 2, 1975.

21 "Art Collector Sows Largesse and Controversy," *New York Times,* June 5, 1983.

22 "The Other Sackler," *Washington Post,* Nov. 27, 2019.

23 EJS Deposition. It was the fall of 1986. Thomas Lawton to Tom Freudenheim, Dec. 12, 1986, Smithsonian Files.

24 網站 worldofsugarart.com 的某個網頁可看到蛋糕的照片。Scott Clark Woolley, email.

25 "Party Palace," *New York,* Jan. 9, 1989.

26 Interview with Michael Rich.

27 Lutze, *Who Can Know the Other?*, 207.
28 Arthur Sackler to Gillian Sackler, memorandum, April 15, 1987.
29 展期為一九八七年五月一日至六月二十八日。"Jewels of the Ancients," *RA: The Magazine for the Friends of the Royal Academy*, no. 14 (Spring 1987).
30 "Jewels with a Frown," *Sunday Times* (London), May 3, 1987.
31 "In the Shadow of the Ancients," *RA: The Magazine for the Friends of the Royal Academy*, no. 15 (Summer 1987).
32 Alice Beckett, *Fakes: Forgery and the Art World* (London: Richard Cohen Books, 1995), 106.
33 Ibid.
34 Ibid., 109.
35 "Jewels with a Frown."
36 Beckett, *Fakes*, 113.
37 "Experts Query Jewels," *Sunday Times* (London), July 5, 1987; Beckett, *Fakes*, 113–114.
38 "Doctor's Collection Is a Prescription for Controversy," *Independent*, Nov. 3, 1988.
39 "Of Dreams and Archaeology, of Methylmercury Poisoning," *Medical Tribune*, Oct. 24, 1973.
40 Lutze, *Who Can Know the Other?*, 207.
41 Interview with Michael Rich; Lutze, *Who Can Know the Other?*, 207.
42 Interview with Michael Rich.
43 Lutze, *Who Can Know the Other?*, 207.
44 Ibid.; "Dr. Arthur Sackler Dies at 73," *New York Times*, May 27, 1987.
45 Program for a Memorial Service to Celebrate the Life of Arthur Mitchell Sackler, M.D., Harvard University, Memorial Church, Oct. 5, 1987.
46 Invitation to the Friends of Arthur M. Sackler Concert, Kennedy Center, Sept. 12, 1987, Henderson Papers; "The Fanfare of Friends," *Washington Post*, Sept. 14, 1987.
47 Program for Memorial Service for Arthur M. Sackler, June 17, 1987, Henderson Papers.
48 Jillian Sackler eulogy for Arthur Sackler, Memorial Service for Arthur M. Sackler, M.D., Sackler Wing, Metropolitan Museum of Art, June 17, 1987.
49 "Other Sackler."
50 "In Memoriam," *Studio International* 200, supplement 1 (1987).

51 Levin, *Becoming Judy Chicago*, 362.

第十一章

1 除非特別指出，否則關於理查・凱彼特和理查・薩克勒間友誼的所有細節描述，都是出自凱彼特的各個訪談。

2 Roslyn High School 1960 Yearbook.

3 Barbara Schaffer, email.

4 Obituary of Dr. Marjorie Ellen Yospin Newman, Legacy.com.

5 Richard Sackler to a Roslyn friend, Oct. 26, 1963.

6 Richard Sackler to a Roslyn friend, May 5, 1964.

7 Richard Sackler to a Roslyn friend, May 5, 1964.

8 一九六四年五月五日，理查寫信給他羅斯林的朋友，信中寫道，「幾場狂歡（與性愛有無關係都好），應該對於矯正扭曲的價值觀及其帶來的影響大有助益，畢竟慾火已經被壓抑得太久了。」

9 Richard Kapit, email.

10 這組鏡頭是由阿波羅十三號濺落於水面上的畫面構成，這段影片網路上都可以看到。

11 "NASA Turned to Norwalk Firm to Kill Potential Moon Germs," *Hartford Courant*, July 23, 1992; "Scientists Cannot Rule Out Possibility of Germs on Moon," *Chicago Tribune*, July 14, 1969.

12 "Local Firm Acquired by Purdue Frederick," *Progress-Index* (Petersburg, Va.), March 30, 1966.

13 必達定的廣告。

14 凱彼特記憶中的普度公司總部是在康乃狄克州，但普度於一九六〇年代末就搬到揚克斯了。（後來又於一九七二年遷往諾瓦克。）Interview with Bob Jones.

15 RDS 2019 Deposition.

16 Martí-Ibáñez to Richard Sackler, June 7, 1971, FMI Papers.

第十二章

1 "William T. Grant, Store Founder, Dies," *New York Times*, Aug. 7, 1972.

2 "Buyers Scarce When the Price Is $1.8 Million, Hospital Finds," *New York Times*, Jan. 21, 1973.
3 "W. T. Grant Estate Sold," *New York Times*, June 3, 1973.
4 這棟位於諾瓦克華盛頓街五十號的大樓建於一九七〇年。
5 "Drug Company Moving to Norwalk," *Hartford Courant*, Nov. 30, 1972.
6 "A Family, and a Transformative Legacy," *Medicine@Yale*, July/Aug. 2014.
7 Statement from Robert Josephson to *New Yorker*, Oct. 19, 2017. 理查於二〇一九年的庭外採證中被要求確認此事是否為真，而他表示雖然他不記得一開始曾在普度擔任雷蒙德的助理，但「這並不與其他不同版本的記憶衝突」。
8 "A Financial Man and the Fogg," *Boston Globe*, Feb. 16, 1982. 普度公司早在一九五〇年代就開始販售瑟露梅了。Purdue Frederick advertisement, *Medical Tribune*, July 2, 1962.
9 Interview with Francine Shaw.
10 Nelson to Hon. James P. Jones, July 11, 2007.
11 Interview with Olech.
12 Interview with Carlos Blanco.
13 Mundipharma International Group brochure.
14 "Sharing Ideas," *Boston Globe*, Feb. 16, 1986.
15 "Psychiatrists Give $3M. to T. A. Medical School," *Jerusalem Post*, Oct. 19, 1972.
16 Interview with Carlos Blanco.
17 "Skiers Covet Clear Skies, Warm Weather," *Salt Lake City Tribune*, Dec. 25, 1985.
18 "Penn Speaker Hails U.S. Achievements," *Philadelphia Inquirer*, May 23, 1972; "Beth M. Bressman," *Item of Millburn and Short Hills* (Millburn, N.J.), Nov. 6, 1969.
19 "Ph.D. Degree Is Awarded Beth Sackler," *Item of Millburn and Short Hills* (Millburn, N.J.), March 20, 1980.
20 康乃狄克州的婚姻索引資料顯示，他們於一九七九年六月三日結婚。
21 麻省理工學院科赫綜合癌症研究所（Koch Institute for Integrative Cancer Research）的官網曾放上理查・薩克勒的官方傳記，但後來就被移除了。
22 Kathe Sackler Deposition.
23 RDS 2019 Deposition.

24 U.S. Patent and Trademark Office website.

25 RDS 2019 Deposition.

26 Ibid.

27 Advertisement for 50 Washington Street, "the only luxury office building in Conn with helicopter and heliport for exclusive use of its tenants," *Bridgeport Post*, March 28, 1972.

28 Interview with Cobert.

29 "Pain Relief," *Corporate Counsel*, Sept. 2002.

30 "The Simple Things in Life Are Fine but Howard Udell Loves Complexity," article in an internal Purdue brochure (Fall 1999); "Pain Relief."

31 "Interview with Cobert.

32 "Simple Things in Life Are Fine but Howard Udell Loves Complexity."

33 Interview with Larry Wilson.

34 "Takesue Named," *Bernardsville (N.J.) News*, Sept. 11, 1975; "Dr. Edward Takesue," *Morristown (N.J.) Daily Record*, June 4, 1985.

35 Interview with Cobert.

36 Ibid.

37 MDS Affidavit.

38 Ibid.

39 Interview with Carlos Blanco.

40 MDS Affidavit.

41 Ibid.

42 Ibid.; interview with Elizabeth Bernard.

43 MDS Affidavit.

44 MDS Affidavit.

45 Ibid.

46 Lutze, *Who Can Know the Other?*, 205.

47 Mundipharma International Group brochure.

48 "Dr. Mortimer Sackler," *Times* (London), April 13, 2010.

49 Twycross to the author, email. 偶爾有人會指稱，莫蒂默・薩克勒本人可能以某種方式參與了與聖克里斯多福醫院的初期對話，但特懷克羅斯並沒有印象，而筆者在西西里・桑德絲的倫敦國王學院論文中，也找不到任何薩克勒家族涉入其中的跡象。

50 那款哮喘藥名為優尼芬（Uniphyl）。"Thrust Under Microscope," *Hartford Courant*, Sept. 2, 2001.

51 "Mortimer Sackler Dies at 93," *Los Angeles Times*, March 8, 2014.

52 該藥品在英國發售時的原藥名為MST，美施康定（MS Contin）是在美國所用的商品名稱。

53 Kathe Sackler Deposition.

54 "Morphine Making a Welcome Return," *Times* (London), Sept. 15, 1983.

55 Mundipharma International Group brochure.

56 Napp Laboratories Advertisement/Job Posting, *Guardian*, Oct. 27, 1988.

57 Interview with Cobert.

58 "Purdue Frederick Will Submit NDA for MS Contin," *Pink Sheet*, July 8, 1985.

59 Ibid.

60 "Purdue Frederick MS Contin Continued Marketing," *Pink Sheet*, July 15, 1985.

61 "Thrust Under Microscope."

第十三章

1 除非特別指出，否則遺囑執行人在五十七街的大樓舉行的這場會議之一切細節，都出自一九八七年七月二十九日的亞瑟・M・薩克勒遺產會議紀錄。這些會議紀錄以及其他遺囑執行人的會議紀錄是在〈薩克勒家族事件〉（Matter of Sackler）的案件檔案中找到的，這些檔案被存放於米尼歐拉（Mineola）的法院大樓裡。

2 GTS Affidavit.

3 Interview with Michael Rich.

4 Interview with Rich, and with another close family friend.

5 Jill Sackler remarks at Memorial Service for Arthur M. Sackler, Metropolitan Museum of Art, June 17, 1987.

6 Interview with Michael Rich.

7 Minutes of the Estate of Arthur M. Sackler, July 29, 1987.

8 Memorandum by Edward J. Ross to Hon. C. Raymond Radigan, "Estate of Arthur M. Sackler—Index No. 249220," June 16, 1988 (hereafter cited as Ross Memo).

9 那位律師就是麥可・索恩賴希（Michael Sonnenreich）。 Minutes of a meeting of family attorneys, July 8, 1987.

10 EJS Deposition.

11 Meeting minutes of the Estate of Arthur M. Sackler, July 22, 1987, cited in GTS Affidavit.

12 GTS Affidavit.

13 Minutes of the Estate of Arthur M. Sackler, July 29, 1987.

14 Verified Answer of Carol Master, Else Sackler, Arthur F. Sackler, and Elizabeth Sackler in *Matter of Sackler,* File No. 249220. 我在米尼歐拉那些檔案中找到的這份文件並沒有載明日期。「在吉莉安與薩克勒醫生的婚姻期間與之前，她很少陪薩克勒醫生去看他的孩子和孫子。薩克勒醫生分別向艾爾絲和亞瑟解釋，因為他不想要再有小孩了，所以他認為讓吉莉安和他的孩孫們扯上關係會不太好。」

15 Interview with Michael Rich and with a friend of the family who spoke with several of Arthur's children at the time.

16 Affidavit of Thomas J. Schwarz, File No. 249220, May 8, 1990, *Matter of Sackler.*

17 GTS Affidavit.

18 "The Other Sackler," *Washington Post,* Nov. 27, 2019; Minutes of the Estate of Arthur M. Sackler, July 29, 1987.

19 Minutes of the Estate of Arthur M. Sackler, July 29, 1987.

20 Ibid.

21 Ibid.

22 Minutes of a meeting of the attorneys for the Estate of Arthur M. Sackler, July 9, 1987.

23 Minutes of the Estate of Arthur M. Sackler, July 29, 1987.

24 Ibid.

25 Ibid.

26 Reply Affidavit of Else Sackler, *Matter of Sackler,* March 1, 1991.

27 Respondent Else Sackler's Memorandum of Law in Support of Her Motion for Summary Judgment Dismissing the Proceeding, *Matter of Sackler.* 筆者在米尼歐拉那些檔案中找到的這份備忘錄並沒有載明日期。28. Jill Sackler to J. Kartiganer, March 6, 1989.

29 GTS Affidavit.

30 "Doctor's Collection Is a Prescription for Controversy," *Independent,* Nov. 3, 1988.

31 Response to Memorandum Submitted in Behalf of Executors Carol Master and Arthur F. Sackler, *Matter of Sackler,* Sept. 25, 1992; GTS Affidavit.

32 Jill Sackler to Linus Pauling, April 27, 1991, Pauling Papers.

33 Memorandum by attorneys for Arthur F. Sackler and Elizabeth Sackler, quoted in Response to Memorandum Submitted in Behalf of Executors Carol Master and Arthur F. Sackler, *Matter of Sackler,* Sept. 25, 1992.

34 "Feud Spoils Christie's Bid Day," *Times,* Jan. 13, 1993.

35 "Depositions of Smithsonian Employees in Litigation Concerning the Estate of Arthur M. Sackler," Memorandum from Ildiko D'Angelis to Constance B. Newman, May 24, 1993, Smithsonian Files.

36 GTS Affidavit.

37 Ibid.

38 Katz to Elizabeth Sackler, Nov. 18, 1988.

39 "She's Here for the Summer," *Burlington (Vt.) Free Press,* June 13, 1968.

40 Levin, *Becoming Judy Chicago,* 376–377; "The Girl Who Won the Title," *Brattleboro (Vt.) Reformer,* Aug. 31, 1968.

41 Interview with Michael Rich.

42 "The Princess and the Porcupine Quills," *Medical Tribune,* Nov. 29, 1972.

43 "The Temple of Sackler," *Vanity Fair,* Sept. 1987.

44 Elizabeth Sackler remarks given at the National Portrait Gallery, Nov. 18, 1996, Henderson Papers.

45 史密森尼學會嘗試做出區別，在介紹牌上使用簡短的版本（「辛格的收藏」），在每件館藏的物品擁有者介紹上使用較長的版本（「亞瑟・M・薩克勒美術館的保羅・辛格博士之中國品藝術收藏」）。Milo Beach to Elizabeth Sackler, Sept. 21, 1999. 伊莉莎白並不滿意。「因為介紹牌上的內容有誤、會產生誤解並構成冒犯，而且也違反了協議的內容，所以令我感到很沮喪的是，辛格的收藏物件展出之後，薩克勒美術館已經舉辦了兩場相當重要的活動（一場招待會和一場晚宴）了。得知視察委員會來的時候會看到那樣的展出，我也感到相當震驚。」她寫道。Elizabeth Sackler to Milo Beach, Sept. 30, 1999. Smithsonian Files.

46 Singer to M. M. Weller, March 24, 1996, Smithsonian Files.

47 Interview with Leather.

48 Minutes of Executors Meeting, July 22 and Aug. 7, 1987; EJS Deposition.

49 EJS Deposition.
50 Interview with Leather.
51 Minutes of the Estate of Arthur M. Sackler, June 24, 1987.
52 Minutes of the Estate of Arthur M. Sackler, July 29, 1987.
53 Ibid.
54 Minutes of an Estate Meeting, July 29, 1987.
55 Minutes of a meeting of the attorneys for the Estate of Arthur M. Sackler, July 9, 1987.
56 Ross Memo.

第十四章

1 Catherine L. Fisk, "Removing the 'Fuel of Interest' from the 'Fire of Genius': Law and the Employee-Inventor, 1830–1930," *University of Chicago Law Review* 65, no. 4 (Fall 1998).
2 "An Uphill Fight for Generics," *Newsday,* March 18, 1986.
3 "Drug Makers Fighting Back Against Advance of Generics," *New York Times,* July 28, 1987.
4 L. W. Frohlich, "The Physician and the Pharmaceutical Industry in the United States," *Proceedings of the Royal Society of Medicine,* April 11, 1960.
5 "Cliffhanger," *Economist,* Dec. 3, 2011.
6 *Advances in the Management of Chronic Pain: International Symposium on Pain Control* (Toronto: Purdue Frederick, 1984), 3.
7 "Dr. Romagosa on Symposium in Toronto," *Lafayette (La.) Daily Advertiser,* Aug. 19, 1984.
8 凱伊克發表了一席演講並且主持了另一場會議。*Advances in the Management of Chronic Pain.*
9 Biography of Robert Kaiko, PhD, Scientific Advisory Board, Ensysce.
10 Richard Sackler Deposition in *Commonwealth of Kentucky v. Purdue Pharma LP et al.,* Aug. 28, 2015 (hereafter cited as RDS 2015 Deposition).
11 Latif Nasser, "The Amazing Story of the Man Who Gave Us Pain Relief," TED talk, March 2015. 根據《紐約時報》，博尼卡於一九二七年來到美國，而其他資料卻指出，他是在一九二八年來的。"John J. Bonica, Pioneer in Anesthesia, Dies at 77," *New York Times,* Aug. 20, 1994.
12 "John Bonica Devoted His Life to Easing People's Pain," *University of Washington Magazine,* Dec. 1, 1994; John J. Bonica, *Management of Pain* (Philadelphia: Lea & Febiger, 1953).

13 "John J. Bonica, Pioneer in Anesthesia, Dies at 77," *New York Times*, Aug. 20, 1994.
14 "Conquering Pain," *New York*, March 22, 1982.
15 "An Interview with John J. Bonica M.D.," *Pain Practitioner* (Spring 1989).
16 "Conquering Pain."
17 RDS 2015 Deposition.
18 *Advances in the Management of Chronic Pain*, 36.
19 "Medical Essays," *Lafayette (La.) Advertiser*, Feb. 4, 1997; "Morphine Safest to Control Pain," *Lafayette (La.) Advertiser*, Feb. 17, 1985.
20 "Morphine Safest to Control Pain."
21 *Advances in the Management of Chronic Pain*, 3.
22 Ibid., 150.
23 "Morphine Safest to Control Pain."
24 Interview with Larry Wilson.
25 Kaiko to Richard Sackler, memorandum, July 16, 1990, cited in Expert Report by David Kessler, Multidistrict Opiate Litigation, 1:17-md-02804-DAP, July 19, 2019 (hereafter cited as Kessler Report).
26 "OxyContin Made the Sacklers Rich. Now It's Tearing Them Apart," *Wall Street Journal*, July 13, 2019.
27 Kathe Sackler Deposition.
28 Ibid.
29 "The Secretive Family Making Billions from the Opioid Crisis," *Esquire*, Oct. 16, 2017.
30 Kathe Sackler Deposition.
31 Ibid.
32 RDS 2019 Deposition.
33 Kaiko to Richard Sackler, memorandum, July 16, 1990, cited in Kessler Report.
34 Interview with Wilson.
35 Ibid.
36 Massachusetts Complaint.

37 RDS 2019 Deposition.

38 New York Complaint.

39 "Thrust Under a Microscope," *Hartford Courant*, Sept. 2, 2001.

40 RDS 2015 Deposition.

41 "OxyContin: The Most Significant Launch in Purdue History!," *Teamlink* (internal Purdue newsletter) (Winter 1996).

42 "On the Move," *New York Daily News*, March 5, 1993.

43 OxyContin Project Team Memo, Dec. 14, 1993, quoted in RDS 2015 Deposition.

44 Mark F. Pomerantz and Roberto Finzi to Hon. James P. Jones, July 16, 2007.

45 Meier, *Pain Killer* (2018), 105.

46 Mark F. Pomerantz and Roberto Finzi to Hon. James P. Jones, July 16, 2007.

47 "OxyContin: The Most Significant Launch in Purdue History!"

48 "Product Pipeline and Strategy—VERY CONFIDENTIAL," Memo by Michael Friedman, Dec. 24, 1994.

49 Ibid.

第十五章

1 Martin Booth, *Opium: A History* (New York: St. Martin's Press, 1996), 15.

2 Ibid., 16.

3 Ibid., 18.

4 Ibid., 20.

5 See, generally, Althea Hayter, *Opium and the Romantic Imagination: Addiction and Creativity in De Quincey, Coleridge, Baudelaire, and Others* (New York: HarperCollins, 1988).

6 Booth, *Opium*, 58.

7 Ibid., 68–69.

8 Ibid., 78.

9 Ibid., 74.

10 "How Aspirin Turned Hero," *Sunday Times* (London), Sept. 13, 1998.
11 "Uncle Sam Is the Worst Drug Fiend in the World," *New York Times*, March 12, 1911.
12 Lucy Inglis, *Milk of Paradise: A History of Opium* (London: Picador, 2018), 240–241; Booth, *Opium*, 77–78.
13 Walter Sneader, "The Discovery of Heroin," *Lancet*, Nov. 21, 1998; Booth, *Opium*, 78.
14 Booth, *Opium*, 78.
15 John Phillips, "Prevalence of the Heroin Habit," *Journal of the American Medical Association*, Dec. 14, 1912.
16 Booth, *Opium*, 78.
17 "How Aspirin Turned Hero."
18 John H. Halpern and David Blistein, *Opium: How an Ancient Flower Shaped and Poisoned Our World* (New York: Hachette, 2019), 174.
19 Booth, *Opium*, 84.
20 "What Lenny Bruce Was All About," *New York Times*, June 7, 1971.
21 Richard Sackler, email, May 22, 1999, cited in RDS 2015 Deposition.
22 Friedman to Richard Sackler, email, Dec. 23, 1996, quoted in RDS 2019 Deposition.
23 "OxyContin: The Most Significant Launch in Purdue History!," *Teamlink* (internal Purdue newsletter) (Winter 1996).
24 Purdue Pharma Market Research Memo, July 9, 1992, quoted in Kathe Sackler Deposition.
25 Friedman, email, in a chain with Richard Sackler, from May 28, 1997, cited in RDS 2015 Deposition.
26 Ibid.
27 Launch Team Meeting Minutes, March 31, 1995.
28 Testimony of Paul Goldenheim, Committee on Health, Education, Labor, and Pensions, U.S. Senate, Feb. 12, 2002 (hereafter cited as Goldenheim 2002 Testimony).
29 Declaration of Russell K. Portenoy, MD, *State of Oklahoma v. Purdue Pharma et al.*, Jan. 17, 2019 (hereafter cited as Portenoy Declaration).
30 "A Pain-Drug Champion Has Second Thoughts," *Wall Street Journal*, Dec. 17, 2012.
31 Ibid.
32 Portenoy Declaration.
33 Russell Portenoy and Kathleen Foley, "Chronic Use of Opioid Analgesics in Non-malignant Pain: Report of 38 Cases," *Pain*, May 1986.

34 Portenoy Declaration.

35 Ibid.

36 "Pain-Drug Champion Has Second Thoughts."

37 "The Alchemy of OxyContin," *New York Times*, July 29, 2001.

38 Memorandum from Richard Sackler, Nov. 30, 1991, quoted in Kathe Sackler Deposition.

39 "Norwalk Firm Finds Niche Among Pharmaceutical Giants," *Hartford Courant*, July 23, 1992.

40 See Jeremy A. Greene and Scott H. Podolsky, "Reform, Regulation, and Pharmaceuticals—the Kefauver-Harris Amendments at 50," *New England Journal of Medicine* 367, no. 16 (Oct. 2012).

41 "OxyContin: The Most Significant Launch in Purdue History!"

42 Deposition of Curtis Wright, *In re National Prescription Opiate Litigation*, MDL No. 2804, U.S. District Court, Northern District of Ohio, Dec. 19, 2018 (hereafter cited as Wright 2018 Deposition).

43 普度公司在疼始康定上市前提交給美國食品藥物管理局的相關文件引自：Prosecution Memorandum Regarding the Investigation of Purdue Pharma, L.P. et al., United States Attorney's Office, Western District of Virginia, Sept. 28, 2006 (hereafter cited as Prosecution Memo). 普度的培訓手冊指示業務代表告訴醫生，因為要從控釋系統中得到羥二氫可待因酮較為困難，所以疼始康定較不可能被「濫用」。

44 Overall Conclusion to 1995 FDA Review, Curtis Wright, Oct. 1995. Cited in Massachusetts Complaint.

45 March 19, 1993, teleconference, cited in Kessler Report.

46 Friedman to Mortimer, Raymond, and Richard Sackler, memorandum, 1994 (no more specific date provided), quoted in RDS 2015 Deposition.

47 Interview with Wilson.

48 RDS 2015 Deposition.

49 "OxyContin: The Most Significant Launch in Purdue History!"

50 1996 Executive Summary for Purdue Research Center, quoted in RDS 2019 Deposition.

51 Project Team Contact Report, Sept. 17, 1992, cited in Prosecution Memo.

52 Richard Sackler, email, quoted in Kathe Sackler Deposition (no date specified).

53 Project Team Contact Report, Reder & Wright, Dec. 28, 1994, cited in Prosecution Memo.

54 "How One Sentence Helped Set Off the Opioid Crisis," *Marketplace*, Dec. 13, 2017.

55 Deposition of Curtis Wright, Multidistrict Opiate Litigation, MDL No. 2804, Dec. 1, 2018 (hereafter cited as Wright 2018 Deposition).

56 "How One Sentence Helped Set Off the Opioid Crisis."

57 Wright 2018 Deposition.「問：好的。你是否記得曾經向羅伯特．雷德建議加入這段文字？答：我並不確切記得我有這麼做，但或許有。」

58 Schnitzler to Wright, email, Nov. 21, 1995, cited in Prosecution Memo.

59 Wright to Schnitzler, Nov. 21, 1995.

60 "OxyContin: The Most Significant Launch in Purdue History!"

61 Richard Sackler, email, quoted in Wright 2018 Deposition.

62 "OxyContin: The Most Significant Launch in Purdue History!"

63 Purdue to Wright, Oct. 9, 1998, cited in Prosecution Memo.

64 Wright 2018 Deposition.

65 Wright 2018 Deposition.「問：所以這是否代表你在離開美國食品藥物管理局後不到十天，就打電話給普度公司的羅伯特．雷德？答：或許是的。」

66 RDS 2015 Deposition.

第十六章

1 卡利斯托．里維拉的生平細節出自《紀錄報》（*The Record*）的新聞報導，以下的註解也標記了引用出處。筆者試著去找里維拉的家人或認識他的人，但失敗了。"Lodi: Explosion, Human Drama Both Developed Gradually," *Hackensack (N.J.) Record,* May 28, 1995.

2 "Communications Glitch Before Lodi Blast?," *Hackensack (N.J.) Record,* April 24, 1995.

3 "Tougher Chemical Pushed," Associated Press, April 24, 1995.

4 "A Preventable Tragedy," *Hackensack (N.J.) Record,* April 27, 1995.

5 "Company Plans Not to Rebuild Its Lodi Plant," *New York Times,* April 28, 1995.

6 "Chemical Plant Explosion Kills 4 in New Jersey Town," *New York Times,* April 22, 1995.

7 "Lodi Betrayed the People's Trust," *The Hackensack* (N.J.) *Record,* Oct. 18, 1995.

8 "Chemical Plant Explosion Kills 4 in New Jersey Town."

9 "Chemical Plant Has History of Problems," *Hackensack (N.J.) Record*, April 27, 1995.

10 "As Grief Replaces Shock, Families Mourn Four Victims of Plant Explosion," *New York Times*, April 24, 1995.

11 " 'Our Friends Are Dead; Our Jobs Are Gone,' " *Hackensack (N.J.) Record*, April 30, 1995.

12 "Lodi: Explosion, Human Drama Both Developed Gradually."

13 "Napp: Investigation Finds Chain of Errors Before Fatal Blast," *Hackensack (N.J.) Record*, Oct. 17, 1995.

14 "Lodi Chemical Blast Had Many Facets," *Hackensack (N.J.) Record*, May 28, 1995.

15 EPA/OSHA Joint Chemical Accident Investigation Report, Napp Technologies Inc., Oct. 1997 (hereafter cited as Lodi Report).

16 "Chemical Plant Has History of Problems."

17 "Napp: Investigation Finds Chain of Errors Before Fatal Blast."

18 Lodi Report.

19 "Lodi: Explosion, Human Drama Both Developed Gradually."

20 Lodi Report.

21 "Napp: Investigation Finds Chain of Errors Before Fatal Blast."

22 "Lodi: Explosion, Human Drama Both Developed Gradually."

23 Ibid.

24 "Lodi: No Charges, but a Reprimand," *Hackensack (N.J.) Record*, April 26, 1995.

25 Lodi Report.

26 Ibid.

27 "Chemical Plant Explosion Kills 4 in New Jersey Town."

28 Lodi Report.

29 "Coffee Break Saved Worker's Life," *Hackensack (N.J.) Record*, April 25, 1995.

30 "Lodi: Explosion, Human Drama Both Developed Gradually."

31 "Lodi: No Charges, but a Reprimand."

32 Lodi Report.

33 "Coffee Break Saved Worker's Life."

34 "Lodi: Explosion, Human Drama Both Developed Gradually."

35 Ibid.

36 Ibid.

37 Ibid.

38 Ibid.

39 "Lodi: No Charges, but a Reprimand"; Lodi Report.

40 "Lodi: Explosion, Human Drama Both Developed Gradually."

41 "Chemical Plant Explosion Kills 4 in New Jersey Town."

42 "Lodi: Explosion, Human Drama Both Developed Gradually."

43 Ibid.

44 "'Our Friends Are Dead; Our Jobs Are Gone.'"

45 "Lodi: No Charges, but a Reprimand."

46 "Chain of Errors Left 5 Dead," *Hackensack (N.J.) Record,* Oct. 17, 1995.

47 "Lodi: Explosion, Human Drama Both Developed Gradually."

48 "Green Liquid Leaks in Lodi," *Hackensack (N.J.) Record,* May 2, 1995.

49 "Chemical Plant Explosion Kills 4 in New Jersey Town."

50 "Toxic Spill in Lodi Blast Killed Thousands of Fish, EPA Says," *New York Times,* April 24, 1995; "Company Plans Not to Rebuild Its Lodi Plant."

51 "State Rules Out Manslaughter in Lodi Chemical Plant Blast," *New York Times,* March 15, 1996.

52 "Napp: Investigation Finds Chain of Errors Before Fatal Blast."

53 Ibid.

54 "Chemical Plant Owners Won't Rebuild in Lodi," *Camden (N.J.) Courier-Post,* April 28, 1995.

55 Jonathan Goldstein to Hon. James P. Jones, July 9, 2007.

56 "Napp Chemicals Appoints Boncza," *Passaic (N.J.) Herald-News,* Dec. 27, 1969.

57 "Company Officials Failed Repeatedly," *Hackensack (N.J.) Record,* Oct. 17, 1995.

58 "Napp: Investigation Finds Chain of Errors Before Fatal Blast."

59 "Lodi Plant Owners Known for Wealth, Philanthropy," *Hackensack (N.J.) Record,* April 27, 1995.
60 "Executive: Napp Put Safety First," *Hackensack (N.J.) Record,* Nov. 8, 1995.
61 "Connecticut Man to Be Knighted by the British," Associated Press, Oct. 20, 1995.

第十七章

1 "Coastal Blizzard Paralyzes New York and Northeast," *New York Times,* Jan. 8, 1996.
2 Weather report, *Arizona Republic,* Jan. 9, 1996; "OxyContin: The Most Significant Launch in Purdue History!," *Teamlink* (internal Purdue newsletter) (Winter 1996).
3 Robert F. Bedford (FDA) to James H. Conover (Purdue Pharma), approval letter, Dec. 12, 1995.
4 "Taking Home the 'Wampum'! Wigwam Contest Winners," *Teamlink* (internal Purdue newsletter) (Winter 1996).
5 "Where Cactus Is Par for the Course," *New York Times,* March 10, 1991.
6 "OxyContin: The Most Significant Launch in Purdue History!"
7 RDS 2015 Deposition.
8 Deposition of Stephen Seid, National Prescription Opiate Litigation, MDL No. 2804, Dec. 12, 2018 (hereafter cited as Seid Deposition).
9 Purdue Sales Bulletin, Jan. 25, 1999.
10 Interview with Steven May.
11 Ibid.
12 Note from Purdue rep Carol Neiheisel, visiting Nancy Swikert, Jan. 11, 2000.
13 Notes from Purdue rep Holly Will, visiting Richard Gruenewald, July 12, 1997.
14 Note from Purdue rep John Bullock, visiting Raymond Timmerman, July 19, 1997.
15 Note from Purdue rep John Wethington, visiting Wal-Mart #689, July 20, 1997.
16 Seid Deposition.
17 Jane Porter and Hershel Jick, "Addiction Rare in Patients Treated with Narcotics," *New England Journal of Medicine,* Jan. 10, 1980.
18 "Sloppy Citations of 1980 Letter Led to Opioid Epidemic," NPR, June 16, 2017.
19 Interviews with multiple former Purdue sales reps. 後來一項研究發現，該研究有超過六百個引用出處。See Pamela T. M. Leung et al., "A 1980

Letter on the Risk of Opioid Addiction," *New England Journal of Medicine,* June 1, 2017.

20 Interviews with Steven May and Dodd Davis; "The Alchemy of OxyContin," *New York Times Magazine,* July 29, 2001.

21 RDS 2015 Deposition.

22 "OxyContin Abuse and Diversion and Efforts to Address the Problem," Report by the U.S. General Accounting Office, Dec. 2003 (hereafter cited as GAO Report).

23 "Sales of Painkiller Grew Rapidly, but Success Brought a High Cost," *New York Times,* March 5, 2001.

24 Interview with Steven May.

25 New York Complaint.

26 Ibid.

27 Portenoy Declaration.

28 Interview with Steven May.

29 Colette DeJong et al., "Pharmaceutical Industry–Sponsored Meals and Physician Prescribing Patterns for Medicare Benefits," *JAMA Internal Medicine* 176 (2016). See also Scott E. Hadland et al., "Association of Pharmaceutical Industry Marketing of Opioid Products to Physicians with Subsequent Opioid Prescribing," *JAMA Internal Medicine* 178 (2018).

30 Budget Information, June 16, 2014, cited in Massachusetts Complaint.

31 Richard Sackler to Friedman, Oct. 23, 1996.

32 Interview with David Juurlink.

33 Purdue marketing materials cited in Complaint, *State of Tennessee v. Purdue Pharma LP,* Circuit Court of Knox County, Tennessee, Sixth Judicial District, Case No, 1-173-18, May 15, 2018 (hereafter cited as Tennessee Complaint).

34 "Awaken the Sleeping Giant!," *Teamlink* (internal Purdue newsletter) (Winter 1996).

35 Interview with May. 後來史蒂芬・梅對普度公司提出吹哨人訴訟，該訴訟因程序問題而被駁回。

36 Goldenheim 2002 Testimony. 梅對培訓課程為期多長沒有確切的印象，但根據戈登海姆的證詞，培訓課程一般包含「在總部的三週課堂訓練」。

37 「一九九六年，三百多位普度業務代表的手上總計有大約三萬三千四百至四萬四千五百位醫師的聯絡方式。到了二〇〇〇年，普度有近七百位業務代表，聯絡名單上則有大約七萬五百至九萬四千位醫師。」GAO Report.

38 Interview with May.
39 Interview with Rick Mountcastle.
40 RDS 2015 Deposition.
41 Interview with May.
42 Interviews with multiple former sales representatives; Massachusetts Complaint.
43 Interview with May.
44 Phase II OxyContin Tablets Team Meeting Minutes, June 13, 1997.
45 Mike Cullen, email, June 1997, cited in RDS 2015 Deposition. The same exchange is also quoted in the Massachusetts Complaint.
46 Interview with Robin Hogen.
47 Richard Sackler, email, Jan. 11, 1997. 根據美國維吉尼亞州西部司法轄區的檢方備忘錄，「這些想法似乎是出自公司總裁理查・薩克勒。」
48 *I Got My Life Back,* Purdue video, 1998.
49 Mike Cullen, email, Dec. 15, 1997, cited in Prosecution Memo. 該影片確實於一九九八年一月的全國銷售會議上放映。
50 Email between Jonathan Sackler, Michael Friedman, and Mark Alfonso, Oct. 28–29, 1998.
51 Prosecution Memo.
52 Jim Lang, "Sales & Marketing Update," *Teamlink* 11, no. 1 (Winter 1996).「人們認為這款產品好到不用推銷就能自己賣出去。」在咖啡製藥論壇（CaféPharma forum）的一篇匿名貼文中，一個曾在普度任職的員工指出這類說法是朗（Jim Lang）提出的：「我記得他是在某次『狗還是豬年』的歲末表演時向薩克勒家族成員說的。他告訴他們『疼始康定自己就能賣得出去』。」CafePharma post, Feb. 12, 2018.
53 Walter Sneader, "The Discovery of Heroin," *Lancet,* Nov. 21, 1998.
54 "Down for the Downers," *Maclean's,* Feb. 18, 1980.
55 GAO Report. 一名普度公司的發言人證實了這個數字。
56 Purdue Pharma, "Long-Acting OxyContin® Tablets Now Available in 160 mg Strength to Relieve Persistent Pain," press release, July 9, 2000; interview with Larry Wilson.
57 Table 2: Total OxyContin Sales and Prescriptions from 1996 Through 2002, in GAO Report.

58 Friedman to Raymond, Mortimer, and Richard Sackler, memorandum, Oct. 13, 1999.
59 Highlights of the keynote speech by Dr. Richard Sackler, Jan. 24, 2000, National Sales Meeting.
60 "'We Didn't Cause the Crisis': David Sackler Pleads His Case on the Opioid Epidemic," *Vanity Fair,* June 19, 2019.
61 Richard Sackler to Cornelia Hentzsch, email, May 29, 1999.
62 Email exchange between Richard Sackler and Paul Goldenheim, March 14, 1997, quoted in RDS 2015 Deposition.
63 Kaiko to Richard Sackler, Feb. 27, 1997, quoted in RDS 2015 Deposition and Massachusetts Complaint.
64 Richard Sackler to Walter Wimmer, email, March 2, 1997, quoted in RDS 2015 Deposition and Massachusetts Complaint.
65 Kaiko to Richard Sackler, Feb. 27, 1997, quoted in RDS 2015 Deposition and Massachusetts Complaint.
66 Richard Sackler to Walter Wimmer, email, date unclear, quoted in RDS 2015 Deposition.
67 Interview with May; interview with Dodd Davis.
68 Richard Sackler to Friedman, April 22, 1997, quoted in RDS 2015 Deposition.
69 Interview with May.
70 Highlights of the keynote speech by Dr. Richard Sackler, Jan. 24, 2000, National Sales Meeting.
71 RDS 2015 Deposition.
72 Memo to sales reps, Aug. 19, 1996, reproduced by *Los Angeles Times,* May 15, 2016.
73 RDS 2015 Deposition.
74 "Awaken the Sleeping Giant!"
75 Anonymous CafePharma post, July 25, 2018.
76 "Sales of Painkiller Grew Rapidly, but Success Brought a High Cost."
77 RDS 2015 Deposition.
78 GAO Report.
79 New York Complaint.
80 Friedman, email, Oct. 13, 1999.
81 Interview with May.
82 Ibid.

第十八章

1 "Cigarette Makers and States Draft a $206 Million Deal," *New York Times,* Nov. 14, 1998.

2 Interview with Meier.

3 二〇〇三年的美國國會會計總署（GAO）報告指出，這種說法「可能無意間提醒了濫用者一種可能的藥物濫用方式」。

4 Interview with Meier.

5 Friedman, email, Nov. 30, 2000, cited in Massachusetts Complaint.

6 Mortimer D. Sackler, email, Dec. 1, 2000, cited in Massachusetts Complaint.

7 Ibid. For the attribution to Friedman specifically, see Complaint in *State of Delaware, ex rel. v. Richard Sackler et al.,* Case No. N19C-09-062 MMJ, Superior Court of Delaware, Sept. 9, 2019 (hereafter cited as Delaware Complaint).

8 "Cancer Painkillers Pose New Abuse Threat," *New York Times,* Feb. 9, 2001.

9 "Pain Pill Is Meal Ticket, Problem for Drug Maker," *Hackensack (N.J.) Record,* July 8, 2001.

10 Richard Sackler to Friedman, email, June 17, 1999, quoted in Massachusetts Complaint.

11 Presentation of Defenses, *In re Purdue Pharma LP et al.,* filed with the bankruptcy court (and then withdrawn) by Joseph Hage Aaronson LLC, Counsel to Raymond Sackler Family, Dec. 20, 2019 (hereafter cited as B Side Defenses).

12 Massachusetts Complaint.

13 "Thrust Under Microscope," *Hartford Courant,* Sept. 2, 2001.

14 Interview with Nancy Camp.

15 Ronald D. Levine to Hon. James P. Jones, May 28, 2007.

16 Mary T. Yelenick to Hon. James P. Jones, June 26, 2007.

17 Deposition of "Martha West"（為了保護瑪莎・韋斯特的隱私，筆者沒有將與她有關的法庭文件資訊全部放上來。）

18 Jeffrey Udell to Hon. James P. Jones, July 1, 2007.

19 West Deposition.

20 Richard Sackler, email, Sept. 3, 1996.

21 Udell, email, summer 1999, cited in New York Complaint.

22 Prosecution Memo.

23 West Deposition.
24 U.S. Patent Application 20030126215, Aug. 12, 2002.
25 Kathe Sackler Deposition.
26 West Deposition.
27 "The Alchemy of OxyContin," *New York Times*, July 29, 2001.
28 Interview with May; interview with Rick Mountcastle.
29 Interview with Rick Mountcastle; "Alchemy of OxyContin."
30 Beth Macy, *Dopesick: Dealers, Doctors, and the Drug Company That Addicted America* (New York: Little, Brown, 2018), 35.
31 "Alchemy of OxyContin."
32 See, for instance, Macy, *Dopesick*, 49.
33 Testimony of Jay P. McCloskey, Hearings Before the Committee on the Judiciary, U.S. Senate, July 31, 2007.
34 "Pain Relief," *Corporate Counsel*, Sept. 2002.
35 "Cancer Painkillers Pose New Abuse Threat."
36 Transcript of an interview Meier conducted with Udell, Friedman, and Paul Goldenheim, Aug. 24, 2001.
37 "Pain Relief."
38 RDS 2015 Deposition.
39 RDS 2019 Deposition.
40 Jim Speed, email, Nov. 30, 1999.
41 Mark Alfonso, email, Sept. 21, 1999, quoted in RDS 2019 Deposition.
42 RDS 2019 Deposition.
43 Richard Sackler, email, Jan. 14, 1997.
44 Friedman, email, May 10, 2000, quoted in RDS 2019 Deposition.
45 Email exchange between Robin Hogen and Mark Alfonso, June 2000, quoted in RDS 2019 Deposition.
46 Joseph Coggins, email, Jan. 26, 2001, cited in Massachusetts Complaint.
47 Mortimer D. A. Sackler, email, Feb. 8, 2001, cited in Massachusetts Complaint.

48 Richard Sackler to Robin Hogen and David Haddox, Feb. 8, 2001. 在B派的辯護中，理查的律師表示，理查說的不是死亡人數「還不算太糟」，而是那整篇文章的內容「並沒有預想的那麼糟」。

49 Edward Mahony to Hon. James P. Jones, July 11, 2007.

50 Interview with Robin Hogen.

51 Letter cited in Massachusetts Complaint.

52 RDS 2019 Deposition.

53 "The Other Sackler," *Washington Post,* Nov. 27, 2019.

54 Richard Sackler, email, Feb. 1, 2001, cited in Massachusetts Complaint.

55 Interview with Ritchie.

56 "Thrust Under Microscope."

57 2001 email exchange between Richard Sackler and an acquaintance, quoted in Amended Complaint, *State of Connecticut v. Purdue Pharma LP et al.,* No. X07 HHD-CV-19-6105325-S, May 6, 2019 (hereafter cited as Connecticut Complaint).

58 Interview with Marianne Skolek Perez; "A Chilling Attempt at Damage Control," *Star Ledger,* March 5, 2003.

59 Interview with Hogen.

60 " 'You Want a Description of Hell?': OxyContin's 12-Hour Problem," *Los Angeles Times,* May 5, 2016.

61 [Redacted] to Kevin McIntosh, May 14, 2001; [Redacted] to Purdue Pharma, April 16, 2001.

62 Interview with Davis.

63 「根據〔普度〕自己的內部文件，包括艾美仕市場研究公司的數據，普度公司早在一九九八年就知道，百分之十二點一的疼始康定處方是以每八小時一次或是更頻繁的給藥頻率開立。這超出建議給藥頻率的開方趨勢在之後幾年間持續增長，二〇〇〇年為百分之十四、二〇〇一年為百分之二十點二，二〇〇二年則略微下降回百分之十八。」Petition to Require Purdue Pharma LP to Revise the Labeling of OxyContin® Tablets to Strengthen Warnings of the Greater Potential for Developing Side Effects and Adverse Drug Reactions due to Prescribing Dosing Frequencies in Excess of the Recommended Guidelines, Submitted by Richard Blumenthal to the Food and Drug Administration, Jan. 23, 2004. 一位普度公司的發言人出面否認此說法，聲稱那只是基於一個「小型質性研究……其中也不包括麻醉師和疼痛科醫師」，但他並沒有提供其他數據資料。布魯門塔在他的訴狀中表示，如果真的資料有誤的話，那這些數字可能是被低估了。他引用了另一篇檢視疼始康定給藥頻率的研究，該研究「指出百分之八十六點八的病患以每八小時一次或更頻繁的頻率服用疼始康定」。

64 Ibid.

65 Agreed Statement of Facts, *United States v. The Purdue Frederick Company Inc., Michael Friedman, Howard Udell, Paul Goldenheim,* U.S. District Court for the Western District of Virginia, May 9, 2007.

66 "FDA Strengthens Warnings for OxyContin," FDA Talk Paper, July 25, 2001.

67 West Deposition.

68 "Sales of Painkiller Grew Rapidly, but Success Brought a High Cost," *New York Times,* March 5, 2001.

69 Testimony of David Haddox, Prescription Drug Abuse Hearing, Hartford, Dec. 11, 2001.

70 "Deadly OxyContin Abuse Expected to Spread in U.S.," AP, Feb. 9, 2001.

71 "Cancer Painkillers Pose New Abuse Threat."

72 "Maker of Often-Abused Painkiller Faces Suits over Addiction, Deaths," AP, July 27, 2001.

73 David Weissman and J. David Haddox, "Opioid Pseudoaddiction," *Pain* 36, no. 3 (1989).

74 "Dispelling the Myths About Opioids," brochure for physicians, produced by Partners Against Pain, 1998.

75 West Deposition. 普度公司發言人羅伯特・約瑟夫森（Robert Josephson）於二〇一七年十月十九日在《紐約客》上發布聲明承認，「遵照美國食品藥物管理局核准的用藥說明服用疼始康定的患者，可能也會對藥物產生生理依賴。」

76 Interview with Meier.

77 Ibid.

78 Ibid.; Meier, *Pain Killer* (2003), 299.

79 "At Painkiller Trouble Spot, Signs Seen as Alarming Didn't Alarm Drug's Maker," *New York Times,* Dec. 10, 2001.

80 Interview with Meier.

81 "At Painkiller Trouble Spot, Signs Seen as Alarming Didn't Alarm Drug's Maker."

82 Interview with Meier.

83 Macy, *Dopesick,* 70. 這是普度事件中的一段知名插曲，由許多前普度員工以匿名的方式在咖啡製藥論壇的討論區中貼文講述。

84 2001 email exchange between Richard Sackler and an acquaintance, quoted in Connecticut Complaint.

85 West Deposition.

86 Complaint in a lawsuit filed by West against Purdue.

87 檢方備忘錄也引用了該備忘錄的內容。普度公司的一位發言人在回應我的事實核查問題時也證實了該備忘錄的存在。

88 Purdue Pharma, "Long-Acting OxyContin® Tablets Now Available in 160 mg Strength to Relieve Persistent Pain," press release, July 9, 2000.

89 West Deposition.

90 Richard Silbert to Hon. James P. Jones, July 13, 2007; Jay McCloskey to Hon. James P. Jones, July 9, 2007.

91 West Deposition.

第十九章

1 "Prescription Abuses Turn a New Drug Bad," *Philadelphia Inquirer*, July 29, 2001.

2 "Pain Relief," *Corporate Counsel*, Sept. 2002.

3 Interview with Cobert.

4 Purdue Pharma advertisement, *Philadelphia Daily News*, March 27, 2003.

5 Goldenheim, email, Jan. 16, 1997.

6 "Painkiller Maker Fights Back," *Hartford Courant*, July 18, 2001.・

7 薩克勒家族至今都還會提出這個論點：戴維森・戈丁（Davidson Goldin）於二〇二〇年十月四日寄了一封電子郵件給《紐約客》，反對「疼始康定造成鴉片類藥物危機」的這種說法，並提出證據指出在疼始康定問世之前，濫用處方藥的狀況就已變得愈發嚴重了。

8 "The Maker of OxyContin, a Painkiller That Is Addictive, Sponsors a Campaign on Drug Abuse," *New York Times*, Sept. 4, 2003.

9 Prosecution Memo.

10 Mark Alfonso to Jim Lang, cc: Michael Friedman, email, Oct. 3, 1997, cited in Prosecution Memo.

11 Michael Friedman to Richard Sackler, Feb. 16, 2001.

12 Goldenheim 2002 Testimony. 在回應評論請求時，保羅・戈登海姆的律師聲稱，「你所引用的這些與流用和濫用事件相關通訊紀錄，都毫不減損保羅・戈登海姆提供的證詞真實性，這些證詞是關於美施康定被濫用的程度，此外，疼始康定流用與濫用情形不正常且意外的增加，是二〇〇〇年初才被知道的事。」他面對海量的證據時，拿不出任何解釋說法。這些證據直指普度公司早在二〇〇〇年之前就知道疼始康定有廣泛且嚴重的問題，而且用馬克・艾方索的話來說，「一直都有來自各地的」美施康定廣泛濫用報告。這位律師還指出，司法部曾經調查過戈登海姆，並聲稱他們「並沒有發現任何證詞是假的或是具有誤導性的」。然而，事實上，司法部整理總結出的檢方備忘錄卻指出，戈登海姆和佛里曼在這兩點上做出「虛假且欺騙的」證詞。麥可・佛里曼自從二〇〇七年認罪之後，就從未公開談論過這些事件。筆者盡了一切努力想要聯繫到他，但失敗了。

13 Prosecution Memo.

14 Kaiko to Mortimer Sackler et al., email, March 3, 1997, cited in Prosecution Memo.

15 Law Department Memorandum from Udell to Mortimer D. Sackler et al., March 19, 1998, cited in Prosecution Memo. The original article was "Prescription Drugs Marked Up 5,000% on B.C. Black Market," *Ottawa Citizen*, Feb. 16, 1998.

16 Law Department Memorandum from Udell to John Stewart, cc: Michael Friedman, Dec. 10, 1998, cited in Prosecution Memo. The original article is "Chasing the Dragon's Tail," *Calgary Herald*, Aug. 29, 1998.

17 Law Department Memorandum from Udell to John Stewart, cc: Friedman, Jan. 5, 1999, cited in Prosecution Memo.

18 "OxyContin: Its Use and Abuse," Hearing Before the Subcommittee on Oversight and Investigations, Committee on Energy and Commerce, U.S. House of Representatives, Aug. 28, 2001.

19 Goldenheim 2002 Testimony.

20 Blumenthal to Richard Sackler, July 31, 2001.

21 Udell to Blumenthal, Aug. 10, 2001.

22 Meier, *Pain Killer* (2018), 185. Transcript of voice mail message from Hogen, March 15, 2001, cited in Prosecution Memo.

23 "Drug Maker Tied to Fatal Overdoses Avoids Blame," *Daily Report* (Fulton County, Ga.), April 30, 2002.

24 "Pain Relief," *Corporate Counsel*, Sept. 2002.

25 若想知道此現象的更多細節，請見 Jesse Eisinger, *The Chickenshit Club: Why the Justice Department Fails to Prosecute Executives* (New York: Simon & Schuster, 2017).

26 "Pill Maker Attacks Negative Publicity," *Orlando Sentinel*, Oct. 21, 2003.

27 "A Rocky Road to Riches," *Los Angeles Times*, Jan. 25, 2008.

28 Ibid.

29 Ibid.

30 "Under Attack, Drug Maker Turned to Giuliani for Help," *New York Times*, Dec. 28, 2007.

31 "Ex-prosecutor Became Adviser to OxyContin," *Courier-Journal,* Nov. 23, 2001.
32 Testimony of Jay P. McCloskey, Committee on the Judiciary, U.S. Senate, July 31, 2007.
33 RDS 2019 Deposition.
34 Foley to Richard Sackler, email, April 4, 2001.
35 Foley to Hon. James P. Jones, July 2, 2007. 美國疼痛醫學會為較早成立的團體，成立於一九八三年。
36 "Pro-painkiller Echo Chamber Shaped Policy amid Drug Epidemic," AP, Sept. 19, 2016.
37 Richard Sackler to Jonathan Sackler, email, May 28, 2001, quoted in RDS 2019 Deposition.
38 Richard Sackler to Goldenheim, April 13, 2001.
39 Hogen to David Haddox, Aug. 5, 2000, quoted in Kessler Report.
40 "Fueling an Epidemic: Exposing the Financial Ties Between Opioid Manufacturers and Third Party Advocacy Groups," Ranking Member's Office, Homeland Security and Governmental Affairs Committee, U.S. Senate, Feb. 2018.
41 "The Pit Bull of Public Relations," *BusinessWeek,* April 17, 2006.
42 "Heroic Dopeheads?," *New York Post,* Aug. 1, 2001.
43 Dezenhall to Hogen, Udell, and Friedman, Aug. 1, 2001.
44 "Inside Purdue Pharma's Media Playbook: How It Planted the Opioid 'Anti-story,' " ProPublica, Nov. 19, 2019.
45 Dezenhall to Udell, Aug. 3, 2001. 一位普度公司的發言人表示，「任何關於艾瑞克・戴森豪爾付錢請克羅爾公司進行這種調查的說法都不是事實。」他顯然不知道這封電子郵件的存在，或是不知道筆者手上有這封郵件。
46 "The Secret Keeper," *New Yorker,* Oct. 19, 2009.
47 "Pain Relief."
48 "They Haven't Got Time for the Pain," *Corporate Counsel,* Feb. 1, 2004.
49 Meier, *Pain Killer* (2018), 144.
50 "Saleswoman Sues OxyContin Maker over Dismissal," *Tampa Tribune,* Feb. 1, 2005.
51 Ibid.
52 Karen White Deposition, Dec. 17, 2003, quoted in Kessler Report.
53 "Did Drug Maker Know of OxyContin Abuse?," ABC News, Oct. 5, 2007.

54 Deposition of Karen White in *Karen White v. Purdue Pharma LP,* U.S. District Court, Middle District of Florida, 8:03-CV-1799-7: T-26MSS, May 5, 2004.
55 Plaintiff's Motion in Limine, *Karen White v. Purdue Pharma LP,* U.S. District Court, Middle District of Florida, 8:03-CV-1799-7: T-26MSS, Jan. 13, 2005.
56 "Saleswoman Sues OxyContin Maker over Dismissal."
57 Ibid.
58 "How Florida Ignited the Heroin Epidemic," *Palm Beach Post,* July 1, 2018.
59 "Purdue Fights Back with Media Blitz, Legal Offensive," *Orlando Sentinel,* Oct. 21, 2003.
60 "OxyContin Maker Sues to Get Plans Back," *Orlando Sentinel,* Dec. 14, 2002; Attorney General's Memorandum of Law in Opposition to Verified Emergency Complaint for Temporary and Permanent Injunction, *Purdue Pharma LP v. State of Florida,* Case No. 02-23184 CACE 02, Circuit Court, Broward County, Fla., Dec. 23, 2002.
61 Eric Dezenhall, *Glass Jaw: A Manifesto for Defending Fragile Reputations in an Age of Instant Scandal* (New York: Twelve, 2014), 32.
62 "Right Too Soon," *Columbia Journalism Review,* Aug. 23, 2017.
63 Timothy Bannon to Hon. James P. Jones, July 12, 2007.
64 "Inside Purdue Pharma's Media Playbook."
65 "Right Too Soon."
66 "The Accidental Addict," *Slate,* March 25, 2004.
67 "Sentinel Finishes Report About OxyContin Articles," *Orlando Sentinel,* Feb. 22, 2004.
68 Transcript of Meier interview with Udell, Friedman, and Goldenheim, Aug. 24, 2001. 這份文稿是由普度公司寫的，隨後在取證時呈交給檢察官，內容記錄那三位高階主管說的話，但並沒有指出確切的發言者是誰。筆者在此是以巴瑞・邁爾的回憶（誰說了哪些話）來整理。
69 Udell to Meier, Jan. 9, 2003. 在烏德爾於六月二十日寫給史蒂芬・墨菲（Steven Murphy）的信件中，他提到他於六月五日又寫了另一封信給邁爾，重申他的提議。
70 Howard Udell to Steven Murphy, June 20, 2003.
71 Wettlaufer to Richard Sackler, July 27, 2001.
72 Richard Sackler to Wettlaufer, July 29, 2001.
73 A second email from Richard Sackler to Wettlaufer, July 29, 2001.
74 Wettlaufer to Richard Sackler, July 29, 2001.

75 Richard Sackler to Wettlaufer, July 30, 2001.

76 Wettlaufer to Richard Sackler, July 30, 2001.

77 Richard Sackler to Wettlaufer, July 30, 2001.

78 Email cited in Amended Complaint, *State of Connecticut v. Purdue Pharma,* No. X07 HHD-CV-19-6105325-S, May 6, 2019. Further details about the email and the sender in RDS 2019 Deposition.

79 Email chain quoted in Kathe Sackler Deposition.

80 Meier, *Pain Killer* (2003), 12.

81 Ibid., 293–294.

82 "Correcting the Record: Times Reporter Who Resigned Leaves Long Trail of Deception," *New York Times,* May 11, 2003.

83 "The Times Chooses Veteran of Magazines and Publishing as Its First Public Editor," *New York Times,* Oct. 27, 2003.

84 "Repairing the Credibility Cracks," *New York Times,* May 4, 2013.

85 "Times Chooses Veteran of Magazines and Publishing as Its First Public Editor."

86 Ibid.

87 "The Delicate Balance of Pain and Addiction," *New York Times,* Nov. 25, 2003.

88 "The Public Editor: You Can Stand on Principle and Still Stub a Toe," *New York Times,* Dec. 21, 2003.

89 Interview with Okrent.

90 Interview with Meier.

91 "Public Editor: You Can Stand on Principle and Still Stub a Toe."

92 Interview with Meier.

93 Ibid.

第二十章

1 除非特別指出，否則關於約翰・布朗利的細節都是出自與布朗利本人的訪談。

2 "7 Plead Guilty to Selling OxyContin," *Staunton (Va.) News Leader,* Sept. 20, 2001.

3 Chris McGreal, *American Overdose: The Opioid Tragedy in Three Acts* (New York: PublicAffairs, 2018), 137.

4 "Doctor Who Dispensed OxyContin Is Indicted," AP, Feb. 2, 2002.

5 Interviews with Rick Mountcastle, Brownlee, and another prosecutor who worked for Brownlee at the time.

6 Interview with Mountcastle.

7 Interview with Mountcastle.

8 Statement of John L. Brownlee Before the Committee on the Judiciary, U.S. Senate, July 31, 2007 (hereafter cited as Brownlee Testimony).

9 Interview with Mountcastle.

10 Ibid.

11 Photo provided to the author by Brownlee.

12 Brownlee Testimony.

13 若想知道此現象的更多細節，請見 Jesse Eisinger, *The Chickenshit Club: Why the Justice Department Fails to Prosecute Executives* (New York: Simon & Schuster, 2017).

14 Deposition of Howard Shapiro, *Commonwealth of Kentucky v. Purdue Pharma LP et al.,* Civil Action No. 07-CI-01303, April 15, 2015 (hereafter cited as Shapiro Deposition).

15 Interviews with Mountcastle and Brownlee; Brownlee Testimony.

16 Interview with Mountcastle.

17 Brownlee Testimony.

18 West Deposition.

19 Alfonso to Hogen, cc: Friedman, email, forwarded to Udell, June 19, 2000, cited in Prosecution Memo.

20 這項研究的結果被放在柯蒂斯・萊特交給美國食品藥物管理局的普度公司醫療審查報告中，但後來被問到為何明顯存在的戒斷症狀沒有被寫在他所核准的原版藥品說明書中時，萊特給不出任何理由，只說他記不得最終版本的藥品說明書是何時、又是如何以及為何被寫成那樣子。Prosecution Memo.

21 Prosecution Memo.

22 Transcript of Barry Meier interview with Friedman, Goldenheim, and Udell, Aug. 24, 2001.

23 Prosecution Memo; Brownlee Testimony.

24 Prosecution Memo.

25 Project Team Contact Report, Sept. 17, 1992, cited in Prosecution Memo.

26 Reder to Udell and others, email, March 24, 1995, cited in Prosecution Memo.

27 Interview with Mountcastle.

28 Interview with Brownlee.

29 Prosecution Memo.

30 Sales call notes from Patricia Carnes, Jan. 20, 1999, cited in Prosecution Memo.

31 Transcription of Fleishman-Hillard interview with Friedman, May 12, 1999, cited in Prosecution Memo.

32 Spanos to Adam Rodriguez, June 16, 1999.

33 *I Got My Life Back, Part II,* Purdue Pharma promotional film, 2000.

34 "What Happened to the Post Children of OxyContin?," *Milwaukee Journal Sentinel,* Sept. 8, 2012.

35 Ibid.

36 Ibid.

37 Kathe Sackler Deposition.

38 根據美國國會會計總署，二〇〇二年疼始康定在美國的銷售額達到十五億美元。再加上普度公司其他產品在美國的銷售額以及國際業務的收益，整個企業的總收益可能大約有二十億美元。

39 President Jacques Chirac to Mortimer Sackler, April 4, 1997.

40 "Drugs Mogul with Vast Philanthropic Legacy," *Financial Times,* April 23, 2010.

41 "Blessed Are the Very, Very Rich," *Harpers & Queen,* Feb. 1992.

42 RDS 2019 Deposition.

43 Russell Gasdia, email, March 8, 2008, cited in Massachusetts Complaint.

44 Interview with Hogen.

45 Friedman to Richard Sackler, email, 2006, cited in Complaint in *State of Oregon v. Richard S. Sackler et al.,* Circuit Court of the State of Oregon, No. 19CV22185, Aug. 30, 2019.

46 Declarations of Jonathan Sackler, Kathe Sackler, and Mortimer Sackler, cited in Massachusetts Complaint.

47 Massachusetts Complaint.

48 Kathe Sackler to Mortimer Sackler, quoted in Kathe Sackler Deposition.
49 Interview with Brownlee.
50 Interview with Mountcastle.
51 Interview with Brownlee.
52 Prosecution Memo.
53 Shapiro Deposition. Rick Mountcastle did not dispute this number.
54 Interviews with Paul Pelletier, Rick Mountcastle, and other former officials involved in the case.
55 Prosecution Memo.
56 Ogrosky to Steve Tyrrell and Paul Pelletier (Criminal Division, Department of Justice), internal memorandum, Oct. 6, 2006.
57 Ibid.
58 Shapiro Deposition.
59 "Top Justice Official Admits Abramoff Fueled His Regal Life," McClatchy, April 22, 2008.
60 Shapiro Deposition; interviews with Mountcastle, Brownlee, and one other attorney who was in the meeting.
61 Interview with Alice Fisher.
62 Interview with Brownlee.
63 Interview with Paul McNulty.
64 Interview with Pelletier.
65 Shapiro Deposition.
66 "Ruling Is Upheld Against Executives Tied to OxyContin," *New York Times*, Dec. 15, 2010.
67 John Brownlee to Andrew Good, Mark F. Pomerantz, and Mary Jo White, October 18, 2006. 這封信件的其中一位收件人是司法部助理副部長羅納德・坦帕斯（Ronald Tempas），這顯示司法部副部長也牽涉其中，而這封信還副本抄送給了愛麗絲・費雪、魯迪・朱利安尼和其他人。
68 Brownlee Testimony.
69 Ibid.
70 Interview with Paul McNulty.

71 Brownlee Testimony.

72 Interviews with Pelletier and Mountcastle.

73 Brownlee Testimony.

74 Ibid.

75 "Three Executives Spared Prison in OxyContin Case," *New York Times,* July 21, 2007.

76 Statement of U.S. Attorney John Brownlee, May 10, 2007.

77 Photographs by Don Petersen for the *Times.* "Narcotic Maker Guilty of Deceit over Marketing," *New York Times,* May 11, 2007.

78 Interview with Meier.

79 "In Guilty Plea, OxyContin Maker to Pay $600 Million," *New York Times,* May 10, 2007.

80 Lynn Locascio Testimony, *United States v. Purdue Frederick et al.,* U.S. District Court, Western District of Virginia, 1:07CR29, July 20, 2007.

81 Ed Bisch Testimony, *United States v. Purdue Frederick et al.,* U.S. District Court, Western District of Virginia, 1:07CR29, July 20, 2007.

82 Kenny Keith Testimony, *United States v. Purdue Frederick et al.,* U.S. District Court, Western District of Virginia, 1:07CR29, July 20, 2007.

83 Statement of U.S. Attorney John Brownlee, May 10, 2007.

84 Howard Shapiro remarks, *United States v. Purdue Frederick et al.,* U.S. District Court, Western District of Virginia, 1:07CR29, July 20, 2007.

85 Ira Friedman to Hon. James P. Jones, June 7, 2007.

86 Anne Goldenheim to Hon. James P. Jones, July 16, 2007.

87 Silbert to Hon. James P. Jones, July 13, 2007.

88 Jeffrey Udell to Hon. James P. Jones, July 1, 2007.

89 Interview with Mountcastle.

90 McCloskey to Hon. James P. Jones, July 9, 2007.

91 Mary Jo White remarks, *United States v. Purdue Frederick et al.,* U.S. District Court, Western District of Virginia, 1:07CR29, July 20, 2007.

92 Statement of John Brownlee on the Guilty Plea of the Purdue Frederick Company and Its Executives for Illegally Misbranding OxyContin, May 10, 2007.

93 "Brownlee Resigns; May Run for Office," *Roanoke (Va.) Times,* April 17, 2008; "Brownlee Announces Run for Attorney General," *Richmond Times-Dispatch,* May 20, 2008.

94 Interview with Mountcastle.

95 Board Minutes, Feb. 14, 2008, cited in Massachusetts Complaint.
96 Board Minutes, Oct. 25, 2006, cited in Massachusetts Complaint.
97 Silbert to Hon. James P. Jones, July 13, 2007.
98 Kathe Sackler Deposition.
99 Interview with Ritchie.
100 Board Minutes, Feb. 14, 2008, cited in Massachusetts Complaint.
101 Board Minutes, Nov. 21, 2008, cited in Massachusetts Complaint.
102 Board Minutes, Nov. 6, 2008, cited in Massachusetts Complaint.
103 Gary Harney Testimony, *United States v. Purdue Frederick et al.,* U.S. District Court, Western District of Virginia, 1:07CR29, July 20, 2007.
104 Statement of Senator Arlen Specter, Committee on the Judiciary, U.S. Senate, July 31, 2007.
105 Interview with Camp. 普度公司於二〇一四年解雇了坎普，後來她也針對解雇的補償抱怨了一番，但筆者在長時間的多次訪談中，針對她所講述的大部分內容進行了交叉比對，發現她說的話是可信的。
106 Board Minutes, Feb. 8, 2008.
107 RDS 2015 Deposition.

第二十一章

1 "Rainmakers and Amanyara Villas," *New York Times,* Sept. 14, 2007.
2 "Two Looks, Two Lives," *Savvy,* Sept. 1981. 潔莉的公司名為珂圖瑞股份有限公司（Colturae Inc.）。
3 Mortimer D. A. Sackler biography, website of the Vitality Institute.
4 "Wild at Heart," *Vogue,* Oct. 2013.
5 "The New Dot.com Society," *Vogue,* April 2000; "Wild at Heart."
6 "Wild at Heart."
7 "Sackler Family Member Sells Upper East Side Townhouse for $38 Million," *New York Times,* Jan. 31, 2020.
8 除非特別說明，關於安縵涯瀾的描述都是透過訪談獲知，其中一位訪談對象是莫蒂默的友人，這位友人曾經前往安縵涯瀾拜訪莫蒂默，另外則是一位瑜珈教練，這位教練曾經受雇和薩克勒家族一同前往安縵涯瀾。"Inside Amanyara, a Peaceful Sanctuary in

Turks and Caicos," *Vanity Fair*, May 15, 2018.

9 "Inside Amanyara, a Peaceful Sanctuary in Turks and Caicos"; "First Look at Amanyara," *Travel + Leisure*, April 2, 2009.

10 "First Look at Amanyara."

11 Interview with the yoga instructor.

12 "First Look at Amanyara."

13 Interview with the former yoga instructor; "Moment of Silence Held by Country Leaders for Drowned Haitians," Magnetic Media, Jan. 25, 2017

14 "Donatella's New York State of Mind," *Women's Wear Daily*, Feb. 7, 2006.

15 "Cocktails for Arts: Museums Compete for Young Patrons," *International Herald Tribune*, Jan. 13, 2006.

16 Kathe Sackler Deposition; B Side Defenses.

17 Feb. 2008 email from Mortimer D. A. Sackler to Richard and Jonathan Sackler, cited in Amended Complaint, *State of Connecticut v. Purdue Pharma LP et al.*, No. X07 HHD-CV-19-6105325-S, Connecticut Superior Court, May 6, 2019.

18 "At Purdue Pharma, Business Slumps as Opioid Lawsuits Mount," *Wall Street Journal*, June 30, 2019. 普度製藥回覆事實查核的問題，他們告訴我疼始康定的銷售額在二〇〇九年達到高點，當時的數字是二十三億美元，但是由於回扣或其他複雜手法的關係，這一類數據可能出現不同的會計計算方式。

19 Statement of John Brownlee on the Guilty Plea of the Purdue Frederick Company and Its Executives for Illegally Misbranding OxyContin, May 10, 2007.

20 薩克勒家族和普度的代表自從二〇一七年便一再向我強調，公司在這一段期間都極其嚴格遵守規範。

21 麻州的起訴狀針對這種行為提出許多例子。

22 See, for instance, *Clinical Issues in Opioid Prescribing*, Purdue pamphlet, 2008, cited in Massachusetts Complaint, and "Providing Relief, Preventing Abuse," also distributed by Purdue, cited in Tennessee Complaint. 法庭文件顯示，一位前普度員工在二〇〇九年加入公司，並且擔任業務代表長達六年，這位前員工就說，「我也會和醫生討論偽成癮問題。」Declaration of Sean Thatcher, *State of Montana v. Purdue Pharma LP et al.*, Case No. ADV-2017-949, Montana First Judicial Court, Feb. 16, 2018.

23 Notes from Purdue sales representatives' training notebooks, dating from 2009 and 2012, reproduced in Tennessee Complaint.

24 Pamela Taylor, email, May 16, 2008; Executive Committee notes, April 16, 2008; presentation by Luntz, Maslansky Strategic Research, April 16, 2008, cited in Massachusetts Complaint.

25 "Providing Relief, Preventing Abuse" (2008), cited in Massachusetts Complaint

26 In the Face of Pain website, cited in Massachusetts Complaint.

27 Board Report, Oct. 15, 2008, cited in Massachusetts Complaint.

28 "Unnecessarily Dangerous Drug Combo Caused Heath Ledger's Death," *Wired*, Feb. 6, 2008.

29 Senator Joe Biden Opening Statement, Hearing on Prescription and Over-the-Counter Drug Abuse, Subcommittee on Crime and Drugs, Committee on the Judiciary, U.S. Senate, March 12, 2008.

30 Complaint in *City of Everett v. Purdue Pharma*, Case No. 17 2 00469 31, Superior Court of the State of Washington, Jan. 19, 2017; "More Than 1 Million OxyContin Pills Ended Up in the Hands of Criminals and Addicts. What the Drugmaker Knew," *Los Angeles Times*, July 10, 2016.

31 "More Than 1 Million OxyContin Pills Ended Up in the Hands of Criminals and Addicts."

32 Ibid.

33 Ringler to Jack Crowley, Sept. 2, 2009; "More Than 1 Million OxyContin Pills Ended Up in the Hands of Criminals and Addicts."

34 Ringler to Jack Crowley, Sept. 2, 2009.

35 Ringler to Jack Crowley, Sept. 1, 2009.

36 Crowley to Ringler, Sept. 1, 2009.

37 "More Than 1 Million OxyContin Pills Ended Up in the Hands of Criminals and Addicts."

38 Ibid.

39 "OxyContin Closely Guards Its List of Suspect Doctors," *Los Angeles Times*, Aug. 11, 2013.

40 "More Than 1 Million OxyContin Pills Ended Up in the Hands of Criminals and Addicts."

41 Ibid.

42 Ibid.

43 Ibid.

44 Kathe Sackler to Ed Mahony et al., March 11, 2008, cited in Massachusetts Complaint and reproduced in B Side Defenses.

45 Burt Rosen Deposition, *In re National Prescription Opiate Litigation*, U.S. District Court, Northern District of Ohio, 1:17-MD-2804, Jan. 16, 2019 (hereafter cited as Rosen Deposition).

46 "Let Me Stay in the Game: Purdue's Ex-G.C. Fights a Prohibition Against Working with the Government," *Corporate Counsel*, Feb. 1, 2011.

47 Howard Udell Obituary, *New York Times*, Aug. 5, 2013.

48 Massachusetts Complaint.

49 Derek McGinnis, *Exit Wounds: A Survival Guide to Pain Management for Returning Veterans and Their Families* (Washington, D.C.: Waterford Life Sciences, 2009), 5.

50 Ibid., 106.

51 *Ibid., 107.*

52 "Howard Udell: Helped Hundreds of Veterans with Legal Problems," *Hartford Courant*, Sept. 3, 2013.

53 Ibid.

54 Ibid.

55 Kathe Sackler Deposition.

56 Ibid.

57 這樣的論述方式似乎源自於一則備忘錄，這則備忘錄是在二〇〇八年四月十二日由F・彼得・波爾（F. Peter Boer）寄給理查，標題為「re: 執行長事宜」（re: CEO CONSIDERATIONS）。然而，麻州起訴狀提出理查自己可能也認可這個論述方式，才會修改備忘錄或是在備忘錄文末簽名。另一個值得注意的地方是在於B派的答辯狀當中，理查的律師引用麻州起訴狀當中的相關說法，未就理查「撰寫」這一則備忘錄這樣的描述方式提出異議。（這一個例子當中，理查的律師提出「辯詞」，表示當時的背景是普度在未來可能會被出售，才會討論執行長是否忠於公司，而且和「不實行銷的主張並無關聯」。）

58 Robert Josephson to *New Yorker*, email, Oct. 19, 2017; Massachusetts Complaint.

59 Massachusetts Complaint.

60 Jonathan Sackler to Theresa Sackler, June 23, 2016.

61 Mortimer D. A. Sackler, emails, Nov. 23 and 24, 2010, cited in Massachusetts Complaint.

62 Email exchange between David, Jonathan, and Richard Sackler, Nov. 12, 2014.

63 Purdue Pharma 10-Year Plan, June 24, 2010, cited in Massachusetts Complaint.

64 「二〇一一年，莫蒂默・D・A・薩克勒要求二〇一二年的預算必須減少研發支出：『因為實際銷售額的關係，還有我們缺乏多元的銷售額來源，所以我們必須減少支出和研發投資達到適當的標準。』」Complaint in *State of Oregon v. Richard S. Sackler et al.*, Circuit Court of the State of Oregon, No. 19CV22185, Aug. 30, 2019.

65 Jonathan Sackler to Richard Sackler et al., email, Oct. 12, 2014, cited in Settlement Agreement between the United States Department of Justice and Dr. Richard Sackler, David Sackler, Mortimer D. A. Sackler, Kathe Sackler, and the Estate of Jonathan Sackler, Oct. 21, 2020 (hereafter cited as DOJ Sackler Settlement).

66 "Judge Says Maker of OxyContin Misled Officials to Win Patents," *New York Times*, Jan. 6, 2004.

67 Opinion and Order, *Purdue Pharma LP v. Endo Pharmaceuticals Inc.*, 00 Civ. 8029 (SHS), Southern District of New York, Jan. 5, 2004.

68 Edward Mahony to Hon. James P. Jones, July 11, 2007.

69 Opinion, *Purdue Pharma LP et al. v. Endo Pharmaceuticals*, U.S. Court of Appeals for the Federal Circuit, Feb. 1, 2006.

70 此事件的法律和商業淵源太過複雜，無法在此詳述，不過簡短說明如下：遠藤對於普度的疼始康定專利權效力提出異議，並且在二〇〇四年贏得判決，普度因此失去專利排他權。這一項裁決之後，遠藤和其他幾間藥廠便推出疼始康定學名藥。然而，二〇〇六年，普度在上訴法院贏得判決，先前的判決遭到撤銷，普度和其他公司達成和解（學名藥也就撤出市場），並且重拾專利排他權。See "Endo Defiant over Generic OxyContin Knockback," *Pharma Times*, Feb. 7, 2006; "Purdue Fends Off Generic OxyContin Competition," Law360, Aug. 29, 2006; Settlement Agreement, Aug. 28, 2006, signed by Mortimer Sackler, Michael Friedman, and others, SEC Archives.

71 Interview with Nancy Camp.

72 Mike Innaurato, email, Dec. 3, 2009, cited in Massachusetts Complaint.

73 Mahony, email, Feb. 26, 2008, cited in Massachusetts Complaint.

74 Richard Sackler, email, July 12, 2009, cited in Massachusetts Complaint.

75 Richard Sackler, email, Oct. 8, 2009, cited in Massachusetts Complaint.

76 Robert Barmore, email, Oct. 8, 2009; Dipti Jinwala, email, Oct. 8, 2009; David Rosen, email, Oct. 8, 2009, all cited in Massachusetts Complaint.

77 "Identifying Granular Growth Opportunities for OxyContin: Addendum to July 18th and August 5th Updates," McKinsey & Company to John Stewart and Russ Gasdia, confidential memo, Aug. 8, 2013.

78 McKinsey Presentation, Sept. 11, 2009, cited in Massachusetts Complaint.

79 Jonathan Cain to McKinsey colleagues, email, Oct. 16, 2008.

80 "Dr. Mortimer Sackler," *Times (London)*, April 13, 2010.

81 "Choir's on Song as Star Cricketer Makes His Catch," *South Wales Evening Post*, Jan. 6, 2010.

82 Ibid.

83 "Inside the Sackler Scandal," *Tatler*, March 22, 2019

84 "Choir's on Song as Star Cricketer Makes His Catch."

85 "Dr. Mortimer Sackler," *Times (London)*, April 13, 2010.

86 "Mortimer D. Sackler, Arts Patron, Dies at 93," *New York Times*, March 31, 2010.

87 "Dr. Mortimer Sackler," *Times (London)*, April 13, 2010. 此則訃聞的些許刊登版本提及了疼始康定，其他版本則是沒有提及。

第二十二章

1 William N. Evans, Ethan Lieber, and Patrick Power, "How the Reformulation of OxyContin Ignited the Heroin Epidemic," *Review of Economics and Statistics* 101, no. 1 (March 2019).

2 Interview with Craig Landau.

3 Mortimer Sackler, email, Feb. 12, 2008, cited in Massachusetts Complaint.

4 See for instance U.S. Patent No. 7727557, "Pharmaceutical Formulation Containing Irritant," filed September 22, 2006, United States Patent and Trademark Office.

5 Complaint in *State of Oregon v. Richard S. Sackler et al.*, Circuit Court of the State of Oregon, No. 19CV22185, Aug. 30, 2019.

6 FDA, "FDA Approves New Formulation of OxyContin," news release, April 5, 2010.

7 "Purdue Pharma L.P. Statement on FDA Approval of New Label for Reformulated OxyContin® (Oxycodone HCL Controlled-Release) Tablets CII and Citizen Petition Regarding Withdrawal of Original Formulation due to Safety," April 18, 2013.

8 FDA, "FDA Approves New Formulation of OxyContin." 新劑型於二〇一〇年核准；關於遏止濫用的新論述則是在二〇一三年核准。起初相關研究在二〇一〇年宣布啟動，但是藥品的新版仿單核准之時，研究根本尚未得到結論；事實上，美國食品藥物管理局一直到二〇二〇年才公布這些研究的完整結果。

9 Roger Collier, "Drug Patents: The Evergreening Problem," *Canadian Medical Association Journal*, June 11, 2013.

10 Alfonso to Friedman, Jan. 25, 2001.

11 See "OxyContin Maker Guards Exclusivity," *Wall Street Journal*, June 27, 2012; "Purdue Pharma Is Taking Advantage of Patent Law to Keep OxyContin from Ever Dying," *Quartz*, Nov. 18, 2017.

12 普度製藥有限合夥公司公民請願第 FDA-2012-P-0760 號（二〇一二年七月十三日）主張，若是核准疼始康定學名藥，「羥二氫可待因酮持續藥效錠的濫用可能會倒退至新劑型疼始康定上市之前的情形。」為了闡明公司動機，公司顧問還向美國食品藥物管理局解釋，若是當局核准疼始康定學名藥，「對於防濫用產品的必要重大研發，業界會大幅失去投資意願，相關產品也不會問市。」Complaint in *State of Washington v. Purdue Pharma, L.P. et al.*, Sept. 28, 2017.

13 "Abuse-Deterrent Properties of Purdue's Reformulated OxyContin (Oxycodone Hydrochloride) Extended-Release Tablets," Memorandum from Douglas Throckmorton to Janet Woodcock, April 16, 2013; "FDA Bars Generic OxyContin," *New York Times*, April 16, 2013.

14 "Purdue Pharma L.P. Statement on FDA Approval of New Label for Reformulated Oxycontin® (Oxycodone HCL Controlled-Release) Tablets CII and Citizen Petition Regarding Withdrawal of Original Formulation due to Safety."

15 Richard Sackler to Gasdia, Jan. 30, 2011.16. Delaware Complaint

17 Richard Sackler to Gasdia, June 16, 2011.

18 Gasdia to Weinstein, June 16, 2011.

19 Weinstein to Gasdia, June 16, 2011.

20 Memorandum of Law in Support of the Individual Directors' Motion to Dismiss for Lack of Personal Jurisdiction, *Commonwealth of Massachusetts v. Purdue Pharma LP et al.*, Civil Action No. 1884-CV-01808(B), April 1, 2019; B派答辯狀指出，二〇一一年，理查「有一次隨行至費爾菲爾德郡（Fairfield County）」，並且補充他沒有親自「參與推廣或推銷」。

21 Gasdia to Stewart, March 7, 2012.

22 Stewart to Gasdia, March 8, 2012.

23 Richard Sackler, email, July 20, 2011, cited in Massachusetts Complaint.

24 Richard Sackler, email, March 9, 2011, cited in Massachusetts Complaint.

25 Richard Sackler to Russell Gasdia, email, March 16, 2011.

26 Mortimer Sackler, emails, April 5 and 8, 2011, cited in Massachusetts Complaint.

27 Executive Committee Notes, May 12, 2011, cited in Massachusetts Complaint.

28 Richard Sackler to Gasdia, June 16, 2011.

29 Gasdia, email, Feb. 27, 2014, cited in Massachusetts Complaint.

30 Richard Sackler, email, June 10, 2014, cited in Massachusetts Complaint.

31 Board Presentation, April 14, 2011, cited in Massachusetts Complaint.

32 Stuart Baker, email, Aug. 16, 2010; Presentation by Paul Coplan, Aug. 19, 2010.

33 Stewart to Richard Sackler, Feb. 22, 2008, cited in Massachusetts Complaint.

34 Massachusetts Complaint.

35 "Drug Is Harder to Abuse, but Users Persevere," *New York Times*, June 15, 2011.

36 Tara Gomes et al., "Reformulation of Controlled-Release Oxycodone and Pharmacy Dispensing Patterns near the US-Canada Border," *Open Med*, Nov. 13, 2012.

37 Robert Josephson, email, Oct. 19, 2017.

38 Evans, Lieber, and Power, "How the Reformulation of OxyContin Ignited the Heroin Epidemic."

39 "CDC Guidelines for Prescribing Opioids for Chronic Pain," Centers for Disease Control and Prevention, March 18, 2016.

40 二〇二〇年，美國食品藥物管理局針對新劑型遏止濫用的效果，公布「上市後」研究的結果。"OxyContin Abuse Deterrent Formulation (ADF)," FDA Briefing Document, Joint Meeting of the Drug Safety and Risk Management (DSaRM) Advisory Committee and Anesthetic and Analgesic Drug Products Advisory Committee (AADPAC), Sept. 10–11, 2020.

41 Howard Chilcoat et al., "Changes in Prescriptions of OxyContin and Opana After Introduction of Tamper Resistant Formulations Among Potentially Problematic and Comparator Prescribers," *Drug and Alcohol Dependence*, July 1, 2014. 普度的發言人證實這項數據無誤。

42 Interview with Craig Landau.

43 DOJ Sackler Settlement.

44 "Drug Is Harder to Abuse, but Users Persevere."

45 Quinones, *Dreamland*, 65.

46 Statement from the Sackler family (both the Raymond and the Mortimer wings), sent by Davidson Goldin, a representative for the Raymond wing, who coordinated with representatives from the Mortimer wing, Oct. 1, 2020.（「對於許多人陷於成癮之中，薩克勒家族的成員深感同情，並且全力投入協助尋找解決方法，應對全國複雜的鴉片類藥物濫用危機。美國政府的數據指出，鴉片類藥物相關的死亡人數上升，絕大部分是因為藥販自中國和墨西哥走私海洛因和非法吩坦尼進入美國。」）

47 "A Family, and a Transformative Legacy," *Medicine@Yale*, July/Aug. 2014.

48 *Opioid Addiction: 2016 Facts & Figures*, American Society of Addiction Medicine.

49 Theodore J. Cicero and Matthew S. Ellis, "Abuse-Deterrent Formulations and the Prescription Opioid Abuse Epidemic in the United States: Lessons Learned from OxyContin," *JAMA Psychiatry* 72, no. 5 (2015).

50 Interview with Davis.

51 Evans, Lieber, and Power, "How the Reformulation of OxyContin Ignited the Heroin Epidemic." 當然，其他因素也可能增加海洛因濫用的情形，例如醫師開藥更加謹慎、非法藥物診所關閉、魁諾伊斯所描述的供給增加。然而，海洛因供給面的論點不足以說明，為什麼濫用情形在二〇一〇年突然增加，而且當時恰好是新劑型上市。二〇二〇年，美國食品藥物管理局公布疼始康定新劑型的十年期研究結果，結論是證據不足以說明新劑型緩解整體疼始康定濫用情形（因為人們還是持續透過口服濫用這種藥），研究當中的「非預期不良結果」部分則是提到，「人們以非法鴉片類藥物作為替代，因此引發過度服藥，如此情形的增加程度也許抵銷甚至超越……過度服用鴉片類處方藥的減緩程度。」Christina R. Greene, "Literature Review: Impact of Reformulated OxyContin on Abuse and Opioid-Related Morbidity and Mortality," FDA, Sept. 10–11, 2020.

第二十三章

1 "Democrats Reap $91,000 from Charter Schools Advocate and His Family," *Hartford Courant*, June 21, 2014.

2 "Sackler Family Opioid Fortune Backed CT Charter Schools," *New Haven (Conn.) Register*, March 9, 2019; 2017 Form 990 Tax Returns for the Bouncer Foundation.

3 "The 'Dangerous' Filmmaking of Madeleine Sackler," *Backstage*, July 8, 2014.

4 "Q&A: Madeleine Sackler," C-SPAN, June 24, 2010.

5 Documentary short list, 2010 Academy Awards.

6 "A Prison Film Made in Prison," *New Yorker*, Jan. 29, 2018.

7 Interview with Jeffrey Wright.

8 "Prison Film Made in Prison."

9 Madeleine Sackler biography, from her personal website.

10 "OxyContin Heiress Madeleine Sackler Pays Cash on L.A.'s Eastside," Dirt.com, Jan. 30, 2020.

11 Massachusetts Complaint.

12 "Prison Film Made in Prison."

13 "Indiana— Opioid-Involved Deaths and Related Harms," National Institute of Drug Abuse, April 2020.

14 U.S. Opioid Prescribing Rate Maps for 2015, CDC website.

15 David Bursten (Indiana Department of Public Correction) to *The New Yorker*, email.

16 Ibid.

17 "A 'Rare Case Where Racial Biases' Protected African-Americans," *New York Times*, Dec. 6, 2019.

18 "Pence Reinstates Mandatory Minimum Prison Terms for Some Drug Crimes," *Times of Northwest Indiana*, March 21, 2016.

19 "Quick Facts: Heroin Trafficking Offenses," U.S. Sentencing Commission.

20 "Madeleine Sackler's Films Praised, but She Faces Scrutiny over Opioid Wealth," *Guardian*, May 2, 2018.

21 Jonathan Sackler to Kathey Walsh, Jan. 2, 2014, reproduced in B Side Defenses.

22 Zach Perlman, email, Dec. 9, 2015, cited in Massachusetts Complaint.

23 Delaware Complaint.

24 Jonathan Sackler, email, Jan. 2, 2014, cited in Massachusetts Complaint.

25 "Prison Film Made in Prison."

26 "Prison Film Made in Prison"; "The Premiere of 'O.G.,' the Film Made Inside an Indiana Prison," *New Yorker*, April 24, 2018.

27 Getty Images from "'The O.G.' Experience," an event hosted by HBO at Studio 525 on February 23, 2019.

28 Jeffrey Wright to Madeleine Sackler, October 26, 2017.

29 Interview with Jeffrey Wright.

30 The Raymond Sackler Family's Opposition to the Official Committee of Unsecured Creditors' Exceptions Motion, *In re Purdue Pharma LP et al., Debtors*, U.S. Bankruptcy Court, Southern District of New York, Chapter 11, Case No. 19-23649 (RDD), Oct. 14, 2020.

31 Moab Partners LP, U.S. Securities and Exchange Commission, Form D.

32 Massachusetts Complaint.

33 "'We Didn't Cause the Crisis': David Sackler Pleads His Case on the Opioid Epidemic," *Vanity Fair*, June 19, 2019.

34 "Cash Transfers of Value Analysis," Dec. 16, 2019, audit conducted by AlixPartners and submitted to the bankruptcy court in White Plains.

35 Ibid.

36 Interview with Camp.

37 These talking points are included in an email from Mortimer D. A. Sackler to Kerry Sulkowicz, July 16, 2017.

38 All of these quotes and details are from David Sackler to Richard, Beth and Joss Sackler, June 12, 2015.

39 "Inside the Room Where Tech Actually Vies for Military Jobs," *Wired*, March 12, 2019; Clare Sackler website.

40 Deposition of Marianna Sackler, *In Re: Purdue Pharma LP et al., Debtors*, United States Bankruptcy Court, Southern District of New York, Case No. 19-2649 (RDD), September 2, 2020.

41 David Sackler to Richard, Beth, and Joss Sackler, June 12, 2015.

42 Tuija Catalano to Rich Hillis of the San Francisco Planning Commission, re: 2921 Vallejo Street, Oct. 16, 2017 (citing a complaint by Marianna and her husband, James Frame, in a property dispute).

43 "Hedge Fund Tosses Family That Controls Maker of OxyContin," *Wall Street Journal*, March 7, 2019; "On Hospitality with Jeff Lefcourt of the Smith and Jane," OpenTable, April 2, 2016.

44 "Homes Gossip," *Evening Standard*, July 20, 2010.

45 "How Family Fortune Bankrolls London Arts," *Evening Standard*, March 19, 2018.

46 Details on Marissa Sackler are from "Marissa Sackler: Busy Bee," *W*, May 19, 2014. 她的說話風格是透過她進行的幾次演講進行評估，Youtube上面可以觀看這些演講。

47 "New Serpentine Sackler Gallery Opens as Michael Bloomberg Steps In as Chairman," *Evening Standard*, Sept. 25, 2013.

48 Westminster Abbey website.

49 "How Family Fortune Bankrolls London Arts."

50 2011 Honouree: Theresa Sackler. Arts and Business Cymru.

51 萌蒂藥品大樓的地址是百慕達漢密爾頓HM 08巴拉威路十四號（14 Par La Ville Road, Hamilton HM 08, Bermuda）。

52 Interview with a former financial adviser to the family. Also see "The Sackler Files: How the Tax Haven of Bermuda Played Key Role in £10 Billion Family Fortune," *Evening Standard*, May 11, 2018.

53 "OxyContin Goes Global," *Los Angeles Times*, Dec. 18, 2016

54 Ibid.

55 Ibid.

56 Ibid.

57 Draft Note to the Board, in Richard Sackler to David Sackler, Nov. 12, 2014.

58 Jonathan Sackler to Richard Sackler et al., email, Oct. 12, 2014, cited in DOJ Sackler Settlement.

59 "China Rises as Key Market for Leading Opioid Producer," *Nikkei Asian Review*, Jan. 25, 2019.

60 "OxyContin Goes Global."

61 "How Big Pharma Is Targeting India's Booming Opioid Market," *Guardian*, Aug. 27, 2019.

62 "China Rises as Key Market for Leading Opioid Producer."
63 "Fake Doctors, Pilfered Medical Records Drive Oxy China Sales," AP, Nov. 20, 2019.
64 Ibid.
65 Ibid.
66 Ibid.
67 Ibid.
68 "OxyContin Goes Global."
69 Board Presentation on Abuse Deterrent Strategy, March 21, 2013, cited in Massachusetts Complaint.
70 Report and Recommendations Concerning the Relationship of the Sackler Family and Purdue Pharma with Tufts University, Prepared by Yurko, Salvesen & Remz, PC, for Tufts University, Dec. 5, 2019 (hereafter cited as Tufts Report).
71 RDS 2019 Deposition.
72 Ibid.
73 Damas, email, Oct. 20, 2014, quoted in Vermont Complaint.

第二十四章

1 Memorandum in Support of Purdue's Motion to Change Venue, *Commonwealth of Kentucky v. Purdue Pharma LP,* Pike Circuit Court, Division II, Civ. Action No. 07-CI-01303, June 10, 2013.
2 Interviews with Mitchel Denham and Tyler Thompson.
3 "Professor Bobbitt," *New York Observer,* Oct. 14, 2008.
4 Draft Note to the Board, in Richard Sackler to David Sackler, Nov. 12, 2014.
5 David Sackler to Jonathan and Richard Sackler, Nov. 12, 2014.
6 David Sackler to Jonathan and Richard Sackler, Oct. 7, 2014, reproduced in B Side Defenses.
7 Raymond Sackler to Richard, Jonathan, and David Sackler, May 5, 2014. 我手上的電子郵件並沒有包含這一份備忘錄附檔，不過德拉瓦州和麻州起訴狀針對此備忘錄都有所描述。
8 Arnab Ghatak to McKinsey colleagues, email, Aug. 23, 2013.

9 Martin Elling to Rob Rosiello, email, Aug. 24, 2013.

10 Richard was born on March 10, 1945.

11 Video recording of RDS 2015 Deposition.

12 Interview with Denham.

13 除非額外說明，針對理查的肯塔基州庭外採證相關描述，都是取自RDS 2015 庭外採證的筆錄和影片。

14 Interview with Thompson.

15 "OxyContin Maker to Pay State $24 Million to Settle Claim It Marketed Powerful Painkiller Improperly," *Lexington (Ky.) Herald-Leader,* Dec. 23, 2015.

16 "How Judges Added to the Grim Toll of Opioids," Reuters, June 25, 2019.

17 Agreed Judgment and Stipulation of Dismissal with Prejudice, *Commonwealth of Kentucky v. Purdue Pharma et al.,* Civil Action No. 07-CI-01303, Commonwealth of Kentucky, Pike Circuit Court, Dec. 22, 2015.

18 "STAT Goes to Court to Unseal Records of OxyContin Maker," STAT News, March 15, 2016.

19 Order, *Boston Globe Life Sciences Media LLC, d/b/a STAT v. Purdue Pharma LP et al.,* Action No. 07-CI- 01303, Commonwealth of Kentucky, Pike Circuit Court, May 11, 2016.

20 "Purdue Pharma Files Appeal of Decision to Unseal OxyContin Records," STAT News, May 17, 2016.

21 "OxyContin Maker Closely Guards Its List of Suspect Doctors," *Los Angeles Times,* Aug. 11, 2013.

22 Interview with Davis.

23 "OxyContin Maker Closely Guards Its List of Suspect Doctors."

24 Damas, email, June 30, 2014, cited in Massachusetts Complaint.

25 Scott Glover, email, Aug. 14, 2014, cited in Massachusetts Complaint.

26 Richard Sackler to Damas, Nov. 18, 2013, cited in Massachusetts Complaint.

27 Damas, email, Nov. 18, 2013, cited in Massachusetts Complaint.

28 " 'You Want a Description of Hell?': OxyContin's 12-Hour Problem," *Los Angeles Times,* May 5, 2016.

29 "OxyContin Goes Global," *Los Angeles Times,* Dec. 18, 2016.

30 Katherine Clark et al. to Dr. Margaret Chan, May 3, 2017.

31 "CDC Guidelines for Prescribing Opioids for Chronic Pain—United States, 2016," CDC website, March 18, 2016.

32 "OxyContin Maker Closely Guards Its List of Suspect Doctors."

33 Midyear Update, June 8, 2016, cited in Massachusetts Complaint.

34 Board of Directors: Purdue Midyear Preread, June 2017, cited in Massachusetts Complaint.

35 Ibid.

36 Ibid.

37 "A Pain-Drug Champion Has Second Thoughts," *Wall Street Journal,* Dec. 17, 2012.

38 Ibid.

39 2016 email from Richard Sackler, cited in Amended Complaint, *State of Connecticut v. Purdue Pharma LP et al.,* No. X07 HHD-CV-19- 6105325-S, Connecticut Superior Court, May 6, 2019.

40 Robert Josephson, email, Nov. 3, 2016, cited in Massachusetts Complaint.

41 Robert Josephson, email, Nov. 28, 2016, cited in Massachusetts Complaint.

42 Robert Josephson and Raul Damas, email, Dec. 1, 2016, cited in Massachusetts Complaint.

43 Minutes of a meeting on OxyContin between representatives of Purdue Pharma and the FDA, April 23, 2001.

44 "Former FDA Head: Opioid Epidemic One of the 'Great Mistakes of Modern Medicine,' " CBS News, May 9, 2016.

45 Interview with Tom Frieden.

46 CDC, "Prescription Painkiller Overdoses at Epidemic Levels," press release, Nov. 1, 2011.

47 Rosen to Purdue colleagues, Sept. 9, 2015.

48 Haddox to Purdue colleagues, Sept. 9, 2015.

49 "Pro-painkiller Echo Chamber Shaped Policy amid Drug Epidemic," AP, Sept. 19, 2016.

50 "Pharma Lobbying Held Deep Influence over Policies on Opioids," AP, Sept. 18, 2016.

51 Ibid.

52 "Opioid Epidemic: Ex-DEA Official Says Congress Is Protecting Drug Makers," *Guardian,* Oct. 31, 2016.

53 David Haddox, "Pain, Analgesics, and Public Policy," a position paper drafted for the Pain Care Forum and the CDC, Jan. 11, 2012.

54 Massachusetts Complaint.

55 Rosen to Udell, Alan Must, and Pamela Bennett, Jan. 7, 2005; Rosen Deposition.

56 Thomas R. Frieden and Debra Houry, "Reducing the Risks of Relief—the CDC Opioid-Prescribing Guideline," *New England Journal of Medicine*, April 21, 2016.

57 "New Vital Signs Report—Today's Heroin Epidemic," CDC Briefing, July 7, 2015.

58 Interview with Frieden.

59 CDC Guidelines for Prescribing Opioids for Chronic Pain, 2016.

60 Haddox, "Pain, Analgesics, and Public Policy."

61 "Pro-painkiller Echo Chamber Shaped Policy amid Drug Epidemic."

62 Alan Must Deposition, *In re National Prescription Opiate Litigation*, MDL No. 2804, Case No. 1:17-MD-2804, U.S. District Court, Northern District of Ohio, March 14, 2019 (hereafter cited as Must Deposition) 艾倫・馬斯特在證詞當中提及一份文件，理查・薩克勒在這一份文件當中表示，對於美國疼痛基金會和普度來說，「疼痛基金會務必要呈現是獨立的團體。」

63 Rosen Deposition.

64 Must Deposition. 一名普度代表回覆事實查核的問題，堅稱二〇一六年的款項比較高額是「因為包含二〇一六年和二〇一七年兩年間的捐款」。

65 "Pro-painkiller Echo Chamber Shaped Policy amid Drug Epidemic."

66 "Painkiller Politics," AP, Dec. 18, 2015.

67 崔維斯・里德（Travid Rieder）的著作《痛苦纏身：生物倫理學家對抗鴉片類藥物的親身經歷》（*In Pain: A Bioethicist's Personal Struggle with Opioids*）就以極為縝密、考量周到又清楚好讀的方式探討這樣的困境。

68 Landau Presentation, May 2, 2017, cited in Massachusetts Complaint.

69 "High Impact Interventions to Rapidly Address Market Access Challenges: Innovative Contracts," confidential Purdue slide deck, Dec. 2017. Also see "McKinsey Proposed Paying Pharmacy Companies Rebates for OxyContin Overdoses," *New York Times*, December 1, 2020.

70 RDS 2019 Deposition.

第二十五章

1 除非額外說明，關於南・戈丁的資料都是來自和她進行的多次訪談。

2 "Nan Goldin's Life in Progress," *New Yorker*, June 27, 2016.

3 Nan Goldin, *Soeurs, saintes et sibylles* (Paris: Regard, 2005).

4 Ibid.
5 Ibid.
6 Stephen Westfall, "Nan Goldin," *BOMB,* Oct. 1, 1991.
7 Ibid.
8 "Downtown Legend Richard Hell Interviews Nan Goldin About Art, Opioids, and the Sadness of Life on the Fringes," Artnet News, Nov. 8, 2018; interview with Goldin.
9 "Nan Goldin on Art, Addiction, and Her Battle with the Sacklers," *Financial Times,* Nov. 8, 2019.
10 "A Voyeur Makes Herself at Home in the Louvre," *New York Times,* Dec. 8, 2011.
11 "Nan Goldin Survived an Overdose to Fight the Opioid Epidemic," *T Magazine,* June 11, 2018.
12 "Receipt of Services for Substance Use and Mental Health Issues Among Adults: Results from the 2016 National Survey on Drug Use and Health," NSDUH Data Review, National Survey on Drug Use and Health, Sept. 2017.
13 麥克萊恩醫院芬賽德中心（Fernside）的網站顯示，治療費用為一天一千九百八十五美元，而且不接受保險或是第三方給付。
14 Pujah Seth et al., "Quantifying the Epidemic of Prescription Opioid Overdose Deaths," *American Journal of Public Health* 108, no. 4 (April 2018).
15 CDC, "Opioid Overdoses Treated in Emergency Departments," press briefing, March 6, 2018.
16 "Empire of Pain," *New Yorker,* Oct. 23, 2017.
17 "House of Pain," *Esquire,* Oct. 16, 2017.
18 "Elizabeth A. Sackler Supports Nan Goldin in Her Campaign Against OxyContin," *Hyperallergic,* Jan. 22, 2018.
19 "Meet the Sacklers," *Guardian,* Feb. 13, 2018.
20 "Joss and Jillian Sackler on OxyContin Scandal and Opioid Crisis Accusations," *Town & Country,* May 16, 2019.
21 Lopez, *Arthur M. Sackler,* 122.
22 "Dr. Arthur M. Sackler, 1913–1987," biography on www.sackler.org.
23 Nan Goldin, "Pain/Sackler," *Artforum,* Jan. 2018.
24 Elizabeth Sackler, letter to the editor, *Artforum,* Feb. 2018.
25 " 'Direct Action Is Our Only Hope': Opioid Crisis Activist Nan Goldin on Why People Need to Go Offline to Fight for Their Beliefs," *Artnet News,* Sept. 4, 2018.
26 Tom Clare to Fabio Bertoni, July 10, 2019. 普度這樣虛偽的主張在他們自己的文件當中，破綻一覽無遺。他們的文件指出公司真正想要的是確保延長專利效期，而非無私地「遵循」食品藥物管理局的要求。雙日出版社有一位律師負責檢查此書，薩克勒家族的代表和這一位律師談話之中，引用《兒科研究公平法》，不過他們面對出版社律師強硬詢問，關於花費數百萬美元進行臨床試驗一事，普度是否擁有決定權，還有普度是否和當局提出抗議，或是要求當局同意公司不用進行試驗，薩克勒家族代表拒絕給予評論。普度實際上擁有部分決定權，事實上，起初食品藥物管理局在超過十年前要求普度就疼始康定進行兒科試驗，公司也開始進行試驗，但是之後中止了，他們舉出由於成本甚高，因此拒絕完成當局的要求。因此，普度別無選擇只能遵循當局要求，這個說法和過去的實際狀況相互牴觸。普度只是因為疼始康定的專利即將到期，才重新自主進行試驗。See "After Delay, OxyContin's Use in Young is Under Study," *New York Times*, July 6, 2012.

27 Landau, email, describing his "goals and objectives" for the coming year, Jan. 5, 2011, cited in Massachusetts Complaint.

28 Purdue Pharma LP Budget Presentation 2010, Nov. 2 and 3, 2009.

29 Mortimer Sackler to Ed Mahony et al., Sept. 28, 2009.

30 Jonathan Sackler, email, Nov. 21, 2017, cited in Massachusetts Complaint.

31 Paul Madeiros, email, April 10, 2018, cited in Massachusetts Complaint.

32 "Assessing Benefits and Harms of Opioid Therapy for Chronic Pain," CDC website, Aug. 3, 2016.

33 U.S. Patent No. 9,861,628 ("Buprenorphine-Wafer for Drug Substitution Therapy"), assigned to Rhodes Pharmaceuticals LP, April 22, 2016.

34 Project Tango Presentation Slides, Sept. 12, 2014.

35 "BDC Meeting—Project Tango," slide deck for a presentation at Purdue, Sept. 12, 2014.

36 Project Tango Presentation Slides, Sept. 12, 2014.

37 Davidson Goldin to *New Yorker*, email, Oct. 1, 2020.

38 "Gifts Tied to Opioid Sales Invite a Question: Should Museums Vet Donors?," *New York Times*, Dec. 1, 2017.

39 "How Family Fortune Bankrolls London Arts," *Evening Standard*, March 19, 2018.

40 除非額外說明，大都會藝術博物館行動的相關描述都是來自和戈丁、梅根・克卜勒和哈利・庫倫進行的多次訪談。

41 Video footage of the protest.

42 "Opioid Protest at Met Museum Targets Donors Connected to OxyContin," *New York Times*, March 10, 2018.

第二十六章

1 "Shake-up on Opium Island," *New York Times*, July 20, 2014.

2 "How an Island in the Antipodes Became the World's Leading Supplier of Licit Opioids," *Pacific Standard*, July 11, 2019.

3 "Shake-up on Opium Island."

4 Michael B. Kindergan (Noramco of Delaware Inc.) to Ed Mi- glarese (PF Laboratories), Oct. 15, 1998.

5 "How Johnson & Johnson Companies Used a 'Super Poppy' to Make Narcotics for America's Most Abused Opioid Pills," *Washington Post*, March 26, 2020.

6 Ibid.

7 Ibid.

8 "Review of the Drug Enforcement Administration's Regulatory and Enforcement Efforts to Control the Diversion of Opioids," Office of the Inspector General, U.S. Department of Justice, Sept. 2019.

9 Tom Clare to Fabio Bertoni, July 10, 2019.

10 Steve Zollo to David Domann et al., Feb. 21, 2001.

11 " 'We Didn't Cause the Crisis': David Sackler Pleads His Case on the Opioid Epidemic," *Vanity Fair*, June 19, 2019.

12 Purdue's Memorandum of Law in Support of Its Motion to Dismiss Amended Complaint, *Commonwealth of Massachusetts v. Purdue Pharma LP et al.*, Civil Action 1884-CV-01808 (BLS2), March 1, 2019.

13 "Data Touted by OxyContin Maker to Fight Lawsuits Doesn't Tell the Whole Story," ProPublica, Sept. 9, 2019.

14 舉例來說，普度在田納西州訓練他們的銷售員工，「為了有系統地促使醫師提升開藥行為達到新水準，他們必須展開特定的計畫」。Tennessee Complaint.

15 "Purdue Led Its Opioid Rivals in Pills More Prone to Abuse," *Wall Street Journal*, Sept. 19, 2019.

16 "Data Touted by OxyContin Maker to Fight Lawsuits Doesn't Tell the Whole Story."

17 "The Lawyer Who Beat Big Tobacco Takes On the Opioid Industry," *Bloomberg Businessweek*, Oct. 5, 2017.

18 Robert Josephson statement to *New Yorker*, Oct. 19, 2017.

19 New York Complaint.

20 "RI Is Home to Major Oxycodone Manufacturer and Marketing—State Is Suing Parent Company," GoLocal Prov, Sept. 11, 2018.

21 New York Complaint; "Billionaire Sackler Family Owns Second Opioid Drugmaker," *Financial Times*, Sept. 9, 2018.

22 "How Purdue's 'One-Two' Punch Fuelled the Market for Opioids," *Financial Times*, Sept. 10, 2018.

23 Ibid.

24 Deposition of Richard J. Fanelli, *In re National Prescription Opiate Litigation*, MDL No. 2804, U.S. District Court for the Northern District of Ohio, Dec. 7, 2018 (hereafter cited as Fanelli Deposition).

25 Baumgartner to Richard Fanelli, email, cited in Fanelli Deposition.

26 New York Complaint.

27 Kessler Memo.

28 "Duragesic Disease Modeling," McKinsey Presentation for Johnson & Johnson, April 29, 2002.

29 Interview with Moore.

30 Carrick Mollenkamp et al., *The People vs. Big Tobacco* (New York: Bloomberg Press, 1998), 28.

31 "Lawyer Who Beat Big Tobacco Takes On the Opioid Industry."

32 Mollenkamp et al., p. 30.

33 "Tobacco Industry Still Has Many Advertising Weapons Available," *New York Times*, June 21, 1997.

34 "Big Tobacco in the Balance," *Guardian*, May 6, 2000.

35 "Mike Moore vs. the Opioid Industry," *60 Minutes*, June 30, 2019.

36 "Lawyer Who Beat Big Tobacco Takes On the Opioid Industry."

37 Ibid.

38 Ibid.

39 Interview with Moore.

40 "CDC Foundation's New Business Pulse Focuses on Opioid Overdose Epidemic," CDC website, March 15, 2017.

41 Transcript of Proceedings, *In re National Prescription Opiate Litigation*, MDL No. 2804, Jan. 9, 2018.

42 Complaint in *Ohio v. Purdue Pharma LP et al.*, Court of Common Pleas, Ohio, May 31, 2017.

43 "Lawyer Who Beat Big Tobacco Takes On the Opioid Industry."

44 "Amid Opioid Overdoses, Ohio Coroner's Office Runs Out of Room for Bodies," *New York Times*, Feb. 2, 2017.

45 "Confidential Program Recommendation," Matt Well (Herald Group) to Josie Martin and Keith Wood (Purdue Pharma), June 20, 2017. ｜名普度發言人否

認公司雇用先驅集團，但是承認也許有「第三方以公司的名義」雇用他們。

46 “State AGs Target Painkiller Makers to Pad Their Budgets,” *Wall Street Journal,* July 31, 2017; Matt Well to Alan Must, August 1, 2017, email.

47 Matt Well to Alan Must, August 1, 2017, email.

48 “Litigation over America’s Opioid Crisis Is Heating Up,” NPR, July 25, 2019.

49 “Meet the Sacklers,” *Guardian,* Feb. 13, 2018.

50 Statement by Research!America President and CEO Mary Woolley on the Passing of Philanthropist Raymond Sackler, July 19, 2017.

51 瑪麗・伍利和馬克・羅森堡都在接受我的訪談過程中證實此處的描述是事實，羅森堡是兩位抗議的獲獎者其中一位。

52 Jonathan Sackler, email, Feb. 26, 2018.

53 “South London Gallery Returned Funding to Sackler Trust Last Year,” *Art Newspaper,* March 22, 2019.

54 “How Family Fortune Bankrolls London Arts,” *Evening Standard,* March 19, 2018.

55 Jonathan Sackler, email, March 5, 2018.

56 “Purdue’s Sackler Embraced Plan to Conceal OxyContin’s Strength from Doctors, Sealed Deposition Shows,” STAT, Feb. 21, 2019.

57 “OxyContin Made the Sacklers Rich. Now It’s Tearing Them Apart,” *Wall Street Journal,* July 13, 2019.

58 “New Jersey Is About to Hit Opioid Makers with a Major Lawsuit,” NJ.com, Oct. 4, 2017.

59 Massachusetts Complaint.

60 Interview with Megan Kapler.

61 “Nan Goldin Survived an Overdose to Fight the Opioid Epidemic,” *T Magazine,* June 11, 2018.

62 “Guggenheim Targeted by Protesters for Accepting Money from Family with OxyContin Ties,” *New York Times,* Feb. 9, 2019.

63 “Guggenheim Museum ‘Does Not Plan to Accept Any Gifts’ from the Sackler Family,” *Hyperallergic,* March 22, 2019; “Guggenheim Museum Says It Won’t Accept Gifts from Sackler Family,” *New York Times,* March 22, 2019.

64 “British Gallery Turns Down $1.3 Million Sackler Donation,” *New York Times,* March 19, 2019.

65 “Tate Galleries Will Refuse Sackler Money Because of Opioid Links,” *New York Times,* March 21, 2019.

66 Ibid.

67 “Guggenheim Museum Says It Won’t Accept Gifts from Sackler Family.”

68 “Nan Goldin Threatens London Gallery Boycott over ￡1M Gift from Sackler Fund,” *Observer,* Feb. 17, 2019.

69 "British Gallery Turns Down $1.3 Million Sackler Donation."
70 " 'Like Being Married to a Serial Killer': Hito Steyerl Denounces Sackler Sponsorship of Museums," *Art Newspaper*, April 10, 2019.
71 Ibid.
72 Interviews with Goldin, Kapler, and Harry Cullen.
73 "The Met Will Turn Down Sackler Money amid Fury over the Opioid Crisis," *New York Times*, May 15, 2019.
74 Interview with Kapler.
75 "Madeleine Sackler's Films Praised, but She Faces Scrutiny over Opioid-Linked Wealth," *Guardian*, May 2, 2018.
76 Interview with Goldin.
77 "Madeleine Sackler's Films Praised, but She Faces Scrutiny over Opioid-Linked Wealth."
78 Ibid.
79 "OxyContin Maker Purdue Pharma Stops Promoting Opioids, Cuts Sales Staff," Reuters, Feb. 10, 2018.
80 The States' Notice of Public Health Information to Protect Purdue Patients, *In re Chapter 11 Purdue Pharma LP et al.*, 1 Case No. 19-23649, U.S. Bankruptcy Court, Southern District of New York, Dec. 9, 2019.
81 "OxyContin Maker Purdue Pharma Cuts Remaining Sales Force," Reuters, June 20, 2018.
82 Portenoy Declaration.
83 Massachusetts Complaint.

第二十七章

1 除非額外說明，此段的細節都是來自《城鄉》雜誌的〈喬絲和吉莉安・薩克勒針對疼始康定醜聞和鴉片類藥物危機指控提出說法〉，此篇文章發布於二〇一九年五月十六日。
2 David Sackler to Richard, Beth and Joss Sackler, June 12, 2015.
3 Jaseleen Ruggles, "The Degree of Certainty System in Written Spanish in Mexico" (PhD diss., City University of New York, 2014).
4 LBV website.
5 "Joss and Jillian Sackler on OxyContin Scandal and Opioid Crisis Accusations."
6 Joss Sackler biography, LBV website.

7 "Last Sackler Standing," *Air Mail,* Aug. 17, 2019.

8 Open letter to Matthew Schneier, posted on Facebook (and since deleted) by Joss Sackler.

9 "Uptown, Sackler Protests. Downtown, a Sackler Fashion Line," *New York Times,* Feb. 19, 2019.

10 Open letter to Matthew Schneier, posted on Facebook (and since deleted) by Joss Sackler.

11 "Joss and Jillian Sackler on OxyContin Scandal and Opioid Crisis Accusations."

12 "OxyContin Heir David Sackler Scores Dope $22.5 Mil Bel Air Mansion," *TMZ,* March 8, 2018.

13 "Joss and Jillian Sackler on OxyContin Scandal and Opioid Crisis Accusations."

14 "Joss Sackler Flips Off Page Six," *New York Post,* Aug. 22, 2019.

15 Interview with Healey; "Maura Healey Setting Her Course as Attorney General," *Boston Globe,* Nov. 12, 2014; "Massachusetts AG Maura Healey May Send Your Gay Marriage Story to SCOTUS," MSNBC, March 3, 2015.

16 Interview with Maura Healey and Joanna Lydgate.

17 Interview with Alexander; Massachusetts Complaint.

18 "AG Healey Sues Purdue Pharma, Its Board Members and Executives for Illegally Marketing Opioids and Profiting from Opioid Epidemic," Office of Massachusetts Attorney General Maura Healey, June 12, 2018.

19 Attorney General Maura Healey, press conference, June 12, 2018.

20 Interview with Healey and Joanna Lydgate.

21 See Jennifer D. Oliva, "Opioid Multidistrict Litigation Secrecy," *Ohio State Law Journal,* vol. 80 (2019).

22 Interview with Sandy Alexander.

23 Joint Motion to Impound Amended Complaint, *Massachusetts v. Purdue Pharma Inc. et al.,* 1884- CV-01808, Dec. 3, 2018.

24 Transcript of a hearing in *Massachusetts v. Purdue Pharma Inc. et al.,* 1884-CV-01808, Massachusetts Superior Court, Dec. 21, 2018.

25 Memorandum of Decision and Order on Emergency Motion to Terminate Impoundment, *Massachusetts v. Purdue Pharma Inc. et al.,* Civ. No. 1884-01808-BLS2, Massachusetts Superior Court, Jan. 28, 2019.

26 "How Judges Added to the Grim Toll of Opioids," Reuters, June 25, 2019.

27 Transcript of Proceedings, *In re National Prescription Opiate Litigation,* Civil Action Number 1:17MD02804, Jan. 30, 2019.

28 See the Truth Tobacco Industry Documents archive, hosted by the University of California, San Francisco library, at www.industrydocu ments.ucsf.edu.

29 Massachusetts Complaint.

30 「同月，員工聯繫理查・薩克勒和喬納森・薩克勒，因為他們擔心如果鴉片類藥物危機的調查擴大，公司的『內部文件』會造成問題。」Delaware Complaint.

31 "Pain Doctor Who Prescribed Large Amounts of Oxycodone Pleads Guilty to Fraud," *Boston Globe,* March 15, 2017; Department of Justice, "Physician Sentenced to Prison for False Billing Scheme," press release, Feb. 6, 2019.

32 Massachusetts Complaint.

33 Ibid.

34 Statement of the Raymond Sackler and Beacon Company in Support of the Debtors' Motion for a Preliminary Injunction, U.S. Bankruptcy Court, Southern District of New York, Chapter 11, Case No. 19-23649 (RDD), Oct. 8, 2019.

35 "NYC Society Shuns Sackler Family over OxyContin Fortune," *New York Post,* May 11, 2019.

36 Respondents Richard Sackler, MD's and Kathe Sackler, MD's Motion to Dismiss the Division's Notice of Agency Action and Citation, In the Matter of Purdue Pharma LP et al., DCP Legal File No. CP-2019-005, DCP Case No. 107102, April 9, 2019.

37 Memorandum of Law in Support of the Individual Directors' Motion to Dismiss for Lack of Personal Jurisdiction, *Commonwealth of Massachusetts v. Purdue Pharma LP et al.,* Civil Action No. 1884-CV-01808(B), April 1, 2019.

38 普度提出動議請求法官駁回此案，薩克勒家族和其他負責人也提出一樣的動議，麻州法官珍妮特・桑德斯一概否決。Memorandum of Decision and Order on the Defendant Purdue's Motion to Dismiss, *Commonwealth of Massachusetts v. Purdue Pharma LP and Others,* Massachusetts Superior Court, Civil Action No. 1884CV01808, Sept. 16, 2019; Memorandum of Decision and Order on the Defendant Directors' and Executives' Rule 12(b)(2) Motion to Dismiss, *Commonwealth of Massachusetts v. Purdue Pharma LP and Others,* Massachusetts Superior Court, Civil Action No. 1884CV01808, Oct. 8, 2019.

39 Interviews with Sandy Alexander and Feiner; Instagram video posted by Healey on Oct. 8, 2019.

40 New York Complaint.

41 DOJ Sackler Settlement.

42 Jonathan Sackler to Mortimer D. A. Sackler, Sept. 8, 2014, cited in DOJ Sackler Settlement.

43 Martin Elling to Arnab Ghatak, email, July 4, 2018.

44 Arnab Ghatak to Martin Elling, email, July 4, 2018.

45 “Museums Cut Ties with Sacklers as Outrage over Opioid Crisis Grows,” *New York Times,* March 25, 2019.

46 “NYC Society Shuns Sackler Family over OxyContin Fortune.”

47 “Charter Network Says No to Further Donations from Opioid- Linked Sackler Family,” Chalkbeat.org, June 6, 2019.

48 “Hedge Fund Tosses Family That Controls Maker of OxyContin,” *Wall Street Journal,* March 7, 2019.

49 “ ‘We Didn’t Cause the Crisis’: David Sackler Pleads His Case on the Opioid Epidemic,” *Vanity Fair,* June 19, 2019.

50 這幾段文字取自一份WhatsApp的群組聊天紀錄，莫蒂默．薩克勒的家人在二〇一七年十月到二〇一九年五月期間持續使用這個群組，紀錄則是在破產程序提供作為證據。

51 Jonathan Sackler to Davidson Goldin, Ted Wells, and David Bernick, Feb. 17, 2019.

52 “ ‘We Didn’t Cause the Crisis.’ ”

53 Mortimer D. A. Sackler to Craig Landau et al., Nov. 11, 2018.

54 Mortimer D. A. Sackler to Jonathan Sackler et al., Feb. 17, 2019.

55 Mortimer Sackler Jr. to Kesselman et al., Dec. 18, 2018.

56 “When the Billionaire Family Behind the Opioid Crisis Needed PR Help, They Turned to Mike Bloomberg,” ProPublica, Feb. 27, 2020.

57 “The Year Ended with Another Big Sale at 220 Central Park South,” *New York Times,* Jan. 3, 2020.

58 “Last Sackler Standing.” 喬絲似乎確實是技術嫻熟的登山客，她曾經登頂其他幾座高山，偶爾會戴上一頂寫著「K2」的棒球帽。二〇一九年夏天，她爬到喬戈里峰基地營這麼上面的地方，但是體力不支必須返家，她表示這一個插曲是因為自體免疫疾病所致。Ibid.

59 “Sacklers Fleeing NYC Following Family’s OxyContin Scandal,” *Page Six,* May 20, 2019.

60 Memorandum of Law in Support of the Individual Directors’ Motion to Dismiss for Lack of Personal Jurisdiction, *Commonwealth of Massachusetts v. Purdue Pharma LP et al.,* Civil Action No. 1884-CV-01808(B), April 1, 2019; “Sackler Family Company Pays $7 Million for Mansion near Boca Raton,” *Palm Beach Post,* Oct. 25, 2019.

61 “This David Sackler Wants the World to Know He’s Not That David Sackler,” *Crain’s,* June 3, 2019.

62 “Purdue University Statement RE: Purdue Pharma,” March 7, 2019.

63 *The Late Show with Stephen Colbert,* Sept. 14, 2018. 這一句髒話實際上經過消音處理，也看不到柯貝爾說出髒話時是什麼嘴型，各位這麼看重細節還查找文末的註解，因此我應該承認他有可能其實是說「該死的毫不在乎」。我無法……聯繫到柯貝爾，取得他的說法。

64 *Last Week Tonight with John Oliver,* HBO, April 14, 2019.

65 Jacqueline Sackler to Maura Kathleen Monaghan et al., April 10, 2019.

第二十八章

1 " 'We Didn't Cause the Crisis': David Sackler Pleads His Case on the Opioid Epidemic," *Vanity Fair,* June 19, 2019.

2 "Purdue Offers $10–12 Billion to Settle Opioid Claims," NBC News, Aug. 27, 2019.

3 " 'We Didn't Cause the Crisis.' "

4 Jonathan Cain to McKinsey colleagues, email, October 22, 2008.

5 "Is Enron Overpriced?, "*Fortune,* March 5, 2001.

6 二〇二〇年十月一日，普度製藥的代表寄送一封關於事實查核的電子郵件，其中顯示最後有二十九個州加上華盛頓特區把薩克勒家族列為被告。

7 "Purdue Pharma: OxyContin Maker Faces Lawsuits from Nearly Every U.S. State," *Guardian,* June 4, 2019.

8 RDS 2019 Deposition.

9 Ibid.

10 "Purdue Pharma Begins Resolution of Opioid Cases with $270 Million Deal," *Wall Street Journal,* March 26, 2019.

11 "Sackler Family Want to Settle Opioids Lawsuits, Lawyer Says," *Guardian,* April 25, 2019.

12 "Exclusive: OxyContin Maker Prepares 'Free-Fall' Bankruptcy as Settlement Talks Stall," Reuters, Sept. 3, 2019.

13 "Purdue Offers $10–12 Billion to Settle Opioid Claims."

14 Ibid.

15 "Purdue Pharma in Talks over Multibillion-Dollar Deal to Settle More Than 2,000 Opioid Lawsuits," *Washington Post,* Aug. 27, 2019.

16 "Purdue Offers $10–12 Billion to Settle Opioid Claims."

17 Interview with Feiner.

18 "Purdue Pharma in Talks over Multibillion-Dollar Deal to Settle More Than 2,000 Opioid Lawsuits."

19 Interview with Alexander.

20 "Attorney General James' Statement on Opioid Discussions," New York Attorney General's Office, Sept. 11, 2019.

21 "Purdue Pharma Tentatively Settles Thousands of Opioid Cases," *New York Times*, Sept. 11, 2019.

22 Interview with Maura Healey and Joanna Lydgate.

23 "Purdue Pharma Tentatively Settles Thousands of Opioid Cases," *New York Times*, Sept. 11, 2019.

24 "Email: Opioid Talks Fail, Purdue Bankruptcy Filing Expected," AP, Sept. 8, 2019.

25 "Luther Strange's Role in the Purdue Pharma Opioid Settlement Embraced by GOP States," AP, Sept. 14, 2019.

26 "Email: Opioid Talks Fail, Purdue Bankruptcy Filing Expected."

27 "Exclusive: OxyContin Maker Prepares 'Free-Fall' Bankruptcy as Settlement Talks Stall." 普度提出破產聲請之後，事實顯露他們實際上持有大約十億美元現金。

28 "Purdue Pharma in Talks over Multibillion-Dollar Deal to Settle More Than 2,000 Opioid Lawsuits."

29 "Exclusive: OxyContin Maker Prepares 'Free-Fall' Bankruptcy as Settlement Talks Stall."

30 "Sackler Family Want to Settle Opioids Lawsuits, Lawyer Says."

31 "Exclusive: OxyContin Maker Prepares 'Free-Fall' Bankruptcy as Settlement Talks Stall."

32 "Email: Opioid Talks Fail, Purdue Bankruptcy Filing Expected."

33 "Can a Fashion Line Backed by Joss Sackler Ever Find Success Without Controversy?," Fashionista.com, Sept. 10, 2019.

34 " 'We Didn't Cause the Crisis.' "

35 Invitation to Elizabeth Kennedy for LBV c/o Joss Sackler runway presentation, Sept. 9, 2019.

36 Joss Sackler Instagram post, June 19, 2019.

37 "Fashionistas 'Skipping' Joss Sackler's New York Fashion Week Show," *New York Post*, Sept. 7, 2019.

38 "OxyContin Heiress Offered Ex-opioid Addict Courtney Love $100K to Attend Fashion Show," *Page Six*, Sept. 8, 2019.

39 Ibid.

40 Ibid.

41 "Supporters Back Joss Sackler, OxyContin Heiress, as She Stages NYFW Show: 'What Scandal?,' " *Daily Beast*, Sept. 9, 2019.

42 Instagram post by Joss Sackler, Oct. 6, 2019.

43 "Security Detail Was Out in Force for LBV's Ready-to-Wear Debut," *Women's Wear Daily*, Sept. 9, 2019.

44 Voluntary Petition for Non-individuals Filing for Bankruptcy by Purdue Pharma LP, U.S. Bankruptcy Court for the Southern District of New York, Sept. 15, 2019.

45 "Purdue's Choice of NY Bankruptcy Court Part of Common Forum Shopping Strategy, Experts Say," *Washington Post*, Oct. 10, 2019.

46 Certificate of Change, filed by Norton Rose Fulbright on behalf of Purdue Pharma Inc., New York State Department of State, March 1, 2019.

47 "Purdue Pharma, Maker of OxyContin, Files for Bankruptcy," *New York Times*, Sept. 15, 2019.

48 Attorney General of Massachusetts, press conference, Sept. 16, 2019.

49 "Partisan Divide Grows over Opioid Settlement Plan," NPR, Oct. 20, 2019.

50 "Purdue Pharma Tentatively Settles Thousands of Opioid Cases."

51 "Partisan Divide Grows over Opioid Settlement Plan."

52 "Opioid Firms Kept Donating to State AGs While Negotiating Settlements," NBC News, Sept. 9, 2019.

53 "Purdue Pharma Made Political Contributions After Going Bankrupt," *Intercept*, July 7, 2020.

54 "Partisan Divide Grows over Opioid Settlement Plan."

55 Interview with Moore.

56 "Purdue Pharma's Bankruptcy Plan Includes Special Protection for the Sackler Family," *Washington Post*, Sept. 18, 2019.

57 The Non-consenting States' Voluntary Commitment and Limited Opposition in Response to Purdue's Motion to Extend the Preliminary Injunction, *In re Purdue Pharma LP et al., Debtors*, U.S. Bankruptcy Court, Southern District of New York, Case No. 19-23649 (RDD), March 12, 2020.

58 "A Pharmaceutical Fortune, Dispersed in a Global Labyrinth," AP, Aug. 29, 2019.

59 "New York Subpoenas Banks and Financial Advisers for Sackler Records," *New York Times*, Aug. 15, 2019.

60 "New York Uncovers $1 Billion in Sackler Family Wire Transfers," *New York Times*, Sept. 13, 2019.

61 Josh Stein, North Carolina Attorney General's Office, press release, Oct. 4, 2019.

62 Memorandum of Law in Support of Motion for a Preliminary Injunction, Chapter 11, Case No. 19-23649, Sept. 18, 2019.

63 The States' Coordinated Opposition to the Debtors' Motion for Preliminary Injunction of States' Law Enforcement Actions Against the Sacklers, *In re Purdue Pharma LP et al.*, Chapter 11, Case No. 19-23649 (RDD), U.S. Bankruptcy Court, Southern District of New York, Oct. 4, 2019 (hereafter cited as States' Coordinated Opposition to Preliminary Injunction).

64 Massachusetts Attorney General's Office, "AG Healey Urges Court to Reject Purdue Pharma's Request to Stop Lawsuits Against the Company and the Sacklers," press release, Oct. 4, 2019.

65 "A. H. Robins Files Bankruptcy Petition," *Washington Post,* Aug. 22, 1985.

66 Richard B. Sobol, *Bending the Law: The Story of the Dalkon Shield Bankruptcy* (Chicago: University of Chicago Press, 1991), x.

67 Ibid., 11.

68 Ibid., 13.

69 Ibid., 64.

70 "Purdue Bankruptcy Venue May Be Part of Strategy Seeking Favorable Ruling, Experts Say," *Washington Post,* Oct. 10, 2019.

71 Statement of the Raymond Sackler and Beacon Company in Support of the Debtors' Motion for a Preliminary Injunction, U.S. Bankruptcy Court, Southern District of New York, Chapter 11, Case No. 19-23649 (RDD), Oct. 8, 2019.

72 "Judge Grants Purdue Pharma, Sackler Family Pause in Civil Lawsuits," *Washington Post,* Oct. 11, 2019.

73 Transcript in *Purdue Pharma LP, Debtor,* U.S. Bankruptcy Court, Southern District of New York, Case No. 19-23649 (RDD), Oct. 11, 2019; "Judge Grants Purdue Pharma, Sackler Family Pause in Civil Lawsuits."

74 "Judge Grants Purdue Pharma, Sackler Family Pause in Civil Lawsuits."

第二十九章

1 Abby E. Alpert et al., "Origins of the Opioid Crisis and Its Enduring Impacts" (National Bureau of Economic Research Working Paper 26500, Nov. 2019).

2 Interview with David Powell, of Rand, one of the authors.

3 See, for instance, "The Media Gets the Opioid Crisis Wrong. Here Is the Truth," *Washington Post,* Sept. 12, 2017; "The Age of American Despair," *New York Times,* Sept. 7, 2019; Anne Case and Angus Deaton, *Deaths of Despair and the Future of American Capitalism* (Princeton, N.J.: Princeton University Press, 2020).

4 " 'We Didn't Cause the Crisis': David Sackler Pleads His Case on the Opioid Epidemic," *Vanity Fair,* Aug. 2019.

5 David Powell and Rosalie Liccardo Pacula, "The Evolving Consequences of OxyContin Reformulation on Drug Overdoses" (National Bureau of Economic Research Working Paper, April 2020).

6 Dora Panofsky and Erwin Panofsky, *Pandora's Box: The Changing Aspects of a Mythical Symbol* (Princeton, N.J.: Princeton University Press, 1991), 7.

7 Hesiod, *Works and Days,* 91–92, in *Hesiod: Theogony and Works and Days,* trans. M. L. West (Oxford: Oxford University Press, 1999).

8 Interview with Domenic Esposito.

9 "Protesters Place Giant Heroin Spoon Outside Stamford's Purdue Pharma," *Stamford Advocate,* June 22, 2018.

10 "Hedge Fund Tosses Family That Controls Maker of OxyContin," *Wall Street Journal,* March 7, 2019.

11 "Hundreds Protest Outside Purdue Stamford HQ," *Stamford Advocate,* Aug. 21, 2018.

12 "OxyContin Maker Purdue Pharma Takes Down Signs at Stamford HQ," *Stamford Advocate,* May 13, 2019.

13 Ibid.

14 "Yale Changes Calhoun College's Name to Honor Grace Murray Hopper," *Yale Daily News,* Feb. 11, 2017.

15 "Rhodes Must Fall Activist Accepts £40,000 Rhodes Scholarship to Study at Oxford University," *Independent,* Jan. 24, 2017.

16 "Prestigious Universities Around the World Accepted More Than $60M from OxyContin Family," AP, Oct. 3, 2019.

17 "Yale Won't Accept Sackler Donations," *Yale Daily News,* Sept. 25, 2019.

18 "Elizabeth Warren, Unveiling Opioid Plan, Says Sackler Name Should Come Off Harvard Buildings," *New York Times,* May 8, 2019.

19 "Tufts Removes Sackler Name over Opioids: 'Our Students Find It Objectionable,'" *New York Times,* Dec. 5, 2019.

20 Interviews with Goldin and Megan Kapler; "Artist Nan Goldin Protests Against Sackler Wing at the Louvre," *Guardian,* July 1, 2019.

21 Interview with Goldin and Kapler.

22 "Louvre Removes Sackler Name from Museum Wing amid Protests," *Guardian,* July 17, 2019.

23 "The Louvre Museum Has Removed the Sackler Name from Its Walls and Website Following Protests by Nan Goldin's Activist Army," Artnet News, July 17, 2019.

24 Interview with Kapler.

25 "Joss and Jillian Sackler on OxyContin Scandal and Opioid Crisis Accusations," *Town & Country,* May 16, 2019.

26 "Stop Blaming My Late Husband, Arthur Sackler, for the Opioid Crisis," *Washington Post,* April 11, 2019; "The Other Sackler," *Washington Post,* Nov. 27, 2019.

27 "Other Sackler."

28 Ibid.

29 Ibid.

30 "Don't Call It the Freer/Sackler. Call It the National Museum of Asian Art," *Washington Post,* Dec. 4, 2019.

31 "OxyContin Made the Sacklers Rich. Now It's Tearing Them Apart," *Wall Street Journal,* July 13, 2019.

32 "Other Sackler."

33 Tufts Report.

34 "A Historical Opening for Tufts' New Sackler Center," *Tufts Criterion* (Winter 1986).
35 " 'We Owe Much to the Sackler Family': How Gifts to a Top Medical School Advanced the Interests of Purdue Pharma," STAT, April 9, 2019.
36 "The Secretive Family Making Billions from the Opioid Crisis," *Esquire*, Oct. 16, 2017.
37 " 'We Owe Much to the Sackler Family.' "
38 Tufts Report.
39 Ibid.
40 Interview with Verdini; Obituary of Katelyn Marie Hart, Conway Cahill-Brodeur Funeral Home.
41 " 'We Owe Much to the Sackler Family.' "
42 Tufts Report.
43 "Inside the Purdue Pharma–Tufts Relationship," *Tufts Daily*, May 19, 2019.
44 Tufts Report.
45 "Inside the Purdue Pharma–Tufts Relationship."
46 Peter R. Dolan and Anthony P. Monaco to the Tufts community, Dec. 5, 2019.
47 "Tufts Removes Sackler Name over Opioids."
48 Ibid.
49 Ibid.
50 Ibid.
51 "Sackler Family Members Fight Removal of Name at Tufts, Calling It a 'Breach,' " *New York Times*, Dec. 19, 2019.
52 Interview with Verdini.
53 "Tufts Has Purged the Sackler Name. Who Will Do It Next?," *Boston Magazine*, Dec. 6, 2019.
54 Statement by Letitia James, April 7, 2020.
55 Hearing transcript, *Purdue Pharma LP, Debtor*, U.S. Bankruptcy Court, Southern District of New York, Case No. 19-23649 (RDD), March 18, 2020.
56 Statement by Letitia James, May 13, 2020.
57 Deposition of Jesse DelConte of AlixPartners, cited in States' Coordinated Opposition to Preliminary Injunction. 雷蒙德・薩克勒的家族在B派答辯狀當中，提出比較保守（但是依然相當可觀）的估計金額，也就是自二〇〇八年至二〇一七年有一百零三億美元從公司取出至他處。

58 Tweet from Professor Melissa B. Jacoby (@melissabjacoby), Oct. 7, 2020.

59 Hearing transcript, *Purdue Pharma LP, Debtor,* U.S. Bankruptcy Court, Southern District of New York, Case No. 19-23649 (RDD), Aug. 26, 2020. 同時請見七月二十三日的筆錄，德雷恩在其中表達相同觀點。

60 Hearing transcript, *Purdue Pharma LP, Debtor,* U.S. Bankruptcy Court, Southern District of New York, Case No. 19-23649 (RDD), Sept. 30, 2020.

61 Steve Miller, *The Turnaround Kid: What I Learned Rescuing America's Most Troubled Companies* (New York: Harper Business, 2008), 223.

62 "Purdue Pharma Paid Kenneth Feinberg Millions Before Seeking to Hire Him as Mediator," *Wall Street Journal,* Feb. 28, 2020.

63 Interview with Gillian Feiner.

64 Interview with Cullen.

65 "The Demand Accountability and Transparency from Purdue and the Sacklers!" Change.org petition. 二〇一九年，幾位法學教授簽署一封請求信，當中內容響應這一項提議。Jonathan Lipson to William Harrington, November 5, 2019.

66 "The Sacklers Could Get Away with It," *New York Times,* July 22, 2020.

67 Hearing transcript, *Purdue Pharma LP, Debtor,* U.S. Bankruptcy Court, Southern District of New York, Case No. 19-23649 (RDD), July 23, 2020.

68 "Purdue Pharma in Talks with Justice Department to Resolve Criminal, Civil Probes," *Wall Street Journal,* Sept. 6, 2019.

69 Personal Injury Claim Summary (Claims processed as of 12/7/2020), *Purdue Pharma LP, Debtor,* U.S. Bankruptcy Court, Southern District of New York, Case No. 19-23649 (RDD), July 30, 2020.

70 Attachment to Proof of Claim, United HealthCare Services Inc., filed in *Purdue Pharma LP, Debtor,* U.S. Bankruptcy Court, Southern District of New York, Case No. 19-23649 (RDD), July 30, 2020.

71 Proof of Claim, U.S. Department of Justice, filed in *Purdue Pharma LP, Debtor,* U.S. Bankruptcy Court, Southern District of New York, Case No. 19-23649 (RDD), July 30, 2020.

72 U.S. Attorney for the District of Massachusetts, "Founder and Former Chairman of the Board of Insys Therapeutics Sentenced to 66 Months in Prison," press release, Jan. 23, 2020.

73 "The Sackler Family's Plan to Keep Its Billions," *New Yorker,* Oct. 4, 2020.

74 Department of Justice, press conference, Oct. 21, 2020; Plea Agreement between the Department of Justice and Purdue Pharma, Oct. 20, 2020.

75 Deposition of John Stewart, *In Re: Purdue Pharma LP et al., Debtors,* United States Bankruptcy Court, Southern District of New York, Case No. 19-2649 (RDD),

Oct. 27, 2020; Deposition of Mark Timney, *In Re: Purdue Pharma LP et al., Debtors,* United States Bankruptcy Court, Southern District of New York, Case No. 19-2649 (RDD), Oct. 30, 2020.

76 Department of Justice, press conference, Oct. 21, 2020; Department of Justice, "Justice Department Announces Global Resolution of Criminal and Civil Investigations with Opioid Manufacturer Purdue Pharma and Civil Settlement with Members of the Sackler Family," press release, Oct. 21, 2020.

77 "OxyContin Maker Purdue Pharma to Plead to 3 Criminal Charges in $8 Billion Settlement," AP, Oct. 21, 2020; "OxyContin Maker Purdue Pharma Reaches $8 Billion Settlement in Opioid Crisis Probe," *Forbes,* Oct. 21, 2020.

78 DOJ Sackler Settlement.

79 Deposition of David Sackler, *In Re: Purdue Pharma LP et al., Debtors,* United States Bankruptcy Court, Southern District of New York, Case No. 19-2649 (RDD), Aug. 28, 2020.

80 這一名記者是《金融時報》的卡迪姆・舒伯（Kadhim Shubber）。

81 這一位是漢娜・庫希勒（Hannah Kuchler），同樣來自《金融時報》。

82 這一位是彭博社的傑夫・菲利（Jef Feeley）。

83 Interview with Meier.

84 DOJ Sackler Settlement.

85 B Side Defenses.

86 David Sackler to Jonathan and Richard Sackler, May 17, 2007, cited in DOJ Sackler Settlement. 薩克勒家族和他們的律師會繼續毫無說服力地聲稱，二〇一七年之前，家族並沒有真正預料到會有大規模的訴訟。然而，其他內部文件之後解封，顯示事情並不是這樣子。See "Sackler Family Debated Lawsuit Risk While Taking Billions From Purdue," *Wall Street Journal,* Dec. 22, 2020.

87 Healey interviewed on *The Rachel Maddow Show,* MSNBC, Oct. 23, 2020.

88 Interviews with Feiner and Alexander.

89 Maura Healey on Twitter, Oct. 21, 2020.

90 Healey interviewed on *The Rachel Maddow Show,* MSNBC, Oct. 23, 2020.

91 Settlement Agreement and General Release, *Commonwealth of Kentucky v. Purdue Pharma, LP et al.,* Pike Circuit Court, Division II, Civil Action No. 07-CI-01303, Dec. 22, 2015; Consent Judgment as to the Purdue Defendants, *State of Oklahoma v. Purdue Pharma, LP, et al.,* District Court of Cleveland County, Case No. CJ-2017-816, March 26, 2019.

92 Summary Term Sheet for a proposed comprehensive settlement.
93 Hearing transcript, *Purdue Pharma LP, Debtor,* U.S. Bankruptcy Court, Southern District of New York, Case No. 19-23649 (RDD), Feb. 21, 2020.
94 The Non-consenting States' Voluntary Commitment and Limited Opposition in Response to Purdue's Motion to Extend the Preliminary Injunction, *In re Purdue Pharma LP et al., Debtors,* U.S. Bankruptcy Court, Southern District of New York, Case No. 19-23649 (RDD), March 12, 2020.
95 Sobol, p. 180.
96 Transcript in *Purdue Pharma LP, Debtor,* U.S. Bankruptcy Court, Southern District of New York, Case No. 19-23649 (RDD), Dec. 15, 2020.（官方筆錄沒有記錄德雷恩說話時停頓許久；我同樣透過線上參加這一次開庭，並且同步聆聽開庭過程。）
97 Interview with Kapit.
98 "Jonathan Sackler, Co-owner of Purdue Pharma, Dies," AP, July 6, 2020; "Jonathan Sackler, Joint Owner of Opioid Maker Purdue Pharma, Dies Aged 65," *Guardian,* July 6, 2020.
99 Tom Clare to Fabio Bertoni, July 10, 2019.
100 OxyContin "Abuse Deterrent Formulation (ADF)," FDA Briefing Document, Joint Meeting of the Drug Safety and Risk Management (DSaRM) Advisory Committee and Anesthetic and Analgesic Drug Products Advisory Committee (AADPAC), Sept. 10–11, 2020.
101 Robert I. Grossman to the NYU Langone community, email, Oct. 22, 2020.
102 "After Purdue Pharma Reached a $225 Million Settlement with US Authorities, the Met Says the Name of Its Sackler Wing Is 'Under Review,'" Artnet News, Oct. 23, 2020.
103 "Charge to the Committee to Articulate Principles on Renaming," Office of the President, Harvard University, Oct. 26, 2020.
104 Memorandum re. Hearing on "The Role of Purdue Pharma and the Sackler Family in the Opioid Epidemic," Committee on Oversight and Reform, U.S. House of Representatives, Dec. 14, 2020.
105 "The Role of Purdue Pharma and the Sackler Family in the Opioid Epidemic," Hearing before the House Oversight And Reform Committee of the U.S. House of Representatives, Dec. 17, 2020.
106 "The Opioid Crisis, Already Serious, Has Intensified During Coronavirus Pandemic," *Wall Street Journal,* Sept. 8, 2020; "'The Drug Became His Friend': Pandemic Drives Hike in Opioid Deaths," *New York Times,* Sept. 29, 2020.
107 "Israel Englander Buys Sackler Townhouse for $38M," Real Deal, Jan. 7, 2020.
108 Attachment to Consolidated Proof of Claim of States, Territories, and Other Governmental Entities, *Purdue Pharma LP, et al, Debtors,* United States Bankruptcy

Court, Southern District of New York, Case No. 19-23649 (RDD), July 30, 2020.

109 Interview with Healey.

110 Interview with Leather.

111 Sackler Foundation filing, 1947, quoted in Martin L. Friedman, of Chapman, Wolfsohn, and Friedman (attorneys for Purdue Frederick and Mortimer and Raymond Sackler), to Senator Estes Kefauver, Nov. 28, 1961, Kefauver Files.

後記

1 Fact checking responses from Purdue Pharma, Dec. 14, 2020.

2 Fact checking responses from the Raymond and Mortimer Sackler families, Dec. 18, 2020. 關於有調查員受命監視南・戈丁、梅根・克卜勒和我本人，我詢問薩克勒家族的雷蒙德和莫蒂默派，他們是否有任何成員知道這些事情，還有他們家族是否安排這樣的監視行動，或者是否有什麼公司實體代表他們這麼做。薩克勒家族的回應當中，針對其他幾個問題表示否定，但是選擇（這個動作在我看來甚是明顯）不回答這一個問題。

3 "How a Mexican Drug Cartel Makes Its Billions," *New York Times Magazine*, June 17, 2012.

4 "New York Times, NBC, and '60 Minutes' Bigwigs Hired These Media Assassins to Fight #MeToo Stories," *Daily Beast*, July 20, 2018.

5 Clare to Fabio Bertoni, July 10, 2019.

6 Interview with Lydgate.

7 "NYU to Remove Sackler Name Following Purdue Pharma Deal," AP, Oct. 22, 2020.

8 Clare to the author, Oct. 29, 2020.

9 Interview with Primpas.

國家圖書館出版品預行編目(CIP)資料

疼痛帝國：薩克勒家族製藥王朝秘史／派崔克．拉登．基夫（Patrick Radden Keefe）作；李佳純、薄文承、劉北辰譯. -- 初版. -- 新北市：黑體文化，遠足文化事業股份有限公司，2023.03
面； 公分. --（黑盒子；10）
譯自：Empire of pain : the secret history of the Sackler dynasty
ISBN 978-626-7263-08-2（平裝）

1. CST：薩克勒（Sackler, Arthur M.-Family.） 2. CST：薩克勒家族 3. CST：製藥業 4. CST：傳記

418.61 112000884

特別聲明：
有關本書中的言論內容，不代表本公司／出版集團的立場及意見，由作者自行承擔文責。

黑體文化

讀者回函

黑盒子 10

疼痛帝國：薩克勒家族製藥王朝秘史

Empire of Pain: The Secret History of the Sackler Dynasty

作者．派崔克．拉登．基夫（Patrick Radden Keefe）｜譯者．李佳純、薄文承、劉北辰｜責任編輯．龍傑娣｜協力編輯．黃嘉儀｜封面設計．林宜賢｜內頁排版．菩薩蠻數位文化有限公司｜出版．黑體文化／遠足文化事業股份有限公司｜副總編輯．徐明瀚｜總編輯．龍傑娣｜社長．郭重興｜發行人．曾大福｜發行．遠足文化事業股份有限公司｜電話．02-2218-1417｜傳真．02-2218-8057｜客服專線．0800-221-029｜客服信箱．service@bookrep.com.tw｜官方網站．http://www.bookrep.com.tw｜法律顧問．華洋國際專利商標事務所．蘇文生律師｜印刷．中原造像股份有限公司｜初版．2023年3月｜一版二刷．2023年8月｜定價．700元｜ISBN．978-626-7263-08-2